精神疾患の脳画像ケースカンファレンス
診断と治療へのアプローチ

監修
福田正人 群馬大学

編集
笠井清登 東京大学
鈴木道雄 富山大学
三村 將 慶應義塾大学
村井俊哉 京都大学

中山書店

序

　本書『精神疾患の脳画像 ケースカンファレンス─診断と治療へのアプローチ』は，精神疾患の診断と治療に携わる臨床現場で脳画像検査がどのように役立ちうるかを，実際の個別のケースにもとづいて検討しようと試みたものです．第1部「画像検査法の特徴」で脳画像の検査法について解説し，第2部「症例でみる精神疾患の脳画像」では58例の実際の脳画像を紹介しました．脳画像は，最初にデータをそのまま示し，次頁で所見を図示により説明したうえで，その意義を解説しました．

　脳画像検査技術とデータ解析法の進歩で，脳器質性とはされてこなかった精神疾患の多くにも脳構造や脳機能に変化を認めることが明らかになりました．しかしそれはまだ，研究段階と位置づけられています．検査法や解析法が複雑で標準化されていないというだけでなく，認められる変化は群間差としてのものですので，個別のデータを評価できるとまで言えるわけでありません．しかし，個別のデータからでもそうした変化を見てとれる場合があることを，診療のなかで時々経験します．そこで，脳画像検査が精神疾患の診断と治療に，どのくらい役立ち，どのくらいそうは言えないかの現状を，個別のケースにもとづいて明らかにしたいと考えました．

　こうした取り組みには批判があります．エビデンスが十分でないというデータ蓄積の不足についての指摘，メカニズムの解明を待つべきだという学問的な問題提起，検査結果が一人歩きしてしまわないかという診療場面についての危惧，そもそも現在の疾患概念にもとづいて診断される精神疾患を脳画像で明らかにできるのかという根本的な疑問，そうした批判はもっともなもので，医学の専門家としての慎重で正しい判断だろうと思います．

　いっぽうで臨床に携わる立場としては，「当事者にとっての臨床検査の役割」という視点も合わせ持ちたいと思います．話だけにもとづいて，重大かもしれない病名を告げ，仕事をしばらく休むよう勧め，長期間にわたる服薬を求める，そうした診療を精神科医は日々繰返しています．当事者の立場にたってみれば，検査結果がないなかで病気を認められずに病識を持てないこと，自覚症状がなくなって服薬を止めるためにアドヒアランスが悪いことには，無理もない面があると感じます．医学の専門家とは別の視点が，医療の専門職としての精神科医にはあります．

　高血圧や糖尿病の患者は，みずからの血圧や血糖値を知ることで，診断に納得し，運動や食事療法や服薬に励み，その効果を実感することができます．治療を「受ける」のではなく，能動的に治療に取り組む主体としての立場を可能にする手掛かり

のひとつが，血圧や血糖値という検査結果です．臨床検査には，当事者中心の医療を実現する基盤としての役割があります．

　本書には，実際の脳画像を数多く掲載しました．個別のデータですので，その個人情報の保護については執筆者の各医療機関ごとに十分な倫理的配慮を行い，さらに監修者・編集者・出版社もその確認にあたりました．病歴や現症についての記載からは脳画像データに関係しない内容を可能な限り省きましたので，通常より漠然とした印象のものになっています．

　本書の編集の最終盤の2014年4月，先進医療「光トポグラフィー検査を用いたうつ症状の鑑別診断補助」が「D236-2　光トポグラフィー　2. 抑うつ症状の鑑別診断の補助に使用するもの」として保険収載されることになりました．研究の成果が診療の現場でどのくらい生かせるかを検証する最初の試金石，そうした役割を社会から課されたことになります．医学の専門家と医療の専門職の2つの立場にもとづく責任のバランスを保ちながらこの課題に向き合い，社会におけるこころの健康の増進にいかに貢献できるか，それはこれからの精神科医の取り組みにかかっています．

　精神疾患は臨床症状にもとづいて診断します．それは「症状が認められるようになってからの診断」を意味しています．がんも虚血性心疾患も糖尿病も，臨床的な症状が認められるようになってからの診断は，望ましいものではありません．臨床症状を自覚する前に，病気の初期あるいはその前段階を臨床検査で捉えるよう努め，早期に治療や予防を図ることで，治療成果と予後の改善を目指しています．精神疾患には症状が精神機能に現れることによる独自性があることを認めたうえで，同じような取り組みで精神疾患の治療成果と予後の改善を実現できないか．そうした精神疾患を特別視しない普遍的な見方を，精神科医として考えなければならない時代を迎えています．

　本書がそのためにわずかでも貢献できることを希望しています．ご尽力いただいたそれぞれの脳画像の専門家の先生方に，深く感謝申しあげます．

2014年6月

監修　福田正人
編集　笠井清登，鈴木道雄，三村　將，村井俊哉

精神疾患の脳画像 ケースカンファレンス 診断と治療へのアプローチ

CONTENTS

第1部 画像検査法の特徴

第1章 脳構造画像（CT）
1）原理・検査法・得られるデータ ……………………………………… 川﨑康弘　2
2）データ解析法と解釈 …………………………………………………… 川﨑康弘　4
3）精神疾患で認められる所見 …………………………………………… 川﨑康弘　7
4）個別症例における有用性と限界 ……………………………………… 川﨑康弘　10

第2章 脳構造画像（MRI）
1）原理・検査法・得られるデータ ……………………………………… 山下典生　15
2）データの標準化（撮像プロトコール） ……………………………… 山下典生　22
3）データ解析法と解釈 …………………………………………………… 根本清貴　27
4）精神疾患で認められる所見 ………………… 鈴木道雄，高橋　努，西川祐美子　30
5）個別症例における有用性と限界 ……………………………………… 松田博史　37

第3章 脳機能画像（SPECT）
1）原理・検査法・得られるデータ ……………………………………… 松田博史　43
2）データ解析法と解釈 …………………………………………………… 松田博史　51
3）精神疾患で認められる所見 …………………………………………… 松田博史　55
4）個別症例における有用性と限界 ……………………………………… 松田博史　59

第4章 脳内物質検査（PET：FDGおよびアミロイド）
1）原理・検査法・得られるデータ ……………………………………… 石井賢二　62
2）データ解析法と解釈 …………………………………………………… 石井賢二　67
3）精神疾患で認められる所見 …………………………………………… 石井賢二　71
4）個別症例における有用性と限界 ……………………………………… 石井賢二　74

第5章 脳機能画像（NIRS）
1）原理・検査法・得られるデータ ……………………………………… 西村幸香　76

  2）データ解析法と解釈 ……………………………………………… 木下晃秀　82
  3）精神疾患で認められる所見 ……………………………………… 小池進介　90
  4）個別症例における有用性と限界 ……………………… 里村嘉弘，滝沢　龍　96

第6章　神経生理検査（EEG）

  1）脳波測定の原理・検査法・得られるデータ ……………………… 武井茂樹　105
  2）データ解析法と解釈 ……………………………………………… 武井茂樹　108
  3）精神疾患で認められる脳波所見 ………………………………… 武井茂樹　112
  4）脳波検査法の有用性と限界 ……………………………………… 武井茂樹　118

第7章　神経生理検査（MEG）

  1）原理・検査法・得られるデータ ……………………… 武井雄一，管　心　120
  2）データ解析法と解釈 …………………………………… 武井雄一，管　心　127
  3）精神疾患で認められる所見 …………………………… 武井雄一，管　心　134
  4）個別症例における有用性と限界 ……………………… 武井雄一，管　心　141

第8章　神経生理検査（ERP）

  1）原理・検査法 ………………………………………… 切原賢治，荒木　剛　142
  2）データ解析・得られるデータ・データの解釈 …… 切原賢治，荒木　剛　145
  3）精神疾患で認められる所見 ………………………… 樋口悠子，住吉太幹　148
  4）個別症例における有用性と限界 …………………… 樋口悠子，住吉太幹　158

第9章　保険診療と先進医療のルール ………………………………… 西村幸香　159

第2部　症例でみる精神疾患の脳画像

第10章　うつ病

  症例1　反復性の大うつ病性障害 …………………………………… 榊原英輔　166
  症例2　大うつ病性障害 …………………………………… 高橋啓介，福田正人　169
  症例3　大うつ病性障害 …………………………………… 富岡　大，三村　將　173
  症例4　大うつ病性障害 …………………………………… 富岡　大，三村　將　176
  症例5　大うつ病性障害 …………………………………… 高橋啓介，福田正人　179
  症例6　脳血管性うつ病 …………………………………… 是木明宏，三村　將　181
  症例7　脳血管障害後うつ病 ………………………………………… 穴水幸子　184
  症例8　大うつ病性障害/脳血管性うつ病 ……………… 高橋啓介，福田正人　187

第11章 双極性障害

症例 1	双極性障害	夏堀龍暢	190
症例 2	双極性障害	岡田直大	193
症例 3	双極Ⅱ型障害	高橋啓介，福田正人	195
症例 4	双極Ⅰ型障害	高橋啓介，福田正人	198
症例 5	双極性感情障害	富岡 大，三村 將	202
症例 6	双極Ⅱ型障害/躁うつ病	里村嘉弘	205
症例 7	外傷性脳内出血による気分障害	高橋啓介，福田正人	207

第12章 統合失調症

症例 1	妄想型統合失調症	岩白訓周	209
症例 2	妄想型統合失調症	伴 敏信，諏訪太朗，深尾憲二朗，村井俊哉	211
症例 3	統合失調症	小池進介	216
症例 4	統合失調症	高橋 努，鈴木道雄，西川祐美子	218
症例 5	緊張型統合失調症/遅発緊張病	諏訪太朗，須賀英道，村井俊哉	221
症例 6	統合失調症疑い	高橋 努，鈴木道雄，西川祐美子	226
症例 7	単純型統合失調症	高橋 努，鈴木道雄，西川祐美子	229
症例 8	統合失調症，前頭側頭葉変性症の疑い	中神由香子，大下 顕，久保田学，村井俊哉	232

第13章 強迫性障害

症例 1	典型的な強迫性障害	仲秋秀太郎，川口彰子，橋本伸彦	235
症例 2	慢性化した強迫性障害	仲秋秀太郎，川口彰子，橋本伸彦	239
症例 3	うつ病を併発した強迫性障害	仲秋秀太郎，川口彰子，橋本伸彦	243

第14章 不安障害

| 症例 1 | パニック障害 | 西村幸香，井上 顕，谷井久志 | 246 |

第15章 認知症

症例 1	アルツハイマー病による老年期認知症	川﨑康弘，谷野亮一郎，島崎正夫，藤田宗久	249
症例 2	アルツハイマー病	根本清貴	252
症例 3	minor neurocognitive disorders/特定不能の認知症	加藤 隆，森山 泰，三村 將	255
症例 4	Lewy 小体型認知症（DLB）	岡 瑞紀	259
症例 5	軽度認知障害（Lewy 小体型認知症の前駆状態）	根本清貴	264
症例 6	probable Lewy 小体型認知症	中神由香子，上田敬太，村井俊哉	267
症例 7	前頭側頭型認知症（Pick 病）	岡 瑞紀	270

症例 8	意味性認知症（SD）	根本清貴	274
症例 9	進行性核上性麻痺（PSP）	根本清貴	276
症例 10	後部皮質萎縮症（PCA）	根本清貴	278
症例 11	Creutzfeldt-Jakob 病	髙尾昌樹，木村浩晃，三村 將	281
症例 12	那須-Hakola 病/膜性リポジストロフィー（PLOSL）	髙尾昌樹，三村 將	285

第16章 脳器質疾患

症例 1	神経梅毒	船山道隆，三村 將	288
症例 2	抗 NMDA 受容体脳炎	船山道隆，三村 將	291
症例 3	非ヘルペス性辺縁系脳炎	船山道隆，三村 將	294
症例 4	水中毒による橋中心髄鞘崩壊症（CPM）	船山道隆，三村 將	296
症例 5	アルコール依存症の Wernicke-Korsakoff 症候群	船山道隆，三村 將	299
症例 6	びまん性軸索損傷	上田敬太，村井俊哉	301
症例 7	てんかん発作による皮質機能脱落症状，失語発作	中神由香子，上田敬太，村井俊哉	304
症例 8	視床下部過誤腫・笑い発作・発作間欠期精神病	中神由香子，上田敬太，村井俊哉	307
症例 9	脳膿瘍	船山道隆，三村 將	311
症例 10	蘇生後（低酸素）脳症	上田敬太，村井俊哉	314

第17章 脳波からみる疾患

| 症例 1 | 側頭葉てんかん | 大和田藍，武井茂樹，三村 將 | 318 |
| 症例 2 | Lewy 小体型認知症（DLB） | 工藤由佳，武井茂樹，三村 將 | 321 |

第18章 事象関連電位からみる疾患

症例 1	特定不能の精神病性障害	樋口悠子，住吉太幹，鈴木道雄	325
症例 2	統合失調症	多田真理子，切原賢治，荒木 剛，笠井清登	328
症例 3	アットリスク精神状態（統合失調症前駆期の疑い）	樋口悠子，住吉太幹，鈴木道雄	330
症例 4	アットリスク精神状態→統合失調症	永井達哉，切原賢治，荒木 剛，笠井清登	333

第19章 脳磁図からみる疾患

症例 1	大うつ病性障害　反復性	武井雄一，管 心	335
症例 2	双極 II 型障害	武井雄一，管 心	338
症例 3	妄想型統合失調症	管 心，武井雄一	341

索引 … 343

執筆者一覧
(執筆順)

川﨑康弘	金沢医科大学精神神経科学		岩白訓周	東京大学医学部精神医学教室
山下典生	岩手医科大学医歯薬総合研究所超高磁場MRI診断・病態研究部門		伴　敏信	公立豊岡病院組合立豊岡病院精神科
根本清貴	筑波大学臨床医学系精神医学		諏訪太朗	京都大学医学部附属病院精神科神経科
鈴木道雄	富山大学大学院医学薬学研究部精神神経医学		深尾憲二朗	帝塚山学院大学人間科学部心理学科
高橋　努	富山大学大学院医学薬学研究部精神神経医学		村井俊哉	京都大学医学部附属病院精神科神経科
西川祐美子	富山大学大学院医学薬学研究部精神神経医学		須賀英道	龍谷大学保健管理センター
松田博史	国立精神・神経医療研究センター脳病態総合イメージングセンター		中神由香子	京都大学医学部附属病院精神科神経科
石井賢二	地方独立行政法人東京都健康長寿医療センター研究所神経画像研究チーム		大下　顕	京都大学医学部附属病院精神科神経科
西村幸香	東京大学医学部精神医学教室		久保田　学	ユトレヒト大学メディカルセンター精神医学部門
木下晃秀	東京大学医学部精神医学教室		仲秋秀太郎	慶應義塾大学医学部精神神経科学教室
小池進介	東京大学学生相談ネットワーク本部精神保健支援室		川口彰子	名古屋市立大学医学部精神医学教室
里村嘉弘	東京大学医学部精神医学教室		橋本伸彦	名古屋市立大学医学部精神医学教室
滝沢　龍	東京大学医学部精神医学教室		井上　顕	島根大学医学部公衆衛生学
武井茂樹	慶應義塾大学病院中央臨床検査部神経機能検査室		谷井久志	三重大学大学院医学系研究科精神神経科学分野
武井雄一	群馬大学大学院医学系研究科神経精神医学		谷野亮一郎	医療法人社団和敬会谷野呉山病院
管　　心	東京大学医学部精神医学教室		島崎正夫	医療法人社団和敬会谷野呉山病院
切原賢治	東京大学医学部精神医学教室		藤田宗久	医療法人社団和敬会谷野呉山病院
荒木　剛	東京大学大学院医学系研究科ユースメンタルヘルス講座		加藤　隆	慶應義塾大学医学部精神神経科学教室
樋口悠子	富山大学大学院医学薬学研究部精神神経医学		森山　泰	駒木野病院精神科
住吉太幹	国立精神・神経医療研究センター臨床研究推進部		岡　瑞紀	慶應義塾大学医学部精神神経科学教室
榊原英輔	東京大学医学部精神医学教室		上田敬太	京都大学医学部附属病院精神科神経科
高橋啓介	群馬大学大学院医学系研究科神経精神医学		髙尾昌樹	地方独立行政法人東京都健康長寿医療センター高齢者ブレインバンク
福田正人	群馬大学大学院医学系研究科神経精神医学		木村浩晃	公益財団法人脳血管研究所美原記念病院
富岡　大	昭和大学医学部精神医学講座		船山道隆	足利赤十字病院精神神経科
三村　將	慶應義塾大学医学部精神神経科学教室		大和田藍	慶應義塾大学医学部精神神経科学教室
是木明宏	慶應義塾大学医学部精神神経科学教室		工藤由佳	慶應義塾大学医学部精神神経科学教室
穴水幸子	国際医療福祉大学保健医療学部言語聴覚学科		多田真理子	東京大学医学部精神医学教室
夏堀龍暢	東京大学医学部精神医学教室		笠井清登	東京大学医学部精神医学教室
岡田直大	東京大学医学部精神医学教室		永井達哉	東京大学医学部精神医学教室

第1部

画像検査法の特徴

第1章

脳構造画像（CT）

1 原理・検査法・得られるデータ

脳形態画像診断とは

　精神科領域の脳形態画像診断は，健常者には認められない質的異常所見，たとえば腫瘍や脳血管障害などを診断する目的よりも，それらの可能性を除外する目的で行われる．質的異常が認められたとしても，粗大な脳障害をきたすような顕著な病変をもつとは限らないため，異常所見の評価に関する基礎的知識をもって注意深く観察しなければ見逃してしまうような微細な病変である場合もあるだろう．質的異常を除外した後は，通常でもみられるが過剰であるという量的異常が診断の手がかりとなる．代表的なものは認知症性疾患における脳萎縮の判定であろう．しかしながら脳萎縮は加齢変化などの生理的萎縮とのオーバーラップがあり，それを凌駕する顕著な萎縮を認めるのでなければ，画像所見のみで診断をくだすのは困難な場合も多い．このことは画像診断の感度と特異度の問題であり，高感度の技法を用いた臨床研究で患者群と健常群に有意差を認めた所見であっても，臨床場面で患者に診断をくだす根拠となるほどに疾病特異性をもった所見であるとは限らない．

　これまで臨床研究のために用いられてきた脳形態画像の定量的計測法としては，幅を求める1次元計測法，面積を求める2次元計測法，体積を求める3次元計測法などの方法がある．後者ほど正確で信頼性が高いが，計測誤差を少なくするための補正が複雑かつ煩雑になるのが欠点である．そのため現在では定量的な評価は厳密な補正が可能な磁気共鳴画像（MRI）で行われ，精度の劣るコンピュータ断層撮影法（CT）では定性的な評価のみが行われている．こういった限界も念頭におきながら，CTによる形態画像診断の実際的な方法について述べてみたい．

原理・検査法

　CTはX線を脳に直接投射したとき，検出器が感知する脳領域を通過した放射線量の情報から，相対的なX線吸収値の分布像を再構成する方法である．再構成された単位立体（ボクセル）に含まれる平均X線吸収値は空気を－1,000，水を0と

した相対的なCT値が用いられる．得られる画像は微小な2次元画素（ピクセル）から成り，階調を変更できるウインドウ機能をもった白黒濃淡画像（グレイスケール）で示される．

　より小さなものを描出する空間分解能は単純X線撮影より劣るが，異なった組織を識別するコントラスト分解能は単純X線撮影より優れている．断層厚を薄くして空間分解能を向上させるとコントラスト分解能が低下するため，脳梗塞や腫瘍のように病変と正常組織のCT値の差が小さいときには断層厚を薄くしないほうがよい．また，1つのボクセル内に異なった組織が混在する場合にはCT値が平均化されてしまう．これを部分容積効果（partial volume effect）といい，画像上で病変組織のCT値が本来の値と違ったり，組織の境界が不鮮明になったり，微細構造が隠蔽される原因となる．

得られるデータ

　通常の撮影ではorbitomeatal base line（OMライン）に平行な横断断層撮影が行われる．臨床的に有用性が高いのは，脳実質と脳脊髄液のコントラストの違いから限局性脳萎縮や脳室拡大を評価することと，コントラストの違いと正常構造の偏倚を手がかりに腫瘤性病変，梗塞や出血を検出することである．ヨード性X線非透過性造影剤は，血液脳関門が障害されている構造のCT値を上昇（エンハンス）させるため，腫瘍，梗塞，特定の感染症，脱髄性疾患をより正確に診断するために単純CTに追加して行われる．

〔川﨑康弘〕

2 データ解析法と解釈

異常所見の抽出

　精神科臨床における画像診断は，精神症状発現の器質性要因を特定したり，除外したりするために行うのが普通である．したがって病名を特定することよりも，有意な所見を探索するつもりで読影すべきであろう．

　まず異常と思われる所見の抽出を行う．脳構造（図1～3）は左右がほぼ対称なので，異常の発見には「反対側にも同じものが見えるか」と左右差を探すのがよい．解剖学的異常は主要な脳構造の辺縁を目で追い形を確認するが，正中構造や左右対称性の病変も意識する必要がある．認められた脳内高信号域を上下のスライスを参照しながら探す．症状発現と機能的な関連が推測される部位にも注目する．皮質の変化が見出されたなら，脳脊髄液腔の変化や白質の変化が相補的に解釈可能かどうかも確認する．

所見の解釈と記載

　次に，見つけた所見が本当に異常かどうかを見直す．上下のスライスを見て隣接

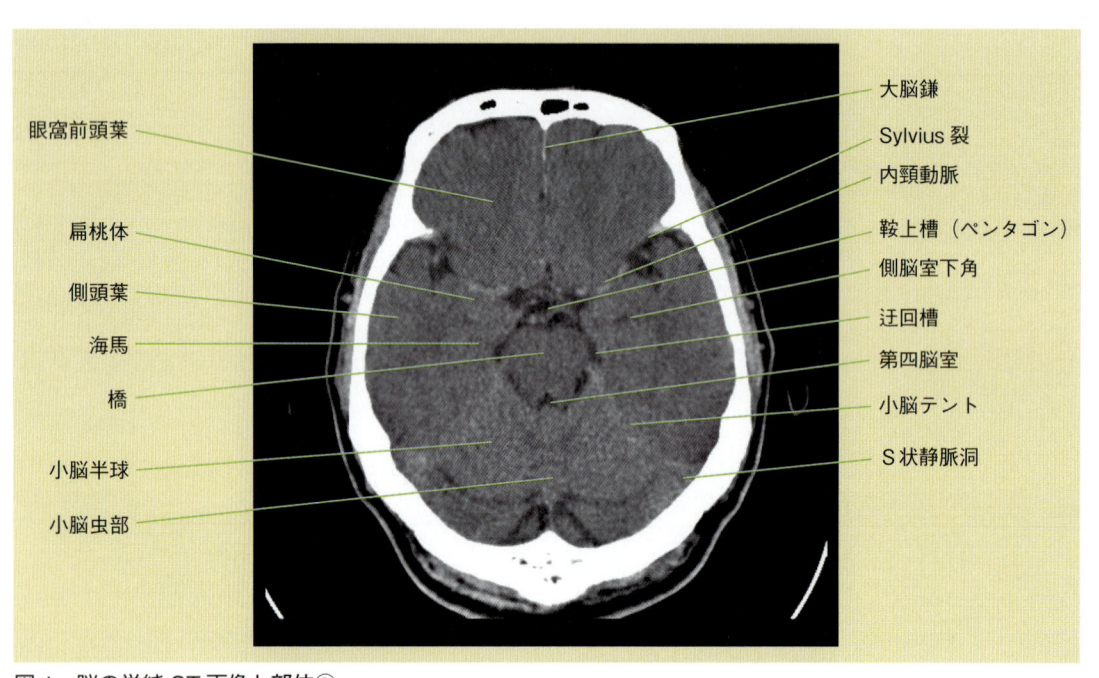

図1　脳の単純CT画像と部位①

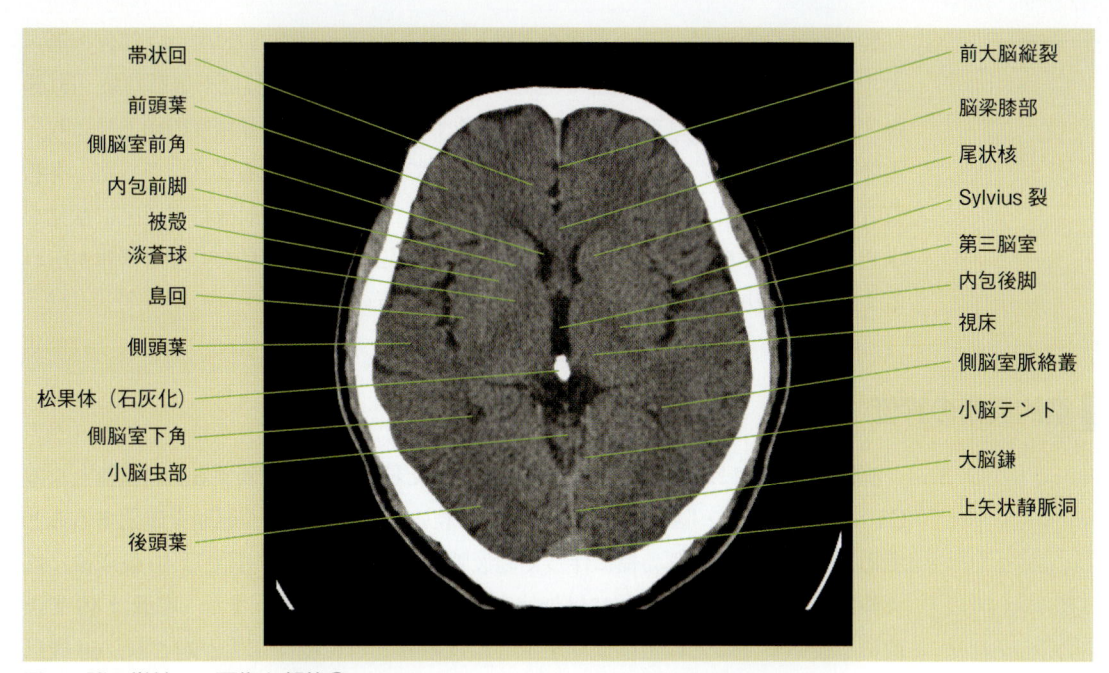

図2　脳の単純CT画像と部位②

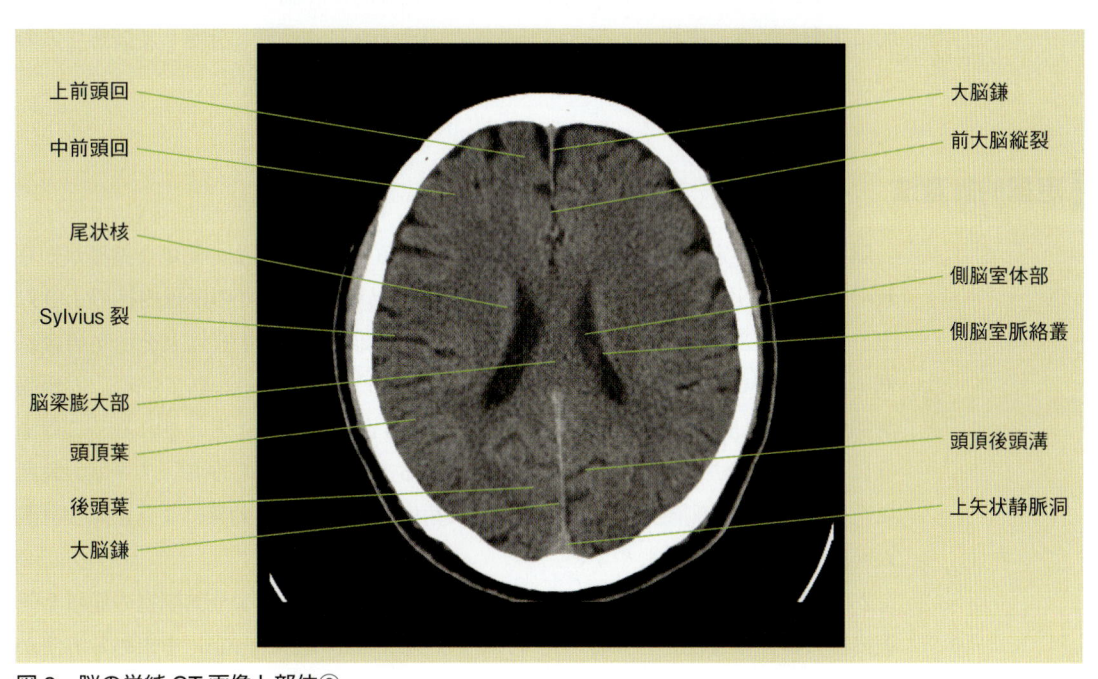

図3　脳の単純CT画像と部位③

した脳溝の入り込みや頭蓋底の骨の突出などが見られれば，部分容積効果を考える．通常，2つの連続したスライスで見られるなら異常とみなせるが，あまりに多くのスライスに見られるならアーチファクトも考えるべきである．

異常が見つかれば，その異常を表現し記載しなければならない．① 部位・形・大きさ，② 数と分布，③ 境界や辺縁の明瞭不明瞭，④ 信号強度や造影効果，⑤ 腫脹・浮腫・萎縮など周辺の変化の順に記載するのがよい．画像精度の向上により，重要な所見に加えて多くの非特異的な変化までもが観察されるようになった．有意な所見のみを抽出し，解釈や鑑別診断を確実に行うには，放射線科専門医に意見を求める機会も多くなるだろう．連絡する相手が実際に画像を見なくても情報が伝わるような表現法を習得すべきである．

量的異常の評価

認知症性疾患における脳萎縮の判定といった量的異常を評価する際に指標となるCT所見は，脳室・脳槽・脳溝などの髄液腔の拡大と萎縮した脳回を確認することである．加齢による脳萎縮に伴って髄液腔は増大するため，脳室は40歳以後に拡大傾向が出現し，60歳以後には加速度的に拡大が進行する．また，脳溝は40歳以前にも前頭葉，ことに上前頭回を中心に加齢とともに脳溝拡大が起こり，60歳以後では脳室と同様に急速に拡大する．日常診療では視覚的段階評価法，すなわちCT画像上での脳室・脳槽・脳溝の大きさを視覚的に評価し，年齢を考慮して主観的に正常か軽度，中程度，高度の脳萎縮というように4段階に分類して読影するのが一般的である．

定量的計測法

脳室や脳溝の定量的計測法として，幅を求める1次元計測法の簡単な指標が知られており，水平断画像において側脳室前角の幅が同レベルでの頭蓋内径の1/3以上，尾状核頭部内側での前角幅が同レベルでの頭蓋内径の1/6以上を示す場合に側脳室拡大が疑われる．第三脳室幅は7 mm以下が正常といわれている．大脳脳溝幅は60歳以前なら3 mm以下，半球間裂は5 mm以下が正常とされる．このように1次元計測法は簡単で最もよく利用される方法である．しかし，スキャン角度に垂直な部位の計測誤差は少ないが，他の角度では部分容積効果により正確な計測が困難で測定値が変動しやすい．

2次元計測法には数枚のCT画像でプラニメータや格子により側脳室の面積と頭蓋内腔の全面積を測定し両者の比VBR（ventricular-brain ratio）を求める方法がある．この方法は視覚的判定を面積比により客観的に表現した計測法といえるが，頭蓋の形態やCTのスライス角度により，計測した解剖学的部位が症例間で一定しにくく，脳溝の定量が困難で再現性に問題がある．したがってMRI登場以前ではしばしば研究に用いられたが，現在はMRIによる3次元計測法が主流である．

（川崎康弘）

3 精神疾患で認められる所見

一次変性性認知症

　　臨床症状やその経過から認知症が疑われるときには，原因疾患の特定に画像診断がきわめて有用である．すなわち一次変性性認知症に含まれる疾患の鑑別や，占拠性病変や正常圧水頭症など改善可能な病態との鑑別のためには画像診断を欠かすことはできない．

■ アルツハイマー病

　　アルツハイマー病では側頭-頭頂-後頭連合野と内側側頭葉の萎縮が特徴的で，左右差があっても軽度である．萎縮は灰白質主体で進行すると前頭連合野の萎縮も加わるが，中心溝周囲は比較的保たれる．白質の変化では，皮質下白質に斑状の低信号，脳室周囲の深部白質にも低信号が見られるが，健常の加齢変化と違いがないとされている（第 15 章の症例 1 参照）．むしろ広汎な異常信号は Binswanger 病や正常圧水頭症，前頭葉白質の異常信号は前頭側頭型認知症を示唆する．

　　海馬の長軸に沿った水平断撮像や直行する冠状断撮像が，海馬の萎縮や側脳室下角の開大といった内側側頭葉萎縮の評価に有用なため，認知症性疾患の検査ではこの条件での撮像が勧められる．公表されている内側側頭葉萎縮の評価法として，OM ラインに対して尾側へ約 20 度傾けて撮像することで，長軸方向の海馬が描出された 2 mm 厚の CT 画像から，側脳室下角の幅（radial width of the temporal horn）を計測する Frisoni ら[1]の定量的評価法を紹介する（図 1）．側脳室下角の幅のカットオフ値を 5.3 mm としたとき，アルツハイマー病患者を特定する感度は 93 %，健常者を除外する特異度は 97% であったと報告されている．

■ 前頭側頭型認知症

　　前頭側頭型認知症は病理学的に Pick 病，前頭葉変性症，運動ニューロン疾患を伴うものの 3 型に分けられる[2]が，いずれも前頭葉と側頭葉に限局した葉性萎縮がみられる．Pick 病の葉性萎縮はきわめて強く，しばしば左右差がみられ，進行するとナイフの刃状の萎縮と形容される直線的な輪郭となる．前頭葉では前頭極が強く萎縮し，側脳室前角は体部や後角より明らかに大きい．側頭葉では脳回が強く萎縮し，内側では扁桃体の萎縮と下角の開大が顕著であるが，後方の海馬と上側頭回が比較的保たれているのが特徴である．

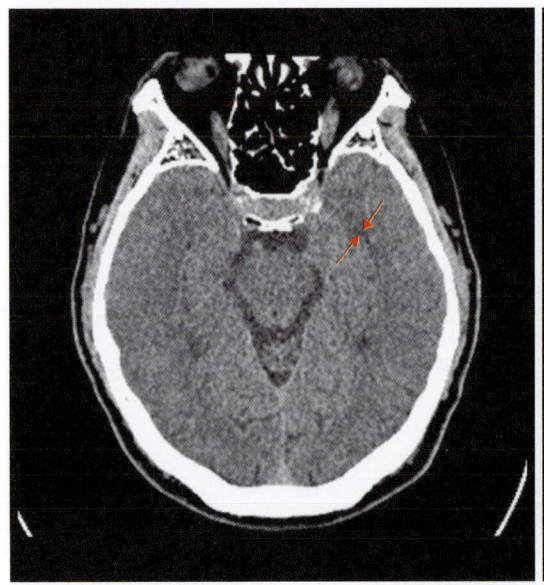

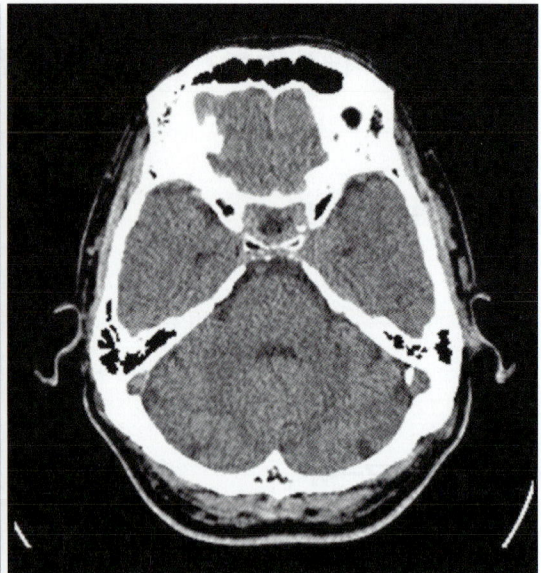

図1 海馬萎縮の評価用画像（左）と通常の画像（右）
矢印で radial width of the temporal horn の計測部を示した．

脳血管性認知症

　　　　国際的に用いられている診断基準のうち，世界保健機関の ICD-10 とアメリカ精神医学会の DSM-IV-TR は必ずしも画像診断を必要としない．しかしカリフォルニアのアルツハイマー病診断治療センター（ADDTC）の診断基準[3]と，NINDS-AIREN 国際ワークショップによる基準[4]では，神経局在徴候を呈し CT や MRI で脳血管障害が確認されることと，認知症症状が存在することの2つが経時的に関連していることが求められる．

　　　　NINDS-AIREN 診断基準によると，脳血管性認知症は病変の部位と大きさによって，①皮質の多発梗塞，②皮質下の小血管病変，③高次脳機能に直接関与する単一病変の3型に大きく分けられる．

■ 多発梗塞性認知症（皮質性脳血管性認知症）

　　　　皮質と白質に大中の梗塞巣が多発することで発現する認知症で，内頸動脈や基幹脳動脈など太い血管の閉塞や狭窄により，脳卒中発作の形で発症するものが多い．軟化巣の容積が 50 mL 以下にとどまれば認知症症状はまれで，100 mL を超えると確実に出現する[5]．

■ 皮質下性脳血管性認知症（小血管病変性認知症）

　　　　脳血管性認知症の基本的なタイプで，脳の穿通動脈や髄質動脈のような小動脈の閉塞や虚血によって発現し，多発ラクナ梗塞性認知症と Binswanger 病に分けられ

る．多発ラクナ梗塞性認知症では1.5 cm以下の小梗塞が多発し，好発部位は橋，視床，基底核，白質である．病変部位に対応した神経脱落症状がみられ，前頭葉白質に病変がみられると認知症が重篤になる．Binswanger病では広汎かつ，びまん性に脱髄が生じており，CTでは両側側脳室周囲から皮質下に低信号域が広がっている．

■高次脳機能に直接関与する単一病変

従来は角回症候群，視床性認知症など部位ごとに命名されていたものを包括している．高次脳機能に直接関与するような部位に脳血管病変が生じれば，小病変であっても認知症症状が出現するため，NINDS-AIREN診断基準では戦略的部位梗塞による認知症（strategic infarct dementia）と呼んで，皮質枝領域の梗塞により生じる皮質性脳血管性認知症と穿通動脈領域の大脳深部梗塞による皮質下性脳血管性認知症に大別している．

■leukoaraiosis

側脳室前角や後角周囲の深部白質に両側性，対称性に認められCTで低信号を呈する領域はleukoaraiosisと呼ばれるが，CTのperiventricular lucency（PVL）や磁気共鳴画像におけるT2強調像のperiventricular hyperintensity（PVH）と同義であり，健常から病変までさまざまな状態を含んでいる．たとえば，加齢に伴って穿通枝の血管周囲腔開大や髄鞘の淡明化が生じleukoaraiosisが出現することがあり，ラクナ梗塞やBinswanger病との鑑別が困難なことがある．

（川﨑康弘）

文献

1) Frisoni GB, Geroldi C, Beltramello A, et al. Radial Width of the Temporal Horn：A Sensitive Measure in Alzheimer Disease. AJNR 2002；23：35-47.
2) Lund and Manchester Groups. Clinical and neuropathological criteria for frontotemporal dementia. J Neurol Neurosurg Psychiatry 1994；57：416-8.
3) Chui HC, Victoroff JI, Margolin D, et al. Criteria for the diagnosis of ischemic vascular dementia proposed by the State of California Alzheimer's Disease Diagnostic and Treatment Centers. Neurology 1992；42：473-80.
4) Roman GC, Tatemichi TK, Erkinjuntti T, et al. Vascular dementia：diagnostic criteria for research studies. Report of the NINDS-AIREN International Workshop. Neurology 1993；43：250-60.
5) Burns A, Tomlinson BE, Mann DM. Observations on the brains of demented old people. B.E. Tomlinson, G. Blessed and M. Roth, Journal of the Neurological Sciences（1970）11, 205-242 and Observations on the brains of non-demented old people. B.E. Tomlinson, G. Blessed and M. Roth, Journal of Neurological Sciences（1968）7, 331-356. Int Geriatr Psychiatry 1997；12：785-90.

4 個別症例における有用性と限界

　精神科領域の脳形態画像診断は，前述の認知症の診断に用いられる場合と，腫瘍や脳血管障害などの器質性脳病変の可能性を除外する目的で行われる場合に分けられる．ここでは，後者を鑑別するために必要な基礎的知識を紹介する．脳の解剖をよく知り，傷害される脳部位ごとに典型的な局在機能と代表的な疾患をあげることができるのが，CTなどを用いた形態画像診断を行うための必要条件である．臨床症状発現とは，局在機能をもった脳部位の相互作用，すなわち機能統合の変調ないし破綻の帰結であるといえる．ある脳部位に見出された形態レベルの変化が機能レベルの変化を伴っている場合に，診断的意義を有した所見とみなせるだろう．認められた形態異常が通常でも起こりうるような非特異的な所見の場合には，特に注意する必要がある．

脳梗塞

　急性期脳梗塞では，発症後早期の血栓溶解法の適応判定のために迅速な検査と注意深い読影が必要であり，time is brain と呼ばれるゆえんである．なかでも最も頻度が高い中大脳動脈領域の急性脳梗塞に対する血栓溶解法の適応については MELT-Japan（Middle Cerebral Artery Embolism Local Fibrinolytic Intervention Trial-Japan）研究（http://melt.umin.ac.jp）がその指針とされているが，そこでは脳梗塞の画像検査の第一選択として頭部 CT が推奨されている．発症30分から1時間後には細胞浮腫所見を観察できる MRI の拡散強調画像が最も鋭敏であるのはいうまでもないが，多くの施設で時間を選ばずに迅速に施行可能な検査として頭部 CT に勝るものはなく，適切な条件で丁寧に画像を評価することで CT でも発症3時間前後の早期虚血の徴候を見出すことも可能である．

■ 特徴的な所見と読影法

　脳梗塞の CT 所見の基本的な特徴は，虚血による皮髄境界の不明瞭化と浮腫による脳溝の狭小化であり，読影の基本に従い1スライスずつ左右を比較しながら観察することである．したがって灰白質と白質のコントラストが最大となる条件で撮像を行うことが望ましい．具体的にはヘリカルスキャンを使用しないこと，テント上は8〜10 mm ほどの比較的厚いスライスでウインドウ幅を80以下にすることが推奨されている．テント下を薄いスライスで切る場合も基底核のコントラストが損なわれないよう注意する．

■early CT sign

　急性期脳梗塞のCT画像の5〜7割に見られるとされる所見はearly CT sign（早期の虚血サイン）と呼ばれ，①皮髄境界の不明瞭化，②島皮質や基底核の不明瞭化，③Sylvius裂の狭小化の所見は，発症後3〜6時間以内に出現する早期の虚血の徴候として知られている．またこれらの所見とともに中大脳動脈領域梗塞の早期に認められる予後不良の所見として，患側の中大脳動脈（MCA）が高吸収にみえるhyperdense MCA signも重要である．これはMCAのM1領域の塞栓性血栓により引き起こされるが，動脈硬化性変化との鑑別は，①対側のMCAより高吸収，②同側の他の血管より高吸収，③石灰化よりも低吸収の3点が有用である．ASIST-Japan（Acute Stroke Imaging Standardization Group-Japan）のホームページ（http://asist.umin.jp）にはearly CT signの判読トレーニングが用意されているので参照されたい．

　なお脳梗塞は発症機序により血栓性，塞栓性，血行力学性に分けられるが，CT所見が確認しやすいのは塞栓性の機序により急激に虚血をきたした場合である．徐々に血管が詰まり虚血が生じる血栓性の場合には側副血行路が形成され，主幹動脈が詰まっても画像所見が得られにくい場合がある．

脳内出血

　脳内出血の原因は高血圧性脳内出血が最多であり，二次性の出血としては動静脈奇形，もやもや病，硬膜動静脈瘻，脳腫瘍などがあげられる．画像診断の第一選択はCTであり，高血圧性脳内出血の場合には脳圧や血圧のコントロールが必須であるため，バイタルが安定すれば速やかに検査を行う．

■急性期出血

　急性期出血は高吸収を呈するため，読影の基本に従い1スライスずつ左右を比較しながら観察する．出血は4〜7日後から辺縁からCT値の低下が始まり，数か月の経過で嚢胞化する．血性成分のCT値は頭蓋よりは低く，同程度に高い場合には石灰化などの成分を考える．出血のCT情報で必要なものは出血の部位と大きさ，mass effectや脳ヘルニアの有無である．高血圧性脳内出血の好発部位は被殻と視床に多く，次いで橋や皮質下である．脳室内に穿破した場合には脳室内に血性成分を認める．大きな血腫を形成している場合には周辺組織の圧排によるmidline shiftや，脳浮腫を示唆する血腫周囲の低吸収域の有無と範囲を確認する．通常は五角形の低吸収域としてみえる鞍上槽はペンタゴンとして知られているが，脳ヘルニアの際には歪んで見える．

■若年発症の場合

若年発症の場合は動静脈奇形やもやもや血管からの出血をまず疑う．動静脈奇形は皮質下出血を起こしやすく，血腫の石灰化やnidus（動静脈吻合部の異常血管塊）による低吸収域などによりまだら状の所見を呈する．海綿状血管腫は小さな血腫が大脳や橋に認められるが，大きな血腫の場合は高吸収域と低吸収域の混在した不均一な病変が認められる．もやもや病では基底核領域や側脳室外側壁などを出血源として，脳実質や脳室内に出血をきたして発見されることが多い．点状の出血所見と区別すべきものとして生理的石灰化があるが，基底核内側部の淡蒼球，松果体や手綱交連，脳室内の脈絡叢ことに側脳室三角部に見られやすい．

■鑑別疾患

鑑別すべき病態としては静脈洞血栓症と出血性梗塞があげられる．通常の高血圧性脳内出血と出血部の形状が異なることや，動脈の支配領域に一致しないことなどが目安となる．血腫周囲の浮腫が強い場合には出血性梗塞との鑑別が必要となり，血腫を巻き込む低吸収域が血管支配に一致しており，皮質と白質が巻き込まれた病変である場合には出血性梗塞の可能性が高い．

くも膜下出血

くも膜下出血の典型症状といえば「高血圧」患者に起こる「突然発症」の「今まで経験したことのない頭痛」であるが，激痛とならない場合もあるため，突然の非局在性の頭痛であれば鑑別を必要とする．また，警告頭痛といわれる片頭痛や神経痛に似た軽い頭痛が，出血の数時間から数週間前にみられる場合もある．原因の第一は脳動脈瘤破裂で，そのほとんどが囊状動脈瘤で9割は前方循環系（内頸動脈，前大脳動脈，中大脳動脈）に生じる．少量のくも膜下出血による頭痛が治まった後に動脈瘤の再破裂を起こした場合の死亡率は50％といわれる．

■特徴的な所見と読影法

画像診断の第一選択である頭部CT検査では好発部位から考え，頭蓋底から脳底槽レベルを5 mm以下の薄いスライスで撮るなどして詳細に出血所見を確認する．代表的な所見として，通常は五角形の低吸収域としてみえる鞍上槽はペンタゴンとして知られているが，そこに高吸収域が確認される．少量の出血の場合には見落としやすいため，高吸収域を探すというよりも「くも膜下腔が正常吸収を呈しているか」を確認するほうがよい．脳槽や脳溝の吸収強度，走行や大きさに左右差がないかを見比べ，ことに鞍上槽，脳幹周囲，Sylvius裂を注意して観察する．出血は急性期には脳槽や脳溝に沿って高吸収域として認められるが，時間経過とともにCT値が低下する．出血が少ない場合には発症から5日以上経過すると高吸収域が消失

するため CT での診断は困難となる．

■ 鑑別のポイント

正常でも高吸収を呈するため，くも膜下出血と見まちがえやすい所見としては静脈洞がある．上矢状静脈洞，横静脈洞，S状静脈洞は脳実質よりも高吸収に描出され，通常認められる範囲を越えて存在することはない．硬膜も同様に区別しにくい構造であり，大脳鎌や小脳テントなどの正常硬膜も膜組織の横断面として高吸収に描出されるが，周辺組織である実質や脳脊髄腔とは明らかに区別でき，頭蓋骨との付着部は左右対称である．しばしば大脳鎌は上矢状静脈洞から，小脳テントはS状静脈洞から高吸収域が連続して見られるが，これらも通常認められる範囲を越えて存在することはない．これに対し出血は左右非対称で肥厚し，周囲に浸潤したような高吸収像が認められる．

慢性硬膜下血腫

髄膜には最外層に硬膜があり内側にくも膜と軟膜が存在している．硬膜は頭蓋の骨膜である外膜と内層に分けられるが，内層とくも膜との間に存在する硬膜境界細胞層が破綻すると三日月形の血腫が貯留する．血腫の周りには血液凝固のための成分（フィブリンなど）が蓄積した「血腫膜」が形成され，その表面から血液がにじみ出ることによって，少しずつ血液が貯まっていく．主に高齢者にみられ，数か月前に頭をぶつけたなど比較的軽度な頭部外傷が原因のことが多いが，原因となる外傷が思い当たらない（または思い出せない）ことも多い．

一度完成された血腫は，保存的治療では吸収されにくいため定期的に CT 撮像を行って経過観察をする．血腫が増大し，麻痺や意識障害が出現するようなら手術適応がある．CT 所見では血腫の大きさや周囲への mass effect を評価する．骨内板に沿う三日月から凸レンズ型の低～淡い高吸収値を示す液体の貯留として認められ，内部は均一から不均一までさまざまである．血腫の吸収値が脳実質と等しい場合は識別しづらいが，脳室や脳溝の偏位，皮髄境界の左右差に注目すると診断可能である．両側性に生じた場合には脳溝の左右差や midline shift を認めないため，注意が必要である．

脳ヘルニア

頭蓋内に大きな病変を認める場合に，ヘルニアによる脳実質の偏位と脳脊髄腔の狭小化や不明瞭化を確認する．小脳テント上病変による下行性テント切痕ヘルニアでは，鉤回や海馬傍回などの側頭葉内側部がテント切痕より内下方に落ち込む．CT では鞍上槽が消失し，中脳や橋が圧排されて中脳周囲の脳槽が狭小化する．小脳テント下病変による上行性テント切痕ヘルニアでは，小脳虫部や半球がテント切

痕より上方に入り込む．上小脳槽や四丘体槽が狭小化し中脳が小脳により後方から圧排される．片側の大脳半球からの mass effect により，帯状回が大脳鎌遊離縁の下を対側へ脱出することで大脳鎌下ヘルニアが生じる．不穏などの感情障害が生じることがある．

正常圧水頭症

　CT が診断に有用であり，第一に脳室の拡大が観察される．すなわち，水平断画像において側脳室前角の幅が同レベルでの頭蓋内径の 1/3 以上，または Evans index（両側側脳室前角間最大幅/その部位における頭蓋内腔幅）が 0.3 を超える．Sylvius 裂やそれ以下のスライスでも脳溝拡大が見られる．

　これらの所見は脳萎縮ととらえられがちであるが，通常は加齢により脳溝が拡大してくる高位円蓋部，すなわち頭頂方向のスライスにおける脳溝とくも膜下腔は拡大せず，逆に狭小化がみられれば正常圧水頭症の可能性が高い．さらに高位円蓋部の狭小化した脳溝の中に，孤立性で卵形に拡大した脳溝の拡大がみられることがある．これらの所見は脳室拡大に加えて，くも膜下腔のアンバランスが存在することが特徴と考えるとよい．

　アルツハイマー病との鑑別に有用な所見としては，アルツハイマー病に比較して海馬の萎縮が軽く海馬傍溝の開大も少ないことがあげられ，大脳皮質の萎縮がみられることがあるため萎縮の存在は正常圧水頭症を否定する根拠とはならない．脳室周囲および深部白質変化（leukoaraiosis）が健常高齢者に比べで高頻度に認められ程度も強いとされている．

脳腫瘍

　脳実質内に発生する髄内性腫瘍と脳実質外に発生する髄外性腫瘍とに分けられる．CT でこの二つを区別するのは容易ではないが，異常信号域の部位や形状，正常構造物の形態変化，脳浮腫の進展様式を参考にする．

　一般的に髄外性腫瘍は，①比較的広範囲で骨構造，大脳鎌，小脳テントなどの膜構造に接している，②骨孔の拡大，破壊，骨硬化などの骨病変を伴う，③病変周囲のくも膜下腔が拡大する，④病変の辺縁が比較的平滑，などの特徴がある．これらが認められない場合は髄内性腫瘍の可能性が高いが，腫瘍の発生部位や質的診断を含め MRI が有利であることは事実であり，CT で異常がみられれば MRI にて精査する．

（川﨑康弘）

第2章

脳構造画像（MRI）

1 原理・検査法・得られるデータ

▎MRIの原理

　MRI（magnetic resonance imaging）は核磁気共鳴（nuclear magnetic resonance：NMR）を利用した画像化技術である．核磁気共鳴とは，磁場中に置かれた原子核がある特定の周波数の電磁波を吸収して，振動状態の変化を起こす現象である．「ある特定の周波数」は原子核の種類と状態，磁場の強さに依存し，共鳴周波数と呼ばれる．臨床機でよく使われている1.5テスラの磁場中の水素原子核の共鳴周波数は63.86 MHz，3テスラではその倍の127.71 MHzである．核磁気共鳴を起こす原子は水素原子やフッ素原子など，原子核中の陽子と中性子の数のどちらか，または両方が奇数の原子に限られ，医学診断用のMRIでは人体中に豊富に含まれている水素原子核を主なターゲットとしている．

　医用MRIの基本的な原理は，静磁場と呼ばれる，空間的・時間的に安定した磁場中に画像化したい対象物を置いて水素原子核の共鳴周波数をコントロールし，これに時間的に変化する電磁場と電磁波を加えて任意の空間位置の水素原子核の振動状態を核磁気共鳴によって変化させて周囲に磁場の変化を作り出し，それを周囲に配置したコイルによって電気信号として取得して画像化するというものである．得られる信号は水素原子核の密度，状態（水分子か脂肪か等）などによって変化するため，種類や状態の異なる組織間で画素値の差，すなわちコントラストを得ることが可能となり，これが診断に利用される．

▎生体内部の任意の位置の信号をどのように得るか

　静磁場中に置かれた水素原子核が画像化のターゲットであるとして，実際どのように任意の空間的位置の情報を得るのだろうか．図1に示すように，時間的・空間的に安定した静磁場に，勾配のついた磁場を一時的に加えると，空間的な位置に応じて磁場の強度を直線的に変化させることができる．

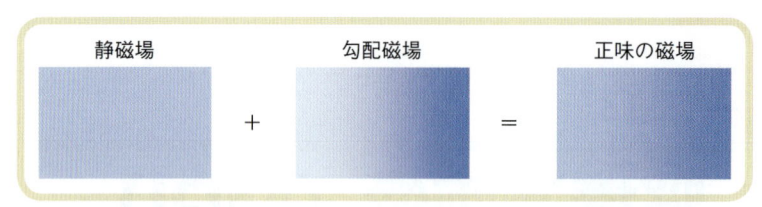

図1　静磁場と勾配磁場

　核磁気共鳴を起こす共鳴周波数は磁場強度に比例するため，この図の例で色が濃いほど磁場が強いとすれば，右側に行くほど共鳴周波数が高くなる．このような状態で特定の周波数の電磁波を照射すれば，特定の断面のプロトンのみに核磁気共鳴を起こさせることができる（図2）．これが断面選択の基本的な原理である．

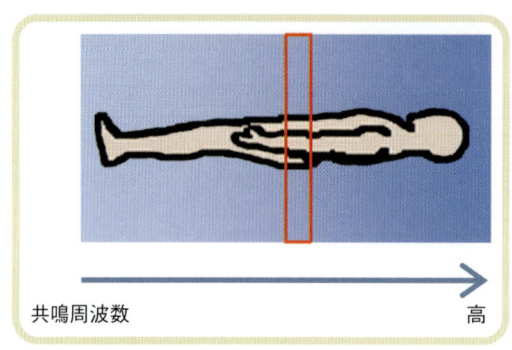

図2　勾配磁場とスライス選択

　では断面内のさらなる位置情報はどのように得るのだろうか．図1の状態では，選択された断面内のすべてのプロトンから信号が得られるが，これを3次元空間のz方向の位置選択とすれば，空間的な位置を特定するためにはx方向とy方向の位置選択が必要である．静磁場中のプロトンは歳差運動と呼ばれる共鳴周波数と等しい周期的な運動を行っているが，この周期は共鳴周波数同様磁場強度に比例するため，断面選択とは別の方向に新たな磁場の勾配を加えることによってこの周期の速度を空間的位置に応じて変化させることができる（図3）．

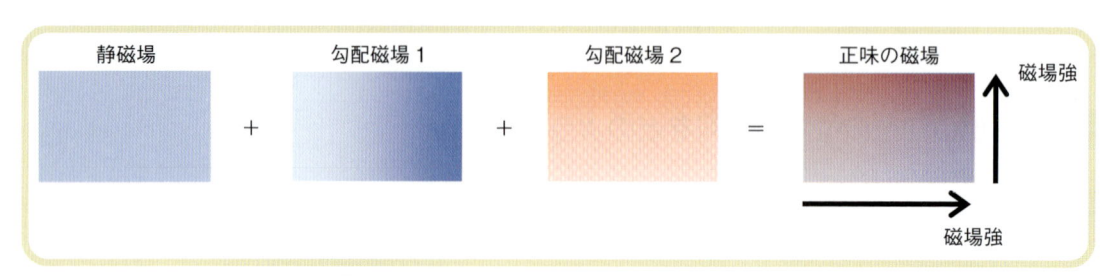

図3　2方向への勾配磁場と歳差運動の周期

このように空間的位置によって磁場の勾配が存在する場合，強い磁場の位置にあるプロトンの歳差運動の周期は速くなり，弱い磁場の位置にあるプロトンの歳差運動の周期は遅くなる．このような勾配磁場を一時的に加えた後，勾配をオフにすると再び磁場が均一になり，プロトンの歳差運動の周期は元に戻る．したがって，どの空間位置においてもプロトンの歳差運動の速度は等しくなるが，一時的に勾配磁場を加えた分だけその周期がずれている．このような周期のずれを空間位置情報と対応づける方法を位相エンコードと呼ぶ．また，この位相エンコードとは別の方向に勾配磁場をかけながら信号を受信することによって，空間位置に応じた受信信号の周波数の変化を起こすことができる．この方法を周波数エンコードと呼び，MRIはこれら位相エンコードと周波数エンコードの組み合わせによって断面内の空間位置を特定している（図4）．

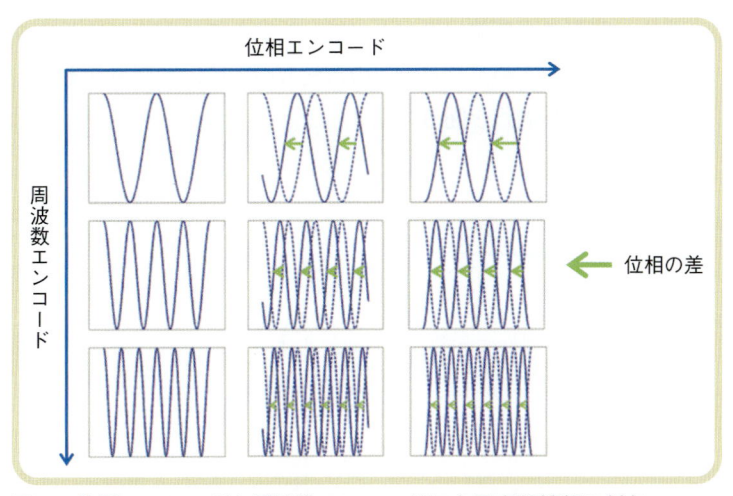

図4 位相エンコードと周波数エンコードによる空間情報の付与

緩和

磁場中に置かれたプロトンの性質についてもう少し詳しくみていってみよう．

前述のとおり静磁場中のプロトンは磁場強度に比例した周期で歳差運動をするが，プロトンは陽電荷をもつため，この歳差運動によって周囲に磁場が発生する．静磁場中のプロトンは，静磁場と同じ向きに磁場を作る運動状態と，静磁場に逆らう向きに磁場を作る運動状態の2つの状態をとることが知られており，静磁場に逆らう向きに磁場を作る運動状態のほうがエネルギー状態が高く，熱平衡状態においてはこの状態のプロトンのほうが少ない．この2つの状態のプロトンの数の差によって，静磁場と同じ向きにわずかな磁場が発生し，これを縦磁化と呼ぶ．

この状態のプロトンに電磁波を照射すると，電磁波からエネルギーを得たプロトンが高いエネルギー状態に変化し，2つのエネルギー状態をとるプロトン数に差がなくなっていき，縦磁化が消失していく．電磁波の照射を止めると，緩和と呼ばれ

るメカニズムによって，電磁波の照射で得たプロトンのエネルギーが失われて元の状態に戻る．この縦磁化の消失は縦緩和と呼ばれる．

同時に，かつ縦緩和とは独立して，電磁波の照射によってそろっていた位相が次第にずれていく．結果として横方向の磁化が失われていき，これは横緩和と呼ばれる．

■ コントラストを与える仕組み

MRIにおける異なる組織間でのコントラストは，異なる状態のプロトンから強度の違う信号を得ることによる．異なる状態のプロトンとは，プロトンが水分子として存在しているか，脂肪分子の中に存在しているか，液体であれば流れの状況などである．

また，実際の画素値は単一のプロトンからではなくプロトンの集団からの信号が集約されているため，プロトンの密度も画素値に影響を与える．水と脂肪の縦磁化と横磁化の緩和過程を図5に示す．

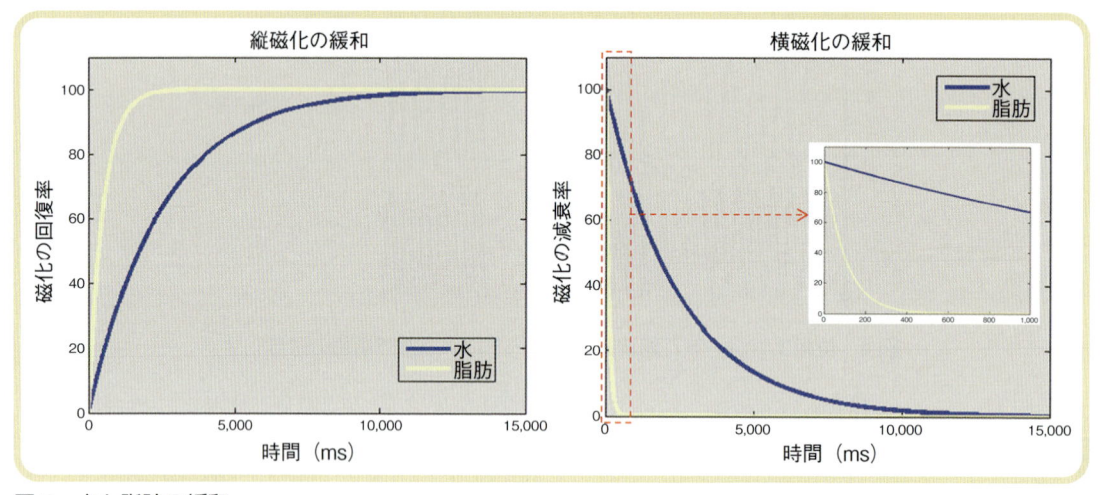

図5 水と脂肪の緩和

水は脂肪に比べて長い時間をかけて縦緩和と横緩和が起こることがわかる．これらの緩和時間の差が画像にコントラストを与える．縦緩和時間のことをT1時間，横緩和時間のことをT2時間ともいう．

■ 信号取得と画像化

プロトンの歳差運動によって周囲の空間に作り出される磁場は，対象物の周囲に置いたコイルにおいて，電磁誘導によって電気信号として観察される．このとき，縦磁化による静磁場と同じ方向の磁場は静磁場が強すぎて観察が困難であるため，

静磁場と垂直な横磁化による信号を取得する．この横磁化は個々のプロトンに対するものではなく，プロトンの集団において2つのエネルギー状態をもつプロトンの数の差と，位相のそろい具合によって巨視的な性質として観察されるものである．

この横磁化が，静磁場方向に対して90°傾くような電磁波の照射を90°パルスと呼び，180°傾くような電磁波の照射を180°パルスと呼ぶ．MR信号は上記のとおり静磁場方向と垂直な方向について観測されるため，RFパルスを照射しない状態においては信号は観察されず，90°パルスによって真横に傾けられた磁化による信号が最大となる．

RFパルスによって傾けられた磁化ベクトルが，縦緩和によって静磁場方向に戻る現象を自由誘導減衰（free induction decay：FID）と呼び，FID信号はMRIにおける最も基本的な信号である．また，FIDの後に180°パルスや勾配磁場によってプロトン集団の位相が再びそろって強い信号が観察される現象をエコーと呼ぶ．MRIではこのFID，またはエコー信号をフーリエ変換という数学的手法によって画像化する．

検査法・得られるデータ

MRIは勾配磁場のかけ方とRFパルスの照射タイミングの組み合わせによってさまざまな画像を取得することができる．この勾配磁場のかけ方とRFパルスの照射タイミングの組み合わせをパルスシーケンスと呼び，現在利用できるパルスシーケンスにはその原理から大きく分けてスピンエコー法とグラディエントエコー法の2通りある．頭部の画像診断に用いられるT1強調画像，T2強調画像，T2*または磁化率強調画像，プロトン密度強調画像，FLAIR画像，拡散強調画像，MRA画像などさまざまなコントラストの画像は，この2種類の方法のバリエーションによって撮像されている．

スピンエコー法とグラディエントエコー法

■スピンエコー法

スピンエコー法は最も基本的なパルスシーケンスで，90°パルスによって横磁化を発生させた後に180°パルスによってスピンエコーと呼ばれるエコーを発生させて，その信号を取得する方法である．90°パルス直後のFIDを観察するのではなくわざわざエコーを発生させる理由は，FIDでは横磁化の減少，すなわち位相の分散が早いために，異なる組織間での緩和時間の差が信号に反映されないうちに消失してしまうためである．スピンエコーを観察することで緩和時間の差が反映された高いコントラストを得ることができる．

T1強調画像は主に解剖的構造を得るために利用されるが，造影剤を使用するこ

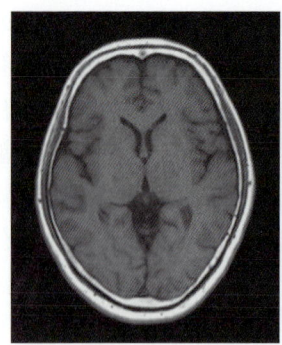

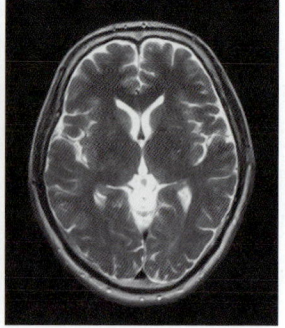

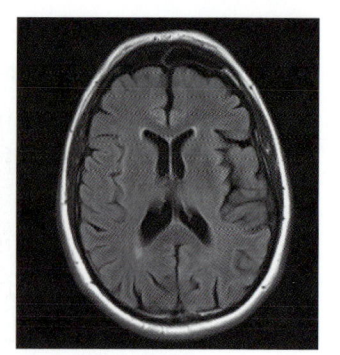

図6　高速スピンエコー法によるT1強調画像（左）とT2強調画像（右）

図7　FLAIR画像

とで腫瘍などを描出することも可能である．T2強調画像は水成分を有する組織で高信号となるため，浮腫状または富血管性の一般的な病的組織の描出に有用である．ただし，従来のスピンエコー法は撮像時間が長く，現在は撮像時間を短縮させた高速スピンエコー法という方法が一般的に使用されている（図6）．

高速スピンエコー法は，通常はTRあたり1回行われる位相エンコードを2回以上行うことによって撮像時間の短縮を実現しているが，その原理から通常のスピンエコー法に比べてT2強調画像で脂肪が高信号になったり，T2緩和時間の異なる組織の境界で画像のぼけが起こるなどの不利な特徴をもつ．

スピンエコー法のバリエーションとして90°パルスの前に180°パルスをかけて脂肪と水の強いコントラストを得る反転回復法，さらにこの反転回復法のバリエーションとして脂肪の信号を抑制するshort tau inversion recovery（STIR）法や脳脊髄液の高信号を抑制するfluid attenuated inversion recovery（FLAIR）法（図7）などがある．STIR法は脂肪内の病変の描出に優れており，FLAIR法は脳室周囲や脊髄の病変をより明瞭に描出できる．

■グラディエントエコー法

グラディエントエコー法はスピンエコー法の180°パルスの代わりに勾配磁場によってFIDによって失われた位相を再収束させてグラディエントエコーと呼ばれるエコー信号を取得する手法である．180°パルスとその後のスピンエコー発生までの待ち時間が発生しないため，高速撮像が可能である．

グラディエントエコー法は横磁化の状態からコヒーレント（位相がそろっている状態）型と非コヒーレント型に大別され，コヒーレント型は残存横磁化のコヒーレント状態を維持し，T2*強調画像を高速に得ることができる（図8）．T2*強調画像は微小出血の検出などに用いられる．また，MR血管撮像（MR angiography：MRA）にもコヒーレント型グラディエントエコー法が使用されている．

非コヒーレント型はスポイリング型とも呼ばれ，残存横磁化の位相を分散（スポイル）することによって画像コントラストへの影響を最小限にし，T1コントラス

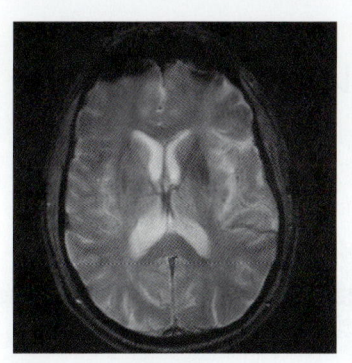

図8　T2*強調画像

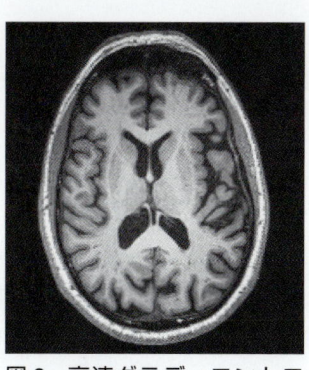

図9　高速グラディエントエコー法による3次元T1強調画像

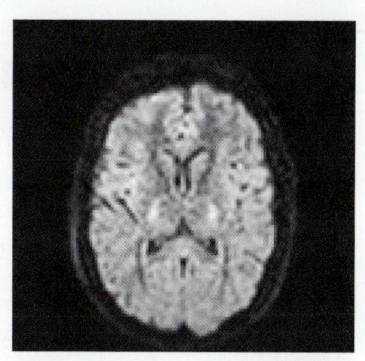

図10　EPI法による拡散強調画像

トを優位にすることができる．高速にT1強調画像を取得する目的で使用されることが多い．RFパルスの照射時間を短くしてエコーのある一部分だけを読み込むことによってさらに撮像時間を短縮した高速グラディエントエコー法と呼ばれる手法もある．高速グラディエントエコー法で180°パルスをパルスシーケンスの最初に加えることによってT1コントラストを強調する方法は3次元T1強調画像を得るのに広く利用されている（図9）．

励起RFパルス後に信号読み取り勾配磁場を高速に連続反転させて反転ごとに信号を取得し，0.1秒以下で1スライスを撮像する超高速シーケンスであるecho planar imaging（EPI）は，拡散強調画像やfunctional MRI（fMRI）などの撮像に用いられている（図10）．拡散強調画像は急性期脳梗塞の診断など，fMRIは脳機能解析にそれぞれ用いられている．

（山下典生）

2 データの標準化（撮像プロトコール）

　これまでの脳画像研究は単一の施設で収集したデータを用いたものが多かったが，頭部 MRI 検査が普及するにつれ，また症例数を増やした脳画像研究のニーズが高まったこともあり，最近では複数の施設で収集したデータを用いる多施設研究が増えてきている．多施設での脳画像研究で国際的に有名なものには，アメリカで始まった Alzheimer's Disease Neuroimaging Initiative（ADNI）などがあり，3 次元 T1 強調画像を中心にデータの標準化が試みられている（http://adni.loni.usc.edu/methods/documents/mri-protocols/）．

　データの標準化とは理想的には同一の被検者を，どの施設のどの装置でいつ撮像しても，同じデータが得られるようにするということである．実際には装置由来の変動要因や被検者由来の変動要因などがあり，まったく同じデータが得られるということはないが，標準化を進めてデータの再現性や共通性を高めることは，多施設研究やさまざまな研究報告を比較検討するにあたって非常に重要な要素である．

　以下に ADNI の例を取り上げ，撮像プロトコールによるデータの標準化と，データ取得後の画像処理による標準化について述べる．

撮像プロトコールによる標準化

　MRI 画像は，装置のハードウェア，ソフトウェア，撮像法がまったく同じで，同一の物質を対象にしたものであればほぼ同じものが得られるはずである．しかし，現実には各臨床・研究施設においてさまざまなメーカーの装置が用いられ，さらに同一メーカーにおいても装置ごとのスペックの差，ソフトウェアの仕様などの違いがある．さらに，パルスシーケンスと呼ばれる NMR 信号を発生させるための RF パルスの出力強度，出力タイミングが特許などの問題もあり同一にできない場合もある．

　したがって，撮像プロトコールによって画像データの標準化を試みる際には，これらの制約のなかで，対象となる物質がなるべく同じように写るように，変更可能な範囲のパラメータを調節することとなる．撮像法にはさまざまな種類があるが，現在最も標準化が進んでいるのは脳容積解析を主な目的とした 3 次元 T1 強調画像であるため，本項ではアメリカ ADNI の 3 次元 T1 強調画像の標準化の例を取り上げる．

ADNI における 3 次元 T1 強調画像の標準化

　脳容積解析を目的とした 3 次元 T1 強調画像で最も重要なのは脳実質の信号対雑

音比の高さと灰白質，白質，脳脊髄液のコントラストの高さである．標準化を行うには装置間の互換性を保ちながらこの2つの要素を最大限に高め，さらにアーチファクトがなるべく出ないように撮像条件を設定することが重要である．さらに，多施設研究や，期間の長い研究などでは装置の入れ替えなどにより新旧の装置が入り交じる状況も踏まえて，古い装置でも実現可能な条件設定であることが望ましい．

■ADNI における標準化の検討事項

ADNI では研究の予備検討として，GE 社製の MRI 装置で利用可能な3次元 T1 強調画像のパルスシーケンスである IR-SPGR と Philips 社，Siemens 社製装置で利用可能な MP-RAGE というパルスシーケンスの比較が行われた[1]．検討の結果，灰白質・白質のコントラストが高いことなどから MP-RAGE が採用されたため，GE 社製装置には特別な契約をしてシーケンスをインストールすることとなった．

また，この予備検討では装置メーカーの協力のもと，古い装置のスライス枚数の制限を変更したり，ケミカルシフトの方向をそろえるための Readout 方向の変更などがなされ，また PA コイルと BC コイルでも比較可能性を高めるために TR や TE の調節が行われた．パラレルイメージングは使われていないが，Philips 社製の装置については感度補正が行われた．

静磁場強度 1.5 テスラの装置での典型的な3次元 T1 強調画像の撮像パラメータは，矢状断面での撮像で TR はバードケージコイルで 3,000 ms，フェイズドアレイコイルで 2,300〜2,400 ms，TE 3.5 ms 前後，TI 1,000 ms，フリップ角 8°，位相エンコードが Anterior/Posterior 方向で面内解像度 1 mm 前後，スライス厚 1.2 mm で全脳を十分カバーするスライス枚数（160〜200 枚程度），撮像範囲は 240 × 240 mm でマトリクス数は 256 × 256 もしくは 192 × 192 である．ADNI で実際に複数の機種で撮像されたデータを図1に示す．

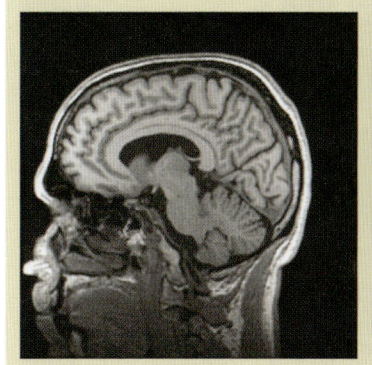

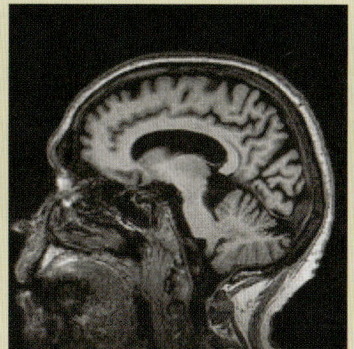

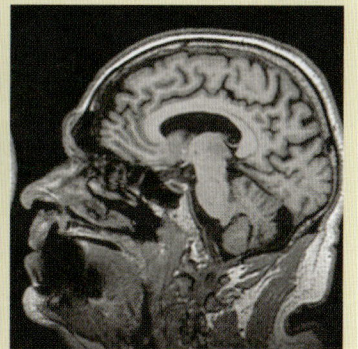

図1　US-ADNI で撮像された複数の装置による撮像条件標準化後の3次元 T1 強調画像

■ 撮像プロトコール標準化における注意点

　この例のように，撮像プロトコールの標準化は検査や研究の目的，すなわち撮像したい対象，検出したい物質によっておのおのに調節されるべきであるが，一般的には対象物の信号対雑音比，コントラストの高さなどが重視され，そのなかでさらにアーチファクトの軽減を狙った調整が行われる．3次元 T1 強調画像においては脳容積解析が主な用途であるため，灰白質・白質・脳脊髄液のコントラストが重視されるが，たとえば白質障害が主たる解析対象であれば，白質障害部位の SNR，CNR が重視されて標準化が行われるべきであろう．

　また，複数の装置が使用されることから，なるべく共通して使える機能および設定の範囲に収めておく必要がある．

ADNI におけるプロトン密度強調画像・T2 強調画像の標準化

　ADNI では脳梗塞などのチェックのためにプロトン密度強調画像・T2 強調画像の標準化も行われている（図2）．プロトン密度強調画像の一般的な撮像条件は水平断で TR 3,000 ms，TE 10～13 ms，NEX（加算回数）1，撮像範囲 240 × 240 mm，マトリクス数 256 × 256，面内解像度 0.9375 × 0.9375 mm，フリップ角 90°である．

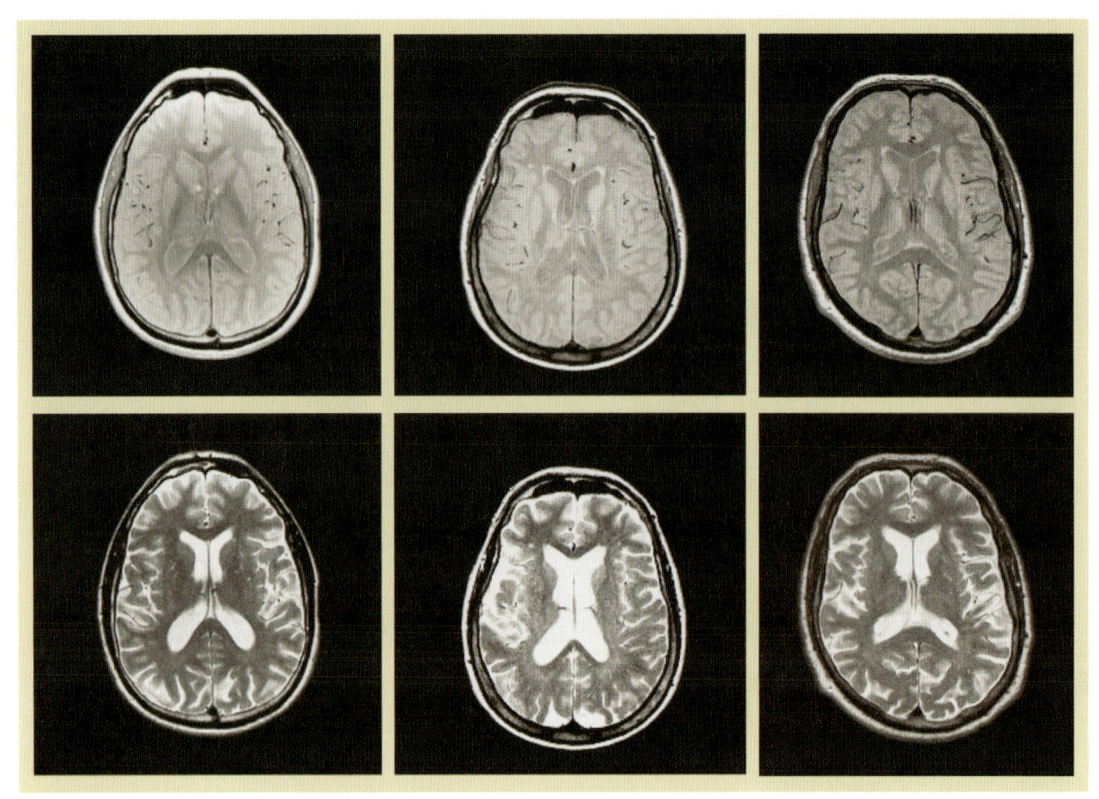

図2　複数の装置による撮像条件標準化後のプロトン密度強調画像（上段）と T2 強調画像（下段）

T2強調画像はTEが96～102でプロトン密度強調画像と同時に撮像され，その他のパラメータはプロトン密度強調画像と同じである．

その他の画像の標準化

ADNIの後継プロジェクトのADNI GO，ADNI2では3テスラ装置が主に使われ，プロトン密度強調画像とT2強調画像の代わりにFLAIR（fluid attenuated inversion recovery）とT2＊の撮像が行われている（図3，4）．

FLAIRの一般的な撮像条件はTR 9,000～11,000 ms，TE 90～150 ms，TI 2,250～2,500 ms，NEX 1，撮像範囲220×220 mm，マトリクス数256×256，面内解像度0.86×0.86 mm，スライス厚5 mm，フリップ角90°または150°である．

T2＊の一般的な撮像条件は，TR 640～650 ms，TE 20，NEX 1，撮像範囲220×220 mm，マトリクス数256×256，面内解像度0.78×0.78 mm，スライス厚4 mm，フリップ角20°である．

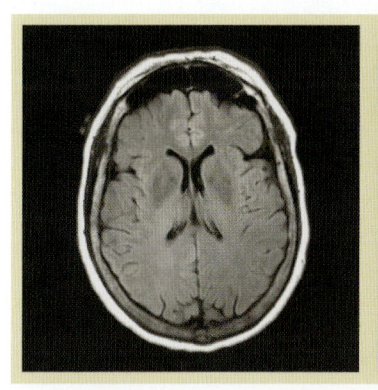

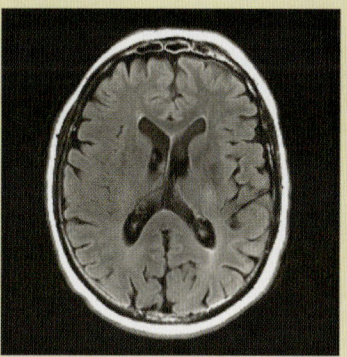

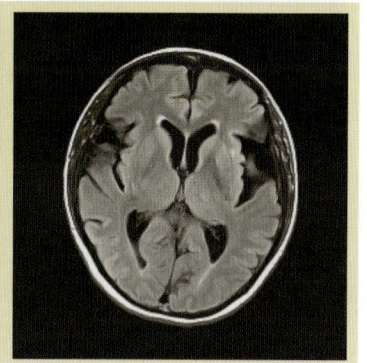

図3 撮像条件標準化後のFLAIR画像

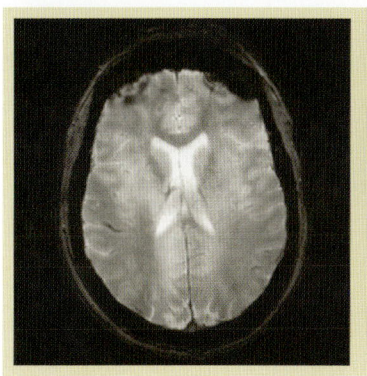

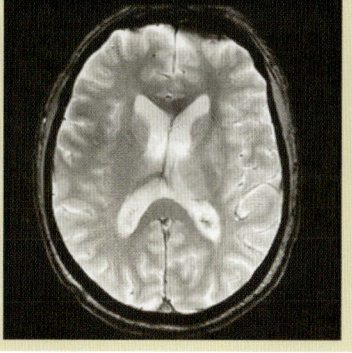

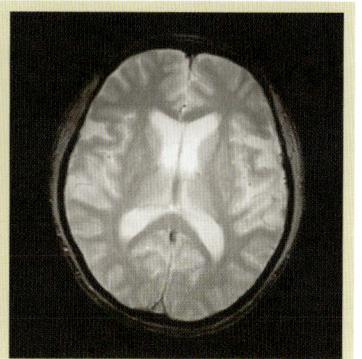

図4 撮像条件標準化後のT2＊画像

後処理による標準化

撮像プロトコールによる標準化に加え，撮像後の画像処理で標準化を行う試みもある．ADNI では信号むらの補正に加えて，傾斜磁場の非直線性による画像の空間的な歪みを，MRI 装置の傾斜磁場のデザイン情報から補正する手法がとられている（図5）．また，多少の SNR のばらつきはフィルターなどによって低減させることもできる．

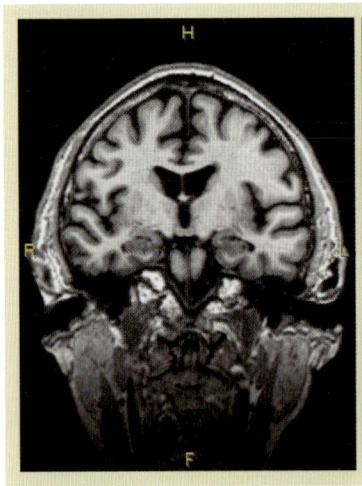

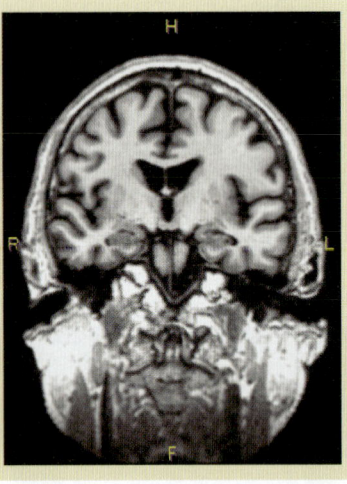

図5 信号むら，空間的歪みの補正前後の画像（左：補正前，右：補正後）

データ標準化の今後

今回紹介した ADNI では現在 ADNI2 という後継プロジェクトが進行中であるが，そのなかでは DTI，Resting state fMRI と ASL などの標準化が検討されている．ただし，各撮像法はまだ装置メーカーごとの検討にとどめられており，装置メーカーをまたいだ標準化は今後の検討課題となっている．

しかし，今後の多施設研究のニーズを考えれば，ADNI に限らず，今後も撮像法の標準化が加速していくだろう．筆者の経験からは，撮像プロトコールの調整以外に画像の品質，安定性の評価法に検討の余地が大きく残されており，ファントムの整備や，定量的な画像品質の評価手法の発展が望まれる．

（山下典生）

文献

1) Jack CR Jr, Bernstein MA, Fox NC, et al. The Alzheimer's Disease Neuroimaging Initiative（ADNI）：MRI methods. J Magn Reson Imaging 2008；27：685-91.

3 データ解析法と解釈

　脳形態は加齢や種々の精神神経疾患により変化することが知られており，これまでに多くの研究が行われてきた．2000年頃までは研究の多くは関心領域法による解析が主であったが，コンピュータの性能の向上とさまざまな解析ソフトウェアの登場により，近年はさまざまな手法での解析が可能となってきている．ここでは，MRI画像のうち，3次元T1強調画像を用いて現在行うことのできる解析法を概観し，探索法のなかで最も普及しているvoxel-based morphometry（VBM）について述べる．

3次元T1強調画像

　脳形態画像解析で必要な画像は，「3次元T1強調画像」である．臨床で通常撮影するMRI画像は，たいていスライスとスライスの間にギャップがある．しかし，3次元T1強調画像はスライス厚が1mm程度であり，また，スライス間にギャップがないため，脳をどの方向からでも再構成を行うことができる．このため，脳を全領域にわたってカバーすることができ，脳のどの領域でも容積を求めることができるようになる．

関心領域法と探索法

　脳形態画像の解析手法は大きく，関心領域法（regions of interest〈ROI〉法）と探索法に分けられる．関心領域法は，その名が示すように，海馬や脳室など，領域をはっきり特定しやすい部位に関心領域を設定し，その領域を手でトレースすることにより，その領域の容積を求めるというものである．この方法は関心領域を視覚的に同定することができるならば，MRI画像の画質は多少ばらついてもよいこと，関心領域の同定手法は確立しているため，容易に再現できるという利点を有している．一方，関心領域を同定するのは習熟を要し，関心領域のトレーシングには非常に多くの時間を要する．また，関心領域以外の情報を知ることができない．脳の領域の中には視察にて特定することが困難である領域も多く，それらの領域では疾患により容積の低下があったとしても，見過ごされてきた可能性がある．

　一方，探索法は全脳を対象にさまざまな手法で脳容積・形態・皮質厚などを検討していく方法である．これを可能にするために2つの要素が重要である．まず，入力するMRI画像の画質がよいことが必須である．MRI画像で灰白質と白質のコントラストがはっきりしないと，コンピュータが判別することができない．また，磁場の不均一が強いとMRI画像の信号値にもムラが出ることとなり，結果的に灰白

質と白質の分離精度が低下する．このため，できるだけ灰白質と白質のコントラストがはっきりしていて，なおかつ，信号値不均一ができるだけ少ない MRI 画像を撮影することが必要である．アルツハイマー病の大規模な多施設研究のひとつに ADNI があるが，この研究の特筆すべき点は，画像解析に適切な MRI 画像の撮像条件を定めたことにある[1]．このことによって ADNI における画像の質は担保された．これらの撮像条件は ADNI のウェブサイト（http://adni.loni.ucla.edu/methods/documents/mri-protocols/）で公開されており，撮像のパラメータを決定する際に参考にできる．

探索法における種々の解析法

近年，コンピュータの処理速度の向上に伴って，全脳を対象としたさまざまな脳画像解析手法が提唱されている．これらの手法はここ 10 年ほどに急速に発展しており，Computational Neuroanatomy という新たな研究分野となっている．このうち，形態 MRI では，さまざまな形態計測 morphometry を行うプログラムが開発され，発表されている．比較的多く使われているソフトウェアとしては，イギリスのロンドン大学で開発されている SPM（http://www.fil.ion.ucl.ac.uk/spm/），同じくイギリスのオックスフォード大学で開発されている FSL（http://www.fmrib.ox.ac.uk/fsl/），アメリカのハーバード大学で開発されている Freesurfer（http://surfer.nmr.mgh.harvard.edu/）などがあげられる．これらのソフトウェアで行える形態計測として，deformation-based morphometry（脳構造の相対的な位置を検出），tensor-based morphometry（脳の局所的な形の差異を検出），VBM（脳の組成別の局所容積の差異を検出），および cortical thickness analysis（灰白質の厚さを検出）などがある．種々の morphometry の詳細については成書[2]を参照していただくこととして，ここでは，これらの解析のうち最も広く普及している VBM について解説する．

voxel-based morphometry（VBM）

VBM は，全脳を対象に灰白質・白質の密度や体積をボクセルごとに探索的に評価する手法である．ここでいう「ボクセル」とは，3 次元の空間を格子状に小さく区切ったときにできる 1 つ 1 つの区画を指す．VBM は SPM や FSL で行うことができるが，SPM のほうがユーザーフレンドリーなインターフェースを提供しているためか，SPM を用いた報告が多い．

VBM の流れは以下のようになる（図 1）．まず，3 次元 T1 強調画像を灰白質，白質，脳脊髄液に分割化する．次に，統計にかけるために，個々人の脳画像を同じ形態に変形する．このことを解剖学的標準化という．そして，標準化された画像に対して平滑化を行うことにより，おのおののボクセルの値を正規分布に近づけ，解

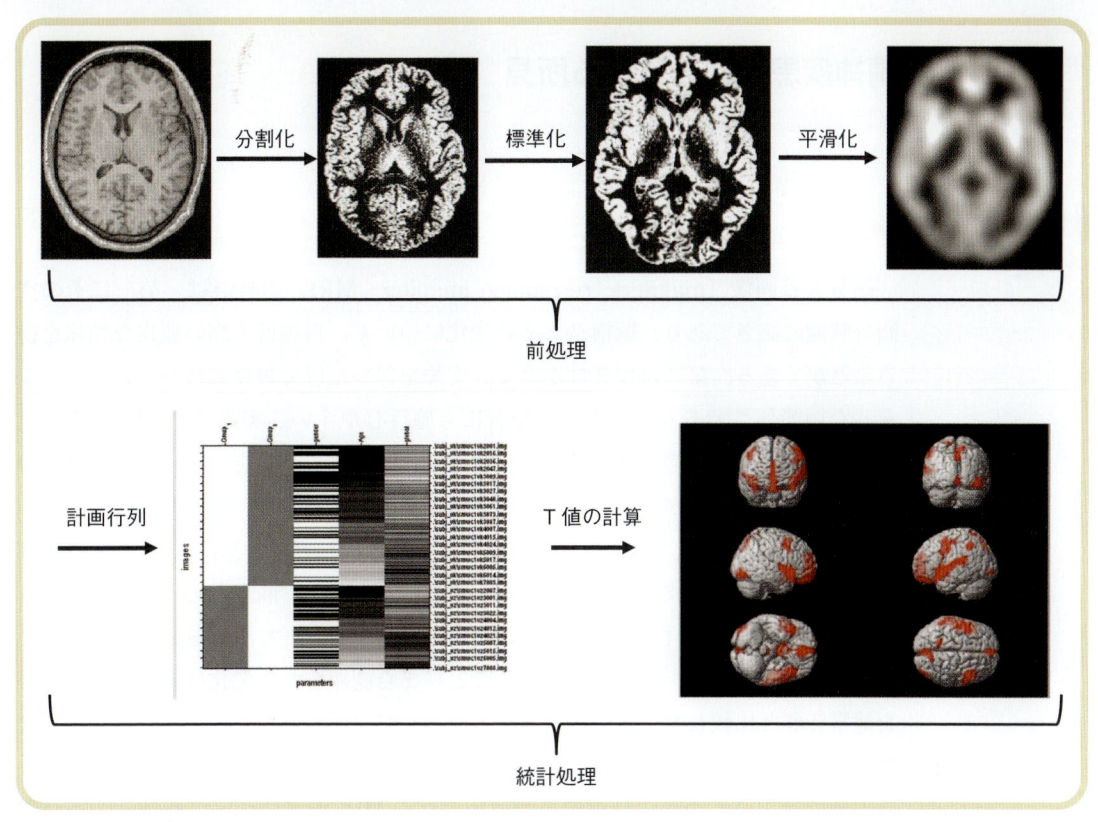

図1 VBM の流れ
VBM は大きく分けて前処理と統計処理から成る．前処理では分割化，解剖学的標準化，平滑化が行われ，統計処理では，一般線形モデルを用いて計画行列に従って統計解析が行われ，各ボクセルにおける T 値を脳画像上に表示する．

剖学的標準化で吸収しきれない個人差を減らす．以上の流れが前処理であり，前処理された画像を用いて統計処理を行う．そのために，統計モデルとしての計画行列を作成し，T 値の計算を行う．VBM で行われることの多い解析はケースコントロール研究であり，健常者群に比較して疾患群で容積が低下あるいは増加している部位を検討する．次によく用いられるものは相関解析である．何らかの心理検査の得点や年齢と相関する脳領域を検討することができる．本邦では松田らがアルツハイマー病の早期診断補助ソフトとして VSRAD® を開発しているが，VSRAD® は VBM を臨床応用している（本章「5．個別症例における有用性と限界」の項〈p.37〉を参照）．今後もさまざまな疾患において VBM を応用した診断補助ソフトウェアが開発されると考えられる．

（根本清貴）

文献
1) Jack CR Jr, Bernstein MA, Fox NC, et al. The Alzheimer's Disease Neuroimaging Initiative (ADNI): MRI methods. J Magn Reson Imaging 2008; 27: 685-91.
2) Frackowiak RSJ, Ashburner JT, Penny WD, et al. Human Brain Function, 2nd edition. San Diego: Academic Press; 2004.

4 精神疾患で認められる所見

はじめに

　磁気共鳴画像（magnetic resonance imaging：MRI）の特徴は，第一にその空間分解能の高さであり，脳構造とその変化について，再現性の高い豊富な情報を得ることができる．第二は侵襲性が低く，安静を保つだけで被検者に特段の努力を要求しない簡便さであり，精神疾患患者にも施行しやすい．実際に，MRIは精神疾患の病態解明のための研究に積極的に利用され，統合失調症をはじめとした多くの疾患の病態理解の手がかりとなる重要な所見を提供してきた．しかしながら，認知症などの例外を除き，ほとんどの精神疾患の臨床において，MRIは粗大な器質病変がないことを確認するために，すなわちもっぱら除外診断のために用いられてきた．MRI所見が精神科の臨床現場で利用されがたかった大きな理由は，そのほとんどが十分な特異性を欠くものであること，また認められる変化は軽微で，患者群を健常者群と比較したときに統計学的差異として見出されるものであり，個別症例における判定が困難であることである．

　本項では，いくつかの精神疾患で認められるMRI所見について概観し，統合失調症についてはやや詳しく述べる．

精神疾患におけるMRI所見

■認知症

1 認知症患者のMRI所見

　認知症は，いうまでもなく，MRIなどの脳画像検査が診断に直接役立つ疾患であり，その意味で例外的な精神疾患といえる．アルツハイマー病の場合，進行例ではいわゆる全般性の脳萎縮（一次運動野，一次体性感覚野，一次視覚野は保たれる）が明らかであり，比較的早期でも海馬や頭頂皮質の萎縮が特徴的である．前頭側頭型認知症では，前頭葉および側頭葉の顕著な萎縮を呈する．これらの萎縮という所見自体は非特異的であるが，臨床症状や経過に加えて考慮することにより診断に直結し，その組織病理学的な裏付けも十分である．

2 早期診断

　認知症における脳画像検査の意義が問われているのは，その早期診断においてである．アルツハイマー病では，ごく早期には海馬および海馬傍回にほぼ限局した萎縮が生じることが知られている．しかし，これを視察のみから判断することはしばしば困難であることから，本邦では統計画像解析による補助診断ツールである

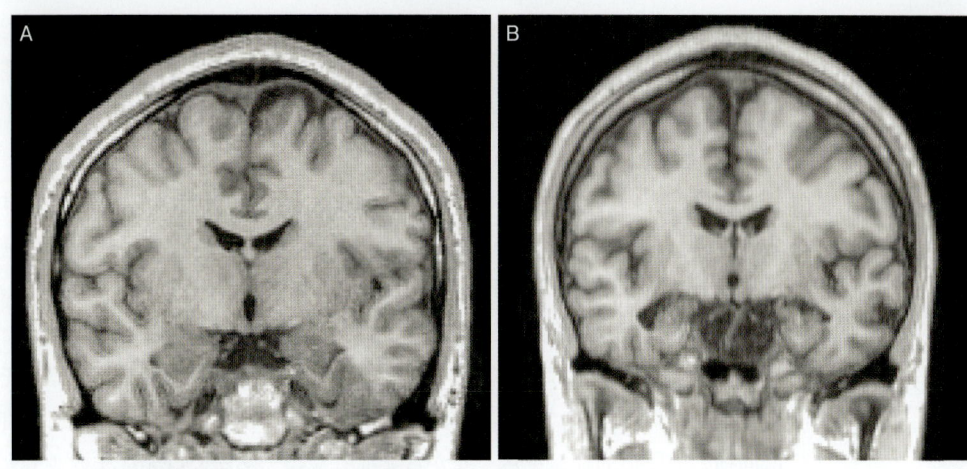

図1　統合失調症患者の MRI T1 強調画像
A：22歳の男性統合失調症患者では明らかな変化はみられない．
B：18歳の男性統合失調症患者では大脳縦裂がやや開大し，側脳室下角が拡大している．

Voxel-based Specific Regional analysis system for Alzheimer's Disease (VSRAD®) が開発され，広く利用されている．また近年では，軽度認知障害（mild cognitive impairment：MCI），すなわち臨床的に認知症とはまだ診断できない前駆的状態などを含めて，MRI を含む種々のバイオマーカーの診断応用を検討する国際多施設共同研究[1] が精力的に推進されている．

■ 統合失調症

1 脳構造変化の全般的特徴

統合失調症における脳構造の変化は，多様かつ広範囲に認められるが，いずれも軽度なものである．一致した所見として，側脳室や第三脳室の拡大，前大脳縦裂，Sylvius 裂や大脳脳溝の開大などの脳脊髄液腔増大のほかに，大脳灰白質の軽度の体積減少があり，それは主として上側頭回，前部帯状回，内・外側前頭前野，島回，海馬などに認められる[2]．しかし，これらは前述のように，患者群と健常者群との統計学的比較によって見出される変化であり，個別の症例において明らかに認められるというものではない（図1）．大脳半球間の左右差の偏倚，脳回や脳溝の褶曲や走行の偏倚など，神経発達過程の異常を示唆する所見も報告されているが，これらも患者においてより高頻度に認められるものの，健常者にも出現する所見である．

2 病態との関連

a．固定的変化

統合失調症においては，胎生期までさかのぼりうる神経発達の異常が疾患への脆弱性に関与していると考えられている．そのような早期神経発達の障害，あるいは病前から存在する固定的変化を示唆する MRI 所見が数多く報告されている[2]．これらには，側頭平面体積の左半球優位性の減退あるいは逆転などの大脳半球間の左右差の偏倚，透明中隔腔の拡大（否定する報告もある），視床間橋の短縮・欠損な

どの大脳正中構造の異常，前部帯状回の脳溝の分枝（傍帯状溝）の減少と左半球優位性の喪失，眼窩前頭回の脳溝-脳回パターンの偏倚，嗅溝の深さの異常などの大脳脳回形成の変化などがある．

b．進行性変化

統合失調症の慢性化に伴い，側脳室の拡大や脳溝の開大がより顕在化することは古くから気づかれていたが，MRIの普及により定量的研究が進展し，進行性の構造変化が生じていることが明らかになってきた．

近年の精神病発症危険状態（at risk mental state：ARMS）を対象とした研究により，前駆期における脳構造の変化についての知見が増加している．それによると，前駆期にはすでに，灰白質減少が前頭葉や側頭葉などに広範囲に存在し，それは同様の前駆症的症状を示しながら発症しない，あるいは発症までより長期間を要する者に比較して顕著である[3]．さらに，精神病発症前後の縦断的比較研究により，前頭葉や側頭葉を中心に灰白質減少が進行することも明らかとなり[4]，上側頭回[5]，島回[6]などにおいては詳細な関心領域（region of interest：ROI）法による計測でも確認されている．

初回エピソード統合失調症患者におけるvoxel-based morphometry（VBM）による研究のメタ解析では，両側の尾状核，視床（背内側核），島回，前部帯状回，下前頭回，鉤・扁桃体，小脳皮質の灰白質減少が認められている[7]．前駆期に認められる進行性変化は，統合失調症の初回エピソードにおいても生じていると考えられる．縦断的検討により，上側頭回（特に左側），前頭前野，前部帯状回，島回において灰白質減少が進行することが報告されている[4]．

慢性患者では，初回エピソード患者と比較して，灰白質減少はより明瞭で広範囲に及び，メタ解析では内側前頭葉や背外側前頭前野に有意差が認められている[7]．慢性期の縦断的検討によると，進行性変化は病初期に比較して軽微であり[8]，前駆期から初回エピソードにかけて活発な変化を示す上側頭回には有意な経時的灰白質減少は認められない．

3 脳構造変化の成因と意義

統合失調症における脳構造変化の成因については明らかでない点が多いが，灰白質体積減少は，死後脳に見出されている樹状突起の分枝やスパインの減少，すなわち神経突起（neuropil）の減少に対応するものと考えられている．その成因はおそらく複合的であり，統合失調症の病態生理自体にかかわるものと，非特異的な二次的現象（epiphenomena）の両方を考慮すべきである．

病態自体に由来する機序は未解明である．遺伝的要因に加えて，シナプスの刈り込み（pruning）の過剰などの脳成熟過程の異常や，グルタミン酸の興奮毒性による神経突起のアポトーシス誘導など，広義の神経変性あるいは神経毒性なども想定されている．前述の進行性灰白質減少が，前駆期から初回エピソードにかけての病初期に明らかであり，臨床症状や認知機能の悪化・改善不良だけでなく，より長期の機能的転帰と関連するという知見は，いわゆる「治療臨界期」における神経生物

学的変化が長期予後に影響することを示唆している[2]．

非特異的なものとしては，抗精神病薬，嗜癖薬物，水分バランスなどの代謝変化，患者の健康状態や生活習慣などの影響が考えられるが，なかでも抗精神病薬の影響は無視できない．大脳基底核（尾状核，被殻）の体積は，少なくとも定型抗精神病薬の服用により増大すると考えられる．大脳灰白質の経時的変化に関してはハロペリドールで減少，オランザピンで不変，リスペリドンなどで増大，抗精神病薬の種類にかかわらず減少，など一定の結論に至っていないが[9,10]，統合失調症患者に認められる灰白質減少の少なくとも一部は抗精神病薬によって生じていることを考慮するべきである．

なお，このような脳構造変化は必ずしも非可逆的なものではなく，抗精神病薬のほかに，認知訓練[11]や運動[12]によっても改善することが示唆されていることは興味深い．

4 MRIの臨床応用の試み

統合失調症の個別症例において，前述のような種々のMRI所見を観察し，病態を判断する参考として，診断・治療に利用していくことには一定の意義があると考えられる．たとえば，固定的変化が明瞭に認められる症例には，早期神経発達障害の要因の関与が大きいことをうかがいうるし，早期から構造変化が顕著な症例では，それが予後に与える影響を予測して経過を観ていくことが有用かもしれない．また，縦断的観察により進行性変化が明らかな場合は，症状の背景にある病的変化も進行していることを想定して，治療内容を検討することが役立つ可能性がある．

ところで，近年の画像解析技術の進歩に伴い，認知症以外の精神疾患においても，構造MRIを臨床応用に結びつけようとする試みがなされつつあり，脳構造画像研究が精力的に行われてきた統合失調症においてより活発である．その背景にあるのは，統合失調症患者と健常者の間で，MRIの測定値に統計学的な群間差は認められても，個々の値は大半がオーバーラップするので，両者を区別することはできないが，複数の脳部位の計測値の組み合わせ，あるいは脳全体における形態変化のパターンにより判別できるのではないか，という考えである．このような観点から，ROI法による複数の計測値を用いた判別や，VBMによる全脳の画像データを用いた判別によってかなり良好な成績が報告されている[13]．最近はsupport vector machineなどの機械学習により判別精度の向上を図る研究が盛んで，ARMSからの精神病発症予測に応用できる可能性も報告されており[14]，有望な方法と考えられる．また，アルツハイマー病の早期診断に利用されているVSRAD®のような方法は，統合失調症にも応用が可能かもしれない．

■気分障害

1 双極性障害

統合失調症よりは少ないながら，双極性障害のMRI研究も数多く行われ，さまざまな所見が報告されている．双極性障害で最も一致した所見は，側脳室の拡大と

深部白質の高信号であるが[15]，個々の研究による結果の不一致が目立つ．前部帯状回や島回などの傍辺縁系領域を中心に灰白質減少が認められるが，灰白質減少の程度や広がりは統合失調症に比較して軽い[16]．リチウム服用と関連した灰白質増大の所見も報告されている．双極性障害では白質体積の減少もしばしば報告され，死後脳に見出されるグリア細胞の減少との関連が示唆されている．深部白質の高信号は血管周囲腔の拡大や虚血性脱髄によると考えられ，双極性障害に特異的ではなく，大うつ病，認知症，心血管疾患，正常加齢などにもみられる．双極性障害における脳構造変化の縦断的経過に関しての知見は乏しい．

2 うつ病

単極性うつ病のMRI研究も数多い．前部帯状回，眼窩前頭回，前頭前野，海馬，被殻および尾状核などの，情動処理にかかわる脳部位を中心に灰白質減少が認められている[17]．深部白質の高信号も報告されている．そのなかで海馬体積の減少については，うつ病エピソードの回数と相関することが示され，エピソード反復の結果として生じるものと考えられている[18]．うつ病の病態生理として有力な，視床下部-下垂体-副腎皮質系（HPA-axis）の機能亢進に伴う高コルチゾール血症の影響が示唆される所見である．それと関連して，うつ病では脳下垂体の体積増大も報告されているが，この所見は早期の統合失調症でも認められ，ストレスに対する非特異的な反応と考えられる．

単極性うつ病のなかでも，60歳以上の高齢発症の患者（いわゆるlate life depression）では，T2強調画像で認められる白質の高信号が深部白質および脳室周囲で増加しており，若年発症患者に比較して顕著であるという報告が少なくない[19]．病態に脳血管病変の関与が示唆されることから「血管性うつ病（vascular depression）」ともいわれる．このような症例では，白質高信号の程度が強いほど，治療反応性が不良で寛解しにくいことが示唆されている．

■その他

神経症性障害のMRI研究も少なくない．特に心的外傷後ストレス障害（PTSD）では，海馬の計測研究が数多く行われ，体積減少（特にCA3領域と歯状回）が報告されている．この所見は重症例に明らかなようである．海馬体積の減少が外傷体験の結果なのか，PTSDへの脆弱性を表すのか，という問題については，双生児研究からは脆弱性因子であることが示唆されているが[20]，結論は出ていない．前部帯状回の灰白質減少も報告され，こちらは後天的な変化であることが示唆されている[21]．強迫性障害の研究結果には不一致が少なくないが，メタ解析[22]では線条体の体積増大と背内側前頭前野～前部帯状回の灰白質減少が示されている．前頭皮質の灰白質減少はパニック障害を含む不安障害と共通の所見だが，線条体の体積増大は強迫性障害に特徴的であるという．

おわりに

　MRIの高解像度化に加えて，これまで述べてきたように，各種の精神疾患において多くのMRI研究が行われ，個別症例における病態理解につながるような知見が蓄積されてきたことにより，精神科領域においても，MRIが器質性疾患の除外にとどまらない積極的意義をもつようになりつつあるといえるだろう．しかし，何度も述べたように，精神疾患患者に認められるMRI所見は，認知症を例外として，軽微である場合がほとんどである．加えて体積減少などの認められる脳部位には，多くの疾患の間でかなり重複が認められる．これらの事実は，MRIを単純に精神疾患の診断や鑑別診断に利用することの困難さを改めて示している．そのなかで，近年ようやく試みられるようになった，機械学習などを利用した高精度の判別研究の結果はかなり有望であり，今後の研究の発展が望まれるところである．

（鈴木道雄，高橋　努，西川祐美子）

文献

1) Weiner MW, Veitch DP, Aisen PS, et al. The Alzheimer's Disease Neuroimaging Initiative: a review of papers published since its inception. Alzheimers Dement 2012;8 (Suppl):S1-68.
2) 鈴木道雄．脳構造画像研究．日本統合失調症学会（監修），福田正人ほか（編）．統合失調症．東京：医学書院；2013．
3) Smieskova R, Fusar-Poli P, Allen P, et al. Neuroimaging predictors of transition to psychosis-A systematic review and meta-analysis. Neurosci Biobehav Rev 2010;34:1207-22.
4) Pantelis C, Yücel M, Wood SJ, et al. Structural brain imaging evidence for multiple pathological processes at different stages of brain development in schizophrenia. Schizophr Bull 2005;31:672-96.
5) Takahashi T, Wood SJ, Yung AR, et al. Progressive gray matter reduction of the superior temporal gyrus during transition to psychosis. Arch Gen Psychiatry 2009;66:366-76.
6) Takahashi T, Wood SJ, Yung AR, et al. Insular cortex gray matter changes in individuals at ultra high-risk of developing psychosis. Schizophr Res 2009;111:94-102.
7) Ellison-Wright I, Glahn DC, Laird AR, et al. The anatomy of first-episode and chronic schizophrenia: an anatomical likelihood estimation meta-analysis. Am J Psychiatry 2008;165:1015-23.
8) Hulshoff Pol HE, Kahn RS. What happens after the first episode? A review of progressive brain changes in chronically ill patients with schizophrenia. Schizophr Bull 2008;34:354-66.
9) Lieberman JA, Tollefson GD, Charles C, et al. Antipsychotic drug effects on brain morphology in first-episode psychosis. Arch Gen Psychiatry 2005;62:361-70.
10) Ho BC, Andreasen NC, Ziebell S, et al. Long-term antipsychotic treatment and brain volumes: A longitudinal study of first-episode schizophrenia. Arch Gen Psychiatry 2011;68:128-37.
11) Eack SM, Hogarty GE, Cho RY, et al. Neuroprotective effects of cognitive enhancement therapy against gray matter loss in early schizophrenia: Results from a 2-year randomized controlled trial. Arch Gen Psychiatry 2010;67:674-82.
12) Pajonk FG, Wobrock T, Gruber O, et al. Hippocampal plasticity in response to exercise in schizophrenia. Arch Gen Psychiatry 2010;67:133-43.
13) 鈴木道雄，川﨑康弘，高橋　努ほか．構造MRI画像を用いた統合失調症の診断法．三國雅彦ほか（編）．精神疾患診断のための脳形態・機能検査法．東京：新興医学出版社；2012．pp7-17．
14) Koutsouleris N, Meisenzahl EM, Davatzikos C, et al. Use of neuroanatomical pattern classification to identify subjects in at-risk mental states of psychosis and predict disease transition. Arch Gen Psychiatry 2009;66:700-12.
15) Kempton MJ, Geddes JR, Ettinger E. Meta-analysis, database, and meta-regression of 98 structural imaging studies in bipolar disorder. Arch Gen Psychiatry 2008;65:1017-32.
16) Ellison-Wright I, Bullmore E. Anatomy of bipolar disorder and schizophrenia: A meta-analysis. Schizophr Res 2010;17:1-12.
17) Arnone D, McIntosh AM, Ebmeier KP, et al. Magnetic resonance imaging studies in unipolar depression: Systematic review and meta-regression analyses. Eur Neuropsychopharmacol 2012;22:1-16.
18) Videbech P, Ravnkilde B. Hippocampal volume and depression: A meta-analysis of MRI studies. Am J Psychiatry 2004;161:1957-66.

19) Disabato BM, Sheline YI. Biological basis of late life depression. Curr Psychiatry Rep 2012 ; 14 : 273-9.
20) Gilbertson MW, Shenton ME, Ciszewski A, et al. Smaller hippocampal volume predicts pathologic vulnerability to psychological trauma. Nature Neurosci 2002 ; 5 : 1242-7.
21) Kasai K, Yamasue H, Gilbertson MW, et al. Evidence for acquired pregenual anterior cingulate gray matter loss from a twin study of combat-related posttraumatic stress disorder. Biol Psychiatry 2008 ; 63 : 550-6.
22) Radua J, van den Heuvel OA, Surguladze S, et al. Meta-analytical comparison of voxel-based morphometry studies in obsessive-compulsive disorder vs other anxiety disorders. Arch Gen Psychiatry 2010 ; 67 : 701-11.

5 個別症例における有用性と限界

VSRAD®の開発

■開発の歴史

　筆者らは，ロンドン大学の許可のもとに，Matlabを用いずにWindows PC上で単独で作動するVBMのフリーソフトウェアとして，Voxel-based Specific Regional analysis system for Alzheimer's Disease（VSRAD®）を開発した．VSRAD®は，あらかじめ搭載された54〜86歳の健常者80例からなる脳画像データベースと統計学的に比較することにより個々の患者の局所脳容積を評価するためのSPMを応用したフリーソフトウェアである．

　2005年に最初のバージョンが開発され[1]，2009年に表示系が改善されたVSRAD® plus，2012年に処理過程が大幅に改善されたVSRAD® advanceがリリースされた[2]．本邦では2,000以上の施設で用いられており，MRIによる萎縮評価の自動診断が行われている．

■VSRAD® advanceの概要

　VSRAD® advanceはSPM8とdiffeomorphic anatomic registration through exponentiated Lie algebra（DARTEL）手法[3]を組み合わせたものである．まず，組織分割を行い，解剖学的標準化を行った後には，等方性の8 mm立方の平滑化を行うことにより，脳機能局在の個人差をより少なくするとともに，信号対雑音比を向上させ，さらに画像の計数率分布を正規分布に近づける．

　健常者の画像データベースとの統計検定においては，画像データベースの平均画像と標準偏差画像を用いて脳局所ごとに個々の患者の灰白質や白質容積が健常者の平均容積から何標準偏差離れているかを示すZスコアを算出し，カラースケールマップとして標準脳上または被検者脳上に表示している．検定範囲は，あらかじめ設定された灰白質や白質のマスク画像の重畳により一定の領域となっている．

VSRAD® advanceでの萎縮指標

■標的関心領域から算出する萎縮指標

　VSRAD® advanceでは，アルツハイマー病初期の患者群と年齢をマッチさせた健常高齢者群のSPMによる群間解析結果から嗅内皮質，扁桃，海馬を含む内側側頭部に標的関心領域を決定している．この標的関心領域から以下の4つの指標を算

表1 VSRAD® advance による健常高齢者とアルツハイマー型認知症における解析値

グループ	標的関心領域（内側側頭部）			全脳の萎縮領域の割合（%）
	萎縮度	萎縮領域の割合（%）	萎縮比	
健常高齢者	0.7 ± 0.3	2.0 ± 4.9	1.3 ± 2.8	1.4 ± 0.9
アルツハイマー型認知症				
ごく初期	2.2 ± 0.9	49.2 ± 30.2	12.9 ± 7.8	4.1 ± 2.5
早期発症	1.9 ± 0.7	37.4 ± 26.2	9.5 ± 6.0	4.1 ± 1.7
晩期発症	2.3 ± 0.9	53.6 ± 30.7	14.1 ± 8.1	4.1 ± 2.7
初期	2.7 ± 0.8	63.7 ± 25.8	15.4 ± 7.8	4.3 ± 1.9
中期から後期	3.0 ± 1.0	68.7 ± 24.1	11.7 ± 6.7	7.1 ± 3.7

出している．

1 萎縮度：標的関心領域内の正のZスコアの平均値

VSRAD® advance では最も標準的な指標である．目安だが，0〜1 はほとんど萎縮がみられない，1〜2 は萎縮がややみられる，2〜3 は萎縮がかなりみられる，3 以上は萎縮が強いといえる．

2 萎縮領域の割合：標的関心領域内で2以上のZスコアがみられる割合

目安だが，0〜30 % が萎縮している体積が狭い，30〜50 % が萎縮している体積がやや広い，50 % 以上が萎縮している体積が広いといえる．

3 全脳の萎縮領域の割合：全脳で2以上のZスコアがみられる割合

目安だが，10 % 以上が脳全体の萎縮が強いといえる．

4 萎縮比：標的関心領域の萎縮割合と脳全体の萎縮割合の比

標的関心領域が全脳に比べて，どれだけ特異的に萎縮しているかを表す．アルツハイマー病では，内側側頭部領域が全脳に比べて選択的に萎縮しているので，この指標は他の認知症性疾患との鑑別に役立つ．目安だが，0〜5 は選択性があるとはいえない，5〜10 は選択性がみられる，10 以上は選択性が強いといえる．

■ 正規化による利点

VSRAD® advance において，通常は灰白質や白質容積の全脳平均を一定の値に固定して正規化することにより評価している．この正規化により，同じ MRI 装置を用いたとしても撮像日の違いによる測定誤差や MRI 装置の違いによる測定誤差を抑えることができる．また，アルツハイマー病における内側側頭部におかれた標的関心領域の萎縮度，萎縮領域の割合，全脳の萎縮に比べて標的関心領域の萎縮がいかに高度かを示す萎縮比がこの正規化により上昇する．特に萎縮比は 2.5 倍程度上昇し，他の認知症性疾患との鑑別が容易になる．健常高齢者とアルツハイマー病のごく初期の患者との識別も，正規化により 10 % 程度向上する．

■ VSRAD® advance による解析値

VSRAD® advance による健常高齢者とアルツハイマー型認知症における解析値を表 1 に示す．アルツハイマー病では 65 歳以下で発症する早期発症例では，それ

表2 アルツハイマー型認知症において65歳以下で発症する早期発症例と，それ以上で発症する晩期発症例での脳血流SPECTとMRI所見の相違

	MRI	脳血流SPECT
早期発症例	・内側側頭部の萎縮は乏しい ・後部帯状回〜楔前部および側頭頭頂葉皮質の萎縮がみられやすい	・後部帯状回〜楔前部および側頭頭頂葉皮質の血流低下が目立ちやすい
晩期発症例	・内側側頭部の萎縮が限局してみられやすい	・後部帯状回〜楔前部および側頭頭頂葉皮質の血流低下は目立ちにくい

以上で発症する晩期発症例に比べ内側側頭部の萎縮が軽度の傾向がある．早期発症例と晩期発症例での脳萎縮と脳血流SPECT所見の違いを表2に示す．アルツハイマー病が疑われるにもかかわらずVSRAD®でZスコアが低値の場合，65歳以下の症例では，後部帯状回〜楔前部および側頭頭頂葉皮質の萎縮がみられないかに注目すべきである．

VSRAD® advanceでの注意点

■目で見た萎縮とVSRAD® advance解析結果が異なる場合

灰白質濃度の正規化により，目で見た萎縮とVSRAD® advance解析結果が異なる場合がある（図1）．すなわち，内側側頭部の萎縮がみられたとしても全脳の萎縮がより高度であれば，低いZスコアの値しか得られない．このときの萎縮比は低値になるので，アルツハイマー病らしさは低くなる．逆に，目で見て内側側頭部の萎縮はごく軽度なのに高いZスコアを示す例がある．この場合には全脳の萎縮がほとんど存在しないことになり，ごく初期のアルツハイマー病の病態をみている可能性がある．

さらに，注意しなければならない点として，患者の年齢がある．VSRAD® advanceの健常者の正常データベースの年齢よりも極端に若い患者を解析対象とした場合に高いZスコアが得られることがある．この理由は，正常な加齢変化における内側側頭部の萎縮の進行は他の全脳領域よりも遅いことが知られており，高齢者ほど内側側頭部容積が相対的に保たれる傾向にあるためである．言い換えると，若年者では内側側頭部容積は他の脳部位に比べ相対的に低いため，高齢者のデータベースと比較すると高い値が出ることになる．

■以前のバージョンにおける問題点

VSRAD® plusまでの古いバージョンでは，解析結果と画像所見が乖離する例がVSRAD® advanceよりも多くみられた．

よくみられた事例としては，Sylvius裂や第三脳室が高度に拡大した場合，解剖学的標準化が不十分のために位置ずれが起きる．このため，前方の内側側頭部の容積を過小評価し，結果として高いZスコアがみられるというものであった．

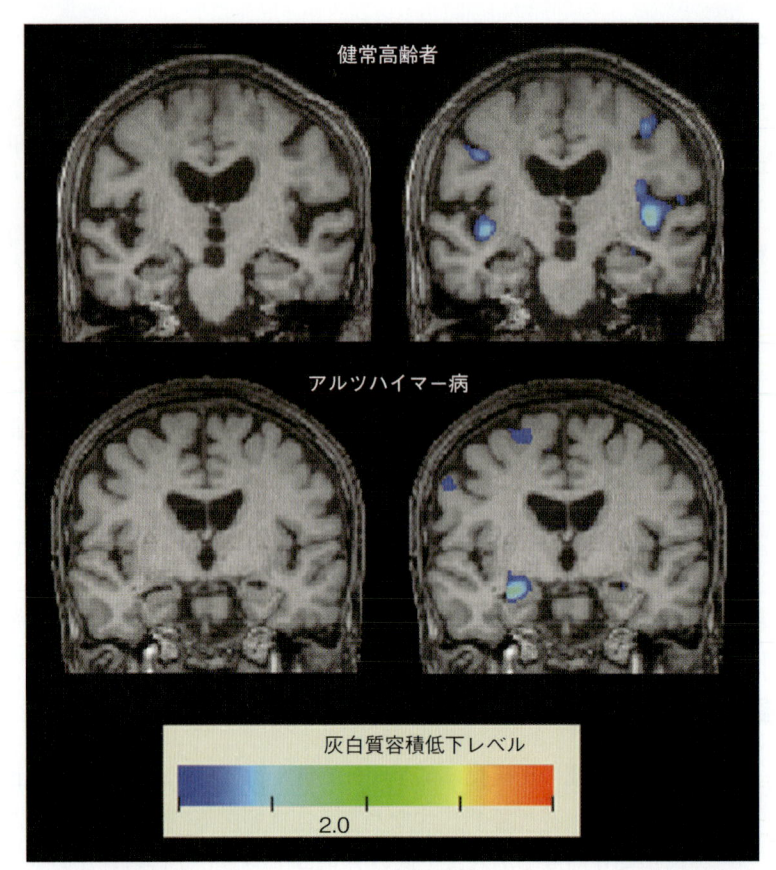

図1 健常高齢者とアルツハイマー病初期患者のVSRAD® advance解析
健常高齢者はアルツハイマー病初期患者に比べ海馬の萎縮がより高度にみえる．しかし，大脳皮質の萎縮が健常高齢者はアルツハイマー病患者よりも強いことから，内側側頭部の萎縮度を示すZスコアは健常高齢者が0.87，アルツハイマー病患者が1.85となった．VSRAD® advanceによりアルツハイマー病患者で内側側頭部の選択的萎縮が強いことがわかる．

　また，篩骨洞の空気と接する前頭葉底面では磁化率アーチファクトにより信号値が高くなることがある．この現象により灰白質が白質と間違えられて分割化され，灰白質濃度が低下する．VSRAD® plusまでは，標的関心領域がVSRAD® advanceよりも前方に設置されていたことにより，時にこのアーチファクトの影響を受けて，高いZスコアが出ることがあった．

■全脳平均値による正規化の欠点

　灰白質や白質容積の全脳平均値による正規化の欠点は，全脳でびまん性に萎縮が起きた場合に全脳の萎縮領域の割合を過小評価してしまうことである．この過小評価を避けるために，VSRAD® advanceでは，灰白質や白質容積の総量を維持する方法（modulation）により容積の絶対値を評価することができる．
　たとえば，萎縮している海馬をテンプレートに完璧に合わせ込んだ場合に，テンプレートの海馬と同じ大きさまで大きくなるが，灰白質の総量が維持されることで

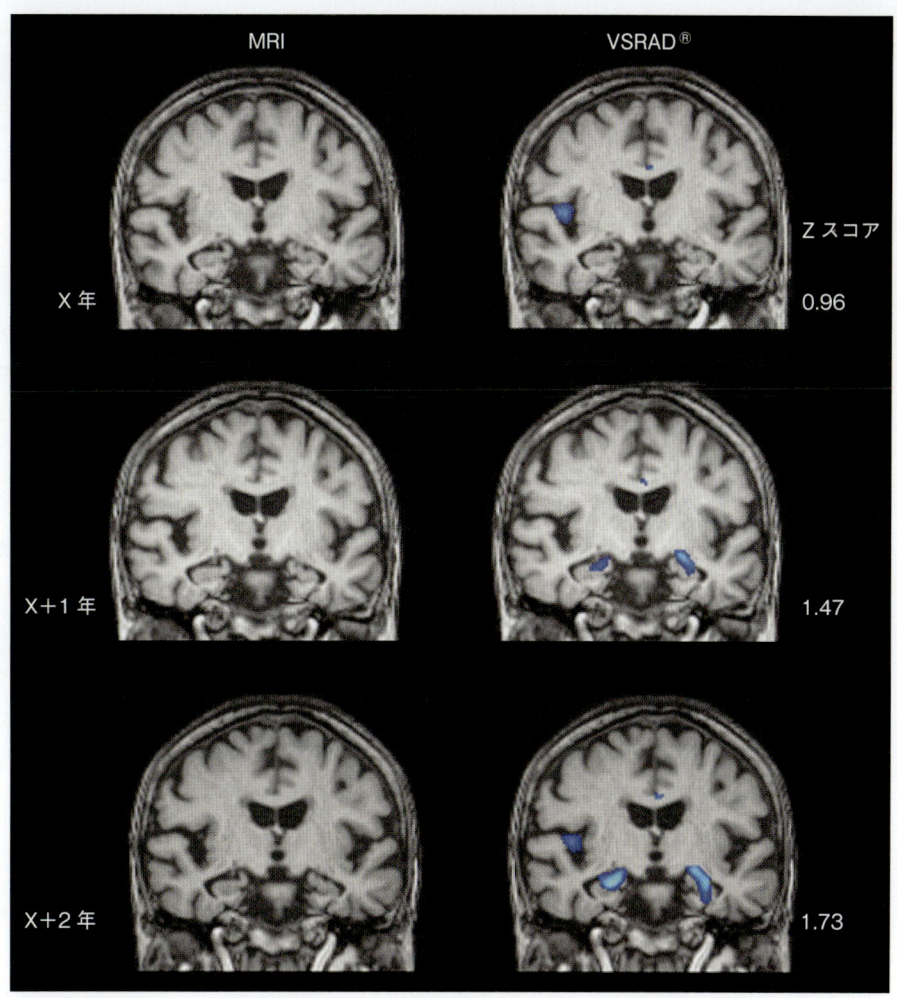

図2 アルツハイマー病初期患者でのVSRAD® advance による縦断解析
初回検査では，内側側頭部の萎縮度を示すZスコアは0.96と低値であるが，1年後に1.47，2年後に1.73と増加している．初回検査で明らかな萎縮がみられない場合には，1年間隔ぐらいでの経過観察が必要である．

海馬のボクセル値が低下することになり，容積の絶対値を表現することができる．ただし，この絶対値測定は，MRI装置の違いなどによる測定誤差を受けやすいことに留意しなければならない．

■ 再現性と経過観察

VSRAD® advance での解析結果を検討する際には，再現性も認識しておかなければならない．同じ人が異なるMRI装置で撮像した場合，VSRAD® advance で得られるZスコアには平均で10％前後の誤差が生ずる．また，同じMRI装置を用いたとしても，撮影日を変えた測定値間で，萎縮度は0.01±0.08（平均±標準偏差），萎縮領域の割合は0.2±1.9％，萎縮比は0.01±0.87と変動する．

アルツハイマー病が疑われるにもかかわらず，Zスコアが1にも満たない場合に

は，1年間隔ぐらいで経過を追うことも必要である．VSRAD® advance では，アルツハイマー病の場合には平均で Z スコアが 1 年で 0.27 ぐらい増加していく（図 2）．健常者の場合には，ほとんど変化はみられない．

VSRAD® advance のアルツハイマー病以外への応用

VBM の有用性が期待される精神疾患として，大うつ病が挙げられる．最近のメタアナリシスでは，VBM を用いた過去の 23 論文での 986 症例が対象とされている[3]．その結果，最も一貫して限局性に萎縮がみられる領域は，吻側の前部帯状回であり，Brodmann 領野では 32 野および 24 野に相当する．うつ状態の重症度とこの領域の萎縮程度に関連はみられないとする報告が多い．また，背外側前頭前野や背内側前頭前野への萎縮の進展は複数回の再発エピソードをもつ患者にみられやすいとする報告がある．不安障害の合併は，扁桃や海馬傍回の萎縮を引き起こしやすい．

高齢者うつ病は認知症との鑑別が重要であるが，うつ病から認知症への移行も少なくなく，また認知症においてもうつ症状がみられる．高齢者のうつは，アルツハイマー型認知症や血管性認知症と相互に関連した病態と考えられており，症状のみから，うつ病と認知症を鑑別することはしばしば困難である．この鑑別のためにVBM が期待される．

このように，吻側の前部帯状回の容積低下の検出は大うつ病への脆弱性を示す生物学的マーカーとなりうる可能性を秘めている．Niida ら[5,6]は，大うつ病の診断における VSRAD® の正診率が 90 % 近いと報告している．

（松田博史）

文献

1) Hirata Y, Matsuda H, Nemoto K, et al. Voxel-based morphometry to discriminate early Alzheimer's disease from controls. Neurosci Lett 2005；382：269-74.
2) Matsuda H, Mizumura S, Nemoto K, et al. Automatic voxel-based morphometry of structural MRI by SPM8 plus diffeomorphic anatomic registration through exponentiated lie algebra improves the diagnosis of probable Alzheimer Disease. AJNR Am J Neuroradiol 2012；33：1109-14.
3) Ashburner J. A fast diffeomorphic image registration algorithm. NeuroImage 2007；38：95-113.
4) Bora E, Fornito A, Pantelis C, et al. Gray matter abnormalities in Major Depressive Disorder：a meta-analysis of voxel based morphometry studies. J Affect Disord 2012；138：9-18.
5) Niida R, Niida A, Motomura M, et al. Diagnosis of depression by MRI scans with the use of VSRAD - a promising auxiliary means of diagnosis：a report of 10 years research. Int J Gen Med 2011；4：377-87.
6) Niida A, Niida R, Matsuda H, et al. Identification of atrophy of the subgenual anterior cingulate cortex, in particular the subcallosal area, as an effective auxiliary means of diagnosis for major depressive disorder. Int J Gen Med 2012；5：667-74.

第3章 脳機能画像（SPECT）

1 原理・検査法・得られるデータ

装置

■ SPECTの原理

　シンチグラフィ検査において，単光子放出核種の体内分布とその時間経過を画像化するために用いられる装置がガンマカメラであり，発明者の名をとってアンガー型ガンマカメラという．ガンマカメラにはシンチレーション検出器が使われている．シンチレータはNaIの1枚板の結晶で，その後ろに数十本の光電子増倍管が並んでいる．さらにシンチレータの前面にはコリメータと呼ばれる小さい穴が多数開いた鉛製の板が置かれている．コリメータの穴に平行に入射するγ線はコリメータを通過するのに対し，穴に対して斜めに入射するγ線は遮断されるので，コリメータ前方の空間に分布する放射性同位体の分布をシンチレータ面に写し出すことができる．γ線は，シンチレータに到達して光に変わりさらに光電子増倍管によって電気パルスに変換されるが，どの光電子増倍管からどれだけのパルスが出力されたかによって，シンチレータ面のどの位置にγ線が入射したかを計算することができる．

■ SPECTの検査法

　ガンマカメラを回転させてさまざまな方向から撮影した平面画像を収集し，それをX線CTの原理を用いてコンピュータで再構成し断面の放射性同位体分布を画像化する手法が，単光子放出コンピュータ断層撮像法（single photon emission computed tomography：SPECT）である[1]．SPECTではpositron emission tomography（PET）で必要な医用サイクロトロンや薬剤の自動合成装置などの高額な機器は不要である．放射性医薬品は医薬品メーカーから供給される．簡便で比較的安価なSPECT装置は，本邦で1,500台以上が臨床の場で使用されている．
　SPECTでの放射性医薬品は，ほとんどが ^{99m}Tc または ^{123}I で標識される．半減期はそれぞれ6時間および13時間である．たとえば，^{99m}Tc は，核異性体転移により ^{99}Tc に変化する際に140 KeVのエネルギーを有する1本のγ線を放出する．

したがって，前述のごとく特定の方向からのみのγ線を検出するためのコリメータ装着が必須となる．

コリメータは，空間分解能に影響するばかりでなく感度も劣化させ，1台のガンマカメラは視野内の線源から放出されるγ線の0.03％程度しか検出していない．このことにより，PETに比べ，SPECTでは感度と空間分解能が低い難点がある．最近では，2個のガンマカメラを装置のガントリ内に設置し，それぞれ180°回転させることにより，回転中心のずれなどを最小限に抑え，かつ感度を増大させた装置が主流となっている．個々のカメラで，128×128マトリクスで5〜6°ごと，または，連続回転にて投影データを採取する．SPECT撮像時間は15〜30分程度である．

コリメータに関しては，従来の平行コリメータから，感度の低下を抑えたうえで分解能を向上させることのできるファンビームコリメータが脳ではよく用いられる．これらの技術の進展により，PET装置に比べればまだ半分ぐらいの空間分解能であるが，半値幅（full width at half maximum：FWHM）で8〜10 mm前後の装置が普及している．

■SPECTにおける画像再構成法

SPECTにおける画像再構成に，従来は，フィルター付逆投影法が主に用いられていた．この方法は投影方向数または投影サンプル数が十分な場合には良好な再構成画像を得ることができるが，投影方向数が少なかったり，データの領域制限のために一部が欠落していたりするような状態では種々のアーチファクトが生じる．これに対し，最近主流となったOS-EM（ordered subsets-expectation maximization）を代表とする逐次近似的方法ではアーチファクトの発生を少なく抑えることができる．

SPECTでのもう一つの問題点として，定量性がある．SPECTにおける定量性の劣化は，被検者側と検出器系に起因するものに分けられる．被検者側の問題点としてはγ線の体内での減弱と散乱がある．検出器側としては，コリメータの開口によるボケ，およびコリメータを含めた検出器系で発生する特性X線などがある．γ線の体内での減弱に対する補正法は，体内のγ線の減弱係数を均一と仮定して補正するものと，あらかじめその分布を測定して補正するものとに大別される．前者で通常用いられている方法としてはChangやSorensonにより開発されたものがある．後者としては，PETにおけるがごとく外部線源を用いてトランスミッションCTを行い，この測定された減弱分布で補正する方法がある．現在では，SPECT装置にX線CT装置を組み合わせて一体化したSPECT/CT装置が市販され，外部線源の代わりにX線CTのデータが用いられるようになった（図1）．このSPECT/CT装置では，減弱補正のみならずSPECTとCT画像を融合させることも容易である．体内での散乱線を除去する方法としては，測定するエネルギーウィンドウを光電ピーク部およびそれよりもエネルギーの低い散乱線成分におき，荷重

脳機能画像（SPECT）

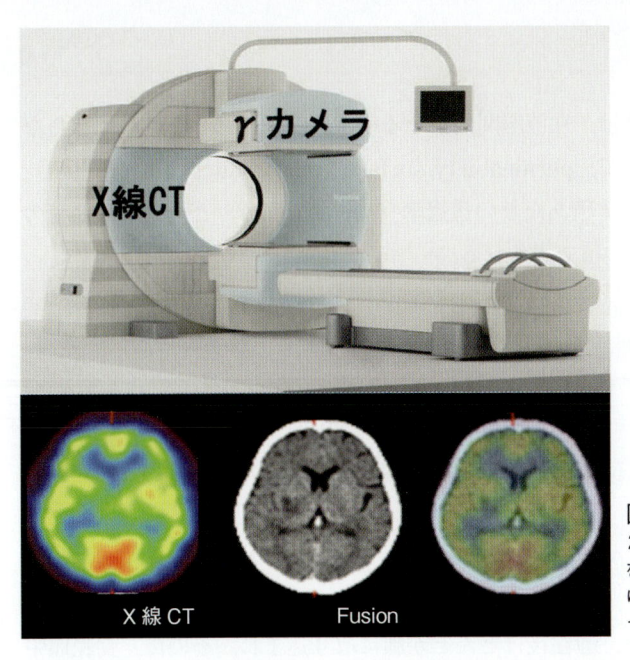

図1　SPECT/CT装置の外観とSPECT/CT像
2個のガンマカメラが回転して多方向から平面画像を得る．本格的な多列のX線CT装置が付属しており，SPECTの減弱補正とCT像との融合を可能とする．

をつけて散乱成分を差し引く方法や，光電ピーク部のメインウィンドウの両側に幅の狭いサブウィンドウを設定して散乱線成分を推定するTriple Energy Window法などがあり，すでに広く実用化されている．検出器側の問題に関しても数学的な補正法が考案され，コリメータの開口によるボケはOS-EMによる再構成の際に補正可能となっている．

放射性医薬品

■SPECTで用いられるトレーサ

SPECTでは脳血流イメージングが主な検査である．脳血流イメージングには次の2種類のトレーサが用いられる[2]．まず，血液脳関門を自由に通過し，速やかに脳組織に拡散し洗い出される拡散性トレーサとして，^{133}Xeガスまたは注射液がある．次に，血液脳関門を通過し，速やかに脳組織に拡散した後，脳内に長くとどまる蓄積型トレーサとして，N-isopropyl-[^{123}I] p-iodoamphetamine（^{123}I-IMP），^{99m}Tc-hexamethylpropylene amine oxime（^{99m}Tc-HMPAO），^{99m}Tc-ethyl cysteinate dimer（^{99m}Tc-ECD）がある．

^{133}Xeガスまたは注射液は半減期が5日と長く放射線被曝が多いことや^{133}Xeの供給装置が必要なことなどから現在ではほとんど施行されなくなった．また，国際標準で使用されているSPECTトレーサは^{99m}Tc-HMPAOと^{99m}Tc-ECDであり，^{123}I-IMPは日本でしか使用されていない．

■ PS product

脳血流測定用のトレーサは，血液脳関門をなるべく自由に通過しなければならない．この通過性の指標として，permeability surface area product（PS product）がある．これは，単位断面体積あたりの透過率（permeability）と通過する血管の総表面積（surface area）の積で表される．

PS product が高いほど，初回循環でのトレーサの脳内摂取率（extraction fraction：EF）が高くなり，高血流域でも忠実に脳血流量を反映することができる．脂溶性の高いトレーサほど PS product は高く，水溶性になるに従って低下する．f を脳血流量とすると，$EF = 1 - \exp(-PS/f)$ という関係が想定されている．

現在，主に使用されている脳血流 SPECT 用放射性医薬品の特徴を以下に述べる．

■ ^{123}I-IMP

1 ^{123}I-IMP とは

中性の脂溶性物質であり，静注後ほとんどが肺に取り込まれ，その後，動脈血中に放出される．血液中の ^{123}I-IMP は，血液脳関門を通過し，最初の循環で 90％以上が脳内に取り込まれる．投与量の約 8％が脳に取り込まれ，肺がリザーバとしての役割を果たすことにより，以後長時間脳内に停滞する．

脳の放射能は投与後 20～30 分でピークに達する．脳内での代謝産物は脂溶性の p-[^{123}I] iodoamphetamine であるが，この物質の脳内挙動は ^{123}I-IMP とほぼ同等である．血液中には p-[^{123}I] iodobenzoic acid などの水溶性代謝産物が存在するが血液脳関門が正常の場合には脳内には取り込まれない．^{123}I-IMP の脳内停滞機序に関しては大容量で親和性の低い細胞成分に結合しているという説が有力である．^{123}I-IMP は脳から緩徐に洗い出されるため脳内分布は時間とともに変化する．

2 ^{123}I-IMP による SPECT 画像

静注後 1 時間以内の早期像では脳血流の多寡に応じて皮質および中心灰白質で高く，白質で低い脳内分布を示す．一方，静注後 3 時間以降では灰白質と白質の放射能の差は軽減し，より均一な集積様式を示す．

高血流域においても ^{123}I-IMP の脳放射能と血流量の比例直線性は良好である．^{123}I-IMP の血液脳分配係数は 20 以上ときわめて高く，血液中の放射能が低い．また，血球中では代謝されない．このことにより，^{123}I-IMP では脳血流の絶対値を採血により測定することが可能である[3]．

現在では，一回動脈採血による Autoradiography 法と国立循環器病センター研究所が開発した一連の再構成や定量処理が集約された Quantitative SPECT image reconstruction（QSPECT）が普及しつつあり，^{123}I-IMP による脳血流の定量的測定法の標準化が目指されている．

■ ^{99m}Tc-HMPAO

1 ^{99m}Tc-HMPAO とは

　SPECT用の脳血流シンチグラフィ用剤として重要な条件は脳組織への高い集積率と，長時間にわたる脳への停滞である．この条件を満たす ^{99m}Tc 標識薬剤として ^{99m}Tc-HMPAO が開発された．^{99m}Tc-HMPAO は標識キットであり，緊急時にも対応しうる．調製直後の標識率は90％前後であり，徐々に低下していく．

　投与された ^{99m}Tc-HMPAO は，その約5％が脳に集積する．初回循環での脳への摂取率は80～90％である．^{99m}Tc-HMPAO の血中濃度は高く，血球内での代謝および血清蛋白との結合のためとされている．脳血液量は脳実質の4％前後であり，通常は脳血流シンチグラフィにおいて脳血液プールは無視できる．^{99m}Tc-HMPAO は脳実質内において速やかに脂溶性化合物から水溶性化合物に代謝される．この代謝にはグルタチオンが関与すると推定されている．この脳内での水溶性化合物への代謝速度は一定であり，脳血流に対して十分に速いわけではない．したがって，特に高血流の場合には脂溶性の ^{99m}Tc-HMPAO の一部は脳内で代謝されずに血液中へ逆拡散する．この静注後ごく初期の逆拡散により，脳組織内での停滞率は高血流の場合ほど低下する．このことが ^{99m}Tc-HMPAO の脳血流 SPECT において健常部位と血流低下部位の濃度コントラストが低下する原因となる．

2 逆拡散の補正

　この逆拡散を数学的に補正しようという試みが Lassen らにより開発された．^{99m}Tc-HMPAO は静注後ごく初期にはこのように逆拡散を示すものの，その後の脳放射能は長時間安定である．この脳内分布が静注後数分以内のごく初期に決定し，以後不変という性質は脳血流トレーサとして臨床的にきわめて有用である．なぜなら，投与さえしておけば後に撮像はいつでも可能なため，緊急時や種々の負荷検査に適するからである．

3 ^{99m}Tc-HMPAO による脳血流定量法

　^{99m}Tc-HMPAO による脳血流定量法としては，初期のトレーサの逆拡散前に血液から脳への一方向性の速度定数を Patlak プロット法により測定し，無採血で脳血流指標を求める簡便な方法[4]が国内外で用いられている．同時期に施行した ^{133}Xe による脳血流測定法で得られた脳血流値との直線回帰式から，この脳血流指標を脳血流の絶対値に換算することが可能である．

■ ^{99m}Tc-ECD

1 ^{99m}Tc-ECD とは

　^{123}I-IMP は剤形が標識済み注射液のため緊急時に対応することができず，また前述のとおり ^{99m}Tc-HMPAO は標識キットであるものの標識率が低く，しかも経時的に劣化するという欠点を有する．これらの欠点を補うべく，キット製剤である ^{99m}Tc-ECD が開発された．

^{99m}Tc-ECDはエステル基を導入したdiamine-dithiol化合物である．本剤は血液脳関門を通過して脳実質内に取り込まれ，エステラーゼの作用により酵素的分解を受け水溶性化合物に代謝される．このため，血液脳関門通過性を失い，脳実質に保持される．血液中でも^{99m}Tc-HMPAOと同じく水溶性化合物に代謝される．^{99m}Tc-ECDの初回循環における脳への摂取率は^{99m}Tc-HMPAOよりやや低く，約60〜80％である．放射化学的純度は調整後徐々に上昇し，30分以後は97〜98％台とプラトーに達し，24時間後においても劣化しない．このため，投与時点が不確定なてんかん発作時の検査などには最も適したトレーサである．投与量の約6％が脳に集積し，以後1時間あたり平均約4〜6％の割合でゆっくりと洗い出される．脳以外の組織での洗い出しはより速やかであり主に腎尿路系より排泄される．血液中の放射能も^{99m}Tc-HMPAOより速く洗い出される．静注後ごく初期の脳から血液中への逆拡散が^{99m}Tc-HMPAOと同様に存在するが，その速度は^{99m}Tc-HMPAOより低い．このため血液脳分配係数は^{99m}Tc-HMPAOより高い．

2　^{99m}Tc-ECDによるSPECT画像

他の薬剤との比較では，血流低下部位と健常部位との濃度コントラストの比は，皮質では^{123}I-IMPよりも劣るが，中心灰白質では^{123}I-IMPよりも優れ，また，いずれの部位においても^{99m}Tc-HMPAOより勝ると報告されている．一方，^{99m}Tc-HMPAOや^{123}I-IMPでとらえられるぜいたく灌流が^{99m}Tc-ECDでは検出し難いとされており，その部位におけるエステラーゼ活性の欠如によるものと考えられている．

脳放射能は投与後2分でプラトーに達し，脳内分布は投与後1時間程度までほぼ不変である．脳実質外の放射能が洗い出されるため，投与後10分もするとバックグラウンドの低い良好な画質の像が得られる．その後は軽微ながら脳内分布は変化し，中心灰白質の相対的集積増加が認められ，逆に大脳皮質の集積は相対的に減少する．^{99m}Tc-ECDによる脳血流定量法としては，^{99m}Tc-HMPAOと同様にPatlakプロット法により測定し，無採血で脳血流指標を求め，脳血流値に換算する方法が国内外で用いられている．

■ 正常の脳血流SPECT像の特徴

多検出器ガンマカメラ回転型装置による各トレーサの脳血流SPECTの正常像を図2に示す．脳血流は神経細胞の豊富な大脳および小脳皮質，また中心灰白質で多く，白質では少ない．この血流量に比例して脳血流トレーサの分布が決定される．正常の脳血流SPECT像の特徴は以下に列記するごとくである．

① トレーサの集積はほぼ左右対称である．
② 白質の集積は非常に少ないため，脳室と区別することは困難である．
③ 閉眼では後頭葉皮質の集積が開眼時よりも低い．
④ 淡蒼球は白質成分が多いため，被殻に比べ集積が低い．
⑤ 橋底部は白質成分が多いため，橋被蓋に比べ集積が低い．

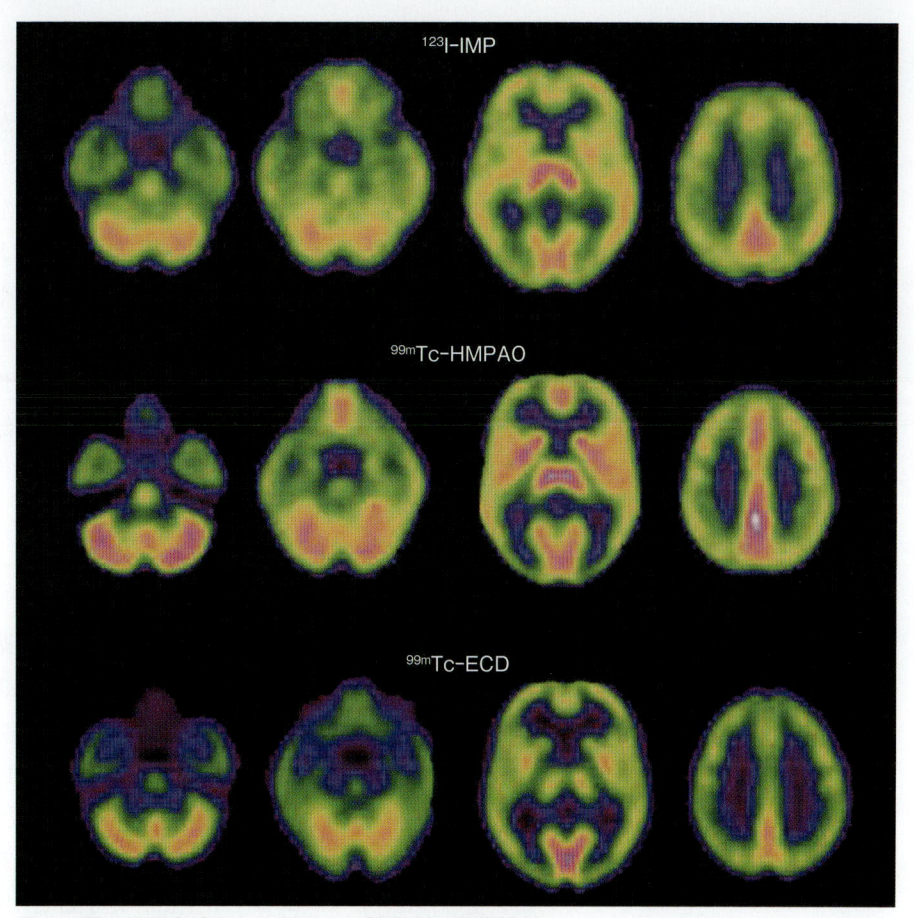

図2 異なる脳血流トレーサによる健常者の画像比較
123I-IMP, 99mTc-HMPAO, 99mTc-ECD による SPECT 画像．99mTc-HMPAO では他の SPECT トレーサに比べ小脳および基底核の血流が高い．99mTc-ECD では後頭葉内側の血流が高く，内側側頭部の血流が低い．

⑥ 放射性医薬品の違いにかかわらず，後部帯状回や楔前部の血流は覚醒安静時で高い．この領域は default mode network として近年注目を浴びている．
⑦ 側頭葉下部において，海馬などの内側側頭葉構造は外側側頭葉皮質に比べ集積が低い．特に 99mTc-ECD ではその傾向が顕著である．
⑧ 99mTc-HMPAO では小脳皮質と基底核の集積が他のトレーサに比べて高く，99mTc-ECD では後頭葉内側皮質の集積が他のトレーサに比べ高い．
⑨ 加齢とともに，大脳皮質の血流は前頭葉を中心に低下するが，小脳の血流は一定に保たれる傾向にある．
⑩ 小児では，小脳皮質の集積は大脳皮質の集積に比べて相対的に低い．
⑪ 新生児から幼児にかけては，脳の発達に応じて脳血流分布が変化する．生後まもなくは中心溝周囲の感覚・運動野皮質，視床，脳幹，小脳虫部で血流が高い．次に頭頂葉，側頭葉，後頭葉皮質や基底核，小脳皮質の血流が高くなり，生後6か月以降，前頭葉皮質の血流が高くなってくる．

■ トレーサの投与状況に注意

　脳血流SPECTを施行する際には，どのような状況でトレーサが投与されたかに注意する必要がある．

　脳血流分布の決定において，脳血流 SPECT では，^{99m}Tc-HMPAO や ^{99m}Tc-ECD を用いる場合には1～2分程度，^{123}I-IMP を用いる場合には5～10分程度かかるとみてよい．このトレーサ分布の決定の間に，生理的な刺激や脳機能に影響を与える薬剤が投与されると脳血流分布に影響を与えることになる．患者の協力が得られず，鎮静剤を投与しなければならない場合には，このトレーサ分布が決定した後の投与が望ましい．また，トレーサ投与時には，薄暗い静寂な部屋で閉眼状態など一定の環境を保つことが必要である．

■ その他のSPECT用放射性医薬品

1 ^{123}I-iomazenil

　脳血流トレーサ以外に保険収載されているSPECT用放射性医薬品として，中枢性ベンゾジアゼピン受容体イメージング用剤である ^{123}I-iomazenil がある．中枢性ベンゾジアゼピン受容体は，主に神経細胞に分布し，γアミノ酪酸（GABA）$_A$受容体およびCl イオンチャンネルと共役する複合体を構成してGABA作動神経系の抑制性神経伝達に関与する．GABA/中枢性ベンゾジアゼピン受容体は，$α・β・γ$ など5つのサブユニット蛋白で構成されており，$α$サブユニット上に存在する中枢性ベンゾジアゼピン受容体は，$β$サブユニット上に存在するGABA受容体の作用を増強させる．その結果，Cl イオンの細胞内流入が促進され，細胞膜は過分極状態となって神経活動が抑制される．^{123}I-iomazenil を投与後3時間で撮像すると，大脳皮質に特異的な集積がみられる．

2 ^{123}I-FP-CIT

　さらに，最近承認されたSPECT用放射性医薬品として，ドーパミントランスポーターを画像化する N-(3-フルオロプロピル)-2b-カルボメトキシ-3b-(4-ヨードフェニル) ノルトロパン (^{123}I) (^{123}I-FP-CIT) がある．コカインの結合部位でもあるドーパミントランスポーターは神経終末に存在し，シナプス間隙に放出されたドーパミンを神経終末に再取り込みして神経伝達を終了させる働きをもつ．^{123}I-FP-CIT を投与後3～6時間でSPECT撮像を行うと，線条体に特異的な集積がみられる．

（松田博史）

文献

1) Abraham T, Feng J. Evolution of brain imaging instrumentation. Semin Nucl Med 2011；41：202-19.
2) Saha GB, MacIntyre WJ, Go RT. Radiopharmaceuticals for brain imaging. Semin Nucl Med 1994；24：324-49.
3) Iida H, Itoh H, Nakazawa M, et al. Quantitative mapping of regional cerebral blood flow using iodine-123-IMP and SPECT. J Nucl Med 1994；35：2019-30.
4) Matsuda H, Tsuji S, Shuke N, et al. A quantitative approach to technetium-99m hexamethylpropylene amine oxime. Eur J Nucl Med 1992；19：195-200.

2 データ解析法と解釈

　脳血流SPECTによる脳血流分布から脳組織の灌流状態のみならず，局所脳機能を評価することが可能である．脳血流SPECT画像を視察で評価する際には正常分布を理解したうえで，脳局所の血流低下や増加をとらえることになる．しかし，精神疾患や神経変性疾患の初期では脳血流の変化はわずかなことが多いため，読影者の経験による正診率の相異，同一読影者でもその再現性，さらに病変の3次元的な広がりの把握の困難さなどが問題となる．

　視察に代わる方法としては，関心領域を設定し，その部位のカウント値を求めることにより定量的に評価する方法が用いられてきた．しかし，関心領域の設定は設定者の技量に依存するばかりでなく主観が入ること，関心領域から外れた場合には重要な機能異常を有する部位があったとしても，検出できないおそれがあるなどの欠点を有する．このような欠点を克服し，客観的に全脳領域を検索するために，形態の異なる各個人の脳機能情報を，Talairachの標準脳に合うように変形すること（解剖学的標準化；anatomic standardization）によって脳形態の個人差をなくし，統計学的に脳機能解析を行う方法が研究面のみならず臨床現場でも用いられており，SPECT診断に寄与している[1]．Fristonらが開発したstatistical parametric mapping（SPM），Minoshimaらが開発したthree-dimensional stereotactic surface projection（3D-SSP），Matsudaらが開発したeasy Z-score imaging system（eZIS）が代表的な解析法である．統計画像解析手法の臨床応用は，アルツハイマー病などにおいて，SPECTの原画像の視覚評価よりも高い診断能を有することが知られている．

SPM

■ SPMとは

　SPMはhttp://www.fil.ion.ucl.ac.uk/spm/からダウンロードできる，Matlab上で動くフリーソフトウェアである．

　SPMでは，線形変換にてX，Y，Z方向での大きさの補正を，次に非線形変換にて曲面的に，より詳細な解剖学的補正を行い，個々の症例の脳のSPECT画像を標準脳図譜上に一致させる．この非線形変換における解剖学的な補正では数学的な基底関数が用いられている．この数学的な変換法は，標準脳として参照となるテンプレートの放射能分布に影響を受ける．このため，SPECTトレーサごとのテンプレートを使用することが望ましい．

　次に，平滑化操作により，脳機能局在の個人差をより少なくするとともに，信号

対雑音比を向上させ，さらに画像の計数率分布を正規分布に近づける．

これらの操作により，仮説に基づくことなく，全脳領域の画像のボクセル単位での統計検定が可能となる．脳局所のボクセルごとに t 検定を行い，3次元脳上の投影図として表示する．統計解析結果は，X，Y，Z の座標と t 値および，t 値を標準正規分布に従うように変換した Z 値として表示される．

ここで，通常与えられる座標は，Montreal Neurological Institute（MNI）が開発した標準脳（http://imaging.mrc-cbu.cam.ac.uk/imaging/MniTalairach）が用いられている．この座標を，さらに Talairach の標準脳図譜での座標（X'，Y'，Z'）に変換することにより Brodmann 分類による皮質領域を特定することができる．

■ Talairach の標準脳と MNI の標準脳

Talairach の標準脳は，1個人の剖検脳に基づくものであり，生体脳の MRI による脳画像と異なることから，多数の正常脳に基づく MNI の標準脳が考案された．MNI の標準脳は Talairach の標準脳で欠けている小脳や脳幹部を含んでいるが，機能局在を示す Brodmann 領野の特定に関しては Talairach の標準脳が優れているため，このような座標変換が行われている．

Talairach 座標から Brodmann 領野を特定するにあたっては，University of Texas Health Science Center San Antonio（http://www.talairach.org/）の開発した Talairach Daemon というフリーウェアが有用である．

3D-SSP

■ 3D-SSP とは

3D-SSP では，再構成した SPECT 画像において各方向で正中矢状断面を同定して検査時における脳の傾きの補正を行う．次に，同面内の4つの基準点（前頭極・脳梁前部下端・視床下端・後頭極）から基準線として前交連-後交連線を同定して，Talairach の標準脳図譜内の基準線の位置に合わせる．さらに，線形変換と非線形変換により詳細な解剖学的補正を行い，個々の症例の画像を標準脳図譜上に一致させる．

■ 標準脳への形態変換

3D-SSP での標準脳への形態変換は，主要な神経線維の走行に沿って行うという解剖学的情報に基づいたアルゴリズムを使用して変形するという特徴を有する．3D-SSP における標準脳への変形は解剖学的な情報に基づいているため，脳血流トレーサごとのテンプレートを用いる必要はない．このため，3D-SSP には fluorodeoxyglucose-PET のテンプレートがあらかじめ組み込まれているが，標準脳への形態変換があらゆる脳血流トレーサに対して可能である．

3D-SSPでは，標準脳に変換後，脳表の各ピクセルから皮質内垂直方向に6ピクセル（13.5 mm）の深さまでのカウント数を測定して最大カウントをその対応する脳表ピクセルのカウントとすることで皮質集積を脳表に抽出している．この抽出によって，皮質に垂直方向の解剖学的なずれの影響を軽減させている．このため3D-SSPでは，立体的に考えた場合の解剖学的なずれ（皮質からの深さや脳回方向のずれ）が均一に軽減されている．この過程を脳表のすべてのピクセルに対して行った後，抽出した脳表のカウントをある基準部位のカウントにより正規化することで最終データとしている．

■血流異常部位の評価法

3D-SSPではカウント正規化の基準部位として視床，小脳，橋，全脳平均の4部位を用いている．最終的な抽出画像は両側外側面，両側内側面，前面，後面，上面，下面の8方向から，および各断層面での観察が可能である．データベースの構築および血流異常部位の評価の過程は次のごとくである．まず，複数の正常ボランティアの画像を3D-SSPにて処理し，正常データベースとする．次に，症例の画像を同様に解剖学的に標準化し，得られたデータと正常データベースの平均値と標準偏差を用いて脳表ピクセルごとに，正常平均に比べて何標準偏差分血流が低下しているかを示すZスコアを次式により算出する．Zスコア＝（正常群平均ピクセル値－症例ピクセル値）/（正常群標準偏差）．

なお3D-SSPはiSSPというソフトウェア名で普及しており，^{123}I-IMPによる脳血流SPECT画像の高齢者のデータベースが付属している．

eZIS

■eZISとは

eZISではSPMの2002年度版（SPM2）を用いて各個人の脳血流SPECT像をTalairachの標準脳に形態変換する．解剖学的標準化の後には，半値幅で等方向12 mmの平滑化を行うことにより，脳機能局在の個人差をより少なくするとともに，信号対雑音比を向上させ，さらに画像の計数率分布を正規分布に近づける．多数の健常者の脳血流SPECTからこのように処理して作製された正常データベースにおいて，一定の灰白質領域でマスクされた各正常画像データの全ボクセル平均の1/8より大きい値のボクセルの平均，またはカウントの高いほうの小脳半球の平均を用いてカウントの正規化を行い，これらのデータから各ボクセルの平均と標準偏差画像を作成する．同様に患者データも全脳平均カウントまたは高いほうの小脳半球の平均カウントで正規化する．次に横断，矢状断，冠状断像において各ボクセルで3D-SSPと同様にZスコアを求める．この横断像で作成したZスコアマップをもとに，脳表から，脳表面法線方向（脳表ピクセルを含む隣接する27点のボクセ

ルから推定した方向）に14 mmまで検索し，閾値として設定したZスコアより大きい値の平均を求め，脳表値として表示する．Zスコアマップは上限と下限を設定することが可能であり，さらに，クラスタの大きさを設定することにより，小範囲の異常を非表示とすることができる．Zスコア表示の下限は，統計学的有意性を考慮すると2が標準的に用いられる．また，クラスタの大きさはSPECTの空間解像力を考慮して300ボクセルが標準的に用いられる．

　画像統計解析手法の臨床応用では，通常，個々の画像と正常画像データベースとの比較が行われる．この比較において，SPMはt検定のため，自由度が少ないと特異度は高いものの感度が低い．eZISはSPMと3D-SSPの長所を取り入れたものであり，日常臨床での有用性が高い．3D-SSPに用いられている解剖学的標準化手法とSPM2の標準化手法との比較では萎縮脳の評価に差異はないとされている．eZISでは，画像統計解析結果を同時に取り込んだ患者脳のMRIやCT画像に表示することが可能である．また，マウスのカーソルを置いた位置のZスコアマップの座標とZスコアの値，さらにはその解剖学的な部位を表示することが可能である．さらに，アルツハイマー型認知症初期に特異的な領域の血流低下程度や範囲を数値化することができる．

■正常の画像データベースの作製

　正常の画像データベースの作製にあたっては，各施設において全国一定の基準で健常者を募り，施設ごとのデータベースを作製することが理想である．なぜなら，SPECT装置で得られる画像は機種間差が大きく，さらに画像処理の方法も各施設で異なるため，他の施設の画像データベースをそのまま用いることはできないからである．この正常画像データベースの共有化に関しては，いくつかの検討がなされているが，分解能をそろえるといった程度でとどまる報告が多い．

　eZISでは，この正常画像データベース共有化のために，異なるSPECT装置間での画像変換プログラムが含まれている．このために，Hoffmanの脳ファントムを異なる装置間または異なるコリメータや処理条件で撮像し，標準脳に形態変換を行っておく．この異なる条件下での変換マップを画像の割り算により作成する．この変換マップを実際の症例での標準脳に形態変換した画像に乗算することにより，データを変換するものである．データ変換が行われない部位は，マスク処理により計算から除くことになっている．

　機種間の補正により共通の正常データベースを用いることが可能となり，患者の経過を異なる施設や機種で追うことが可能となった．ただし，この補正法も完全なものではなく，補正によるアーチファクトの出現に留意する必要がある．

（松田博史）

文献

1) Matsuda H. Role of neuroimaging in Alzheimer's disease, with emphasis on brain perfusion SPECT. J Nucl Med 2007；48：1289-300.

3 精神疾患で認められる所見

認知症の早期診断・鑑別診断

■アルツハイマー病の特徴的な所見

　アルツハイマー病では，特異的な脳血流低下パターンが得られ，統計画像解析手法によりその特徴が明らかとなる．また，病期の進行に伴いパターンが変化していく．アルツハイマー病では，特定の部位において脳萎縮と脳血流や代謝の低下の程度に乖離がみられること，また早期発症と晩期発症で所見が異なる傾向があることが重要である．

　後部帯状回から楔前部はアルツハイマー病で最初に脳血流が低下する部位である（図1）．血流低下に比べて萎縮は弱い．視覚評価では血流低下の判断は困難であり統計画像解析手法が最も役立つ領域である．エピソード情報の想起に関係しており，健忘を主体とする軽度認知障害の段階でも低下がみられる．帯状回・側頭葉内側部・視床前核・乳頭体は，記憶に関連するPapezの回路を構成する．連合線維である帯状束は海馬傍回の前方部である嗅内皮質と，後部帯状回や脳梁膨大後部皮質を連絡する．さらに，後部帯状回や脳梁膨大後部皮質は，楔前部や下頭頂小葉との連絡がみられる．

　アルツハイマー病では嗅内皮質において神経原線維変化が強く，最初に神経細胞脱落が起こり萎縮のみられる部位である．この嗅内皮質での神経細胞脱落が，帯状束で連絡した遠隔部位である後部帯状回に機能低下を及ぼすとする説が，この部位で血流低下がみられる一つの理由に挙げられている．早期発症のアルツハイマー病では，この部位の萎縮や血流低下が晩期発症例よりも目立つ傾向にある．

　アルツハイマー病初期に血流低下がみられる大脳皮質連合野は頭頂連合野である縁上回，角回からなる下頭頂小葉である．軽度の左右差が必ずといっていいほどみられ，どちらが優位とはいえない．進行しても，左右差の側性は保たれるとともに，頭頂連合野から側頭連合野，さらには前頭連合野に進展していく．

■アルツハイマー病と鑑別すべき疾患

1 Lewy小体型認知症

　Lewy小体型認知症では，アルツハイマー病とほぼ同様な血流や代謝低下を示すことがありしばしば鑑別が困難となる．同程度の認知機能では，Lewy小体型認知症は内側側頭部の萎縮がアルツハイマー病よりも弱いこと，また後頭葉の血流低下がみられることが多いことが知られている．

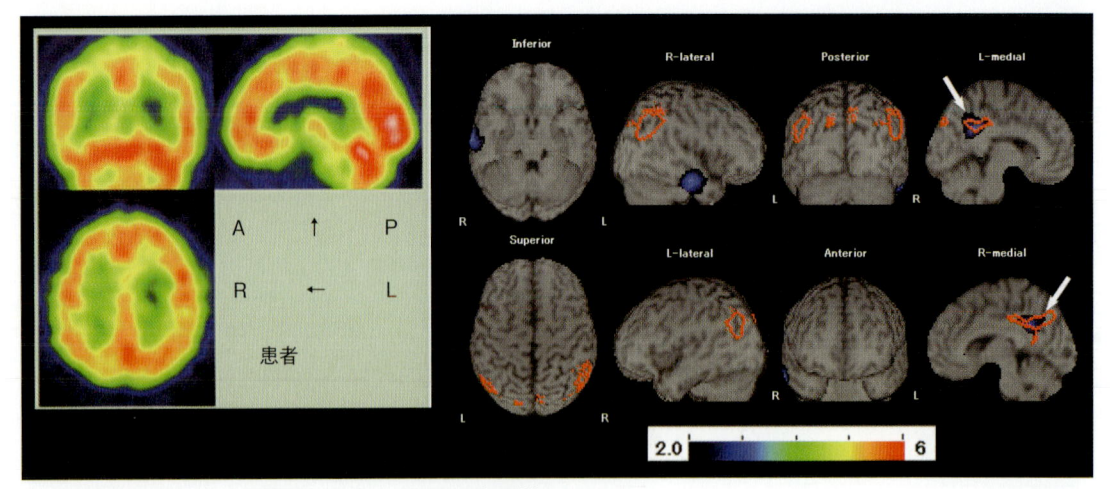

図1 アルツハイマー病診断におけるeZISの有用性
70歳代前半女性．アルツハイマー病初期患者において脳血流SPECTでは異常はみられないが，eZISでは後部帯状回に有意の血流低下がみられている（矢印）．赤色で囲まれた部位は，初期アルツハイマー病で最も高頻度に血流低下がみられる部位を示す．

② 前頭側頭型認知症

前頭側頭型認知症では，前頭葉から側頭葉前方部の萎縮と血流低下がみられる．前頭葉穹隆面の血流低下は自発性低下などに関連し，前頭葉眼窩面の血流低下は反社会的行動と関連するという報告がみられる．

③ 意味性認知症

意味性認知症では，側頭極，中側頭回，下側頭回に萎縮や血流低下が強く，上側頭回が比較的よく保たれていることが特徴である．さらに病状の進行により，病変部位は前頭葉眼窩面や側頭葉底面に位置する紡錘回へと広がる．病変は左優位のことが多い．

④ 進行性非流暢性失語

進行性非流暢性失語では，左中心前回下部〜左Sylvius裂周囲〜左島皮質が病変の中心であるといわれており，その部位に萎縮と血流低下がみられる．さらに病状の進行によって病変部位は前頭葉へ進展する．

⑤ 特発性正常圧水頭症

特発性正常圧水頭症の脳血流SPECTに関しては，eZISによる統計画像解析結果をアルツハイマー病の結果と比較検討した報告がみられる．矢状断のeZIS解析結果において帯状回では血流低下の層が，その頭側部位では血流増加の層がみられ，この所見がみられないアルツハイマー病との鑑別に有用である．

うつ病の診断

■うつ病の症候

　うつ病は，気分障害の一種であり，抑うつ気分や不安・焦燥，精神活動の低下，食欲低下，不眠症などを特徴とする精神疾患である．うつ病は，認知症に似た病態を示すが可逆性である「仮性認知症」と呼ばれる病態を起こしやすい．思考制止が前面に現れると記憶力の低下を訴え，注意力や判断力も低下する．このため，高齢者のうつ病は，しばしば認知症と診断され治療の機会を逸することがある．

■アルツハイマー病との鑑別

　一方，アルツハイマー病においては，記憶障害や実行機能の障害といった中核症状に加え，behavioral and psychological symptoms of dementia（BPSD：認知症の行動・心理症状）がみられる．行動症状には身体的攻撃，徘徊，不穏，焦燥，性的脱抑制，無気力などがあり，心理症状には妄想，幻覚，誤認，抑うつ気分，不眠，不安などがある．BPSDは，通常，中核症状が出現した後に認められるが，先行することもあり，初期アルツハイマー病においても6割を超える症例にみられるとされている．心理症状のなかの抑うつ気分はアルツハイマー病の4割から5割にみられ，さらに1割から2割の症例では初発症状として現れるので，うつ病との鑑別が重要となる．

■認知症との鑑別のための画像診断

　うつ病性仮性認知症と認知症を鑑別する目的で通常用いられている評価尺度にGeriatric Depression Scaleがあるが，より客観的な手法として画像診断も鑑別への寄与が期待されている．感情制御には視床，腹側線条体から淡蒼球，扁桃体・海馬，眼窩前頭皮質から内側前頭前野および帯状回を含むYakovlev回路と呼ばれる神経回路網が重要な役割を果たしている．脳血流SPECTを用いた研究では，うつ病の病相期に前頭葉で脳血流の低下を示した報告が多く[1]，頭頂側頭葉での低下を示すアルツハイマー病との鑑別に有用である．脳血流低下様式と発症年齢との関連はみられないとされている[2]．

■うつ病の病相期のSPECT画像

　SPECT画像を統計解析手法により詳細に検討すると，うつ病の病相期には健常者に比べて，扁桃や眼窩前頭皮質，および後部帯状回では相対的に血流が増加し，背内外側前頭前野や脳梁膝部腹側の前部帯状回では血流低下がみられている．また，治療により寛解するとこれらの機能異常が正常化する方向に動く．

てんかんの焦点診断

■ てんかんにおける脳血流SPECTの有用性

脳血流SPECTはてんかん焦点を発作間欠期では血流低下として，発作時では血流増加としてとらえる[3]．発作時の焦点検出率は高いものの，発作間欠期での検出率は特に側頭葉外てんかんで低い．^{99m}Tc-ECDはその脳内分布が静注後1〜2分で決定し，以後長時間保たれるため，てんかん発作中に静注さえ可能であれば，発作後に撮像したとしても発作時の脳血流を画像化することができる．このため，てんかん発作中にSPECT装置内に患者が固定される必要はなく，検査の自由度が高い．

従来は，てんかん発作時と発作間欠期の画像を並べて焦点における血流増加部位を視覚的に推定していたが，最近の画像処理技術の進歩により，両方の画像の減算を行い，さらに統計学的に有意な血流増加部位のみをMRI上に表示するSubtraction Ictal SPECT CO-registered to MRI（SISCOM）が実用化されている．この手法の導入により，てんかん焦点とその伝播部位の血流変化を鋭敏かつ客観的にとらえることが可能となった．SISCOMで診断されたてんかん焦点と頭蓋内脳波記録での焦点が一致した場合には，良好な術後成績が期待できる[4]．

■ ^{123}I-iomazenil SPECTの有用性

脳血流以外では，^{123}I-iomazenil SPECTが外科的治療の考慮される部分てんかん患者におけるてんかん焦点の診断に対して保険が適応されている．てんかん焦点領域では中枢性ベンゾジアゼピン受容体数の減少が報告されており，てんかん脳における抑制系の障害を示す変化と考えられている．^{123}I-iomazenil SPECTで集積低下として示されるてんかん焦点の範囲は血流や代謝画像よりも限局しているとされている．

（松田博史）

文献

1) Vallance AK. A systematic review comparing the functional neuroanatomy of patients with depression who respond to placebo to those who recover spontaneously：is there a biological basis for the placebo effect in depression? J Affect Disord 2007；98：177-85.
2) Nagafusa Y, Okamoto N, Sakamoto K, et al. Assessment of cerebral blood flow findings using ^{99m}Tc-ECD single-photon emission computed tomography in patients diagnosed with major depressive disorder. J Affect Disord 2012；140：296-9.
3) Kim S, Mountz JM. SPECT Imaging of Epilepsy：An Overview and Comparison with F-18 FDG PET. Int J Mol Imaging 2011；2011：813028.
4) Matsuda H, Matsuda K, Nakamura F, et al. Contribution of subtraction ictal SPECT coregistered to MRI to epilepsy surgery：a multicenter study. Ann Nucl Med 2009；23：283-91.

4 個別症例における有用性と限界

　脳血流 SPECT は統計画像解析手法の普及とともに現時点では認知症に最も頻繁に用いられている．ただし，個々の症例においては，以下のように解釈に苦慮する事例も多い．

アルツハイマー病と考えられるのに後部帯状回から楔前部に血流低下がみられない

　後部帯状回から楔前部はアルツハイマー病初期において最も高頻度に血流低下がみられる部位といわれている．この部位に，統計画像解析手法を用いても有意の血流低下が得られない場合には以下のような原因が考えられる．

　① 進行する物忘れの訴えがありアルツハイマー病の初期と考えられるにもかかわらず，脳血流 SPECT や MRI で明らかな所見が得られないことがある．従来，アルツハイマー病の診断は認知症の診断基準を満たして初めて可能となるものであったが，より早期の治療介入を考慮するうえでは，認知症の診断基準を満たす前での診断が望ましいと考えられている．2011 年に提唱されたアルツハイマー病の診断基準では，従来の認知症に加え，軽度認知障害，さらには認知障害のない発症前（preclinical）の段階が新たな診断分類として呈示されている．発症前の段階はさらに 3 段階に分けられる．第 1 段階は，アミロイド β 蛋白の沈着が PET 画像でみられ，脳脊髄液のアミロイド β_{1-42} が低下しているものの無症候の時期である．第 2 段階は，アミロイド β 蛋白の沈着が PET 画像でみられ，脳脊髄液のタウおよびリン酸化タウ蛋白の上昇がみられる．さらに嗅内皮質の菲薄化と海馬萎縮がみられるとともに FDG PET や機能的 MRI で機能低下が検出され，神経変性が始まっていると考えられるものの認知機能は正常に保たれる時期である．第 3 段階は，神経変性がさらに進行しているものの，認知機能は軽度の低下にとどまり軽度認知障害の診断基準を満たさない時期である．このようなアルツハイマー病の発症前の段階ではアミロイド PET の重要性が高く，他の画像診断では検出困難な例も増えていくものと思われる．

　② 神経病理学的に確定したアルツハイマー病患者の生前の MRI の VBM 解析の最近の報告では，萎縮パターンから内側側頭部萎縮と側頭頭頂皮質萎縮の両方がみられる典型グループ，側頭頭頂皮質萎縮が優位のグループ，および内側側頭部萎縮が優位のグループの 3 群に分類されると報告されている．発症年齢は，側頭頭頂皮質萎縮が優位のグループ，典型グループ，内側側頭部萎縮が優位のグループの順に遅くなる．すなわち，高齢になるほど，側頭頭頂葉皮質の血流低下は目立たなくなり，内側側頭部の血流低下が目立つようになる．

　③ 後部帯状回から楔前部の血流低下がみられているにもかかわらず，統計画像

解析手法では見落とされることがある．この理由としては，統計画像解析手法では参照部位の SPECT カウントで各領域のカウントを正規化するために，後部帯状回から楔前部の血流低下よりも側頭頭頂葉など他の部位の血流低下が高度であれば，Z スコアの閾値を通常の 2 とした場合に表示されないことがありうる．このような場合には，Z スコアの閾値を下げてみて，軽度の血流低下がみられるかを評価することも必要と考えられる．

アルツハイマー病初期と考えられるのに前頭葉の血流低下が目立つ

　アルツハイマー病の脳血流 SPECT をみていると，初期と思われる例でも前頭葉の血流低下が目立つ例が多くみられる．アルツハイマー病では典型的には，進行しないと前頭葉の血流低下が来ないといわれているため，アルツハイマー病の診断に迷うことも少なくない．この前頭葉の血流低下としては，以下のような原因が考えられる．

　① 加齢による脳萎縮は前頭葉に強く，高齢のアルツハイマー病患者では，この加齢性変化により前頭葉の血流低下が出やすくなる．萎縮があれば，脳血流 SPECT は空間解像力に乏しいため，部分容積効果により血流の過小評価が生じて，前頭葉の血流低下がより目立つようになる．

　② 統計画像解析手法での健常者データベースでは 80 歳以上の症例が少なく，特に超高齢のアルツハイマー病患者では，データベースとの年齢が合致せず，前頭葉の血流低下がみられることになる．しかし，この場合でも，前頭葉に加え，後部帯状回から楔前部，および頭頂葉皮質の血流低下もみられればアルツハイマー病の可能性が高くなる．

　③ アルツハイマー病と思われる症例のなかに，特に超高齢者では嗜銀顆粒性認知症や神経原線維変化型老年認知症などが混在する可能性がある．このような疾患では，緩徐な進行性の記憶障害がみられ，認知症は比較的軽度であるが，アルツハイマー病との鑑別は困難である．内側側頭部が優位に萎縮するために，その部位や前頭葉の血流低下が目立つ．

　④ 高齢になるほど，慢性虚血性変化などによる大脳白質病変が目立つようになる．この病変がアルツハイマー病において前頭葉の血流低下を引き起こす可能性がある．

　⑤ まれではあるが，frontal variant Alzheimer's Disease と呼ばれる病態がある．記銘力障害に加え，人格変化や社会性の欠如などの前頭葉症状がみられ，前頭側頭型認知症との鑑別が困難なことがある．前頭葉の血流低下が目立つが，頭頂葉皮質の血流低下も軽度ながらみられることが多い．鑑別にはアミロイド PET が役立つ．

　⑥ アルツハイマー病の比較的初期において前頭葉，特に右前頭葉背外側皮質の血流低下を認める患者は，認めない患者と比較して意欲や注意力が低下しており，日常生活動作にも低下がみられるとの報告がある．これらの前頭葉血流低下群では，

抗認知症薬の効果が乏しい傾向があるとされている．

Lewy 小体型認知症と考えられるのに後頭葉の血流低下がみられない

　Lewy 小体型認知症では，アルツハイマー病と同様に頭頂側頭葉の連合野皮質に血流低下がみられることに加え，後頭葉に軽度の血流低下がみられることが特徴とされている．しかし，SPECT での後頭葉の脳血流低下の感度は 57〜85％（平均 70％），特異度は 80％台（平均 85％）といわれ，正診率はそれほど高くない．また，後頭葉内側の血流低下は外側の低下よりも特異度が高い．

　Lewy 小体型認知症でみられる後頭葉の脳血流低下は後頭葉自体の病理学的変化というよりも，前脳基底部や脳幹のコリン作動系の起始細胞の脱落による投射線維を介した機能低下と考えられている．Lewy 小体型認知症では，急性に経過する症例よりも徐々に慢性的に経過する症例において，またパーキンソニズムや自律神経機能低下よりも認知機能低下や精神症状が目立つ症例において後頭葉の血流低下が多くみられるとする報告がある．さらに，幻視の消退に伴い後頭葉の脳血流も改善したという報告や，幻視のある症例は，幻視のない症例よりも後頭葉の血流が低下しているとの報告がある．

（松田博史）

第4章

脳内物質検査（PET：FDG およびアミロイド）

はじめに

　ポジトロン CT（positron emission tomography：PET）はポジトロン（陽電子）を放出する放射性同位元素で標識した薬剤を体内に投与し，その分布を専用の装置で断層画像に撮像する核医学的診断法である．本項では多彩な PET 検査法のなかから，精神疾患の診断に有用な検査法として，特に ^{18}F-2-fluoro-2-deoxy-D-glucose（^{18}F-FDG）による脳ブドウ糖代謝測定と，最近注目されているアミロイドイメージングについて，基本的な検査方法，解析方法とその臨床応用について概説する．

1　原理・検査法・得られるデータ

^{18}F-FDG による脳ブドウ糖代謝の測定

■ ^{18}F-FDG とは

　^{18}F-FDG はブドウ糖の類似化合物である．静脈内に投与された ^{18}F-FDG は，ブドウ糖と同様に glucose transporter type 1（GLUT1）による担体輸送で血液脳関門を通過して脳内に入り，解糖系の第1酵素であるヘキソキナーゼによりリン酸化を受ける．ブドウ糖の場合はこの後さらにイソメラーゼにより解糖が進められるが，^{18}F-FDG はイソメラーゼの基質にはならず，またリン酸化の逆反応もほとんど起こらないので，この時点で代謝がストップし，細胞内に蓄積することになる．この代謝モデルを図1に示す[1,2]．

　GLUT1 による脳内への移送（移行速度定数を K_1 と定義）とヘキソナーゼによるリン酸化の反応の速度（速度定数を k_3 と定義）に応じて脳内に蓄積されることになるが，律速は k_3 である．このため，^{18}F-FDG は脳ブドウ糖代謝の解糖系の入口部分の回転速度を評価しているにすぎないが，通常，脳内のブドウ糖は酸化的リン酸化によりきわめて効率よく ATP 産生のために動員されており，神経活動はこの ATP によってもっぱら支えられていることと，脳内は通常の生理的状態ではブドウ糖以外のエネルギー基質を用いないという二重規制が存在するため，局所脳ブ

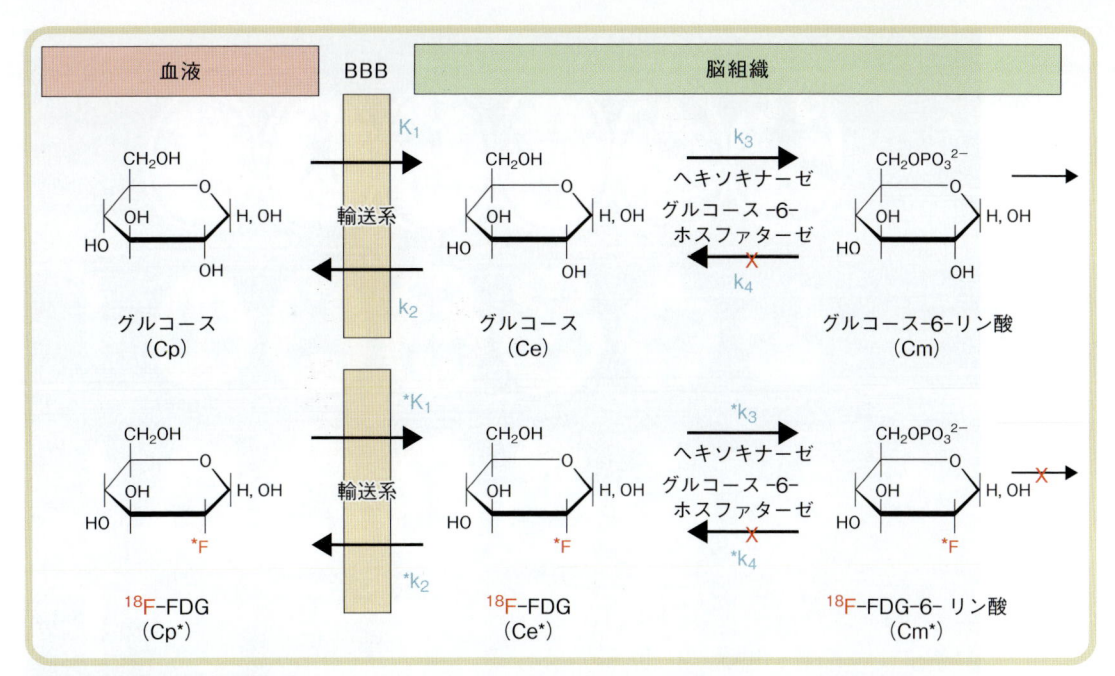

図1 ^{18}F-FDG の代謝モデル
ブドウ糖（グルコース）と ^{18}F-FDG の脳内代謝のモデル．いずれも血液中から血液脳関門（BBB）を輸送体（GLUT1）によって通過し，脳組織内でリン酸化を受ける．逆反応である脱リン酸化はほとんど起こらない．グルコースは引き続き代謝を受けるが ^{18}F-FDG はこの後の酵素の基質とならないので，反応はここで止まり，細胞内にトラップされる．^{18}F-FDG の組織内集積量はグルコースの代謝回転を反映する．

ドウ糖代謝はその部位の神経活動ときわめて良好な相関関係がある．

■ **測定法**

実際の測定は，^{18}F-FDG を静脈内投与した後，30〜45分安静にした後，脳内の分布を PET カメラで撮像する．高血糖やインスリンの放出は ^{18}F-FDG の脳への取り込みを抑制するので，通常5時間以上の絶食で検査を行う．投与後撮影までの待機時の脳活動に応じて ^{18}F-FDG が取り込まれるので，待機時間中は歩行などの運動や視聴覚の刺激を避けベッド上で安静を維持する．静注より45〜60分後の局所脳放射能分布は局所脳ブドウ糖消費量をよく反映している．

局所性の代謝変化を検出する目的であれば定性的な所見のみで十分な場合が多く，広く利用されている．簡便な定量化法としては体重あたりの投与量で補正した局所脳放射能分布（standardized uptake value：SUV）がよく用いられる．ブドウ糖代謝率（CMRGlu）の絶対値を求める場合には経時的動脈採血が必要である[3]．

脳神経領域の ^{18}F-FDG PET は局在性部分てんかんの術前焦点診断や脳腫瘍の診断に保険適用が認められているが，わが国では認知症診断に対する保険償還は認められていない．しかし，アルツハイマー病の新しい診断基準（NIA-AA 2011）[4-6] にも病態を評価できるバイオマーカーとして取り込まれており，保険収載が望まれる．

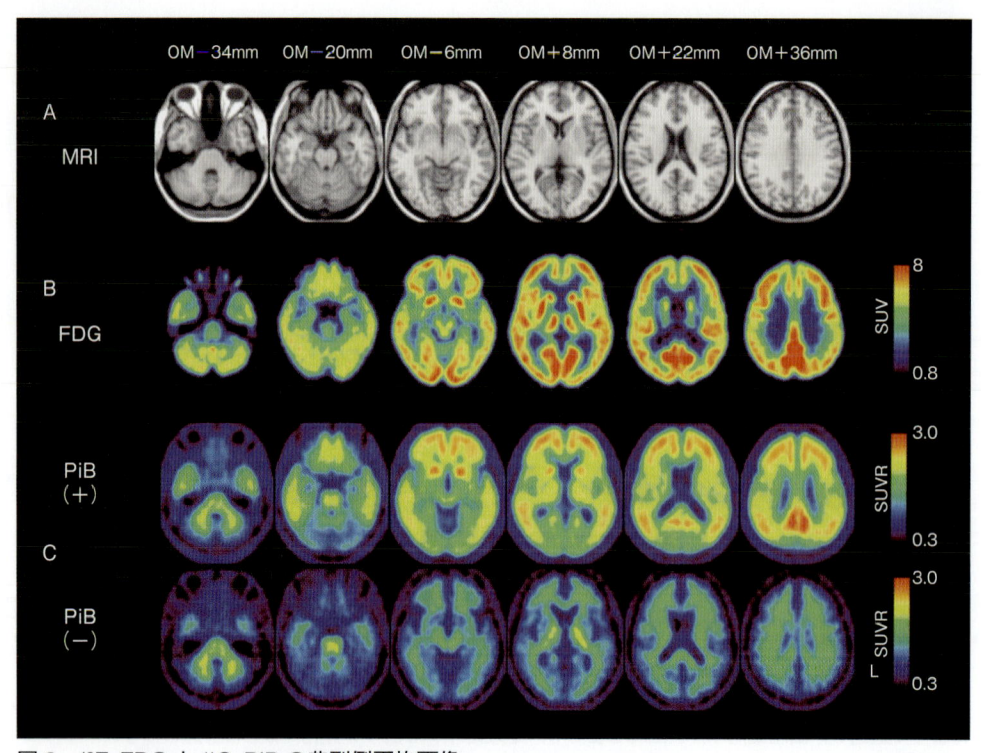

図2 ¹⁸F-FDG と ¹¹C-PiB の典型例平均画像
典型的な所見を示すため，A：健常者 MRI 画像，B：¹⁸F-FDG の健常者 21 人の平均画像，C：¹¹C-PiB の陽性者 16 人（PiB（＋））と陰性者 9 人（PiB（－））の平均画像を示す．

典型的な正常画像を図2Bに示す．

アミロイドイメージング

アミロイドイメージングとは

この検査法は近年実用化した診断技術であり，アルツハイマー病の原因と考えられているアミロイドβ（Aβ）の脳内沈着を非侵襲的に画像化することができる．ピッツバーグ大学が開発した ¹¹C-PiB（¹¹C-Pittsburgh Compound B）が最も広く臨床研究に用いられているが[7]，普及型の ¹⁸F 標識診断薬の開発も進められ，2012 年 4 月にはそのうちの 1 剤の ¹⁸F-Florbetapir（AV-45）が，2013 年 10 月には ¹⁸F-Flutemetamol（GE-067）が診断薬として FDA により承認された．臨床研究に用いられている主な PET 用アミロイド診断薬を図3[8-11]に示す．

撮像法

静脈内に投与されたアミロイドイメージング診断薬は，血流により脳に運ばれ，血液脳関門を通過し脳内に分布する．線維型 Aβ に対して特異的な結合能を有するため，結合部位である老人斑が存在すればそれを反映した分布の画像を得ることが

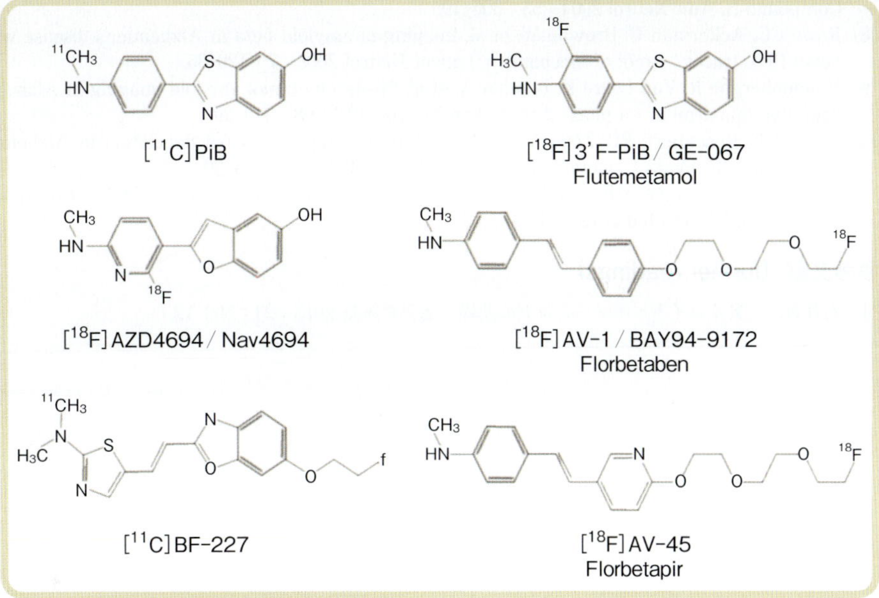

図3 代表的なアミロイドPET診断薬

できる．基本原理は神経受容体の結合能測定と同様であるが，動脈採血と長時間のダイナミック撮影は実用的ではないので，平衡状態に達した後の放射能分布を撮像し，特異的結合部位のない脳領域（通常小脳皮質を用いる）を参照部位として，特異結合を半定量的に評価する方法が一般に用いられている．^{11}C-PiBの場合は，投与後50〜70分に撮像するのが一般的である．最適な撮像タイミングは薬剤の性質によって異なり，たとえば^{18}F-Florbetapirは投与後50〜70分頃，^{18}F-Flutemtamolは投与後90〜120分頃に撮像を行うことが推奨されている．

^{11}C-PiBによる典型的な画像を図2Cに示す．

(石井賢二)

文献

1) Hertz L, Dienel GA. Energy metabolism in the brain. In：Dwyer DS (ed). Glucose Metabolism in the Brain. International Review of Neurobiology Volume 51. San Diego：Academic Press；2002. pp2-102.
2) Sokoloff L. Cerebral circulation, energy metabolism, and protein synthesis：general characteristics and principles of measurement. In：Phelps ME, Mazziotta JC, Schelbert HR (eds). Positron emission tomography and autoradiography. Principles and application for the brain and heart. New York：Raven Press；1986. pp1-72.
3) Phelps ME, Huang SC, Hoffman EJ, et al. Tomographic measurement of local cerebral glucose metabolic rate in humans with (F-18) 2-fluoro-2-deoxy-D-glucose：validation of method. Ann Neurol 1979；6：371-88.
4) McKhann GM, Knopman DS, Chertkow H, et al. The diagnosis of dementia due to Alzheimer's disease：Recommendations from the National Institute on Aging-Alzheimer's Association workgroups on diagnostic guidelines for Alzheimer's disease. Alzheimers Dement 2011；7：263-9.
5) Albert MS, Dekosky ST, Dickson D, et al. The diagnosis of mild cognitive impairment due to Alzheimer's disease：Recommendations from the National Institute on Aging-Alzheimer's Association workgroups on diagnostic guidelines for Alzheimer's disease. Alzheimers Dement 2011；7：270-9.
6) Sperling RA, Aisen PS, Beckett LA, et al. Toward defining the preclinical stages of Alzheimer's disease：Recommendations from the National Institute on Aging-Alzheimer's Association workgroups on diagnostic guidelines for Alzheimer's disease. Alzheimers Dement 2011；7：280-92.
7) Klunk WE, Engler H, Nordberg A, et al. Imaging brain amyloid in Alzheimer's disease with Pittsburgh

Compound-B. Ann Neurol 2004；55：306-19.
8) Rowe CC, Ackerman U, Browne W, et al. Imaging of amyloid beta in Alzheimer's disease with ^{18}F-BAY94-9172, a novel PET tracer：proof of mechanism. Lancet Neurol 2008；7：129-35.
9) Vandenberghe R, Van Laere K, Ivanoiu A, et al. ^{18}F-flutemetamol amyloid imaging in Alzheimer disease and mild cognitive impairment：a phase 2 trial. Ann Neurol 2010；68：319-29.
10) Wong DF, Rosenberg PB, Zhou Y, et al. In vivo imaging of amyloid deposition in Alzheimer disease using the radioligand ^{18}F-AV-45 (flobetapir F 18). J Nucl Med 2010；51：913-20.
11) Cselenyi Z, Jonhagen ME, Forsberg A, et al. Clinical validation of ^{18}F-AZD4694, an amyloid-beta-specific PET radioligand. J Nucl Med 2012；53：415-24.

参考文献 (further readings)

1) 石井賢二. アミロイド・イメージングの基礎. 老年精医誌 2013；24：503-12.

2 データ解析法と解釈

▌¹⁸F-FDG による脳ブドウ糖代謝

■ ¹⁸F-FDG PET の解析法

視覚的読影が基本となる．正常脳における基本的な分布を念頭に，代謝低下の分布を判定する．健常者では灰白質密度とブドウ糖代謝はよく相関している．大脳皮質や小脳皮質，基底核で取り込みが高い．大脳皮質のなかでは後頭葉や後部帯状回・楔前部の領域が比較的高く，線条体や視床の取り込みは大脳皮質とほぼ同じレベルである．小脳皮質の取り込みは大脳皮質よりやや低い．認知症診断目的の ¹⁸F-FDG PET 画像の視覚判定法の例としては Silverman らによる分類法がある[1]．

関心領域を設定して定量数値を得ることもできるが，1例の診断目的で数値データを用いることは少ない．むしろ，個々の症例画像を正常データベースと比較し，有意な代謝低下や亢進の有無について自動的に判定する統計画像法が補助診断法としてよく使われている．three-dimensional stereotactic surface projection（3D-SSP）[2] や statistical parametric mapping（SPM）[3] が普及しているが，これらの統計画像法の利点は，再現性のある結果を提供してくれることと，軽微な変化を検出できるので，視覚読影の見落としを少なくすることができる等の点である．

■ ¹⁸F-FDG PET の解釈

一方，統計画像で検出された所見が個性によるものなのか病気によるものなのか，

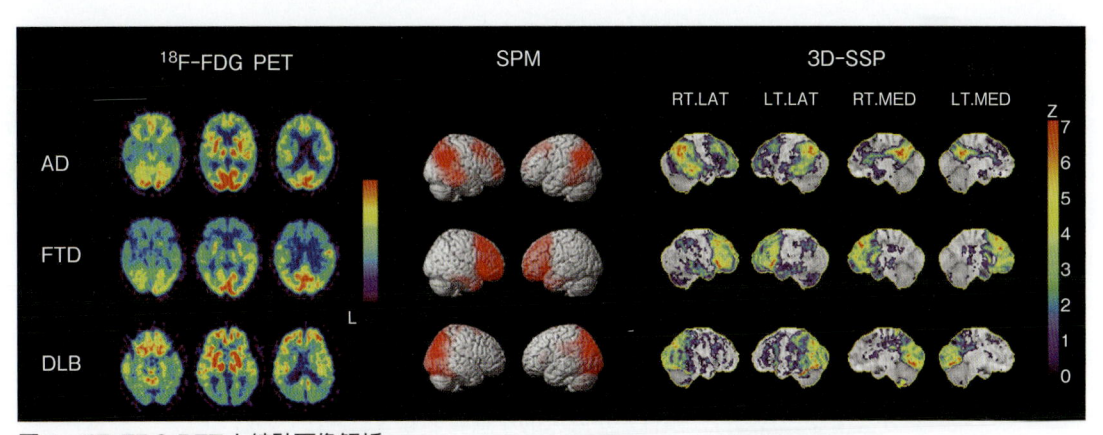

図1　¹⁸F-FDG PET と統計画像解析
上段よりアルツハイマー病（AD），前頭側頭型認知症（FTD），Lewy 小体型認知症（DLB）の典型例．左から ¹⁸F-FDG PET の画像，SPM でデータベースと対比して検出された代謝低下部位（脳表図に赤く示す），3D-SSP でデータベースと対比して検出された代謝低下部位（脳表図にカラースケールで示す）．統計画像はそれぞれの疾患に特徴的な代謝低下の分布を明瞭に提示できる．

臨床的に意義のあるものであるかどうかは，読影者の責任で判断しなければならない．自動診断法ではなく，あくまで補助診断法であるという認識で，必ず原画像やMRIなどの画像を参照し解釈すべきである．

典型的な画像と統計画像法による解析結果を図1に示す．^{18}F-FDG取り込みの減少は，その部位における神経活動の減少を意味する．シナプスの機能障害があれば細胞脱落（萎縮）はなくても代謝は低下する．したがって，^{18}F-FDG取り込みの低下はその部位における機能障害と細胞障害の総和的効果をみていると考えられる．MRI画像と対比し，脳血管障害，外傷，腫瘍，炎症などの器質病変の有無を確認するとともに，取り込み低下が萎縮相応なのか不相応なのかも診断的意義を考えるうえで参考になる．

統計画像法は1例診断のほかに，群間比較や相関解析を行うことができるので，病態の解析に広く応用することができる．

アミロイドイメージング

■アミロイドイメージングの解析法

アミロイドイメージングの解析法は，視覚的判定法と定量評価法がある．

1 視覚的判定法

視覚的判定法は，大脳皮質への集積の有無とその分布を判定するが，薬剤ごとに最適な判定法が定められている．本項ではJ-ADNI研究で定めた^{11}C-PiBの視覚的判定法を紹介する（図2)[4]．

Aβが蓄積していない健常者における^{11}C-PiB画像は，大脳白質への比較的均一な集積が認められるが，灰白質への集積は白質よりも少ない．視床，脳幹部へは大脳白質よりもやや高い集積が認められ，その程度は個人差がある．これらの集積はミエリンなどへの非特異的集積と考えられている．

一方，アルツハイマー病患者などで，線維型Aβ沈着のある症例では，大脳皮質への集積が白質への集積を大きく上回り，皮質と白質の大小関係が完全に逆転する．このため，^{11}C-PiBは視覚的読影による集積の有無を判定しやすい．アルツハイマー病で集積が高い部位は，楔前部・後部帯状回皮質，前頭葉皮質，側頭頭頂葉外側皮質，線条体（腹側部）であり，側頭葉内側部，一次運動感覚野，後頭葉（特に一次視覚野）への集積は比較的少ない．

視覚的な陽陰性の判定は個々の例でも比較的容易であり，精度も高い．視覚的には，集積の分布や量を判定することができるが，その詳細よりも集積があるかないか，すなわち陽性か陰性かが臨床的な意義をもつとされている．

2 定量評価法

疾患の経過や治療効果を判定したり，集団における病態評価をするためには定量測定が必要となる．定量測定を行うには，小脳皮質を参照領域として，その何倍の

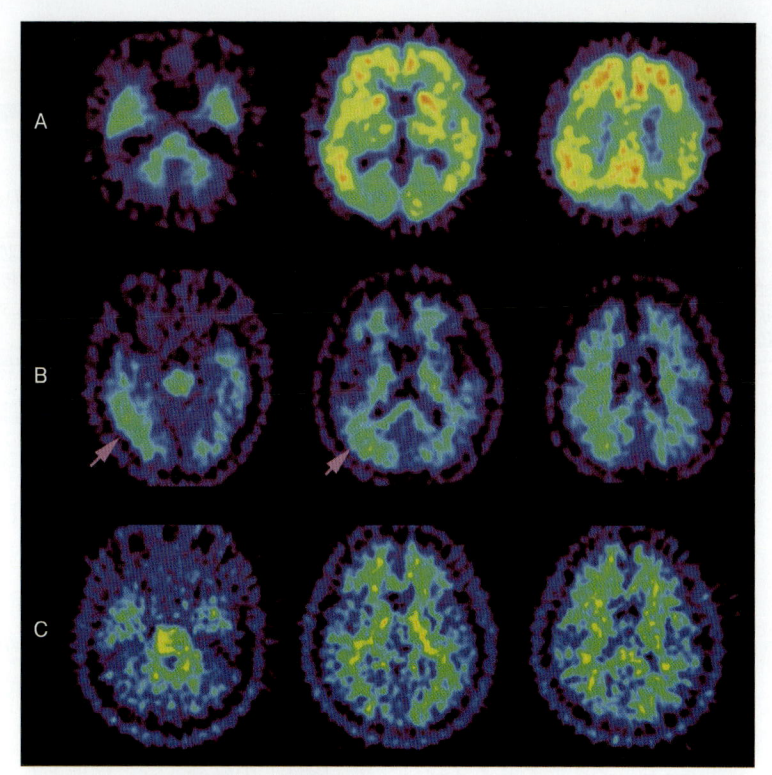

図2 ¹¹C-PiB画像の視覚的判定例
A：Positive（集積あり）．大脳皮質における集積が白質への集積を上回る部位が1脳回を超えて存在する．
B：Equivocal（少量の集積）．白質と同等レベルの集積が，大脳皮質にも1脳回を超えた広がりで認められる．
C：Negative（集積なし）．大脳皮質への集積はどの部位においても白質のレベルよりも低い．

集積があるかを計測して評価する．上記のアルツハイマー病で集積が多い皮質領域の平均値を，その個人におけるアミロイド集積量の代表値として用いることが多い．定量測定の方法も，薬剤ごとに最適な方法が検討されている．

■アミロイドイメージングの意義

　アミロイドイメージングの意義は，その診断薬の性質上，「老人斑の可視化」であると考えられている．そのため，診断薬としての有効性評価は，剖検病理所見と生前のPET画像を対比する方法で行われている．¹¹C-PiBや現在上市が予定されている¹⁸F標識診断薬は，いずれも病理学的評価でアルツハイマー病診断に匹敵するレベルの老人斑が見られる場合にPET画像でも陽性所見が見られるという対応関係が確認されている．

　アミロイドイメージングで確認された陽性所見は，アルツハイマー病診断の必要条件と考えられている．これまでの臨床研究で，アミロイドイメージング「陽性」所見は，健常老年者の10〜20％，軽度認知障害（MCI）の60％程度に認められることがわかっている[5]．これは，アミロイドの脳内沈着が生じてから認知機能障

表1 アミロイドイメージング臨床利用に関するAA-SNMMIガイドライン要点

適切な使用	不適切な使用
前提：客観的に確認された認知機能の問題があり，アルツハイマー病の可能性があるが認知症専門医の精査でも診断が不確かであり，アミロイド病理の存在の有無が確認された場合に診断の確信度が高まり，それによって診療方針に変更がありうる場合 1. 持続性あるいは進行性の原因不明のMCI 2. Possible ADのcore clinical criteriaを満たす症例（非定型的な臨床像，混合型など） 3. 若年発症の進行性認知症	4. Probable ADのcore criteriaを満たし発症年齢が典型的な症例 5. 認知症の重症度診断目的 6. 認知症の家族歴やApoE4保有のみを根拠とする検査 7. 臨床評価で客観的裏付けのない認知機能障害の訴え 8. 遺伝性認知症の遺伝子保有が疑われる者に対して遺伝子検査の代わりに行う場合 9. 無症候者 10. 非医学的利用（法的，保険，雇用などの目的）

(Johnson KA, et al. Alzheimers Dement 2013；9：e-1-16, J Nucl Med 2013；54：476-90[6]) をもとに作成)

害が顕在化するまで10年以上のタイムラグがあるためと考えられており，アミロイド陽性所見のみにより直ちにアルツハイマー病の診断を確定することはできない．しかし，病態を早期に診断し，予防的介入を考えるうえでは重要な所見であり，無症候者やMCIを対象とした観察研究，介入研究，治療薬治験が行われている．将来根本治療薬が実用化されれば，無症候あるいはMCIの段階で陽性者を判定するニーズが明らかとなる．

一方，アミロイドイメージング「陰性」の場合，背景病理としてアルツハイマー病の可能性を事実上否定できるので，その臨床的インパクトは非常に大きい．根本治療薬が実現していない現状では，この陰性所見による鑑別が，事実上実用性のある領域の一つと考えられている．

どのような状況でアミロイドイメージングを用いるのが適当か，アルツハイマー病協会と北米核医学分子イメージング学会の臨床使用ガイドラインが提案されており[6]，その要旨を表1にまとめた．

(石井賢二)

文献

1) Silverman DH Small GW, Chang CY, et al. Positron emission tomography in evaluation of dementia. Regional brain metabolism and long-term outcome. JAMA 2001；286：2120-7.
2) Minoshima S, Frey KA, Koeppe RA, et al. A diagnostic approach in Alzheimer's disease using three-dimensional stereotactic surface projections of fluorine-18-FDG PET. J Nucl Med 1995；36：1238-48.
3) Friston KJ, Frith CD, Liddle PF, et al. Comparing functional (PET) images：the assessment of significant change. J Cereb Blood Flow Metab 1991；11：690-9.
4) 石井賢二．アルツハイマー病研究におけるアミロイドPET．BRAIN and NERVE 2010；62：757-67.
5) Rowe CC, Ng S, Ackermann U, et al. Imaging beta-amyloid burden in aging and dementia. Neurology 2007；68：1718-25.
6) Johnson KA, Minoshima S, Bohnen NI, et al. Appropriate use criteria for amyloid PET：a report of the Amyloid Imaging Task Force, the Society of Nuclear Medicine and Molecular Imaging, and the Alzheimer's Association. Alzheimers Dement 2013；9：e-1-16, J Nucl Med 2013；54：476-90.

参考文献（further readings）

1) 石井賢二．アミロイドPET画像で診るアルツハイマー病．松田博史，朝田　隆（編）．見て診て学ぶ ― 認知症の画像診断．東京：永井書店；2010．pp151-65．
2) 石井賢二．アミロイドPETによる認知症の診断．西村恒彦（編）．第3版．脳SPECT/PETの臨床．東京：メジカルビュー社；2012．pp160-7．

3 精神疾患で認められる所見

変性型認知症の診断

　変性型認知症は，早期から特徴的な代謝低下のパターンを呈することが多く，^{18}F-FDG PET はさまざまなタイプの認知症の早期診断に有用である．アルツハイマー病診断に関しては，2011年に National Institute of Aging と Alzheimer's Association のワーキンググループより提案された新しい臨床診断基準[1-3]では，^{18}F-FDG PET とアミロイド PET が MRI とともに病態の進展を客観的に示すバイオマーカーとして診断基準の中に組み込まれた．アミロイド PET はアルツハイマー病の必要条件をなす「アミロイド沈着」の指標として，MRI と ^{18}F-FDG PET は「神経障害」を示す指標として位置づけられている．アミロイド PET が陽性であっても，臨床的に認知症を呈していない場合もあり，他の臨床情報と合わせて判断する必要があるが，早期診断や発症予測における意義づけについては，今後の追跡臨床研究などによりさらに明らかにされていくと考えられる．

　一方，アミロイド PET 陰性所見が得られた場合は，背景病理がアルツハイマー病でない可能性が強く示唆される．アミロイド PET 陰性の認知症疾患として想定されるのは，前頭側頭型認知症，アミロイド沈着を伴わない Lewy 小体型認知症（小坂の pure form DLB），進行性核上性麻痺，皮質基底核変性症，嗜銀顆粒性認知症，神経原線維変化優位型認知症などである．各種変性疾患における ^{11}C-PiB によるアミロイド PET と ^{18}F-FDG PET 画像を示す（図1）．これらについても，MRI に

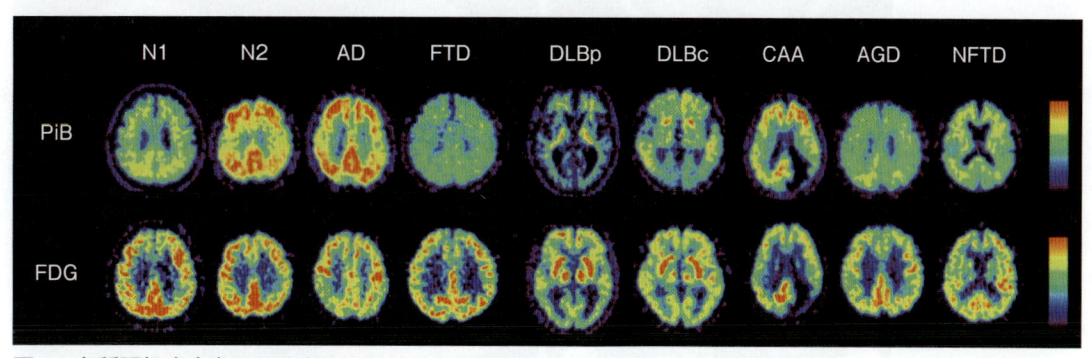

図1　各種認知症疾患におけるアミロイド PET と ^{18}F-FDG PET
上段：^{11}C-PiB によるアミロイド PET．
下段：^{18}F-FDG PET．
N1，N2 は健常老年者．健常老年者の5〜10％でアミロイドの沈着が認められる．AD（アルツハイマー病）ではアミロイド沈着を認めるが，FTD（前頭側頭型認知症）では通常アミロイド陰性である．DLB（Lewy 小体型認知症）はアミロイド陰性（DLBp）の場合と陽性（DLBc）の場合があり，臨床症状や経過が異なると考えられる．CAA（アミロイドアンギオパチー）では血管のアミロイドもアミロイド PET で標識されるといわれている．老年者タウオパチーとして知られる AGD（嗜銀顆粒性認知症）や NFTD（神経原線維変化優位型認知症）でもアミロイド PET 所見は陰性であり，臨床診断の一助になると考えられる．

よる萎縮判定，^{18}F-FDG PETによる機能低下の分布，^{123}I-MIBG心筋シンチグラフィによる心臓交感神経機能，ドパミントランスポーターによる黒質線条体ドパミン楔前ニューロン密度などの所見と合わせることで，診断の精度を高めることができる．こうした複合的な診断の詳細については他稿に譲る[4,5]．

脳血管性認知症の診断

脳血管性認知症は，粗大な血管障害，多発小梗塞，白質病変を主体とするBinswanger型脳症，認知機能に重要な部位の破壊による戦略拠点破壊型脳血管性認知症に大別される．血管病変の存在診断や局在診断にはX線CTやMRIが用いられるが，詳細な評価を行ううえではMRIの有用性が高い．

変性疾患との合併はしばしばみられ，認知症の背景病態としてどちらが責任をもつかは，臨床症状や画像の特徴から注意深く見極める必要がある．また，変性疾患そのものでも，虚血性と区別が難しいような白質障害の所見を呈する場合もある．

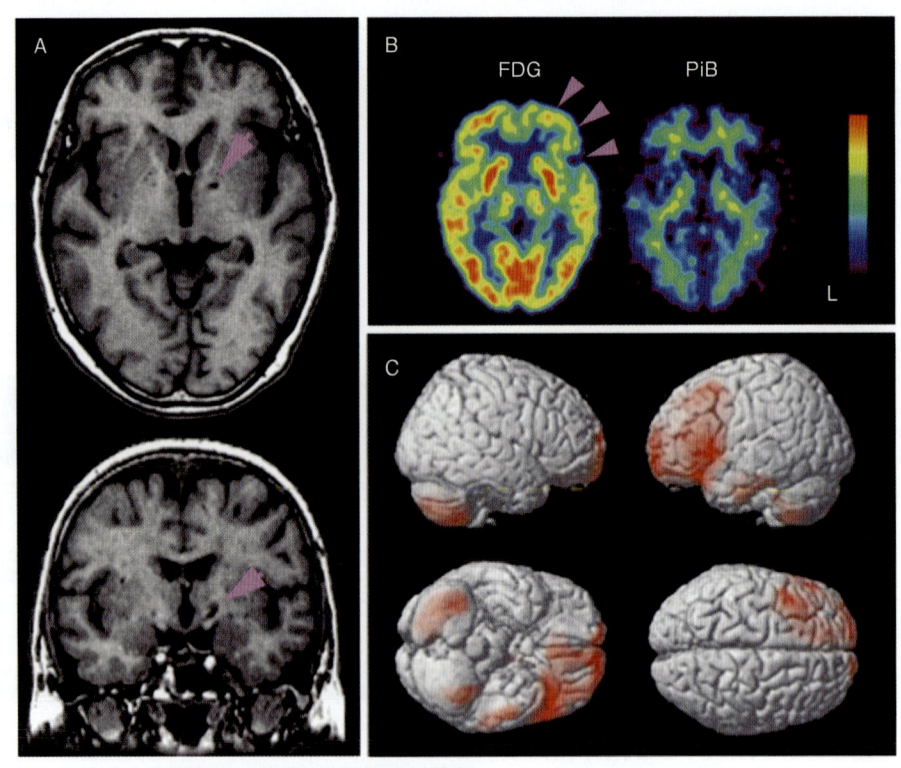

図2 視床の小梗塞による近時記憶障害の診断
60歳代後半，女性．近時記憶障害で発症．心理評価はamnestic MCIのレベル．
A：MRIでは左内包膝部・視床前角・乳頭体視床路を含む深部梗塞を認める（矢印）．
B：FDG PET（左）では左前頭葉に広範な代謝低下（矢印）が認められるが，PiB PET（右）ではアミロイドの沈着はなく，アルツハイマー病は否定的と考えられた．
C：健常群と比較した統計画像では左前頭葉，左側頭葉，右小脳に代謝低下が認められた．皮質代謝低下は深部梗塞による線維遮断の結果としての遠隔効果（diaschisis）と考えられる．

変性型との鑑別が困難な場合は，^{18}F-FDG PET やアミロイドイメージングが病態評価に役立つ場合もある．

戦略拠点破壊型脳血管性認知症も日常診療のなかで見逃されがちな病態である．記憶や意欲などに関連する重要部位の破壊の結果，血管病巣の大きさに見合わない重篤な生活障害をきたす．麻痺や言語障害が目立たないため，脳梗塞としては軽症とみなされ，うつ状態や神経症と診断されることもある．尾状核頭部を含む梗塞，内包膝部梗塞，視床前核を含む梗塞，乳頭体視床路を含む梗塞などが知られている．これらの病態を評価するうえでは，機能画像の所見がしばしば有用である（図2）．

うつ病

老年者のうつ病と認知症は，相互に鑑別を要する重要な疾患である．認知症の初期症状としてうつ状態を呈する場合があることはよく知られている一方，うつ状態の結果として生じた注意力の低下や生活障害が，認知機能障害として評価される場合もある．そのため，早期にバイオマーカーによる病態の裏付けができれば有用である．特に老年者のうつとして評価される一群の中に，Aβ沈着を背景としている症例がどの程度含まれ，病態にどの程度かかわりがあるかについてはまだ少数例の報告があるにとどまっており[6]，今後検討が必要な課題である．

（石井賢二）

文献

1) 石井賢二．アルツハイマー病研究におけるアミロイドPET．BRAIN and NERVE 2010；62：757-67.
2) Rowe CC, Ng S, Ackermann U, et al. Imaging beta-amyloid burden in aging and dementia. Neurology 2007；68：1718-25.
3) Johnson KA, Minoshima S, Bohnen NI, et al. Appropriate use criteria for amyloid PET：a report of the Amyloid Imaging Task Force, the Society of Nuclear Medicine and Molecular Imaging, and the Alzheimer's Association. Alzheimers Dement 2013；9：e-1-16, J Nucl Med 2013；54：476-90.
4) 石井賢二．認知症：診断と治療の進歩 診断 画像診断（MRI，SPECT，PET）．日内会誌 2011；100：2116-24.
5) 石井賢二．認知症診断におけるマルチモーダルアプローチ：アミロイドPETとFDG-PETによる認知症診断．Cognition Dementia 2012；11：106-12.
6) Butters MA, Klunk WE, Mathis CA, et al. Imaging Alzheimer pathology in late-life depression with PET and Pittsburgh Compound-B. Alzheimer Dis Assoc Disord 2008；22：261-8.

参考文献（further readings）

1) 石井賢二．認知症．米倉義晴（編）．臨床医とコメディカルのための最新クリニカルPET．東京：先端医療技術研究所；2010．pp179-83.
2) Silverman DHS（ed）．PET in the evaluation of Alzheimer's disease and related disorders. New York：Springer；2009.

4 個別症例における有用性と限界

^{18}F-FDG PET とアミロイドイメージングは，多数例の観察研究データを集団解析するなかから病態の進展を表現するバイオマーカーとしての可能性・有用性が示され[1]，診断基準にも採用された．しかし，個々の症例においてどの程度の精度で診断ができるかは別の問題であり，それぞれの検査モダリティについての診断精度評価の検討が今後行われる必要がある．そのためには，検査法の標準化と品質管理，解析法の標準化と評価者のトレーニングといった実用的なレベルの問題があり，学会による資格認定やガイドラインなどでコントロールしていく必要がある．

アミロイドイメージングの場合は，すでに述べたように，陰性所見のインパクトは明白であり，その症例の背景病理がアルツハイマー病であることが事実上否定できる．一方，陽性所見の意義は，まだ集団としてのリスクとしてしか評価できない部分があり，個々の症例においてどこまで病態の進展を予測できるかは，発症や予防にかかわる因子をさらに詳細に検討しなければ十分な判断ができないというのが個別診断における現状の限界である．

図 1 に示す症例は ^{11}C-PiB によるアミロイドイメージングにより Aβ 沈着が示された健常者であるが，認知機能障害はなく，MRI 画像も ^{18}F-FDG PET 画像も

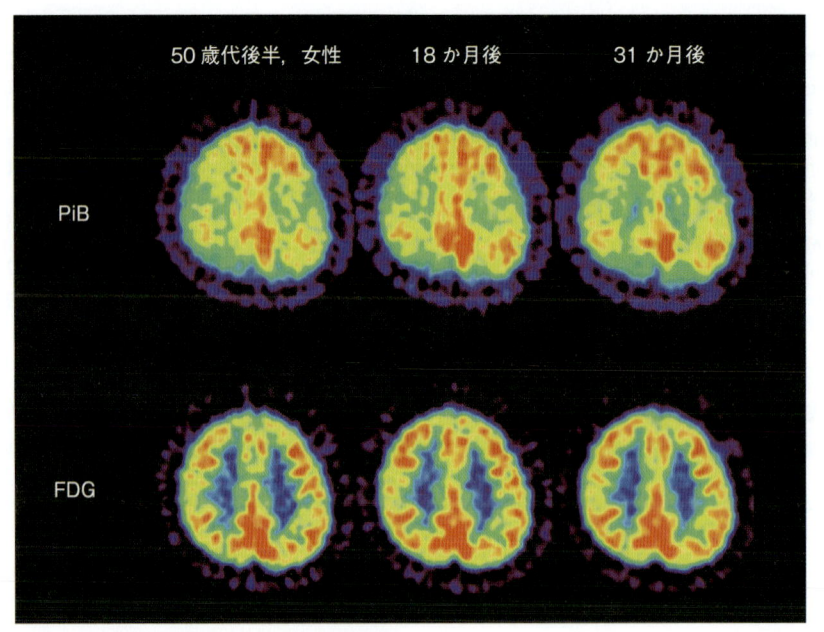

図1 アミロイド陽性健常者の経時変化
50歳代後半，女性．^{11}C-PiB（上段）と ^{18}F-FDG（下段）の経時変化を示す．アミロイド陽性所見を認めたが，MRI, FDG PET, 神経心理検査はすべて正常．NIA-AA 2011 診断基準では preclinical AD に分類される．約3年間のフォローで変化はみられない．

正常である．NIA-AA 2011 の research criteria では preclinical AD（stage 1）と診断されるケースであるが，この症例が将来認知機能障害を発症するのか否か，発症するとしてもいつか，について現在われわれは予想する術をもたない．Aβ沈着を制御できる disease modifying drugs が実用化した場合，どのような症例をその治療対象とするか，介入戦略の策定のためには，個々の症例におけるリスク評価がより正確にできるよう，今後検討を重ねていく必要がある．

（石井賢二）

文献

1) Jack CR, Knopman DS, Jagust WJ, et al. Hypothetical model of dynamic biomarkers of the Alzheimer's pathological cascade. Lancet Neurol 2010；9：119-28.

第5章 脳機能画像（NIRS）

1 原理・検査法・得られるデータ

はじめに

近赤外線スペクトロスコピィ（near-infrared spectroscopy：NIRS）とは，近赤外光が生体を通過する際にヘモグロビンに吸収されることを利用して，生体の血液量を非侵襲的に測定する方法論である．脳機能画像においては，頭表から2〜3 cmの範囲の脳血液量変化を測定し，脳賦活を簡便にとらえる[1]．「光脳機能イメージング」「fNIRS（functional NIRS）」「光トポグラフィー」とも呼ばれる．本項では，NIRSの測定原理と標準的な検査法，測定データが反映するものについて示す．

原理

■ NIRSの原理

波長700〜1,000 nmの近赤外光は，他の波長領域の光と比べて骨や皮膚などの生体組織への透過性を示す一方で，ヘモグロビンにはよく吸収される．NIRSは，血液中のヘモグロビンの吸光係数が，ヘモグロビンの酸素化状態と照射される光の波長によって異なることを利用して，複数の波長で分光計測を行い，酸素化ヘモグロビン（oxy-Hb）と脱酸素化ヘモグロビン（deoxy-Hb）の濃度，その和である総ヘモグロビン（total-Hb）を算出する（図1）．

■ 反射光を用いた脳機能測定[2]

頭皮上に光を照射すると，光は頭部のさまざまな組織に散乱・吸収されながら伝播する．NIRSによる脳機能測定では，その一部の頭皮上に戻ってきた反射光を検出する（図2）．照射光と検出光の値からヘモグロビン濃度変化を算出するが，頭部組織内で光が実際に進んだ距離（実効光路長）は現在のところ測定できないため，一般的なNIRS測定値の単位は，mM・mm，μM・mmのように，ヘモグロビン濃度と長さの積で表される．

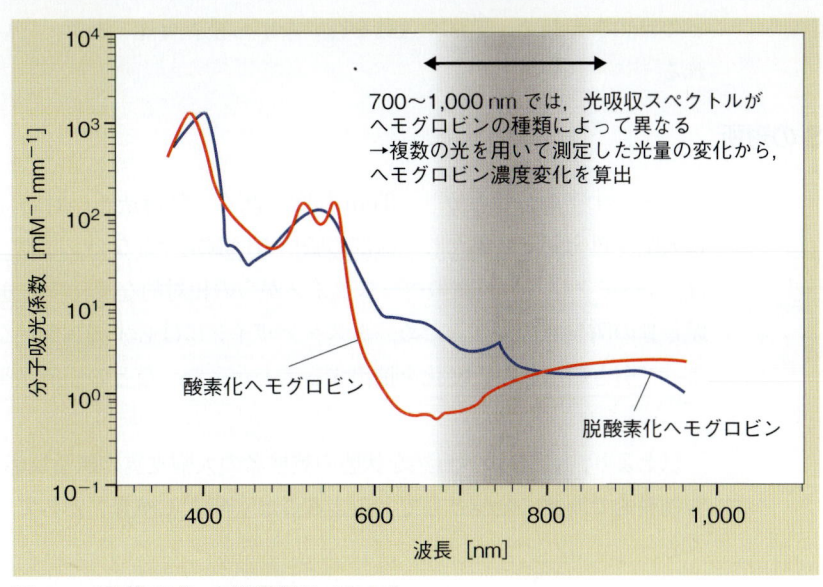

図1　ヘモグロビンの光吸収スペクトル

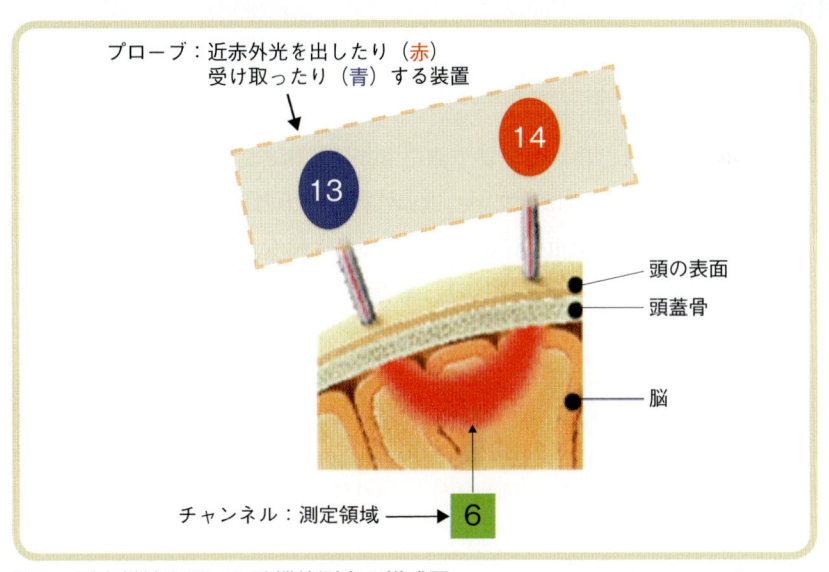

図2　近赤外線を用いた脳機能測定の模式図

長所と短所[2)]

■NIRSの長所

　脳機能測定におけるNIRSの長所としては，①光を用いるため，完全に非侵襲で幼児を含めて繰り返し測定しても生体への有害な影響がない，②市販の装置でも0.1秒ごとに測定でき，時間分解能が高い，③装置が小型で移動可能，④座位や立位な

どの自然な姿勢で，発声や運動を行いながら検査可能である，といった点が挙げられる．

■ NIRSの短所

一方，①空間分解能が1〜3 cm程度と低く，脳構造との対応は脳回程度，②主に大脳皮質を測定対象とし，深部の脳構造は測定できない，また，測定したデータは，③ヘモグロビン濃度のベースラインからの相対的な変化であり，④頭皮や筋肉，頭蓋骨の関与も含まれるため，タスクデザインには必ず統制条件を作ってタスクによって引き起こされた変化を抽出する工夫が必要，などの短所が挙げられる．

以上より，NIRSは「自然な状態の被検者の大脳皮質の賦活反応性の時間経過を，非侵襲的で簡便に全体としてとらえることができる検査」としてまとめることができる．

検査法

■ 検査の安全性

NIRSは自然な姿勢で測定でき，被検者に負担の少ない検査であり，検査上のリスクや注意点は少ない．近赤外線（低出力レーザーや発光ダイオード）を用いるため，皮膚や脳組織に損傷を与えることはなく，安全性には問題がないと考えられる．医療現場で用いる際には，薬事法が定める医療器具として承認されている装置を使用する．

測定に際しては，被検者に，光ファイバーの頭部装着による重みや痛みといった負担が挙げられる．また，光ファイバーが動いたときのアーチファクトを減らすために，頭を動かさないよう指示されるため，検査が長時間になると，苦痛の原因となるので注意する．

■ 検査指針と被検者への説明[3]

日本神経科学学会「ヒト脳機能の非侵襲的研究」の倫理問題等に関する指針のうち，NIRSについては，検査指針として，①検査前に検査の概要およびそのリスクを詳しく説明し，インフォームド・コンセントを得ておくこと，また，②検査中の注意事項として，検査時間については検査担当者または担当医師の判断に委ねるが，原則として1回（1セッション）の検査は長くとも15分以内とし，適宜休憩を取ること，休憩のつど被検者に話しかけ，訴えを聞いて対処すること，③原則として，検査は1時間以内に終了すること，としている．

倫理指針が呈示している，NIRSの特徴を考慮した具体的な説明書の例を表1に転載した．

表1 被検者に対する説明書の例

Q1. 近赤外線分光法とは何でしょうか？
→近赤外線分光法は，近赤外線という光を使って脳に栄養を送る血液の変化を記録するもので，脳活動がどのように起こっているのかを客観的に判断するための装置です．

Q2. 近赤外線分光法を記録する理由は何でしょうか？
→私たちは，近赤外線分光法を使って脳活動を計測・観測することで，脳の機能を定量的にとらえます．脳の機能を観測する手法は，fMRI・MEG・脳波・PETなどが挙げられますが，近赤外線分光法では日常的な環境下で自然な計測が可能で，他の観測手法では遂行できない研究が多数あります．また，脳の機能を推定する方法は，主観評価・行動計測もありますが，直接脳を観測するわけではないので，科学的な根拠としては裏付けが弱いという側面があります．

Q3. 近赤外線分光法に伴う危険はあるのでしょうか？
→危険はありません．外から薬物を注射する必要もありません．ただし正確な検査結果を得るために，検査中はできるだけ動かないようにお願いします．

Q4. 近赤外線分光法検査の種類
→検査を目的とする脳機能の種類によって，外部から刺激を与えることがあります．聴覚検査ではイヤホンあるいはスピーカーからの音，視覚検査では光や文字，映像等，体性感覚（触覚等）の検査では，手首や足首に弱い電気刺激を与えます．いずれも安全性には問題がないものばかりですので，心配はありません．（患者に対する説明書では，「検査中は常に医師や検査技師，又は看護師が立ち合います．」という文章を加える．）

日本神経科学学会「ヒト脳機能の非侵襲的研究」の倫理問題等に関する指針（2009年2月3日改訂，2009年12月4日，2010年1月および3月語句訂正）．4E. 近赤外線分光法（作成協力者：牧敦）より転載．
http://www.jnss.org/wp-content/uploads/2012/02/rinri.pdf

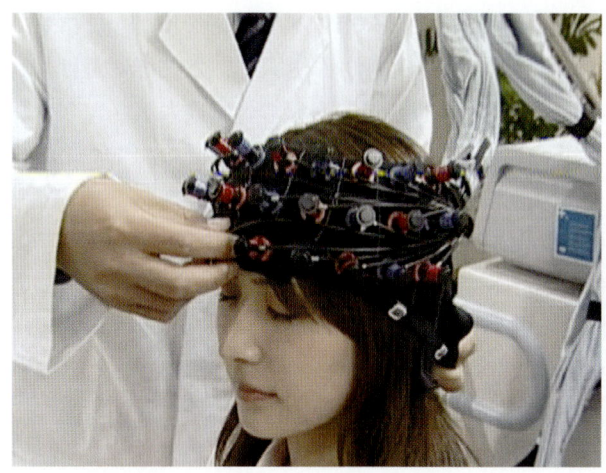

図3 プローブキャップ装着の例

■ プローブキャップの装着

NIRS検査では，プローブキャップを被検者の頭部に装着する（図3）．頭髪はノイズの原因となることがあるため，髪を掻き分けるなどして，光ファイバーの照射・検出部を頭皮に密着させる．

NIRS装置の多くは脳表の一部しか測定できないため，目的の場所に的確にプローブを設定する必要がある．まず，先行研究を精読して測定したい脳領域を決定し，脳波記録のための国際10-20法の基準点を目印として装着する．頭表位置と脳領域の対応については，国際10-20法の各基準点に対応する標準脳上の推定位

置が公開されている[4].

得られるデータ

■NIRS信号に含まれるもの

　NIRS検査で得られるデータを検討する際には，頭表からの照射および検出を行うため，データには脳組織以外の影響があること，そして，NIRSデータは測定開始時からの相対値であり，光路長の影響を含んだものであることを常に念頭に置いて行う．

　NIRSで得られるヘモグロビン・データにおける脳組織の寄与率は，プローブ間距離が2 cmの場合に33％，3 cmで55％，4 cmでは69％と推定されている[5]．また，前額部にプローブを置いた場合の皮膚血流の関与についても指摘されている[6]．

　光路長については，照射光が実際に頭部内をどのように散乱・反射して検出プローブまで戻ってきたかを知ることはできないが，短パルス光を用いた時間分解計測で検出光量の時間変化を調べることによって，測定対象の光学特性を知ることができる．ラット頭部を用いて入射–検出の時間間隔を検討した結果によると，近赤外線の実際の行路は両プローブ間隔の平均約5倍（2～9倍の範囲）とされている[7]．光路長の被検者間差については，21～59歳の健常成人100人を対象とした研究結果から，光路長因子（differential pathlength factor：DPF；光路長とプローブ間距離の比）は個人間や測定部位間で10～20％の差があるとされる[8,9]．

　脳組織以外の影響や光路長の問題を解決するには，マルチモダリティによる妥当性の確認や時間分解計測による検証が原理的な方法であるが，広く応用するには困難がある．実際的な方法として，同一被検者の1チャンネルから連続的に記録したデータの経時的な特徴を検討する方法や，性質の異なる2つの課題を行って課題間を比較する方法がある（たとえば，A群とB群において課題1ではA群＞B群，課題2ではA群＜B群）[10]．

■NIRSの神経生理学的基礎

　脳の神経細胞が活動すると，数秒遅れて脳循環反応が生じる．脳機能画像は，この脳循環の変化を測定することで脳活動をとらえる手法であり，神経細胞活動と脳循環反応という2つの要素からなる．脳循環反応は，複数のメカニズムを介して神経細胞による酸素消費より過剰に生じるために，細静脈ではdeoxy-Hbが減少し，毛細血管ではoxy-Hbが増加する．前者をとらえるのがfMRIのBOLD信号であり，大脳皮質で生じる後者の変化を頭皮上に投影したデータとしてとらえるのがNIRSである．

　PETを用いた研究により，神経活動時には局所脳血流は50％程度上昇するが，

表2 fMRIによるBOLDデータとNIRSによるHbデータの関連

	小血管（細静脈）	毛細血管
血流速度	↑↑	↑
血管床面積	↑	↑↑
oxy-Hb	↑	↑↑**
deoxy-Hb	↓↓*	↑〜↓**

*：fMRIのBOLD信号が反映，**：NIRSが反映．

脳酸素代謝の上昇は5％程度にとどまることが明らかにされており[11]，脳が必要とする以上の酸素が神経活動部位に送り込まれるため，通常，課題遂行中のoxy-Hbは増加を示す．一方，deoxy-Hbはoxy-Hbに洗い流されるようにして減少することになるが，NIRS信号が反映するとされる毛細血管では，血流増加だけでなく血管床面積の増加も生じるため，必ずしも減少するとは限らず，血流増加と血管床面積増加のバランスによって増加〜減少のいずれをも示し，複雑である（表2）[10]．

おわりに

NIRSが何を測定しているかについては，現在も明確な結論は出ていない．精神疾患を対象とした研究では本格的な臨床応用が進んでいるが，それとともに，計測の基礎生理や神経血管カップリングのメカニズムの解明についても，今後のさらなる進展が期待される．

（西村幸香）

文献

1) 福田正人, 三國雅彦. うつ病のNIRS研究. 医学のあゆみ 2006；219：1057-62.
2) 福田正人, 須田真史, 亀山正樹ほか. 精神疾患におけるNIRSの意義. 福田正人（編）. 精神疾患とNIRS—光トポグラフィー検査による脳機能イメージング. 東京：中山書店；2009. pp40-51.
3) 牧 敦. 4E. 近赤外線分光法. 日本神経科学学会「ヒト脳機能の非侵襲的研究」の倫理問題等に関する指針. (http://www.jnss.org/human_ethic/)
4) Functional Brain Science Lab. Center for Development of Advanced Medical Technology. Jichi Medical University. NIRS tools. (http：//www.jichi.ac.jp/brainlab/tools.html)
5) Kohri S, Hoshi Y, Tamura M, et al. Quantitative evaluation of the relative contribution ratio of cerebral tissue to near-infrared signals in the adult human head：a preliminary study. Physiol Meas 2002；23：301-12.
6) Takahashi T, Takikawa Y, Kawagoe R, et al. Influence of skin blood flow on near-infrared spectroscopy signals measured on the forehead during a verbal fluency task. NeuroImage 2011；57：991-1002.
7) Wray S, Cope M, Delpy DT, et al. Characterization of the near infrared absorption spectra of cytochrome aa3 and hemoglobin for the non-invasive monitoring of cerebral oxygenation. Biochim Biophys Acta 1988；933：184-92.
8) Duncan A, Meek JH, Clemence M, et al. Optical pathlenghth measurements on adult head, calf, and forearm and the head of the newborn infant using phase resolved optical spectroscopy. Phy Med Biol 1995；40：295-304.
9) Duncan A, Meek JH, Clemence M, et al. Measurement of cranial optical path length as a function of age using phase resolved near infrared spectroscopy. Pediatr Res 1996；39：889-94.
10) 福田正人, 青山義之, 武井雄一ほか. NIRSの神経生理学的基礎. 福田正人（編）. 精神疾患とNIRS—光トポグラフィー検査による脳機能イメージング. 東京：中山書店；2009. pp52-65.
11) Fox PT, Raichle ME. Focal physiological uncoupling of cerebral blood flow and oxidative metabolism during somatosensory stimulation in human subjects. Proc Natl Acad Sci U S A 1986；83：1140-4.

2 データ解析法と解釈

本項では，計測によって得られた NIRS データの扱いと，解析・解釈方法について述べ，最後に，解析に用いられるソフトウェアについても紹介する．

■ どのデータを扱うか

NIRS で得られる酸素化・脱酸素化ヘモグロビン濃度（oxy-Hb・deoxy-Hb）は主に毛細血管の Hb 濃度を反映しているとされる．神経細胞活動の数秒後に起こる脳血流および血液量の増加は，毛細血管においては血流速度の増加と血管床面積の増大が影響すると考えられており，この変化のバランスによって，oxy-Hb は増加し，deoxy-Hb は増加することもあれば減少することもあるとされる[1]．

NIRS において，脳活動の指標として何を用いるかについてはさまざまな立場があるが，現在は「賦活に伴って血流増加が生じるとすれば，光で計測する時，酸素化 Hb が最も敏感であり，また信頼し得るパラメーターである．全 Hb は血流変動とほぼ対応するが，その変動の幅が小さいときは信頼できない．脱酸素化 Hb の変動は非常に複雑である」との考え方が一般的であり[2]，oxy-Hb 変化量をパラメーターとして用いることが多い．

また，人間の頭部は，毛髪，頭皮，頭蓋骨，大脳実質など複数の構成物から成る．送光プローブから出た近赤外光はさまざまな部位を散乱しながら進み，血中の Hb により吸収されながら，平均してプローブ距離間の 6 倍程度の距離（光路長）を経て受光プローブで検出される．頭皮や頭蓋骨板間にも血液は存在するので，脳以外の部位の血液の吸収も含まれていることになる．こうして得られた NIRS 信号を modified Beer-Lambert 則に基づいて計算すれば，ベースラインからの Hb 濃度変化が算出できる[1]．光路長を計測することは不可能であるため[3]，この値は絶対値ではなく Hb 濃度変化量に光路長を掛け合わせた値（単位は mMmm）であり，あくまで相対値であることに注意する[4]．

■ 解析手順

本項では，解析と密接に関連するタスクデザインについて最初に述べ，次に，データ測定後の一般的な解析手順について，先進医療検査で行っている手順を中心に，概要を説明する（図1）．

■ 1. タスクデザイン

NIRS 信号は相対値であるため，解析においては，タスク前とタスク中の信号の

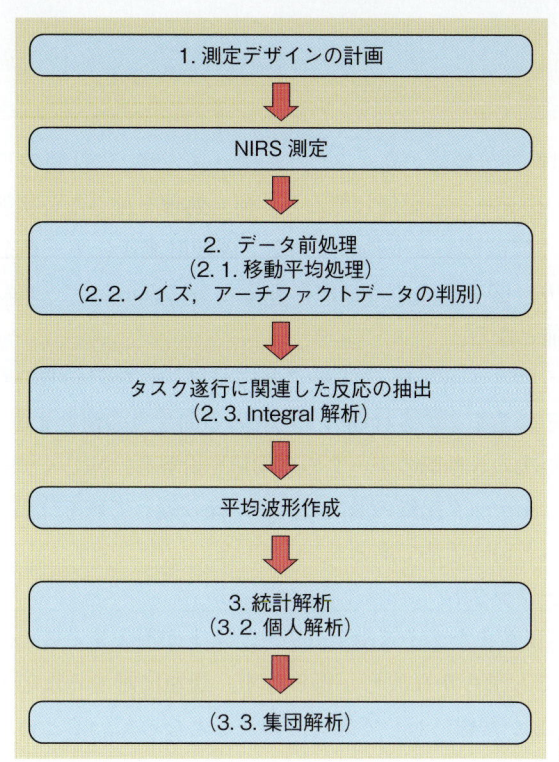

```
1. 測定デザインの計画
        ↓
      NIRS測定
        ↓
   2. データ前処理
  (2.1. 移動平均処理)
(2.2. ノイズ，アーチファクトデータの判別)
        ↓
タスク遂行に関連した反応の抽出
   (2.3. Integral解析)
        ↓
     平均波形作成
        ↓
     3. 統計解析
    (3.2. 個人解析)
        ↓
    (3.3. 集団解析)
```

図1　NIRS測定と解析の流れ

差をとることで，タスクによって変化した部分のみを抽出する方法が用いられる．この方法で脳以外の部位による吸収の影響を除去できる，と考えられる．しかし最近の研究で，タスク中のNIRS信号変化に皮膚血流が寄与しているとの報告があり[5]，この点については今後の研究を待って再検討をしていく必要がある．

脳波記録国際10-20法に基づいて計測部位を設定すると，脳回などの大脳皮質部位の特定は可能と考えられる[6]が，fMRIと比較すると，空間分解能は20～30 mm（脳回程度）と限定的であることを考慮してタスクデザインを検討する．

NIRS研究によく用いられている計測デザインには，刺激呈示方法に基づく分類とデータ解析方法に基づく分類があり，これらを組み合わせて計測プロトコールを組み立てる[7]．前者にはブロックデザインや事象関連デザイン，後者にはカテゴリカルデザインなどがある．ブロックデザインは一定時間持続して課題や刺激呈示が行われ，次に一定時間持続する別の課題刺激あるいは安静状態が続く計測デザインをいう．これが繰り返されることもある．事象関連デザインは比較的短い刺激を複数回適当な間隔で繰り返し与え，脳活動を施行ごとの加算平均としてとらえるデザインである．カテゴリカルデザインは，異なる2つの状態，たとえば課題遂行中と安静状態などにおける脳活動の差を調べる方法で，差分法とも呼ばれる．複数の被検者のデータを合わせて解析し，課題遂行中と安静状態間の違いについてグループ間解析を行うことが可能である．

2. データに加える処理

2.1. 移動平均

　NIRS装置は時間分解能が高く，たとえば日立メディコ社製のETG-4000では，最短0.1秒ごとにデータを記録しており，何も処理を施さない状態では心拍の影響で図2左のように波形が上下動している．課題計測後にデータを平滑化する移動平均処理により，図2右のように波形を滑らかに表示しデータの大まかな動向を読むことが可能となる．

　移動平均を5秒とする場合，0.1秒ごとに記録されたデータの最初の5秒の平均値を計算し，その値をその5秒間のデータの中間地点の値とする．次に，1ポイントだけずらした次の5秒間のデータの平均値を計算し，同じくデータの中間地点の値とする．これをデータ記録の最後の値まで繰り返して値を算出し，線で結ぶと滑らかな線になるという手法である[8]．

2.2. ノイズとアーチファクト

　NIRSではさまざまなノイズやアーチファクトが混入することがある．移動平均処理後においても滑らかな波形が得られず，課題に対する反応を認めない，oxy-Hbとdeoxy-Hbが基線に対して線対照の波形となっているといった波形はプローブが正しく装着できていない場合に発生することが多い．

　NIRS計測中に，装着している光ファイバーがずれたり，装着部付近の筋肉（側頭筋など）が大きく動くと，その変動をNIRSが拾ってアーチファクトとして波形に表れる（図3）．通常の賦活反応により起きるoxy-Hbの増加とdeoxy-Hbの減少は数秒単位で確認されるが，oxy-Hbとdeoxy-Hbが同時に同一方向に急激に変化することがある．以上のような波形を認めた場合にはノイズまたはアーチファクトと判断し，再検査を行うか，ノイズまたはアーチファクト波形を認めたチャンネ

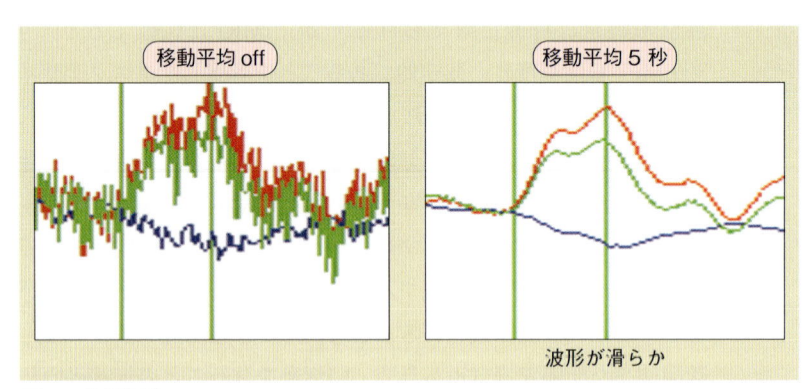

図2　移動平均
移動平均の解析を行う前の波形（左）に注目すると，波形がギザギザと上下して推移している．この「ギザギザ」した波形は心拍を反映したものである．移動平均処理後には滑らかな波形となり，全体の傾向をつかみやすくなっている．
（心の健康に光トポグラフィー検査を応用する会．福田正人〈編〉．NIRS波形の臨床判読．2011[8]）

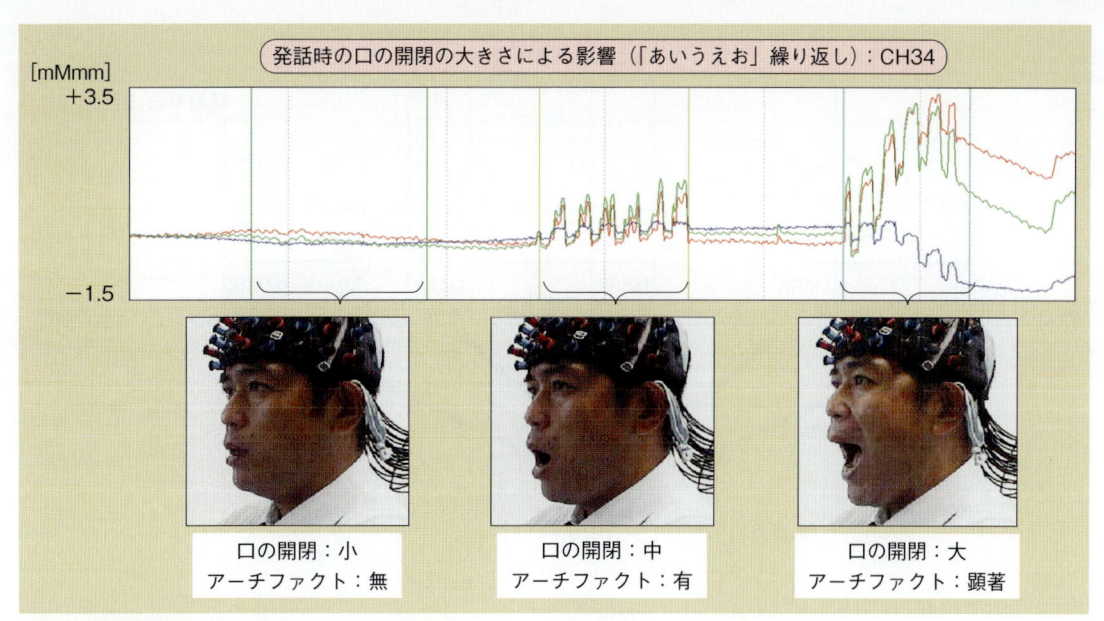

図3 側頭筋の動きによるアーチファクト
側頭筋の動きによるアーチファクトは，発語に伴って側頭筋が動いたときに生じる．この動きは，側頭筋周辺に限局していることが特徴である．
図に示したように，発話時に口の開閉が大きいとアーチファクトが入りやすくなる．
(心の健康に光トポグラフィー検査を応用する会．福田正人〈編〉．NIRS 波形の臨床判読．2011[8])

ルを解析対象から外す必要がある[8]．

2.3. Integral 解析

Integral 解析とは，同じタスクとレストを繰り返して測定したデータについて，タスク期間が一致するように加算して平均することである（図4）（タスクを1回のみ行う場合もある）．ここでは複数回のタスクの加算平均とともに緩やかな変化をする変動成分を差し引き，タスク遂行に関連した反応を抽出するという操作を行っている．

この解析では，タスク前の pre-time 期間と，反応減衰後の post-time 期間ではタスクによる脳血液量の反応がゼロになっているという前提に立ち，加算平均されたカーブで pre-time，post-time 区間に合わせたカーブフィッティングを行って「ベースカーブ」を求める．そして，これが（タスク遂行とは無関係の）生体の緩やかな揺らぎ成分（加算されたもの）であると仮定して，加算平均データからベースカーブを差し引き（subtraction）したデータを，Integral データ＝反応波形として表示している[8]．

3. 統計解析

3.1. 多チャンネル計測装置である NIRS のデータを解析する際の留意点

多チャンネルの NIRS データの統計解析を行う場合には，各チャンネルで得られる信号が均質でないことに注意する[9]．NIRS データにおいては，光路長が等しいか，

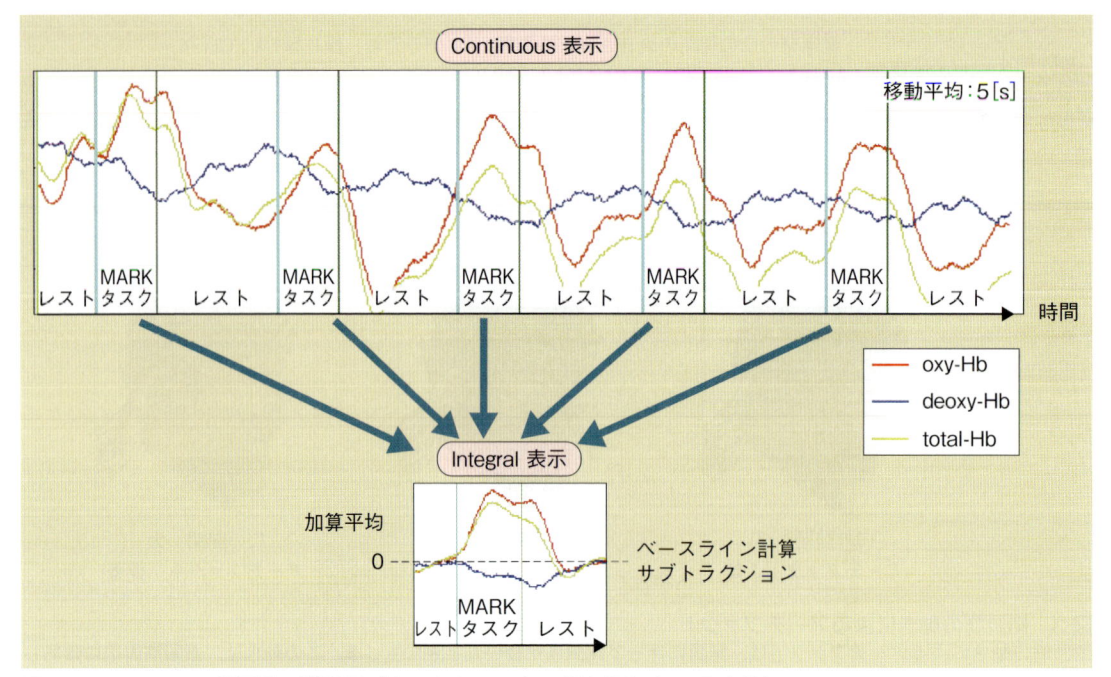

図4 Integralモード解析の説明図（タスクとレストの繰り返しを5回実施）
（心の健康に光トポグラフィー検査を応用する会．福田正人〈編〉．NIRS波形の臨床判読．2011[8]）

あるいはランダムに変化するか，いずれかの仮定が成り立つ場合にHb信号の比較が可能となる．このルールに従えば，同じ被検者の同じチャンネルで得られた異なるデータの比較は可能である．しかし光路長は計測位置によってばらつくため，異なるチャンネル間の直接比較はできない[10]．いずれにしても，被検者間でチャンネルの位置が同一であるという仮定を最低限満たす必要がある．

　多チャンネルNIRS装置を使用する場合，さまざまな多重性を考慮した解析を行う．チャンネル解析法は，事前に仮説を絞らず，探索的な解析を行う場合に主に用いる方法であり，あるチャンネルが脳のどの部位に相当するかに言及して，そのチャンネルに対する統計結果を示す．それに対して，関心チャンネル解析法は計測の対象となる脳部位をあらかじめ特定するなど，計測前に厳密な仮説を設定しておけるような計測に向いている．多チャンネルの中から最も関心のある特定のチャンネルをあらかじめ選択し，そのチャンネルのみ関心チャンネルとしてデータを解析する方法である．関心領域解析は関心チャンネル解析法を領域に拡大したものであり，複数チャンネルのデータを統合して関心領域を設定する．関心チャンネル解析法と同様に計測前に厳密な仮説を設定する計測に向いている．

　関心領域の設定については，脳波記録国際10-20基準点から最短距離に存在する脳領域をMRI上で検索し，プローブペア直下の標準脳座標系の座標値や解剖学的情報を同定したデータベースがインターネットで公開されている（http://www.jichi.ac.jp/brainlab/virtual_reg.html）[11]．

3.2. 個人解析

　　NIRSデータの解析には，大きく分けて個人解析と集団解析という2つのレベルがある[9]．個人解析は，個人の脳のある計測領域またはチャンネルで脳血流動態に有意な変化があったかどうかを統計学的に検証する方法であり，fMRIの1st level解析に相当する．タスク区間とタスク前のベースライン区間のHb信号変化について対応のあるt検定を行う．

　　多チャンネル計測において検定を繰り返すと，あるチャンネルがたまたま間違って賦活領域と判定される（第1種過誤，擬陽性）危険性がチャンネル数の増加とともに増える．これをfamily wise error（FWE）と呼ぶ．多チャンネル計測ではこのFWEを抑制する多重比較補正が必要である．ここではBonferroni法とFDR補正法について紹介する．

　　Bonferroni法は厳密にFWEを抑制する方法である．多チャンネル計測ではチャンネルの数と同数の帰無仮説を立て，擬陽性を1つも許さないために有意水準を仮説の数で割る方法である．Bonferroni法は擬陽性の出現を厳密に制御するという意味では優れた方法であるが，補正が厳しすぎて，本当は活性があるのに活性がないと間違ってしまう（第2種過誤，偽陰性）危険性があり，NIRSデータの解析においては統計的検出力の低下を招くことがある．FDR補正法は，検定を経て陽性と検出された場合に擬陽性が生じる確率を一定以下に制御するという方法である．多チャンネルNIRSの多重比較補正においてはBonferroni法よりも検出力で優れているという報告がある[12]．

3.3. 集団解析

　　同一チャンネル同士・同一領域同士での被検者間比較を集団解析といい，fMRIの2nd level解析に相当する．要因や群の数によって，分散分析やt検定を行う．実際の解析にはSPSSやRのような統計解析ソフトを用いる．

NIRS信号を解析するためのソフトウェア

　　NIRS信号の解析手法は標準化されておらず，装置付属のアプリケーションソフトを用いるなど，研究者がそれぞれに信号解析を行っているのが現状である．本項では，2つの解析ツールを紹介する．

■POTATo (Platform for Optical Topography Analysis Tools)

　　POTAToは，日立製作所で開発された，解析手法を研究者同士が簡単に共有でき，その有効性を簡単に検証できる解析基盤ソフトウェアである[13]．開発はMatlab上で行われており，新しい解析手法が開発されるとプラグイン形式で提供され，情報共有が可能となっている．

　　POTAToは前処理，要約統計量の算出，統計検定，の3つの解析ステージから成る．前処理のステージでは，体動アーチファクトの検出，周波数フィルタリング，

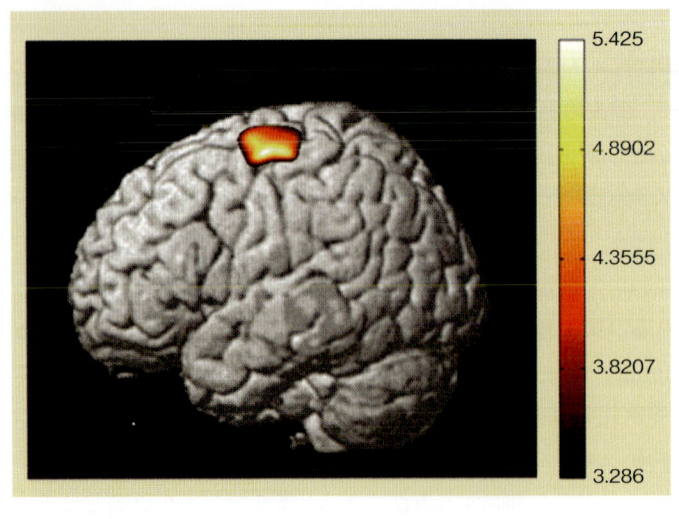

図5 HRFとのフィットがみられた部位をカラーマップで示す
(Ye JC, et al. NeuroImage 2009；44：428-47[15])

信号分離を行い，解析可能な信号に対して雑音の影響を低減するための処理を行う．要約統計量算出ステージでは，各試行の時系列信号を切り出し，ベースライン補正を行う．そして最終的な信号の特徴を検討するための準備として，前処理された信号を要約（たとえば平均化）し，代表値を算出する．最後の統計検定ステージでは，試行ごとに算出された代表値を用いて，t 検定や分散分析を行い，試行間の差異を統計的に検討する．詳細は下記 URL を参考されたい．
（http://www.hitachi.co.jp/products/ot/analyze/kaiseki_ja.html）

■NIRS-SPM

fMRI 解析で用いられる SPM と同様な解析を目的として，研究者コミュニティにより発信された統計解析ソフトであり，Matlab 上で使用する[14,15]．その主な解析過程は，チャンネル位置の標準化と活動部位の統計解析から成る．チャンネル位置の標準化では，送光プローブと受光プローブから構成されるチャンネルの位置を標準化する．被検者ごとに異なる脳の大きさと形状を，標準脳と呼ばれるものに合わせ込み，解析結果を共通座標上に表示する．活動部位の統計解析では，回帰分析などの一般線形モデル（GLM）を用いて，血行動態反応関数（hemodynamic response function：HRF）とのフィットを検討する．チャンネルごとに検定を行い，HRF とのフィットがみられた部位については図5のようにカラーマップとして標準脳に重ね合わせて表示する．

NIRS データの扱いと，解析・解釈方法についてまとめた．紙数の都合上割愛した情報については，文献や各 URL から参照していただきたい．

（木下晃秀）

文献

1) 滝沢　龍，福田正人．NIRS．笠井清登（編）．精神疾患の脳画像解析・診断学．東京：南山堂；2008. pp61-70.
2) 田村　守．光を用いた脳機能イメージング（1）．臨床脳波 2002；44：389-97.
3) Hoshi Y. Functional near-infrared optical imaging：utility and limitations in human brain mapping. Psychophysiology 2003；40：511-20.
4) Katagiri A, Dan I, Tuzuki D, et al. Mapping of optical pathlength of human adult head at multi-wavelengths in near infrared spectroscopy. Adv Exp Med Biol 2010；662：205-12.
5) Takahashi T, Takikawa Y, Kawagoe R, et al. Influence of skin blood flow on near-infrared spectroscopy signals measured on the forehead during a verbal fluency task. NeuroImage 2011；57：991-1002.
6) Okamoto M, Dan H, Sakamoto K, et al. Three-dimensional probabilistic anatomical cranio-cerebral correlation via the international 10-20 system oriented for transcranial functional brain mapping. NeuroImage 2004；21：99-111.
7) 星　詳子．実験デザイン．酒谷　薫（編）．NIRS—基礎と臨床．東京：新興医学出版社；2012. pp45-8.
8) 心の健康に光トポグラフィー検査を応用する会．記録法．福田正人（編）．NIRS 波形の臨床判読—先進医療「うつ症状の光トポグラフィー検査」ガイドブック．東京：中山書店；2011. pp17-24.
9) 檀一平太．統計解析総論．酒谷　薫（編）．NIRS—基礎と臨床．東京：新興医学出版社；2012. pp49-54.
10) Plichta MM, Heinzel S, Ehlis AC, et al. Model-based analysis of rapid event-related functional near-infrared spectroscopy（NIRS）data：a parametric validation study. NeuroImage 2007；35：625-34.
11) Tsuzuki D, Jurcak V, Singh AK, et al. Virtual spatial registration of stand-alone fNIRS data to MNI space. NeuroImage 2007；34：1506-18.
12) Singh AK, Dan I. Exploring the false discovery rate in multichannel NIRS. NeuroImage 2006；33：542-9.
13) 桂　卓成．光トポグラフィー計測信号の解析手法を検討するための基盤ソフトウェア．酒谷　薫（編）．NIRS—基礎と臨床．東京：新興医学出版社；2012. pp55-9.
14) 石川亮宏．NIRS-SPM．酒谷　薫（編）．NIRS—基礎と臨床．東京：新興医学出版社；2012. pp60-5.
15) Ye JC, Tak S, Jang KE, et al. NIRS-SPM：statistical parametric mapping for near-infrared spectroscopy. NeuroImage 2009；44：428-47.

3 精神疾患で認められる所見

はじめに

　　近赤外線スペクトロスコピィ（NIRS）は，機能的MRI（fMRI）と比較して，非侵襲的で拘束感・閉塞感が小さく，発語による計測も容易で，自然な状態で計測できることから，病状による制約が小さい．また，持ち運びや計測準備も比較的簡便であるため，場所を変えて計測したり，繰り返し計測することが容易である（第5章-1）．そのため，精神疾患を対象とした客観的指標の臨床応用に向けた研究が盛んになっている．

　　精神疾患患者を対象としたNIRS研究の多くは日本から発信されたものであり，その成果の一部によって先進医療への適応につながっている（第5章-4）．精神疾患研究では，病態から前頭葉を中心とした計測による研究が多く，その多くは前頭葉機能低下を示唆するものであるが，その低下の程度や部位についてはさまざまな状態像が関与していることがわかっている．

　　本項では，精神疾患を対象としたNIRS研究を概説し，今後の展望を述べる．

統合失調症のNIRS研究

　　精神疾患におけるNIRS研究では，統合失調症を対象としたものが最も多い[1]．課題としては，言語流暢性課題を用いたものが多く，さまざまな検討がなされている．言語流暢性課題は，記憶想起，言語性の作業記憶，不適切な言葉の抑制，注意持続，遂行機能など，複数の認知領域の機能を要し，統合失調症患者では課題成績が低下することが知られている[2]．その一方で，ほとんどの精神疾患患者が手順を間違えることなく完遂でき，fMRIなど他の機能的脳画像検査でも広い範囲の明瞭な前頭葉賦活を認めることができる．fMRIなどの検査中は口の動きが測定結果に影響を及ぼすため，回答を暗唱させることもあるのに対して[3]，NIRSは実際に発語をした際の経時的データを比較的簡便に得られる．

■ 文字流暢性課題

　　言語流暢性課題には大きくカテゴリー（例：動物など）と文字（例：「あ」で始まる言葉）の2つに分類される．これまでの検討で，カテゴリー流暢性課題に比して，文字流暢性課題（LFT）は賦活が前頭葉のより広範な範囲で認められ[4]，精神疾患研究において健常者との差が大きい．

　　Azechiらは，複数の心理検査結果とNIRSを用いた心理検査遂行中の血流変化を検討し，NIRS信号ではLFT課題中の血流増加が健常者と統合失調症患者を判

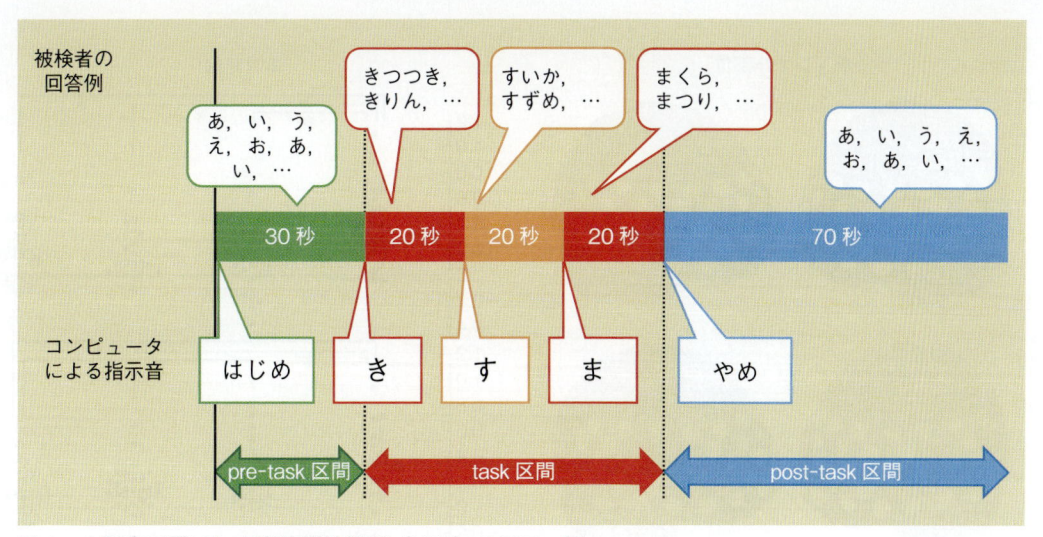

図1 本研究で用いた文字流暢性課題（LFT）のフロー図
課題は全160秒間で，60秒間のtask区間と，前30秒および後70秒のpre-task区間およびpost-task区間から成る．task区間では指定された1語で始まる単語をできるだけ多く作り発語するよう被検者に指示した．task区間では，異なる単語を20秒ごとに呈示するという改変を加え，被検者が発語しない時間を減らし，患者群と健常者群との課題成績に大きな差異が出ないようにした．言語流暢性課題前後に「あ・い・う・え・お」を単純に繰り返すベースライン課題を採用し，発語による脳活動を差し引くことで，言語流暢性課題に起こった変化パターンを検討した．

別するのに適していると示した[5]．課題の呈示の仕方も，課題を一つ行うごとに対照課題を入れるevent-related designと，比較的長い時間帯で同一の課題を行い続けるblock designがある．NIRSにおいては，前頭葉の広範な範囲を高い時間分解能で計測できるため，この特徴を生かしてblock design LFTが用いられることが多い．先進医療などさまざまな場面で用いられているLFTの課題デザインは，60秒間の課題遂行中，20秒ごとに課題文字が変化するため，被検者が発語しない，もしくは思考を止めてしまう，といったことを防いでいる．前後に「あ，い，う，え，お」を繰り返す対照課題を各30秒，70秒設定し，LFTに即した血流変化をとらえることができる（図1）．

慢性期統合失調症群（ChSZ）におけるNIRS研究では，LFT中の前頭葉血流変化が健常対照群（Control）と比較して小さく[6-11]，課題開始早期の活動上昇の遅れや，課題終了後の非効率な活動上昇が見出されている[7,8]．また，前頭極部前頭前野（FPC）および両側背外側前頭前野（DLPFC）の血流変化が大きいほど，機能の全体的評定尺度（GAF）がよいことを見出し，社会機能障害を客観的に評価できる可能性が示唆されている[8,9]．さらに，統合失調症リスク群（UHR），初回エピソード統合失調症群（FEP），ChSZ，Controlと4つの臨床病期に分けた検討を行ったところ，両側腹外側前頭前野（VLPFC）および前部側頭皮質（ATC），およびFPCでは，臨床病期早期から後期まで同程度の血流変化の減少を認めた一方，DLPFCおよび右VLPFCでは，臨床病期の進行に沿った血流変化の減少を認めた（図2）[9]．

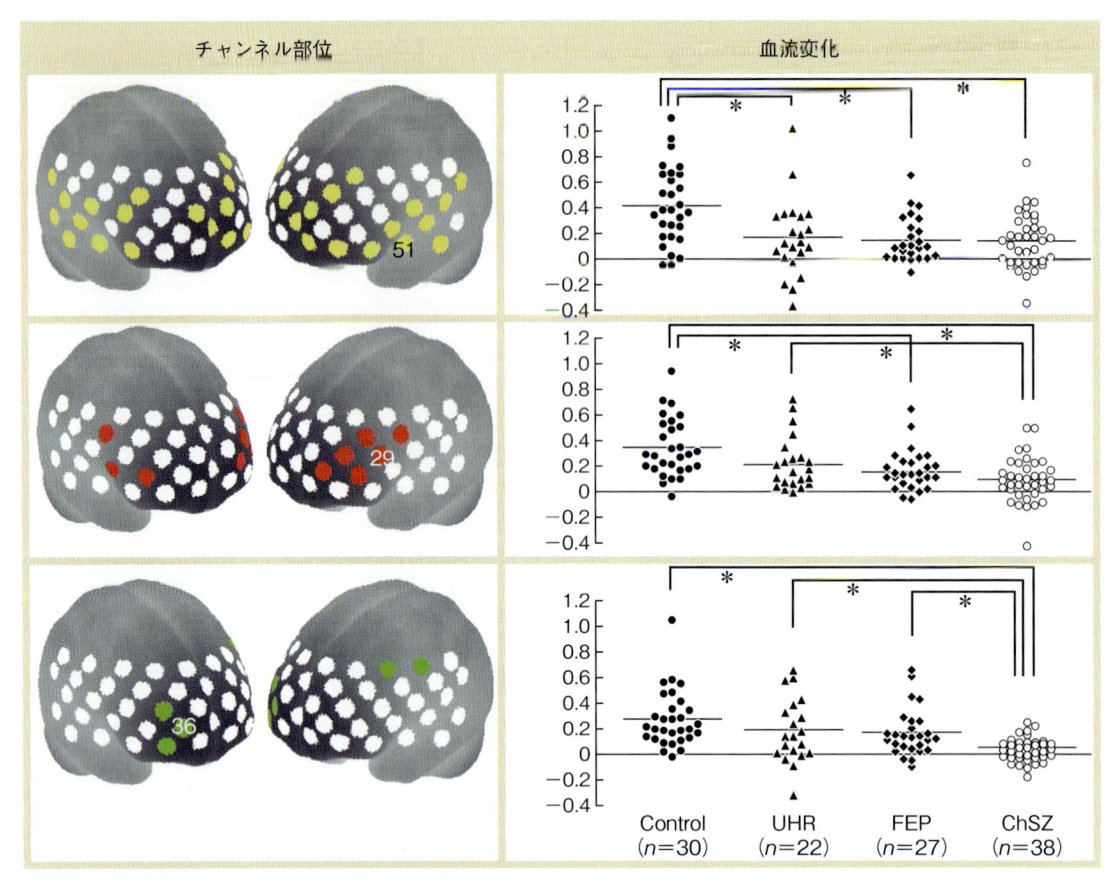

図2 臨床病期に基づいた3分類の血流変化パターン
左図は相当する脳領域を図示したもので，右図は典型的なパターンを示したチャンネルにおける血流変化をプロットしたもの．臨床病期に基づいて，①臨床病期早期から後期まで同程度に血流変化の減少を認める（黄），②臨床病期の進行に沿った血流変化の減少を認める（赤），③慢性期においてのみ血流変化の減少を認める（緑），に分類できる．NIRSプローブ位置のMRI計測から推定された脳部位によると，分類①は両側腹外側前頭前野（VLPFC），前部側頭皮質（ATC），および前頭極部前頭前野（FPC），分類②および③は両側背外側前頭前野（DLPFC）および右VLPFCと推測された．
Control：健常対照群，UHR：統合失調症リスク群，FEP：初回エピソード統合失調症群，ChSZ：慢性期統合失調症群．

■ その他の課題

　LFT以外の課題も，block designで行われた研究が多い．乱数作成課題は作業記憶，繰り返しの抑制，注意持続，遂行機能が必要と考えられ，NIRSにおいてはDLPFCを中心に，FPCやVLPFCでも血流変化が認められる．統合失調症ではこうした血流変化が大きく減少し，さらに発症年齢が若いほど血流変化が小さいことがわかっている[12]．

　また，作業記憶と注意持続を要し，課題難易度を変更しやすいn-back課題においても検討を行っている．block designでは，これまでいわれていたDLPFCの活動と同様，VLPFCの活動も同程度に認め，課題の難易度が上がると，より前頭葉全体を利用するような空間的広がりを認める．統合失調症ではDLPFCおよびVLPFCの血流変化は小さく，その代わりFPCの活動を有意に認めるなど，認知

機能障害に対して補完的な役割を行う前頭葉の活動を示唆している．

注意持続と抑制を必要とする Go/NoGo 課題では，統合失調症，Control ともに血流増加は認めず，FPC から DLPFC にかけて血流減少を認めている[13]．最近の fMRI 研究では，難易度の低い課題（たとえば，画面上の指示に沿ってボタンを押す）の持続でも resting state の活動を認めることが報告されており[14]，NIRS においても resting state を計測できる可能性を示唆している．

気分障害

気分障害においても，LFT を用いた検討は多い．統合失調症研究と同様，大うつ病性障害や双極性障害では Control と比して血流変化が減少していることがわかっている[6, 10, 15, 16]．また，統合失調症研究と同様に，FPC および DLPFC の血流変化が大きいほど，社会適応がよく，抑うつ症状が軽度であることが報告されている[15, 16]．さらに，課題中の血流変化だけでなく変化の起きるタイミング，つまり課題開始直後から血流変化を認めるのか，徐々に血流変化を認めるのか，という違いも見出された．これらの結果を多施設による検討後に，先進医療として認可を受けている（第5章-4）．LFT 以外にも，n-back 課題を用いた検討では，大うつ病性障害では Control と比して前頭葉全体の血流低下を認め，FPC および DLPFC の血流変化と対人関係尺度との相関関係を認めた[17]．

その他の精神疾患

他の精神疾患でも，NIRS を用いた研究が進められている．

Tomioka らは，ドライブシミュレーションを用いて運転中の脳活動を検討し，ブレーキを踏む必要のある場面において，アルツハイマー病患者の血流変化が低下していることを見出し，さらに低下が大きいほどブレーキを踏むまでの時間差が長いことを示した[18]．

Monden らは，ADHD と診断された児童を対象に，メチルフェニデート内服前後の前頭葉機能を Go/NoGo 課題を用いて検討し，メチルフェニデート内服により右外側前頭葉の血流変化が増大し，その増大の程度が課題成績の改善と相関することを見出した[19]．

これらは fMRI では実施が困難な研究であり，NIRS の特徴を生かしたものといえる．

今後の展望

ここまで，精神疾患についての NIRS 研究を概説した．今後の NIRS 研究の発展のためには，いくつかの解決すべき問題がある．NIRS は，頭皮から計測するため，

どうしても頭皮の動きによって物理的ノイズが入ることがある．また，頭皮，頭蓋など，脳血流以外の要素による信号ノイズも存在する．fMRIはノイズを前提として，event-related designによる課題を採用したり，ノイズを数理計算で除去する試みがなされている．ハードウェア面として，より精度の高く，脳活動を反映する機器へのアップデートが必要だろう．

　これまでNIRSの賦活課題としてLFTが多く採用されてきた．しかし，LFTもこれまでの神経心理検査やfMRI研究からの発展であり，NIRSの特徴を十分生かしたものとはいえない．ドライブシミュレーションや対話中の血流変化など，より自然な状況下での検討が必要だろう[18,20]．複数回計測や他の機器との同時測定もNIRSの特徴を発揮できると思われる．治療効果予測や至適値の検討などの治療条件を統制した検討[19]，縦断的な検討による状態把握や予後予測についての検討[21,22]，経頭蓋磁気刺激法や電気けいれん療法を施行前後，もしくは施行中の計測などの検討が期待される[23,24]．

（小池進介）

文献

1) 福田正人．心理現象・精神症状の脳機能と近赤外線スペクトロスコピィ（NIRS）．BRAIN and NERVE—神経研究の進歩 2012；64：175-83.
2) Green MF, Nuechterlein KH, Gold JM, et al. Approaching a consensus cognitive battery for clinical trials in schizophrenia: the NIMH-MATRICS conference to select cognitive domains and test criteria. Biol Psychiatry 2004；56：301-7.
3) Curtis VA, Bullmore ET, Brammer MJ, et al. Attenuated frontal activation during a verbal fluency task in patients with schizophrenia. Am J Psychiatry 1998；155：1056-63.
4) Tupak SV, Badewien M, Dresler T, et al. Differential prefrontal and frontotemporal oxygenation patterns during phonemic and semantic verbal fluency. Neuropsychologia 2012；50：1565-9.
5) Azechi M, Iwase M, Ikezawa K, et al. Discriminant analysis in schizophrenia and healthy subjects using prefrontal activation during frontal lobe tasks: A near-infrared spectroscopy. Schizophr Res 2010；117：52-60.
6) Kameyama M, Fukuda M, Yamagishi Y, et al. Frontal lobe function in bipolar disorder: a multichannel near-infrared spectroscopy study. Neuroimage 2006；29：172-84.
7) Shimodera S, Imai Y, Kamimura N, et al. Mapping hypofrontality during letter fluency task in schizophrenia: a multi-channel near-infrared spectroscopy study. Schizophr Res 2012；136：63-9.
8) Takizawa R, Kasai K, Kawakubo Y, et al. Reduced frontopolar activation during verbal fluency task in schizophrenia: a multi-channel near-infrared spectroscopy study. Schizophr Res 2008；99：250-62.
9) Koike S, Takizawa R, Nishimura Y, et al. Different hemodynamic response patterns in the prefrontal cortical sub-regions according to the clinical stages of psychosis. Schizophr Res 2011；132：54-61.
10) Suto T, Fukuda M, Ito M, et al. Multichannel near-infrared spectroscopy in depression and schizophrenia: cognitive brain activation study. Biol Psychiatry 2004；55：501-11.
11) Ehlis AC, Herrmann MJ, Plichta MM, et al. Cortical activation during two verbal fluency tasks in schizophrenic patients and healthy controls as assessed by multi-channel near-infrared spectroscopy. Psychiatry Res 2007；156：1-13.
12) Koike S, Takizawa R, Nishimura Y, et al. Association between severe dorsolateral prefrontal dysfunction during random number generation and earlier onset in schizophrenia. Clin Neurophysiol 2011；122：1533-40.
13) Nishimura Y, Takizawa R, Muroi M, et al. Prefrontal cortex activity during response inhibition associated with excitement symptoms in schizophrenia. Brain Res 2011；1370：194-203.
14) Sambataro F, Blasi G, Fazio L, et al. Treatment with olanzapine is associated with modulation of the default mode network in patients with Schizophrenia. Neuropsychopharmacology 2010；35：904-12.
15) Pu S, Matsumura H, Yamada T, et al. Reduced frontopolar activation during verbal fluency task associated with poor social functioning in late-onset major depression: Multi-channel near-infrared spectroscopy study. Psychiatry Clin Neurosci 2008；62：728-37.
16) Noda T, Yoshida S, Matsuda T, et al. Frontal and right temporal activations correlate negatively with depression severity during verbal fluency task: a multi-channel near-infrared spectroscopy study. J Psychiatr Res 2012；

46 : 905-12.
17) Pu S, Yamada T, Yokoyama K, et al. Reduced prefrontal cortex activation during the working memory task associated with poor social functioning in late-onset depression : multi-channel near-infrared spectroscopy study. Psychiatry Res 2012 ; 203 : 222-8.
18) Tomioka H, Yamagata B, Takahashi T, et al. Detection of hypofrontality in drivers with Alzheimer's disease by near-infrared spectroscopy. Neurosci Lett 2009 ; 451 : 252-6.
19) Monden Y, Dan H, Nagashima M, et al. Clinically-oriented monitoring of acute effects of methylphenidate on cerebral hemodynamics in ADHD children using fNIRS. Clin Neurophysiol 2012 ; 123 : 1147-57.
20) Suda M, Takei Y, Aoyama Y, et al. Frontopolar activation during face-to-face conversation : an in situ study using near-infrared spectroscopy. Neuropsychologia 2010 ; 48 : 441-7.
21) Koike S, Takano Y, Iwashiro N, et al. A multimodal approach to investigate biomarkers for psychosis in a clinical setting : The Integrative Neuroimaging studies in Schizophrenia Targeting for Early Intervention and Prevention (IN-STEP) project. Schizophr Res 2013 ; 143 : 116-24.
22) 小池進介, 滝沢　龍, 西村幸香ほか. Inappropriate hemodynamic response in the individuals with at-risk mental state. 日本生物学的精神医学会誌 2012 ; 23 : 61-70.
23) Fujita Y, Takebayashi M, Hisaoka K, et al. Asymmetric alternation of the hemodynamic response at the prefrontal cortex in patients with schizophrenia during electroconvulsive therapy : a near-infrared spectroscopy study. Brain Res 2011 ; 1410 : 132-40.
24) Yamanaka K, Yamagata B, Tomioka H, et al. Transcranial magnetic stimulation of the parietal cortex facilitates spatial working memory : near-infrared spectroscopy study. Cereb Cortex 2010 ; 20 : 1037-45.

Further reading

● NIRS 開発の歴史について
1) Ferrari M, Quaresima V. A brief review on the history of human functional near-infrared spectroscopy (fNIRS) development and fields of application. NeuroImage 2012 ; 63 : 921-35.

● NIRS の精神疾患研究における, 言語課題の発展について
2) Dieler AC, Tupak SV, Fallgatter AJ. Functional near-infrared spectroscopy for the assessment of speech related tasks. Brain Lang 2012 ; 121 : 90-109.
3) Koike S, Nishimura Y, Takizawa R, et al. Near-infrared spectroscopy in schizophrenia : a possible biomarker for predicting clinical outcome and treatment response. Front Psychiatry 2013 ; 4 : 145.

● NIRS の原理について
4) Minagawa-Kawai Y, Mori K, Hebden JC, et al. Optical imaging of infants' neurocognitive development : recent advances and perspectives. Dev Neurobiol 2008 ; 68 : 712-28.
5) Koizumi H, Yamamoto T, Maki A, et al. Optical topography : practical problems and new applications. Appl Opt 2003 ; 42 : 3054-62.

4 個別症例における有用性と限界

はじめに

　本項では，臨床応用すなわち個別症例における有用性を模索した試みである多施設共同研究について概説し，2009年4月に第2項先進医療として承認（2014年4月より「光トポグラフィー：抑うつ症状の鑑別診断の補助に使用するもの」として保険収載）された「光トポグラフィー検査を用いたうつ症状の鑑別診断補助」とそれに関連した東京大学医学部附属病院精神神経科における取り組みについて紹介する．また，現時点での個別症例への応用における限界・課題についてもふれたい．

臨床応用への試み ― 多施設共同研究 ―

　前項（第5章-3）で示されているように，先行するNIRS研究により，健常対照群と比較した種々の疾患群における賦活反応性の異常，疾患群間における賦活反応性の差異，疾患群内における臨床的特徴（社会機能や症状の程度など）と賦活反応性の関連といった知見が得られており，診断・鑑別や状態の把握のための客観的指標としてNIRSを臨床応用できる可能性が示唆されている．そのような状況のもと，個別症例における鑑別診断補助としての応用を目指した検討も行われてきた．

　2004〜2009年にかけて，「心の健康に光トポグラフィー検査を応用する会」（表1）により，大うつ病性障害，双極性障害，統合失調症，健常対照者を対象とし，同一の装置（HITACHI ETG-4000/国際10-20法の基準点を参照して前頭〜側頭部に52チャンネルプローブを設置；図1）とプロトコル（言語流暢性課題：第5章-3）を用いた多施設共同研究が行われた[1]．

表1 心の健康に光トポグラフィー検査を応用する会

医学会員7施設	工学会員2施設
群馬大学	日立メディコ社
国立精神・神経医療研究センター	日立製作所基礎研究所
昭和大学	
東京大学	
鳥取大学	
東京都立松沢病院（三重大学）	
福島県立医科大学	

5 脳機能画像（NIRS）

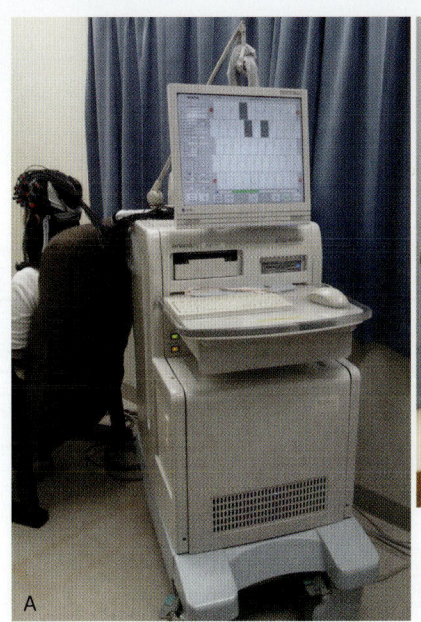

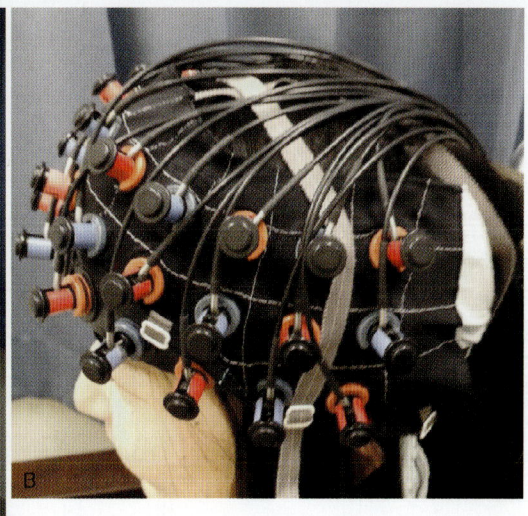

図1 HITACHI ETG-4000（A）と52チャンネルプローブ（B）

　同研究では，NIRSを用いて測定した賦活反応性（言語流暢性課題中）の特徴により，上記の精神疾患患者と健常対象者の弁別可能性に加え，精神疾患の鑑別の補助としての有用性の検討が行われた．個別症例における応用のためには，検査における一定の再現性と一般化可能性が重要である．そこで，まず群馬大学のデータを用いて弁別に有用なNIRS指標によるアルゴリズムを模索し，さらに他の6施設においてその有用性の検討が行われた．ここでは，同研究の知見について概説する（詳細については文献[1]を参照されたい）．

多施設共同研究の概要

■対象

　7施設において，DSM-IV-TR基準をもとにした精神疾患患者（大うつ病性障害，双極性障害，統合失調症）673人と，健常対照者1,007人を対象とした大規模な計測が行われた．データの解析に際しては，交絡因子の影響を制御するために4群間で年齢および性別のマッチングがなされた．また，明確な症状を呈して医療機関を訪れる患者を想定して一定の閾値以下の症状にとどまる患者（ハミルトンうつ病評価尺度17項目版〈Hamilton Rating Scale for Depression：HAM-D17〉で5点以下など）は解析対象から除外され，抑うつ状態にある患者の鑑別診断補助という目的から，躁状態にある患者についても除外された．さらに，自動アーチファクト検知システムにもとづき，多数のアーチファクト混入チャンネルを有する患者は解析対象から除外された．最終的に，74人の大うつ病性障害患者，45人の双極性障害

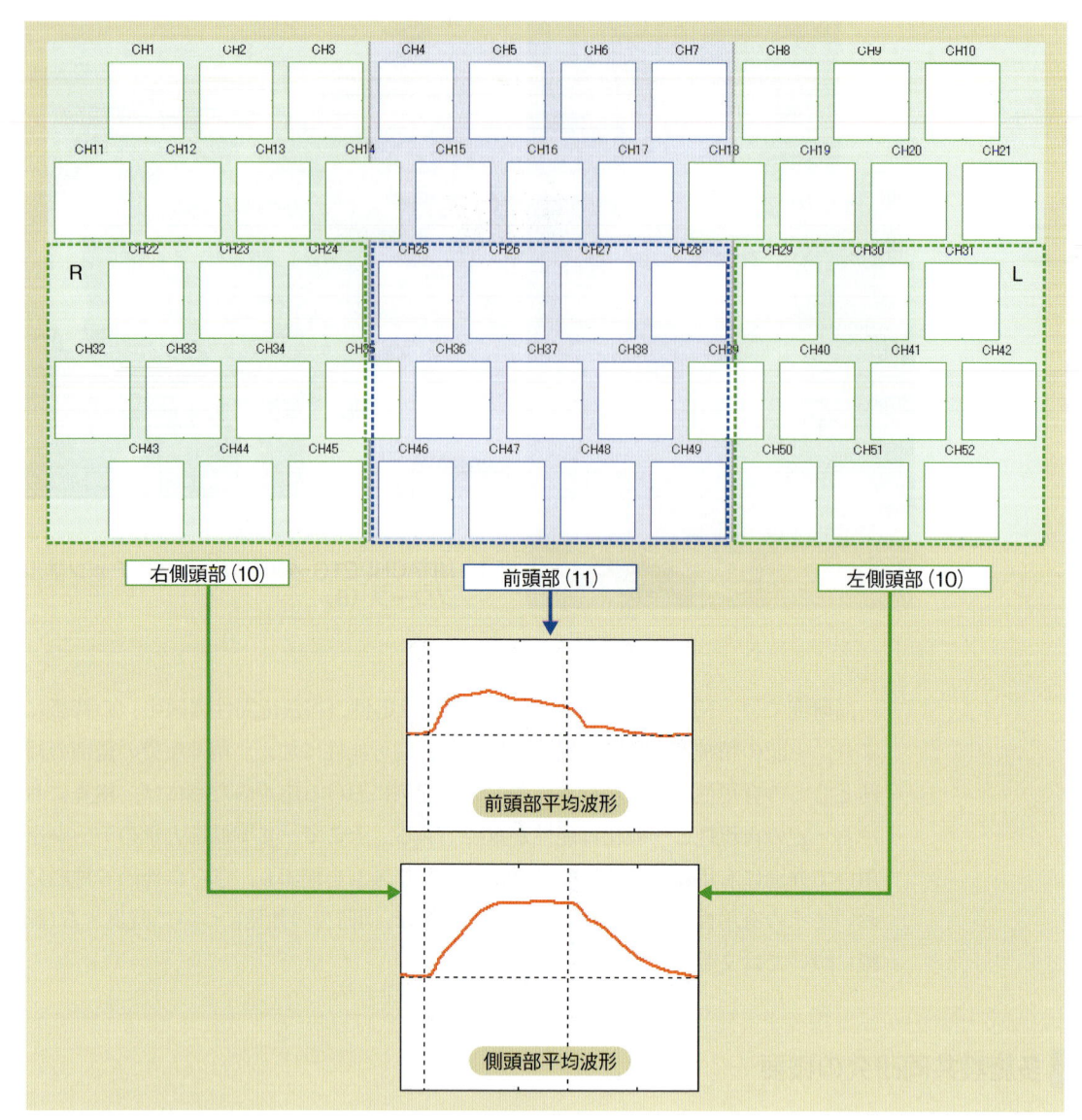

図2 前頭部と側頭部のチャンネル間平均波形の作成
6チャンネル以上が有効であればデータとして採用.
（滝沢　龍ほか．福田正人〈編〉．精神疾患とNIRS．中山書店；2009[2]）

患者，66人の統合失調症患者と，529人の健常対照者が解析対象とされた．

■NIRSデータの定量化

　　52チャンネルで得られるNIRSデータのうち，類似の波形パターンを示す前頭部11チャンネルと左右の側頭部10チャンネル（**図2**）[2]の平均波形（**図3**）が算出された[1]．先行研究において，言語流暢性課題中の賦活反応の経時的な変化パターンが疾患群間で異なることが示唆されている[3,4]ことから，「積分値」と「重心値」という2つのパラメータを用いて，前頭部と側頭部の平均波形の特徴の数値化が行

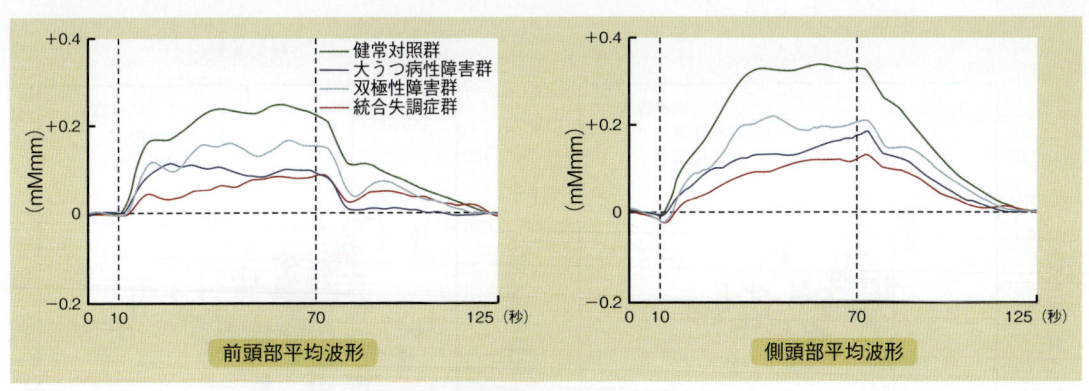

図3 前頭部（左）と側頭部（右）の各群の平均波形
健常対照群に比し，精神疾患群では，前頭部と側頭部の積分値（賦活反応の大きさ）が低い．また，大うつ病性障害群に比し，非大うつ秒性障害（双極性障害および統合失調症）群では，前頭部の賦活反応のピークが遅れている．
（Takizawa R, et al. NeuroImage 2014；85 Pt 1：498-507[1]）より一部改変）

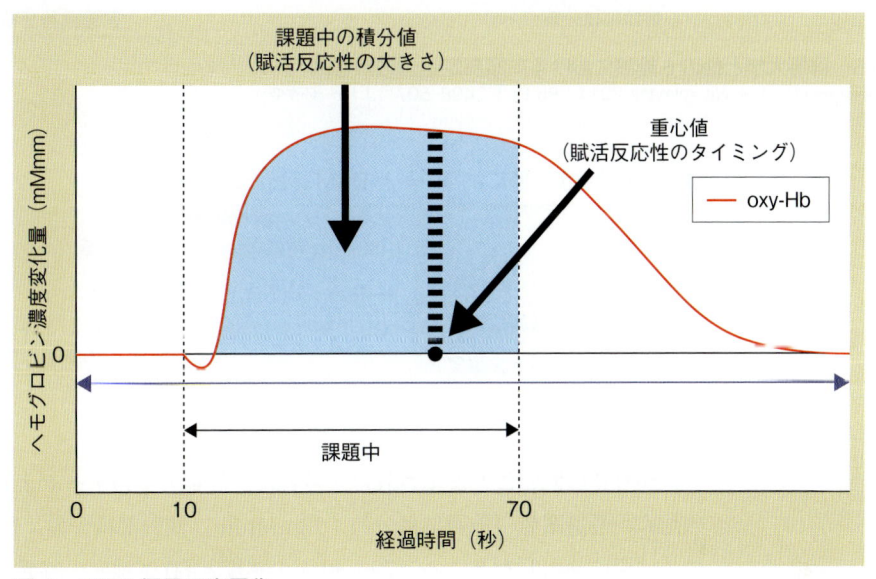

図4 NIRS信号の定量化

われた．

　積分値とは課題中（60秒間）の酸素化ヘモグロビン（oxy-Hb）変化量の総計値であり，賦活反応の大きさの指標である．一方，重心値とは課題60秒に課題前10秒と課題後55秒を加えた125秒区間における反応量の時間軸上の中心位置（正方向の面積を2分する点）であり，課題に関連した賦活反応のタイミングを示す指標である（図4）．

■精神疾患者（大うつ病性障害，双極性障害，統合失調症）と健常対照者の弁別

　群馬大学のデータから，精神疾患者（大うつ病性障害，双極性障害，統合失調症）では，健常対照者と比較して，前頭部および側頭部の積分値（賦活反応の大き

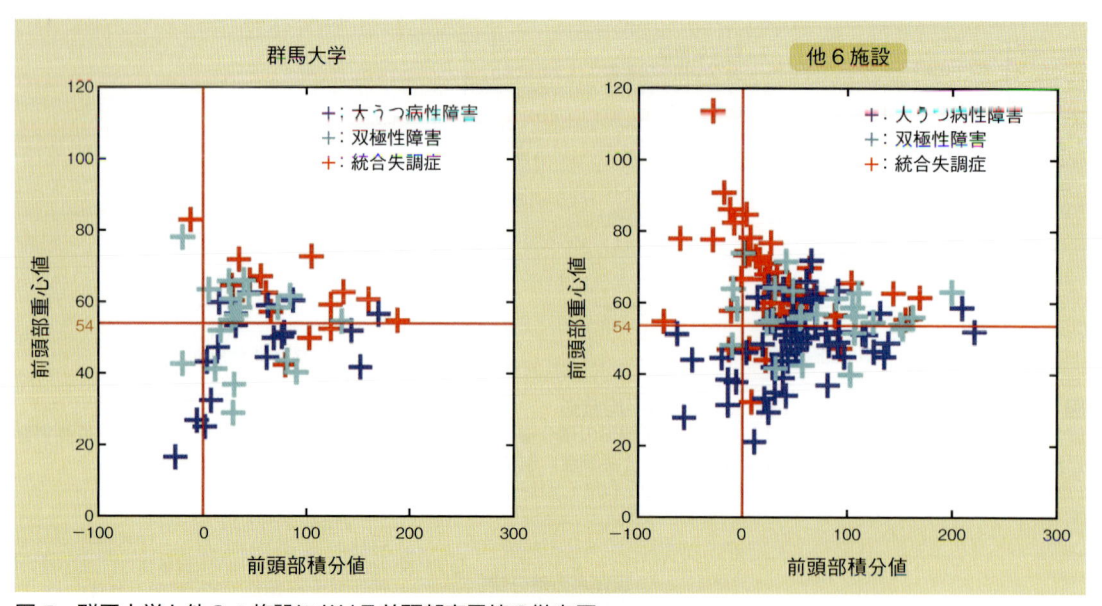

図5 群馬大学と他の6施設における前頭部定量値の散布図
(Takizawa R, et al. NeuroImage 2014；85 Pt 1：498-507[1] より一部改変)

表2 前頭部重心値による予測とDSM診断との一致率

		前頭部重心値	
		＜54秒	54秒≦
DSM診断	大うつ病性障害	41人 (一致率：74.6％)	14人
	双極性障害 または 統合失調症	11人	65人 (一致率：85.5％)

さ）が有意に低いことが示された．さらに，群馬大学のデータより算出された弁別のための最適閾値（前頭部積分値：73mMmm，側頭部積分値：104mMmm）を他の6施設に適用したところ，70～80％の感度と60％程度の特異度をもって，精神疾患患者（大うつ病性障害，双極性障害，統合失調症）の検出が可能であった．

■ 精神疾患患者（大うつ病性障害，双極性障害，統合失調症）の鑑別診断補助

　　　　非大うつ病性障害患者（双極性障害および統合失調症）では大うつ病性障害患者と比較して，前頭部の重心値が有意に大きい（賦活反応のピークが遅い）ことが群馬大学のデータより明らかとなった．また，ROC解析により，大うつ病性障害と非大うつ病性障害（双極性障害および統合失調症）の弁別における最適閾値（重心値：54秒）が算出された．

　　　　さらに一般化可能性を検討するため，この閾値をまったく独立して計測された他6施設のデータに適用した．DSM基準で大うつ病性障害に該当する患者のうち，74.6％（41/55）の患者が正確に弁別（重心値が54秒未満）され，同様に，DSM基準で非大うつ病性障害に該当する患者のうち，85.5％（65/76）の患者が正確に

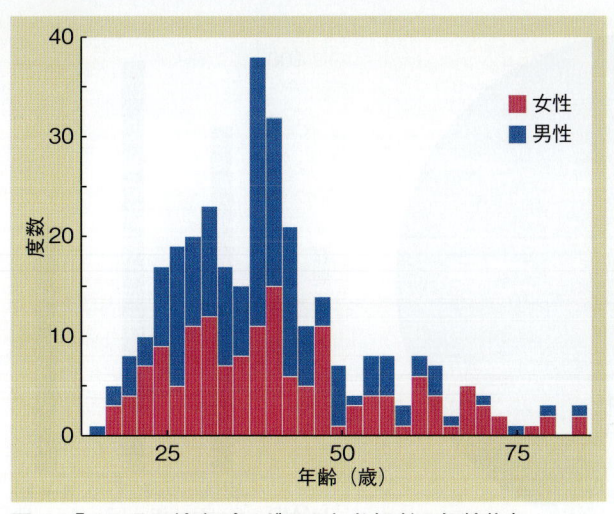

図6 「こころの検査プログラム」参加者の年齢分布

弁別（重心値が54秒以上）（**図5，表2**）される結果が再現された．以上より，NIRS検査が個別症例においても一定の有効性をもって応用できる可能性が示されたといえる．

東京大学医学部附属病院での取り組み（こころの検査プログラム）と今後の課題

■「こころの検査プログラム」の概要

　東京大学医学部附属病院では，2009年4月に先進医療「光トポグラフィー検査を用いたうつ症状の鑑別診断補助」が承認（2014年4月より保険収載）されたことを受け，同年9月より「こころの検査プログラム」を開始した．4日間の検査入院（http://www.h.u-tokyo.ac.jp/patient/depts/kokoro/）をプログラムの中心として施行している．時間的制約などのため外来診療のみでは困難な集中的な病歴の聴取や，DSM-IV-TRに準拠するSCID（Structured Clinical Interview for DSM-IV：精神科診断面接マニュアル）を用いた半構造化面接，器質的疾患除外のための各身体検査，心理検査等を行い，さらに「診断補助」の一つという位置づけでNIRS検査を施行している．NIRS検査の結果は，その他の検査と合わせた総合的な情報の一つとして患者・家族と主治医に提供される．

■検査プログラム参加者の特徴

　2009年9月～2012年5月の間に検査プログラムに参加した者のうち，研究協力への同意（東京大学医学部倫理委員会の承認を得て，被検者には研究の内容を十分に説明して文書にて同意を得た）が得られ，器質的疾患や違法薬物・アルコール依存などの除外基準に該当しなかった317人について報告する．参加者の年齢分布

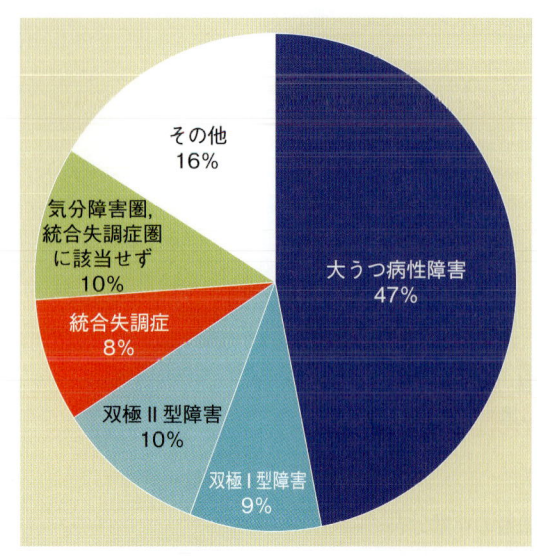

図7 「こころの検査プログラム」参加者のDSM-IV-TR診断

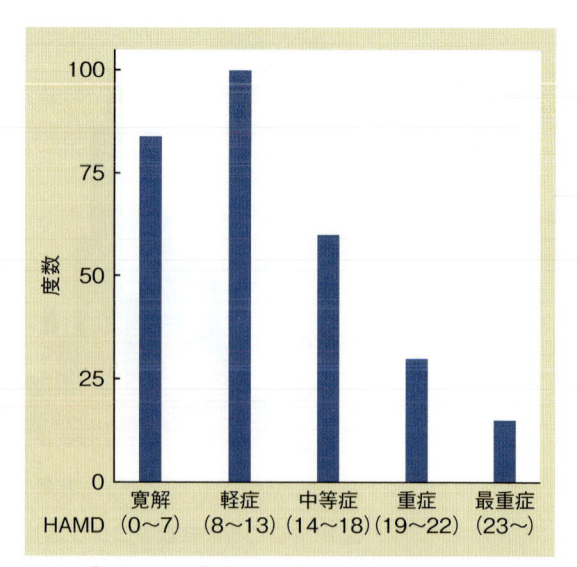

図8 「こころの検査プログラム」参加者のうつ症度の重症度（ハミルトンうつ病評価尺度による）

については，60歳前後〜高齢の参加者も一定の割合で認めるものの少数にとどまり，25〜45歳の若年〜中年層の参加者が目立った（図6）。

DSM-IV-TR基準による診断ではうつ病圏が約50％，躁うつ病圏が約20％，統合失調症圏が約10％となっており，気分障害患者が多数を占め，大うつ病性障害患者が全体の約半数を占めた（図7）。一方で，DSM-IV-TR基準による診断としては上記の分類に該当する場合でも，外来主治医による紹介時診断（従来診断を含む）とは必ずしも一致しないケースも認めた。操作的診断の性質から，これは必然的な結果ではあるが，検査プログラムに参加する患者は診断や治療に難渋して紹介されることが少なくないため，比較的複雑な病状を呈している傾向があることと無関係ではないであろう。また，うつ症状の重症度については，HAM-D17を用いた他覚的なうつ症状の重症度評価では軽症（8〜13点）に合致する者が多数を占め，7点以下の寛解状態に該当する者も存在した（図8）。近年，症状が他覚的には改善していると評価されている場合（いわゆる「寛解」[5]）でも一定の割合の患者において自覚的には寛解が得られたと認識していない[6]，または自覚的なQOLの改善が得られていない[7]ことが報告されている。他覚的なうつ症状の評価尺度において軽症〜寛解に該当する患者が当検査プログラムに一定数参加しているという現状は，上記の報告と同様に，うつ症状が閾値以下にとどまる場合でも社会機能の低下が残存するケースや，他覚的には明確ではないものの自覚的なうつ症状に苦悩するケースが臨床現場において問題となり，治療に難渋するケースが少なくないことを反映しているといえよう。

■ 検査プログラム参加者への弁別アルゴリズム適用と今後の課題

前述の多施設共同研究[1]で示されている弁別アルゴリズムを当検査プログラム参

加者に適用した場合，半構造化面接から得られたDSM-IV-TRによる診断と一致しないケースも少なからず認めた．これは，当プログラム参加者のプロフィールが多施設共同研究の対象者と異なることが関与している可能性が考えられる．

　理由の一つとしては，当検査プログラムの参加者は20～30歳代の患者が比較的多く，多施設共同研究の対象者（平均年齢は40歳代中盤）より若年層が多いという点があげられる．二つ目に，多施設共同研究では極端な軽症例（他覚的指標による）が除外されているのに対して，本検査プログラム参加者においてはうつ症状の重症度が低いケースが多く，寛解状態（HAM-D17の総得点が7点以下を「寛解」とした場合）にある患者も一定数存在するという点にも留意する必要があろう．三つ目には，当検査プログラムの参加者においては，診断に難渋した末に紹介されるケースが多く，必ずしも各疾患の典型例とはいえないケースもみられる．たとえばDSM-IV-TRによる基準で大うつ病性障害に合致した者でも，いわゆる内因性うつ病のような典型的なうつ病像とは様相を異にする患者など，異種性の問題をはらむ患者が少なくない点についても注意が必要である．さらに，うつ病エピソードの発症がより早期（30～35歳以下）であるほど，大うつ病性障害から双極性障害に診断が変更される割合が高い[8]という報告があり，若年層が比較的多い当検査プログラム参加者においては，参加時に大うつ病性障害に合致したとしても，将来双極性障害に診断が変更される可能性がある．

　今後は，多施設研究では明らかにされていないような若年層の患者，軽症または他覚的な評価として寛解状態にあっても自覚的なうつ症状や閾値以下のうつ症状が残存する患者，異種性の問題をはらんだ患者などについて，より詳細な研究が必要である．また，長期経過後の診断変更の有無の確認など縦断的検討も重要である．現段階においてはこのような課題や限界を踏まえたうえで，NIRS検査をあくまでも補助的にとらえる必要があり，参加者に対しては他の臨床情報や種々の検査から得られた包括的な情報のフィードバックを行っている．

おわりに

　本項では個別症例への一定の有用性を示した多施設共同研究について概説し，「光トポグラフィー検査を用いたうつ症状の鑑別診断補助」に関連した当科における取り組みについてふれた．

　NIRSが個別症例においてさらなる有用性を獲得していくためには多数の課題が残されており，現段階ではあくまでも補助的なツールとしてとらえておく必要がある．その一方で，客観的・生物学的なマーカーの欠如により，精神疾患の診断や病状の評価，さらには治療方針の決定を手探りで進めざるをえない状況に臨床家が遭遇することがまれではなく，結果として精神疾患患者のリカバリーの獲得が遅延しうるといった現状がある．そのような状況のなか，NIRSが客観的・生物学的な指標として利用可能なツールの一つとして，さらなる発展を遂げることが期待される．

【謝辞】

　研究に協力していただいた被検者の皆様，東京大学医学部附属病院において「こころの検査プログラム」にご尽力いただいているスタッフの皆様，精神疾患への応用研究に携わる「心の健康に光トポグラフィー検査を応用する会」の皆様に，この場をかりて謝意を表したい．

（里村嘉弘，滝沢　龍）

文献

1) Takizawa R, Fukuda M, Kawasaki S, et al ; Joint Project for Psychiatric Application of Near-Infrared Spectroscopy (JPSY-NIRS) Group. Neuroimaging-aided differential diagnosis of the depressive state. NeuroImage 2014 ; 85 Pt 1 : 498-507.
2) 滝沢　龍，福田正人，心の健康に光トポグラフィー検査を応用する会．多数データ・個別データの解析．福田正人（編）．精神疾患とNIRS．東京：中山書店；2009．pp232-47．
3) Suto T, Fukuda M, Ito M, et al. Multichannel near-infrared spectroscopy in depression and schizophrenia : cognitive brain activation study. Biol Psychiatry 2004 ; 55 : 501-11.
4) Kameyama M, Fukuda M, Yamagishi Y, et al. Frontal lobe function in bipolar disorder : a multichannel near-infrared spectroscopy study. NeuroImage 2006 ; 29 : 172-84.
5) Frank E, Prien RF, Jarrett RB, et al. Conceptualization and rationale for consensus definitions of terms in major depressive disorder. Remission, recovery, relapse, and recurrence. Arch Gen Psychiatry 1991 ; 48 : 851-5.
6) Zimmerman M, Martinez J, Attiullah N, et al. Symptom differences between depressed outpatients who are in remission according to the Hamilton Depression Rating Scale who do and do not consider themselves to be in remission. J Affect Disord 2012 ; 142 : 77-81.
7) IsHak WW, Greenberg JM, Balayan K, et al. Quality of life : the ultimate outcome measure of interventions in major depressive disorder. Harv Rev Psychiatry 2011 ; 19 : 229-39.
8) Dudek D, Siwek M, Zielinska D, et al. Diagnostic conversions from major depressive disorder into bipolar disorder in an outpatient setting : results of a retrospective chart review. J Affect Disord 2013 ; 144 : 112-5.

第6章 神経生理検査（EEG）

脳波検査法は脳の機能状態をみる神経生理検査の一つである．その脳波検査法について，脳機能マッピングの一種である脳波トポグラフィを含めて臨床的観点から述べる．

1 脳波測定の原理・検査法・得られるデータ

脳波測定の原理・検査法

脳波検査法（electroencephalography：EEG）は脳の電気的活動を測定する検査法である．神経細胞が興奮するとき，細胞内外にイオン電流が生ずる．このうち，細胞外のイオン電流は容積電流または帰還電流と呼ばれる．容積電流，特に大脳皮質の表層に近い神経細胞群の興奮性シナプス後電位や活動電位によるものは頭皮上などに配置された電極に達する．その微弱な電位変化を検出・増幅し，μV（$10^{-6}V$）単位で記録するのが脳波検査法[1]である（図1）．図2には実際の頭皮上電極配置例と大脳皮質との大体の位置関係を示す．

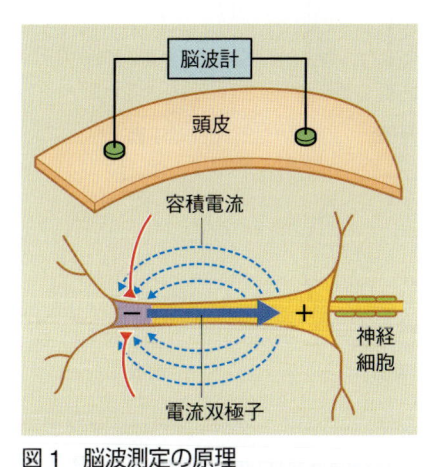

図1　脳波測定の原理
神経細胞の活動に伴いイオン電流が生ずる．細胞外のイオン電流は容積電流と呼ばれる．それによる電圧変化を頭皮上などの電極を通して脳波計が測定・記録する．

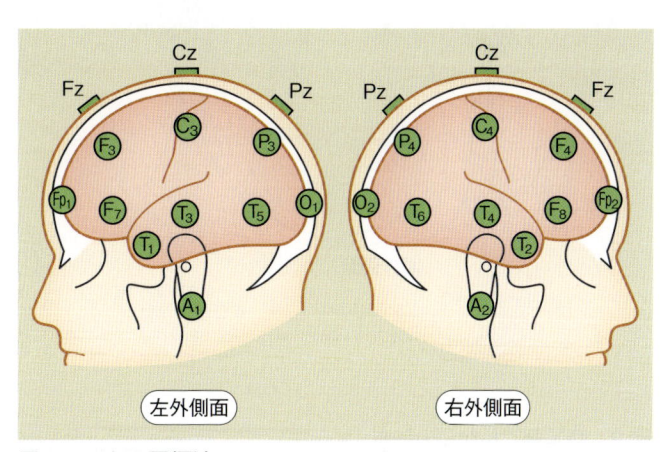

図2　10-20電極法
10-20電極法に基づく電極配置とその表記法を示す．

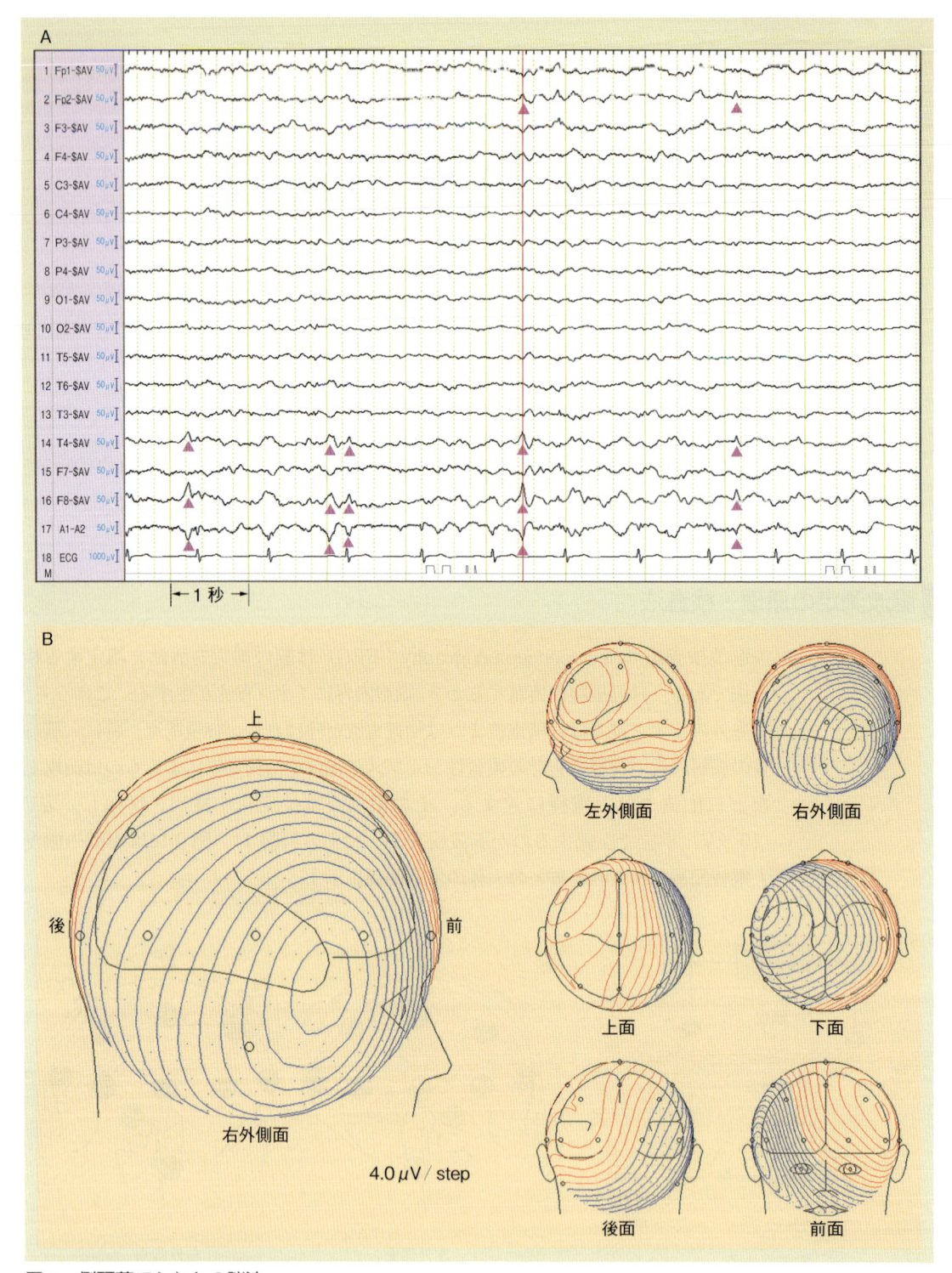

図3 側頭葉てんかんの脳波
A：40歳代女性の発作間欠期の脳波（睡眠第1段階）．縦軸は平均電位基準（average potential reference：AV）という記録法による電位［μV］で，上が陰性である．右側頭部に数個の陰性鋭波（ピンクの三角）がみられる．
B：鋭波の電位マップ．脳波Aの赤線上にある鋭波の等電位図を示す．青線が陰性，赤線が陽性の電位である．右側頭極付近に陰性電位の焦点（陰性極大点）が存在する．

得られるデータ

デジタル脳波計は，たとえば2 msごとに電極間の電位差を測定する．そのデジタルデータはメモリーに記録され，紙面またはディスプレイ上に脳波として表示される．通常，脳波は電極ごとに横軸を時間（s），縦軸を電位（μV）とするグラフとして描写される（**図3A**）．

〈武井茂樹〉

文献

1) 武井茂樹．MEG（脳磁図）の原理と応用．神庭重信（編）．躁うつ病の脳科学 — 方法論から臨床研究まで．東京：星和書店；1995. pp127-57.

2 データ解析法と解釈

脳波トポグラフィ

　　脳波の空間的分布を画像化する一つの方法に，脳波トポグラフィ（EEG topography；ギリシャ語 topos：場所，graphē：絵画，線画）がある．これは，測定された電位やパワー，さまざまな解析結果などのデータを空間的分布図として描くものである[1,2]．脳波トポグラフィは，脳波トポグラフマッピング（EEG topographic mapping）あるいは脳波マッピング（EEG mapping），2次元脳電図などとも呼ばれる．

等電位マッピング

　　簡単な例として，ある時点で測定された電位の脳波トポグラフィを考えよう．各電極の測定値から電極以外の各点の電位を推定・補間し，等電位図を作成する．この図は等電位マッピングあるいは電位マップなどと呼ばれる．なお，本章の脳波トポグラフィは断りのない限り脳波解析プログラム EEG FOCUS 3.0 による．**図3B** は鋭波の電位マップであり，青線が陰性，赤線が陽性の電位を表す．右側頭極付近に陰性電位の極大点が存在し，そこが鋭波の焦点である．その位置は等高線で描いた地図にたとえると山頂に相当する．

電位の推定法

　　各点における電位の推定・補間法には直線補間法やスプライン補間法などを用いる．後者は最も滑らかな曲線であるスプライン関数（spline function；英語 spline：曲線を描く自在定規）による補間である．EEG FOCUS 3.0 の場合は，まず頭部を球体とみなし，球面上の電位積分値が0になるような球面スプライン補間法[3]を用いる．次にその補間結果から球面上で等距離にある642点の平均電位を計算し，基準（reference）とする．これは真の零電位に近い基準である．最後に各点の補間法による電位と基準との差を求め，電位マップを作成する．

スペクトル解析に基づく等電位マッピング

　　特定の周波数をもつ脳波の空間的分布[4]を得るには以下のようにする．初めに特定の時間（ここでは10秒間）の脳波記録に対して高速Fourier変換（fast Fourier transformation：FFT）による周波数分析（**図4A，B**）を行い，周波数

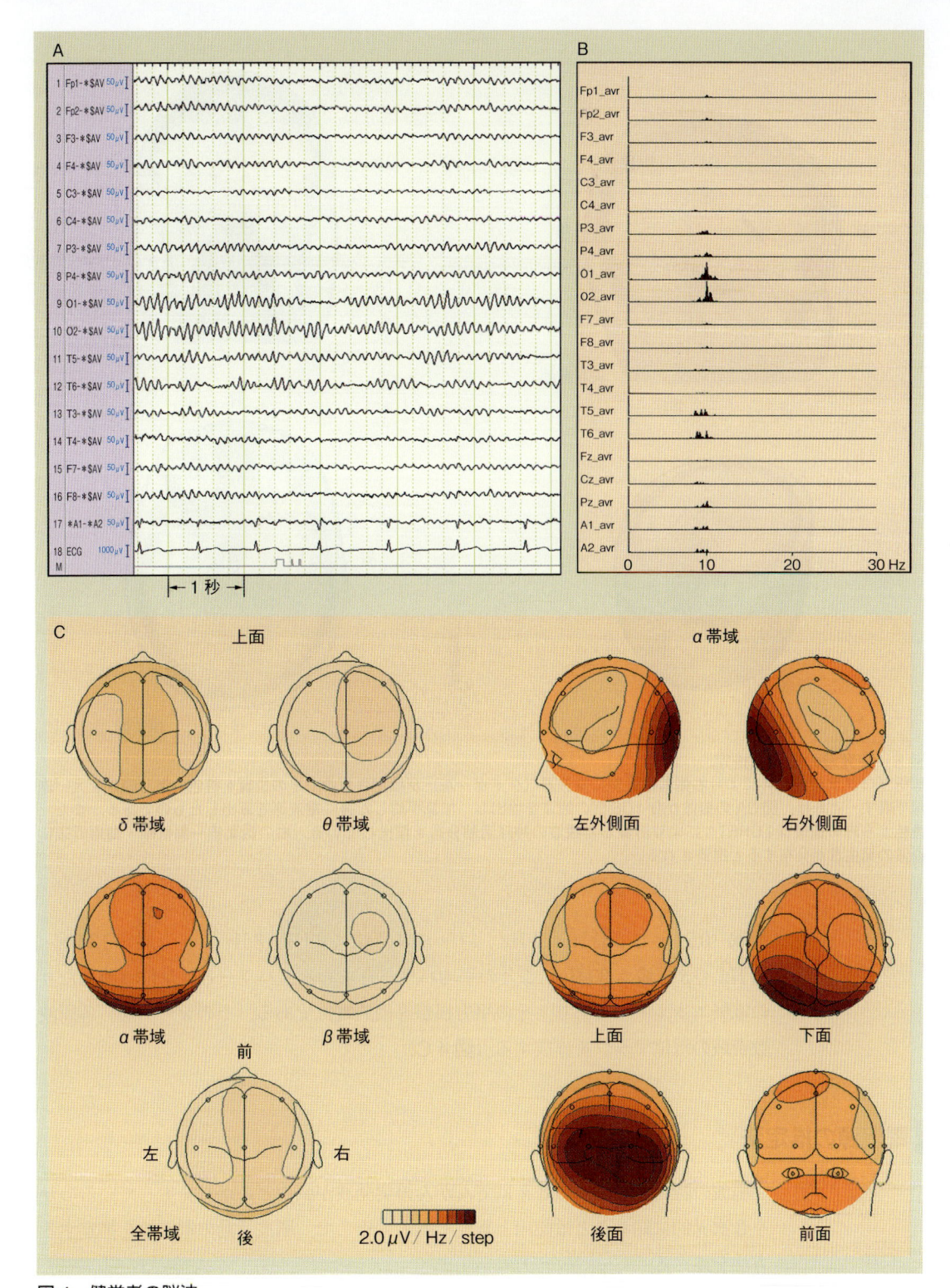

図4 健常者の脳波
A：20歳代男性健常者の覚醒閉眼時脳波．
B：Aのパワースペクトル密度．横軸が周波数［Hz］，縦軸が単位周波数あたりのパワー［μV²/Hz］である．
C：各周波数帯域の電位マップ．両側後頭部優位にα波が出現している．これは正常範囲の脳波である．

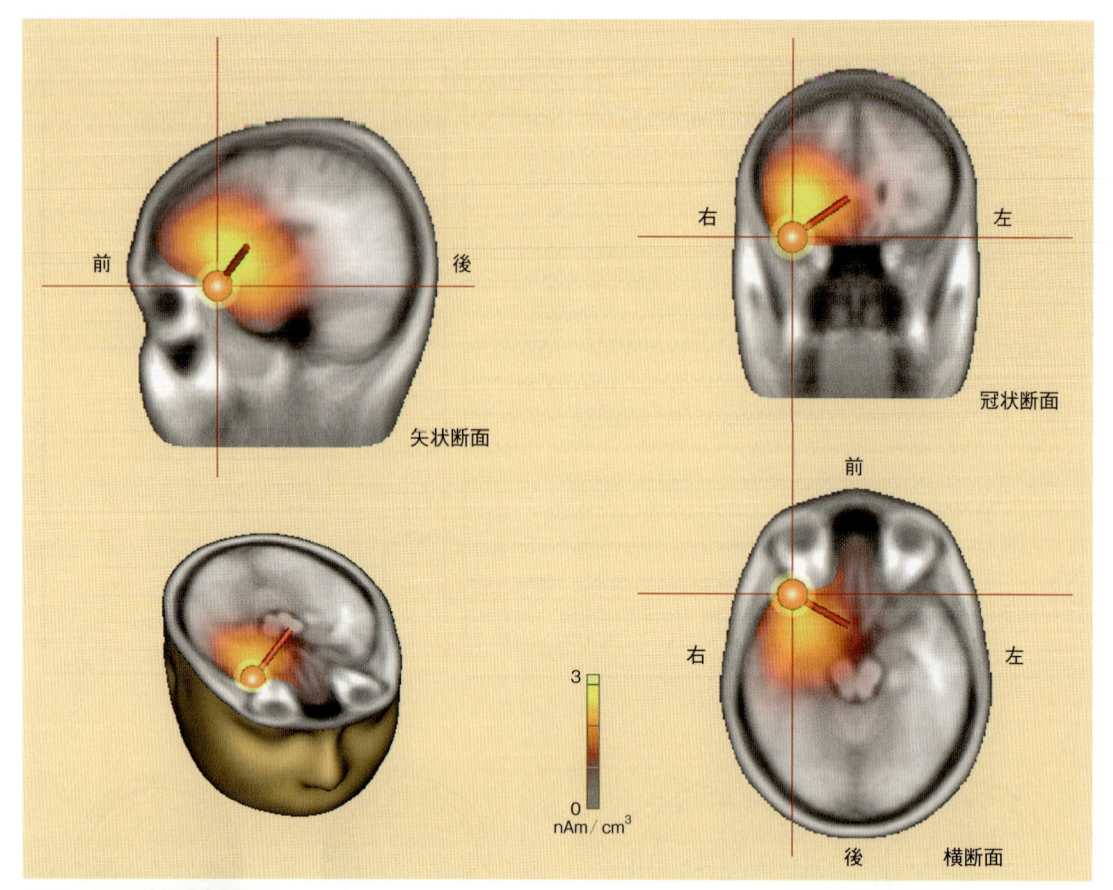

図5　突発波の電流源推定
解析プログラム BESA により右側葉極近傍に電流源（ダイポール）が推定される．その位置を橙色の丸，向きを太い赤線で表す．これは，図3Aの脳波から106個の鋭波を抽出し，加算平均した後に電流源を算出したものである．また，黄色から赤の領域は LORETA により計算した鋭波の神経活動分布を描出している．右の側葉極～扁桃核・海馬周辺に鋭波の発生源が分布すると推測される．

帯域（$0.5\,\text{Hz} \leq \delta$ 帯域 $< 4\,\text{Hz}$，$4\,\text{Hz} \leq \theta$ 帯域 $< 8\,\text{Hz}$，$8\,\text{Hz} \leq \alpha$ 帯域 $\leq 13\,\text{Hz}$，$13\,\text{Hz} < \beta$ 帯域 $\leq 30\,\text{Hz}$）ごとの平均パワーを求める．パワーとは単位時間あたりの電気エネルギーであり，その平方根が等価的電位である．そのデータから各周波数帯域の電位マップを作成する（図4C）．

電流源の推定法

　脳波の特異的な波，たとえばてんかんの突発波が脳のどこから発生しているのかを3次元的に知ることは臨床上重要である．そこで，脳波活動の電流源を推定する方法を述べる．
　前述のように，神経細胞の活動により細胞内に矢印のようなイオン電流が流れる（図1）．これは陽陰の両極をもつ電流双極子とみなすことができる．微小な領域内で同一方向に向かう神経細胞集団が同時に活動する場合は，1つの等価電流双極子

（equivalent current dipole；ダイポールと略す）として近似しうる．この単一ダイポールの位置と向きを推定する方法[5]が知られており，図5は解析プログラムBESA（brain electrical source analysis）Research 6.0による単一ダイポールの推定例である．

また，別の推定法にLORETA（low resolution electromagnetic tomography）[6]がある．これは，隣接する神経細胞群は類似した活動を行うという仮定に基づき，神経活動分布を3次元的に計算する手法である（図5）．

（武井茂樹）

文献

1) Duffy FH. Topographic mapping of brain electrical activity：clinical applications and issues. Maurer K（ed）. Topographic Brain Mapping of EEG and Evoked Potentials. Berlin：Springer-Verlag；1989. pp19-52.
2) Lehmann D. From mapping to the analysis and interpretation of EEG/EP maps. ibid pp53-75.
3) Perrin F, Pernier J, Bertrand O, et al. Spherical splines for scalp potential and current density mapping. Electroencephalogr Clin Neurophysiol 1989；72：184-7.
4) 上野照剛．Dynamic EEG topographyの基礎理論．臨床脳波 1985；27：557-61.
5) Scherg M. Fundamentals of dipole source potential analysis. In：Grandori F, Hoke M, Romani GL（eds）. Auditory Evoked Magnetic Fields and Electric Potentials. Advances in Audiology vol.6. Basel：Karger；1990. pp40-69.
6) Pascual-Marqui RD, Michel CM, Lehmann D. Low resolution electromagnetic tomography：a new method for localizing electrical activity in the brain. Int J Psychophysiol 1994；18：49-65.

3 精神疾患で認められる脳波所見

てんかん

　てんかんの診断と治療において脳波検査は不可欠である[1]．特に脳波上，突発波が存在するかどうか，存在する場合はどのような空間的分布を示すかが重要である．
　前述のように図3Aは側頭葉てんかんの脳波である．図3Bの等電位マップから右側頭極近傍に鋭波の焦点が存在することがわかる．図5は右側葉極～扁桃核・海馬周辺にその鋭波の電流源が存在することを示唆する．本症例の病歴と頭部MRI画像は第17章の症例1（p.318）に示す．

意識障害

　意識障害の重症度を客観的に評価し，予後を予測するために脳波検査が有用である．通常，意識障害が重症になるほど脳波の基礎活動の周波数が遅くなる（基礎活動の徐波化）．さらに重篤になると低電位になり，脳死では電気的大脳無活動（electrocerebral inactivity：ECI）に至る．一般に脳波異常が重度なほど予後も不良である．
　図6は意識障害の脳波であり，びまん性に徐波（δ波）が出現している．正常脳波（図4）と比較するとα波の電位がほとんどみられず，代わりにδ波の電位が高い．

周期性脳波異常が見られる場合

　Creutzfeldt-Jakob病（CJD）の古典型や亜急性硬化性全脳炎では脳波上，周期性同期発射（periodic synchronous discharge：PSD）[2]が特徴的である．また，ヘルペス脳炎，脳血管障害，脳腫瘍などではperiodic lateralized epileptiform discharges（PLEDs）と呼ばれる周期性パターンがみられる．
　図7は古典型CJDの脳波である．鋭波が約1.3Hzの周期で同期性に出現するPSDが認められる．

その他の器質性障害

　器質性病変が脳内にあり，それが精神・神経症状を説明するものであれば，器質性障害と診断される．これは脳器質障害または器質脳症候群，器質性精神障害などとも呼ばれ，脳血管障害，脳腫瘍，脳の感染症，頭部外傷，症候性てんかん，認知症などが含まれる．器質性局在病変が存在する場合，脳機能低下による焦点性徐波，

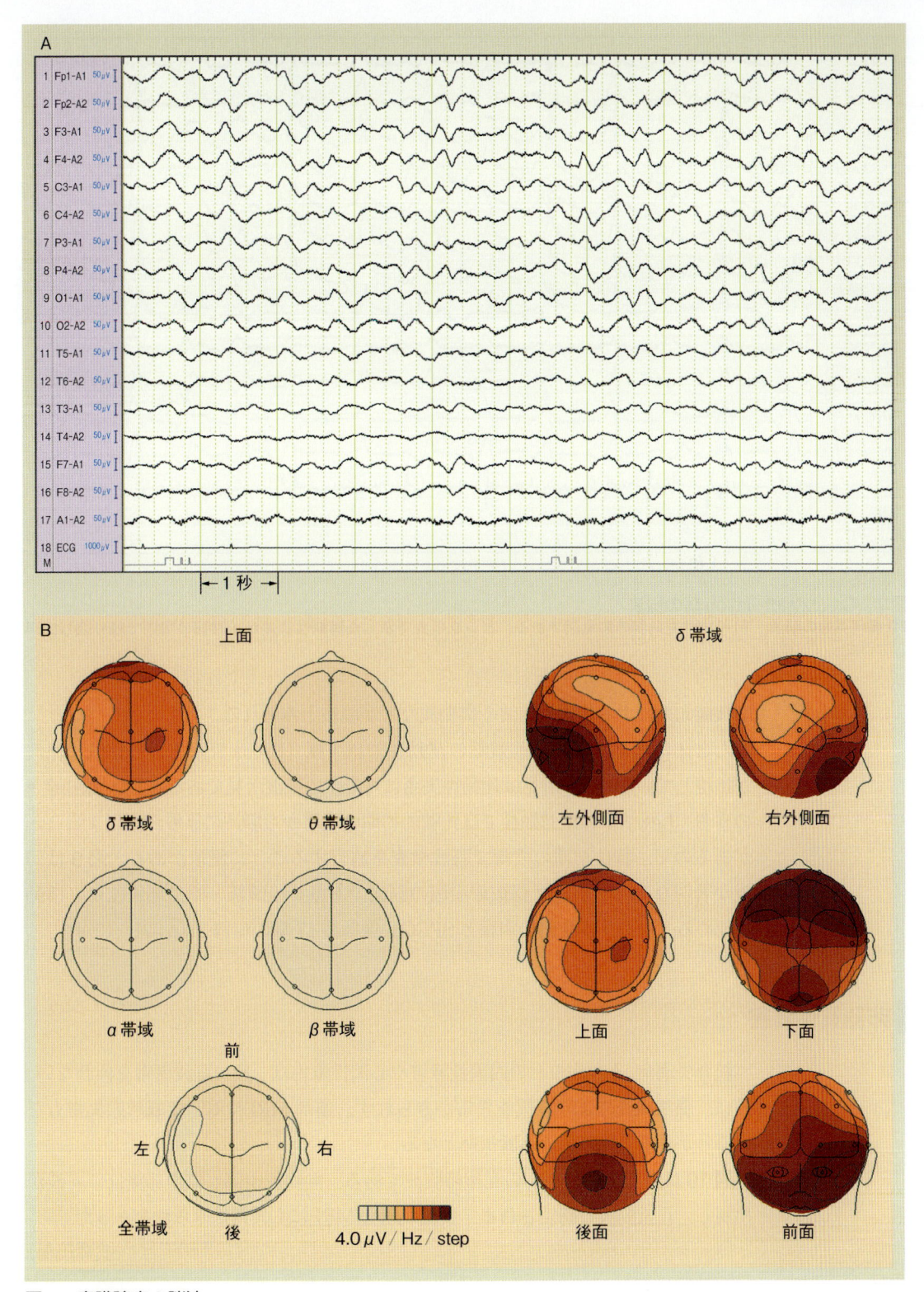

図6 意識障害の脳波
A：60歳代男性の傾眠状態の脳波．肝性脳症による意識障害で，前日の血中アンモニアは215 μmol/Lと高値であった．
B：各周波数帯域の電位マップ．δ波が優勢であり，特に前方で振幅が高いことがわかる．

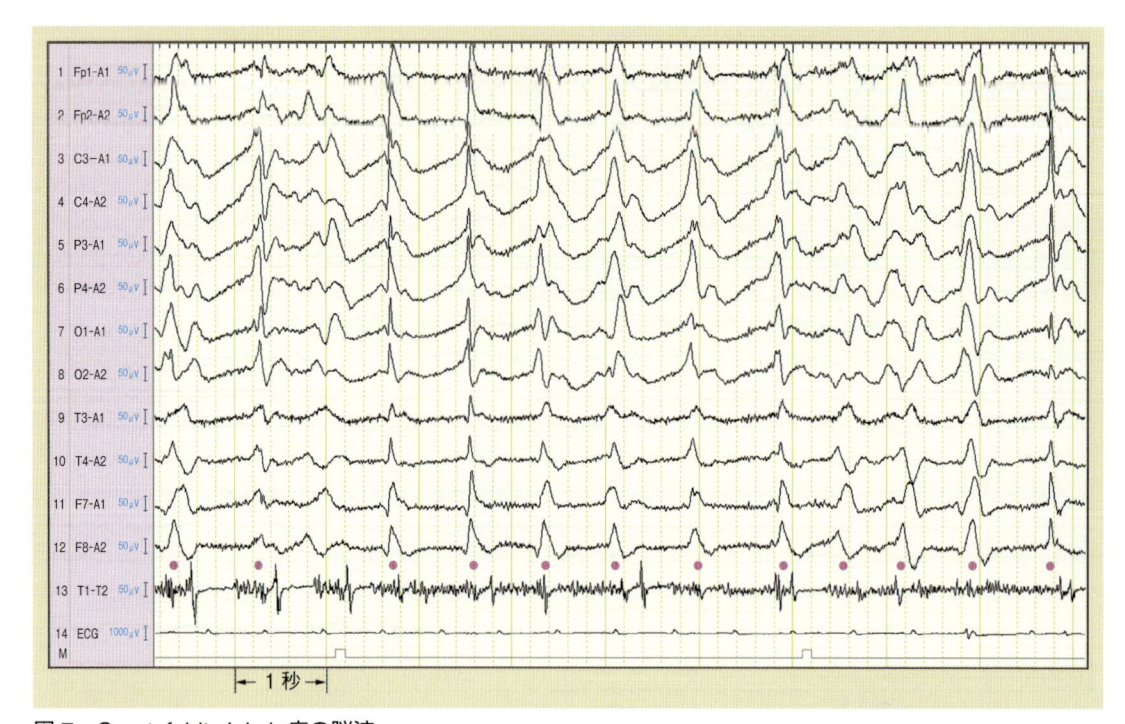

図7　Creutzfeldt-Jakob 病の脳波
70歳代男性の脳波．T1-T2は左前腕の筋電図である．ピンクの丸で示した同期性鋭波が1秒弱の周期で繰り返し出現している．

脳機能亢進による焦点性速波や突発波などが脳波上みられる．

たとえば図8では，左前頭葉の運動性言語中枢（Broca 野）を含む領域に徐波が出現している．この所見は運動性失語に対応する脳波所見である．また，認知症[2]のうち，Lewy 小体型認知症では比較的初期の段階から脳波に徐波が出現することがあるので，特に初期の段階で脳波検査を施行することに価値がある．図9は幻視が著明な Lewy 小体型認知症症例の脳波であり，後頭部〜頭頂部優位に θ 活動を認める．なお，本症例の病歴と SPECT 像は第17章の症例2（p.321）に示す．

非器質性障害

統合失調症，うつ病などの内因性障害や心因性障害は一般に脳波異常を伴わない．逆に，脳波検査により脳機能異常がみられず，頭部 MRI や CT で脳形態異常もないことが非器質性障害の診断根拠となる．

図10は非器質性うつ病の覚醒時脳波である．両側後頭部，頭頂部優位に α 波が出現し，正常脳波と判定される．また，頭部 MRI にも異常はみられなかった．

（武井茂樹）

文献
1) 武井茂樹．てんかん．大野　裕（編）．チーム医療のための最新精神医学ハンドブック．東京：弘文堂；2006．pp206-12．
2) 工藤由佳，片岡郁恵，武井茂樹ほか．認知症の脳波．精神科 2012；20：63-70．

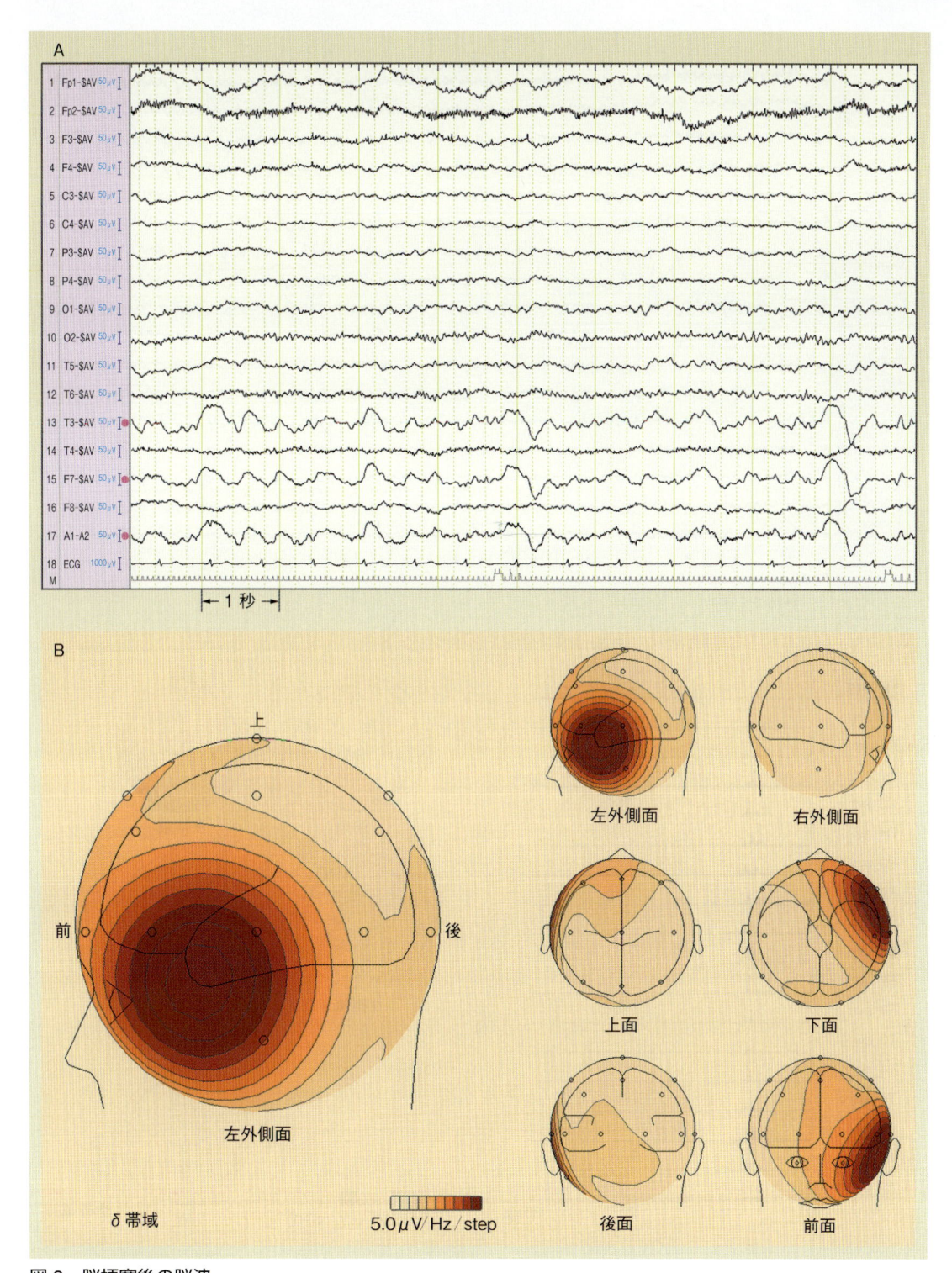

図8 脳梗塞後の脳波
A：40歳代女性の覚醒時脳波．ピンクの丸で示した電極部位にδ活動が目立つ．
B：各周波数帯域の電位マップ．左前頭葉の運動性言語中枢を含む領域にδ活動がみられる．それに対応する症状として運動性失語が残存している．

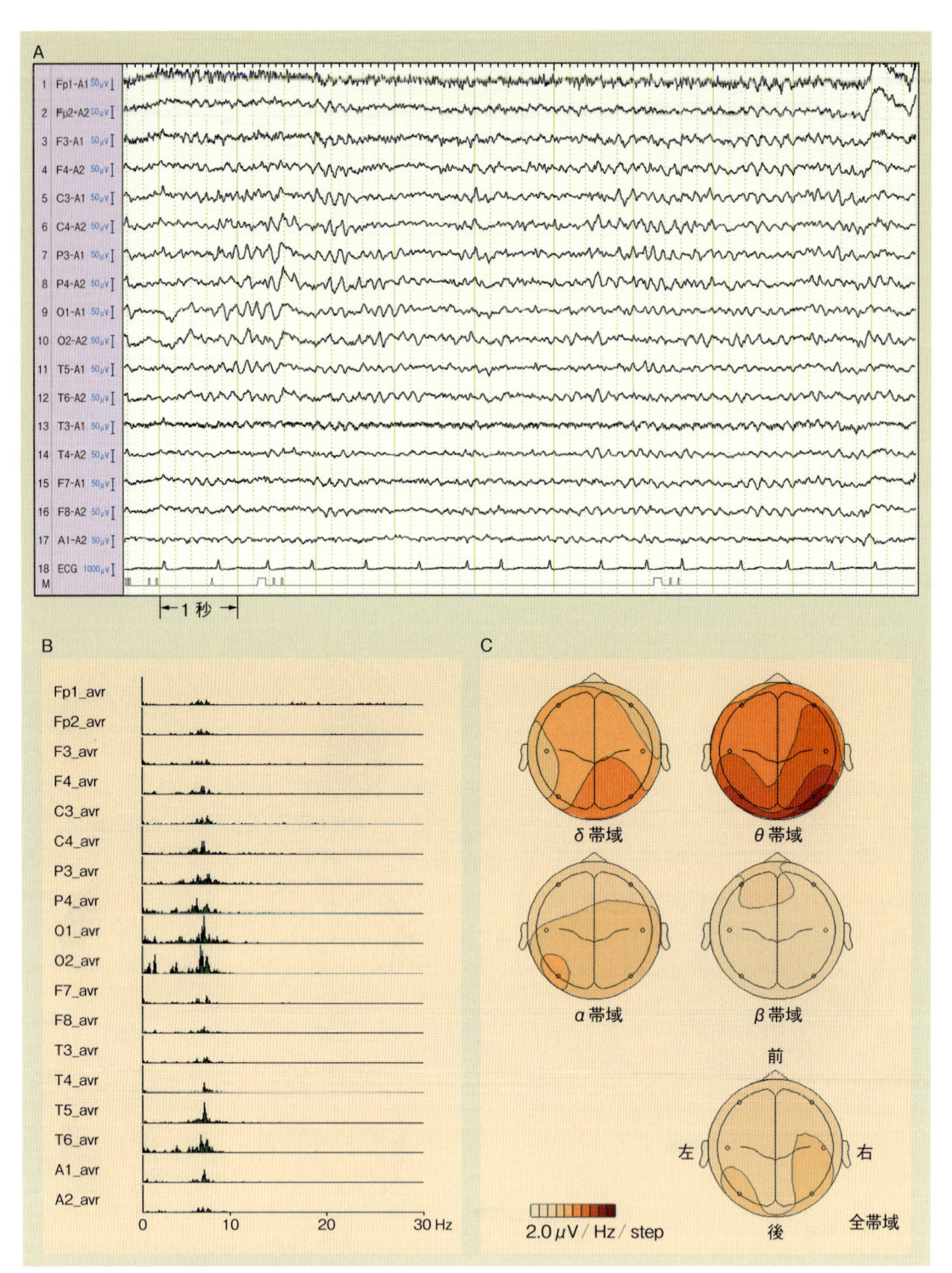

図9 Lewy小体型認知症の脳波
A：70歳代女性の開眼直後の覚醒閉眼時脳波．
B：Aのパワースペクトル密度．横軸が周波数，縦軸が周波数あたりのパワーである．
C：各周波数帯域の電位マップ．後頭部〜頭頂部にθ活動を認める．

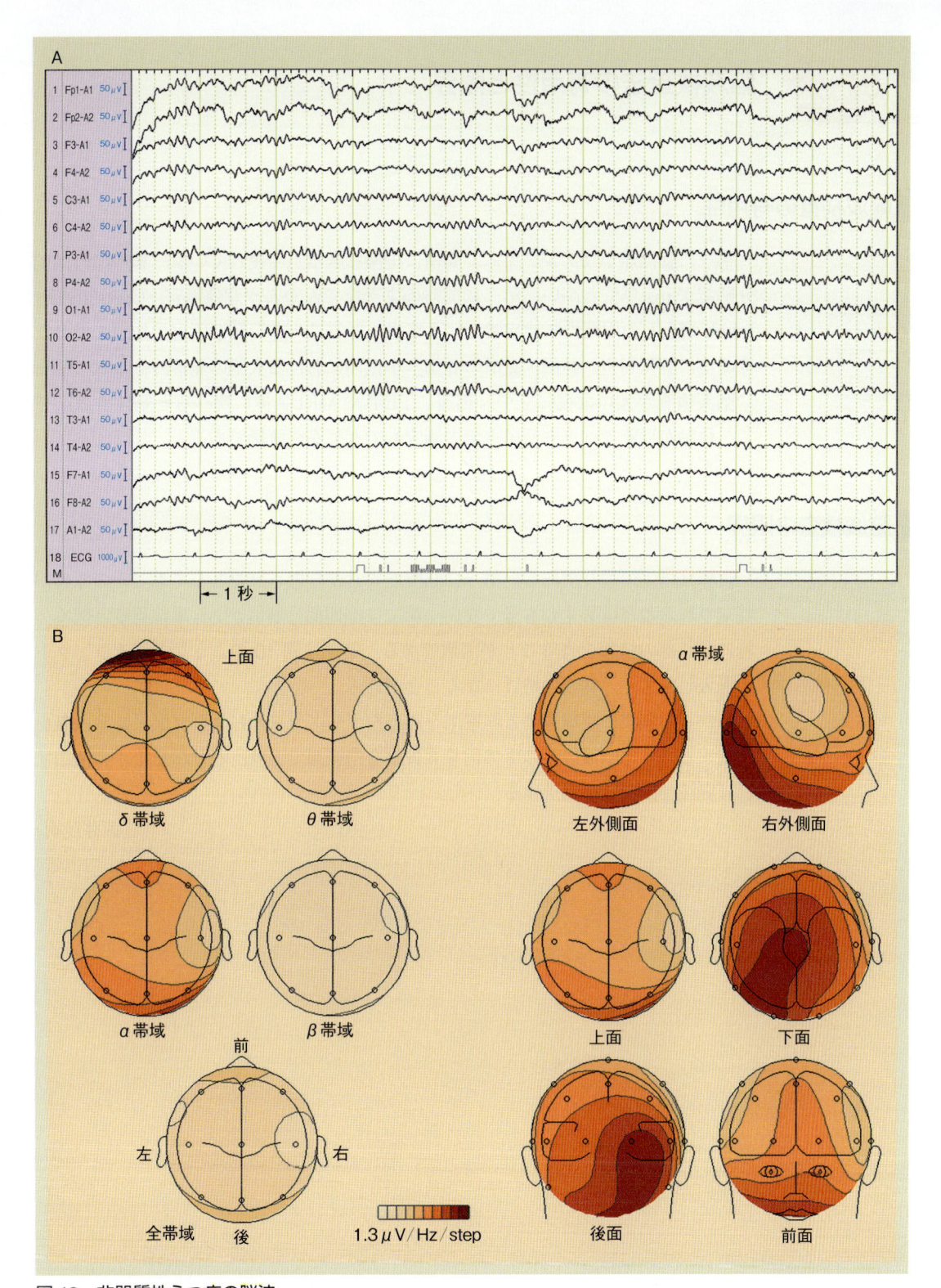

図10　非器質性うつ病の脳波
A：20歳代男性の開眼直後の覚醒閉眼時脳波.
B：各周波数帯域の電位マップ．両側後頭部優位に正常なα活動を認める．なお，両側前頭極部にみられるδ活動は脳波成分ではなく，眼球運動によるアーチファクトである.

4 脳波検査法の有用性と限界

脳波検査の有用性

　第一に脳機能がリアルタイムで簡便に把握できる点で優れている．第二に時間的分解能がms単位と高い．第三に前述のようなてんかんや意識障害，Creutzfeldt-Jabob病などの周期性脳波異常を伴う疾患，器質性・非器質性障害の鑑別の場合，その他に脳死判定，睡眠・覚醒の評価，小児期における大脳の発達評価などの場合に脳波検査が大いに役に立つ．第四にPETやMRI装置に比べると脳波計は小さく，移動が可能でベッドサイドでの測定もでき，かつ廉価である．

脳波検査の限界

　限界は以下の通りである．第一に脳機能異常が把握されたとしても，その原因が特定されることは必ずしも多くない．第二に空間的分解能がcm単位程度と低く，特に脳深部の情報を得ることが困難である．第三に図10のようなアーチファクトが混入しやすく，判読の妨げになることがある．

　しかし，脳波に眼球運動と筋電図を加えたポリグラフィにより覚醒・睡眠段階を判定するように脳波以外の生体信号も貴重な情報源であり，それらを上手に活用すれば脳波判読の質は向上する．

　　　　　　　　　　　　　　　　　　　　　　　　　　　　　　　　（武井茂樹）

第7章 神経生理検査（MEG）

はじめに

　脳磁図（magnetoencephalography：MEG）とは，脳内の電気活動に伴って発生する磁場活動を，脳磁場計測装置を用いて記録する方法である．このように記述すると難解に思えるが，脳波（electroencephalogram：EEG）と比較して理解するとわかりやすい．EEGは脳の一部位から発生した電位の変化を頭皮上で記録したものであるのに対し，MEGは頭皮上に作られた磁界を測定するものである．

　脳の一部位から発生した電位は，脳およびそれを覆う組織（頭皮，頭蓋骨，髄膜など）を介して頭皮上に投射されており，EEGはこれらの介在組織の影響を無視できないため，得られた電位変化がどの脳部位から発生しているかを高い精度で推定することが困難である．それに対して，MEGは介在組織とは無関係に頭皮上に作られた磁界を測定しているため，発生源の特定がしやすいことが特徴である．このようなMEGの特性を活かすことで，脳の各部位で起こっている神経活動を，細かい時間経過のなかで検討することが可能であり，精神疾患についてネットワークの変化を綿密にとらえることができる可能性がある[1,2]．

　すでにてんかんの診断，脳外科の術前検査などに保険適応になっている検査法であるが，精神科領域ではあまり知られていない検査である．それは導入費用，維持費用が高額であり，限られた施設にしか設置されていないということも理由の一つであるが，現時点では病態生理の解明を主眼においた研究が主で，鑑別診断などの臨床応用される段階に達していないということが大きな理由であると考えられる．本書の趣旨と反してしまうようで心苦しいが，現時点で個別症例の診断に寄与するほどのエビデンスの蓄積はまだない．しかしながら，MEGは核磁気共鳴画像法（magnetic resonance imaging：MRI）やEEG，近赤外線分光法（near-infrared spectroscopy：NIRS）などの他の脳機能検査法にはない優れた特徴をもっている．このことから，今後のエビデンスの蓄積により，診断，状態像，重症度などの評価に寄与できる可能性は大きいと考えられる．

1 原理・検査法・得られるデータ

原理

　MEGの原理について詳細に述べるには紙数が限られているため，本項では概略のみを説明する．より詳細な原理については，他書[2-4]を参照していただきたい．
　MEGの原理について理解するためには，脳の生理学的知識と，MEGのハードウェア，ソフトウェアについての知識が必要である．ソフトウェアについては，「2. データ解析法と解釈」の項（p. 127）で説明することとし，本項では，生理学とMEGのハードウェアについて解説する．

■生理学

　大脳皮質の構造を細胞レベルで観察すると，皮質深部にある錐体細胞の細胞体からは皮質表面に向かって垂直に，長い尖頂樹状突起が伸びている．錐体細胞の樹状突起のある部分が興奮して脱分極が生じると，細胞外および細胞内に電流が流れる．この細胞外電流を記録したものが脳波であり，細胞内電流を取り巻くように生じる磁場を記録したものがMEGである．模式図を図1Aに示す．
　生体電気現象の媒体となる組織を容積導体というが，EEGの容積導体は，発生源を取り囲む伝導性生体組織（脳，脊髄液，筋肉，頭皮，皮膚）である．その中に伝導性が非常に低く絶縁体とみなされる頭蓋骨が存在するため，内部の電場は非常に複雑になる．一方で，磁場はこれらの介在組織の影響をほとんど受けず，また帰還電流による磁場は打ち消し合ってしまうため，細胞内電流を評価することができる（図1B）．
　個々の神経細胞により発生する磁場は非常に微弱であり，MEGで測定される実際のデータは，配列にある程度規則性をもった数千から数十万のニューロンが同期（synchronization）して活動したものである．このような配列をもっている代表は，錐体細胞であり，MEGで測定可能な開磁場を作る．一方で，樹状突起が放射状の配列を示す細胞群は，磁場分布の対称性から打ち消し合ってしまう閉磁場を作り測定できない．星状細胞がその代表である．このため，大脳皮質において錐体細胞よりはるかに数は多いが，脳磁場にほとんど寄与していないと考えられている．
　容積導体内部の電位発生源は双極子（ダイポール）の集合とみなされる．双極子は一種の電気的単位であり，極性の互いに反対の一対の電荷（陽性と陰性）がある距離を保って存在するものである．MEGで測定した信号は，後に記載する逆問題を解決することにより，多数の神経活動をあるダイポールとして表現することができる（図1A）．
　図1Cに皮質とダイポールの関係を示す．脳波はダイポールの方向が記録電極

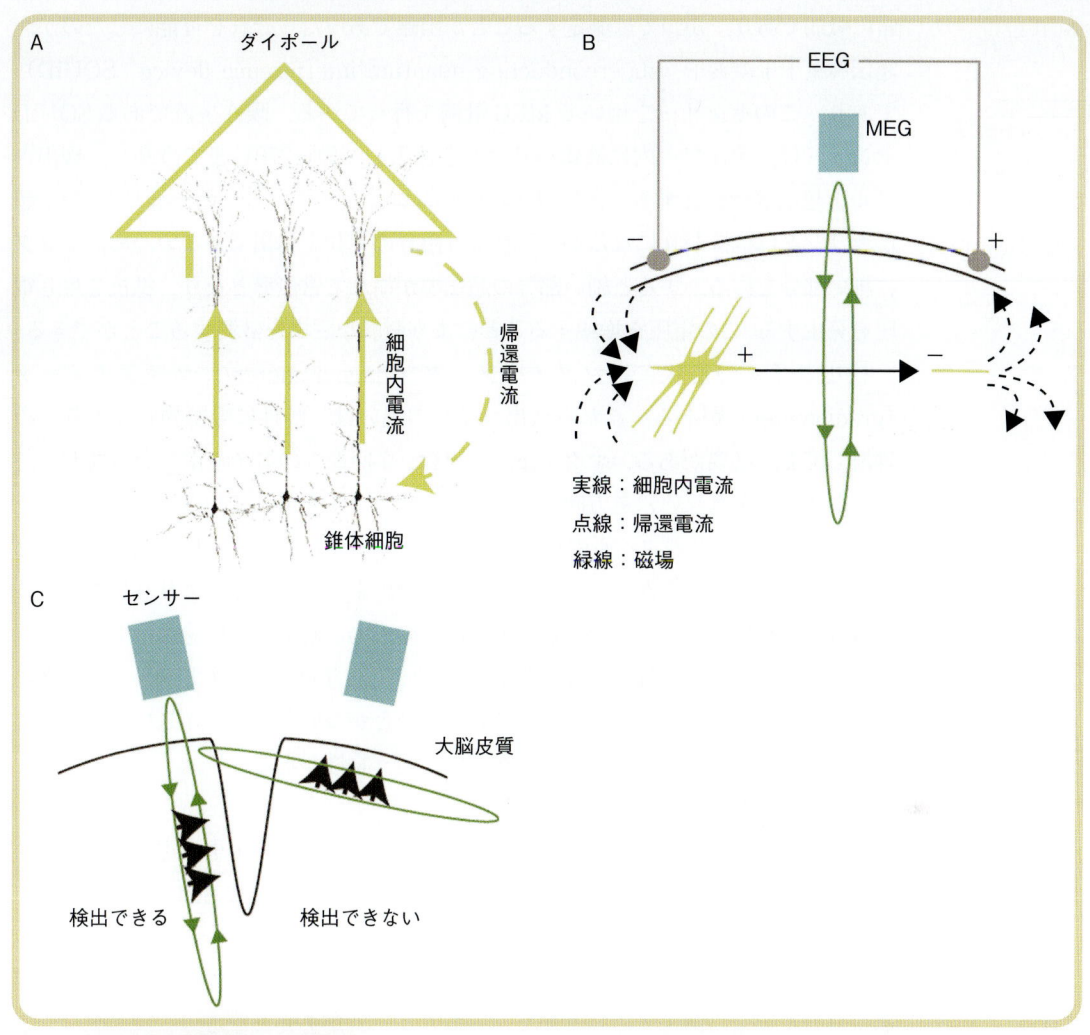

図1 大脳皮質の電流活動と脳磁図
A：大脳皮質の錐体細胞で生じる細胞内電流と帰還電流を示す．多数の錐体細胞の活動を1つのダイポールとみなすことができる．
B：EEGとMEGの違いを示している．EEGが電極間の電位差を測定しているのに対し，MEGは電流により生じた磁場を直接計測している．
C：MEGより検出できるダイポールの方向．MEGは頭皮と水平方向のダイポールは検出できるが，垂直方向のダイポールは検出できない．

に対して向かっているときに，大きな電位が得られるが，直角方向のときは，頭皮上から記録することが困難なことがある．一方で，MEGは頭皮と水平方向のダイポールは検出できるが，垂直方向のダイポールは検出できない．

■ハードウェア

1 SQUIDセンサー

このように脳の神経活動に伴って発生する磁界を測定するわけであるが，その強度は10^{-12}から10^{-13}テスラ程度と地磁気と比較すると，約100億分の1以下と非

常に微弱であり，かつては測定することが困難であった．それを可能にしたのが，超伝導量子干渉素子（superconducting quantum interference device：SQUID）であり，このセンサーを用いて MEG 計測を行っている．現在主流である SQUID センサーは，デュワー内に液体ヘリウムを注入し，約 -270 ℃ まで冷却し，検出コイルを超伝導状態とする．検出コイルはリングになっている（超伝導リング）．超伝導リングは抵抗が 0 になるが，これでは磁界の変化を検出できないため，リングに細い部分を作る．すると細い部分の超伝導が崩れて常伝導となり，抵抗を生じ電圧を発生する．この電圧を増幅することにより微弱な磁場を計測することができる．

検出コイルの形状にはマグネトメータ（magnetometer），グラジオメータ（gradiometer）がある．これら検出コイルの違いは，解析にも影響してくるため理解しておく必要がある．マグネトメータは，1 回巻きのコイルからなっており，グラジオメータは互いに逆方向に巻いた平行なコイルを直列につないである．グラジオメータは，2 つのコイルの差として磁場が検出されるので，地磁気のようなセンサーから遠いところからの磁場は，同じ量の磁束が入ることにより 0 になる．この特性のために，センサーから近い発生源での磁場に対して高い感度をもつ一方，頭表から深い部分の信号源には感度が良くない．一方で，マグネトメータは，センサーをすべての磁束が通過し，打ち消されることがないため，ノイズに弱いが，脳の深部で発生する磁場の測定に感度が高いという特性がある．

2 シールドルーム

生体以外からのさまざまな磁気雑音，たとえば電磁機器，工事，電車，車などの都市雑音などが存在するため，非常に微弱な磁場を測定可能な SQUID のみでは，磁場計測は成り立たない．このため，多くの施設では磁気シールドルームにより，外部ノイズを遮蔽している（図 2 A，B）．特にマグネトメータでの測定は，外部磁気雑音を完全に消去する高性能なシールドルームが必要となる．

3 アナログ/デジタル変換（A/D conversion）

センサーで得られた信号はアナログ信号であり，これをコンピュータに取り込むため，アナログ/デジタル変換が行われる（図 2 C）．これをサンプリングというが，どの程度の精度で変換するかをサンプリング周波数で決定する．仮に 1,000 Hz であれば，1 秒間に 1,000 ポイントのデータを得ることになる．

検査法

実際の検査法については，日本臨床神経生理学会が作成した臨床脳磁図検査解析指針に詳細な検査ガイドラインが示されている[5]．ここでは自発脳磁場と事象関連脳磁場，検査の具体的な流れについて解説していく．

■ 自発脳磁場（spontaneous magnetic fields）

自発脳磁場は，事象関連脳磁場と対になって理解したほうが早い概念である．事

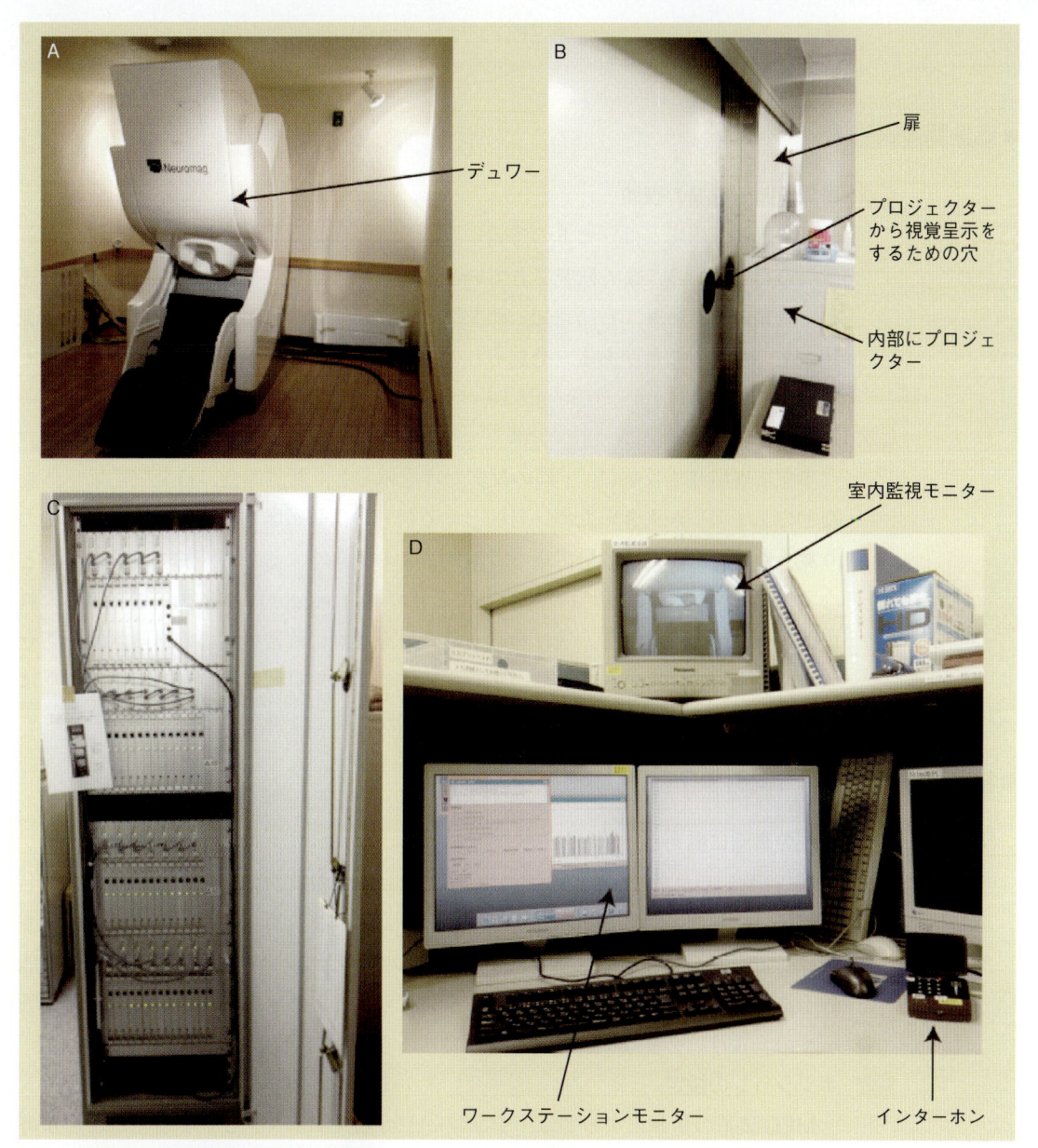

図2 群馬大学医学部附属病院に設置されているMEG装置
A：シールドルーム内の風景．MEG装置をuprightポジションで撮影．手前がシールドルーム入り口．
B：シールドルームを外から見た風景．
C：A/Dコンバータ．
D：測定用ワークステーションモニター，室内監視モニター，インターホン．

象関連脳磁場がさまざまな刺激を与えたり，認知課題を行っている際の反応を測定するのに対して，安静時の自発的な活動を記録するものである．現時点での臨床的な自発脳磁場の適応としては，主にてんかん症例における術前検査や診断がある．てんかん診断における，EEGと比較したMEGの利点は，①異常波の局在診断が簡便でかつ局在精度が高いこと，②複数部位から発生する異常波をより容易に分

離できる場合があること，③ EEG では目立たない異常波を観察できる場合があること，などである[6]．

■ 事象関連脳磁場

1 事象関連脳磁場の課題

事象関連脳磁場とは，ヒトの感覚や認識，課題作業や運動に対応して記録できる磁場のことである．よく研究されているのは，体性感覚，聴覚，視覚，運動に関連した誘発磁場であり，言語認知，顔認知，形状認知，作業記憶などの高次脳機能課題も用いられることがある．それぞれの方法，特徴などについては別書を参照していただきたい[5]．

2 加算平均法

事象関連脳磁場反応は，1回の反応だけをみると，背景雑音（自発脳磁場，体動などのノイズ）が大きいため，目的とする信号（誘発磁場）はその中に埋もれており見えない．そのため誘発磁場を背景雑音より大きくするため，加算平均が必要となる．加算平均法は，刺激の開始点にトリガー（trigger）と呼ばれる目印を入れて測定時に同時に記録し，後にそのトリガーを起点に前後の関心のある区間を切り出し，加算平均する方法である．加算平均法により加算回数に比例して信号波形は増大するが，背景雑音は加算回数の平方根に反比例して減少する．

■ 検査の準備

1 不測の事態に備える

MEG 測定自体は非侵襲の検査であり，ほとんどの被検者が対象となる．しかし閉所恐怖の被検者では測定ができないことがある．また，特にてんかん患者の検査では，てんかん発作や薬剤などによる呼吸抑制など，予期しない事態が生じる可能性もある．被検者の安全を確保する方法に習熟しておく必要がある．また口腔内吸引や酸素投与に必要な機器や備品を配備するなど，緊急時に備えておく必要がある．

2 ポジションの設定

MEG 装置の種類によっては，デュワーが可動式でポジションを変えることが可能な機械もある．群馬大学医学部附属病院で用いている Neuromag® (ELEKTA) は，supine（仰臥位），upright（坐位）を使い分けることができる．ポジションを変えた直後は液面の揺れが雑音の原因になってしまうので，計測 3～4 時間前にはポジションの変更を済ませておく．

3 頭部 MRI

脳磁図の信号源は，解剖構造と関連づけることにより臨床的な有用性が増すため，MRI 解剖画像と座標位置を合わせて解析することがほとんどである．このため頭部 MRI を検査前後どちらでもよいので撮像する．MRI は少なくとも 2 mm より細かいスライスの T1 強調画像を用いる．

■ 測定の実際

1 同意の取得

　臨床脳磁図検査は十分な検査経験を有する医師の管理下で行うことが求められる．検査の前には被検者と家族に対して脳磁場検査の目的と必要性を十分に説明し，あらかじめ検査の同意を得ておく．鎮静薬投与などの特殊な処置が必要な場合には，危険性も含めた十分な説明と同意が必要である．また，被検者が検査に不安や苦痛を感じた場合は，いつでも中断できることも説明する．

2 金属類の確認

　検査者は，被検者が身に付けている磁性体（ペースメーカ，義歯，アクセサリー，女性の場合は下着のワイヤー，携帯電話その他の電子機器，その他金属製のもの）が，可能な限り取り去られているかを確認する．歯列矯正装置も雑音の原因となり，測定ができないことがある．静電気の対策として，消磁装置を用いることもある．

3 頭部位置のスキャニング

　MEGの信号源推定には，検出コイルと被検者頭部MRIとの相対位置を計測するシステムが必要となる．このシステムは機器による違いがあると思われるが，Neuromag®を例にとって説明する．

①患者に木製椅子に座ってもらい，位置決め用コイル（head position indicator）を装着する．

②デジタイザで，鼻根部（nasion）と左右の外耳孔前点（left and right preauricular point：LPA，RPA）に印をつける．この際，LPA，nasion，RPAの順で行うことが重要である．

③位置決め用コイルは，SQUIDセンサーでカバーされる範囲内で十分な間隔をとった形で，前頭部から後頭部にかけての4点に装着する．位置決め用コイルを直接頭部にテープで固定する場合は，アルコール綿でよく皮脂をぬぐい取る，両面テープを併用するなどの対策をして，コイルが取れてしまわないよう注意を払う．また操作の簡易性からスイミングキャップにあらかじめ位置決め用コイルを固定しておくといった方法もある．

④その後，頭部の形状をデジタイザでスキャンし，多点的に登録する．

4 測定時の留意事項

　その後被検者にシールドルーム内に入ってもらい，デュワー内に頭を入れてもらう．この際uprightポジションでは，椅子に座る際に頭をぶつける被検者が多いので，注意を促す．椅子の位置を調整するなどして，頭部とデュワーをなるべく密着させ，検出コイルとできる限り近づける．長時間の測定中，同一姿勢をとり続けることによる被検者の苦痛に注意し，できる限り楽な姿勢をとらせる．必要に応じて，休息をはさむなど工夫をする．測定中には，対象信号の磁場分布を確認しながら，必要に応じてセンサーと頭部の相対位置や角度を修正する．MEG室内からはインターホンで検査者と連絡が取れることを伝える．またモニターで雑音の原因となり

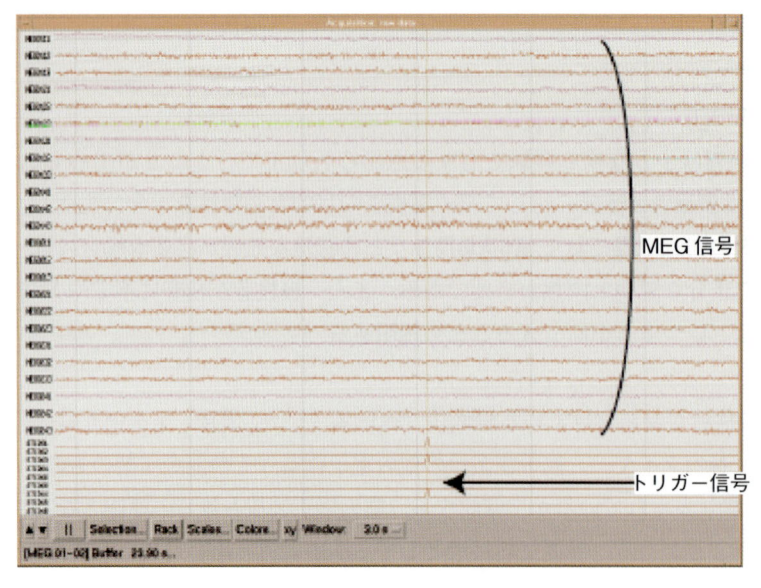

図3 測定データ
測定中のRawデータ．加算平均の起点となるトリガー信号も同時に記録されている．

そうな動作がないか，事象関連脳磁場の測定では課題を遂行できていそうか，てんかん患者については発作の有無などにつき観察をする．ガイドラインでは，補助者が測定中検査室内に入ることが推奨されているが，検査の目的や被検者の状態によっては省略することもできる．

得られるデータ

実際測定中のデータを図3に呈示する．当施設で使用しているMEGは306チャンネルのセンサーを有しているため，306チャンネル分のRawデータが得られる．すべてのチャンネルのデータを一画面に表示すると見えないため，一部のチャンネルのみを表示してある．

このようにして得た何も加工していないデータをRawデータという．事象関連脳磁場の測定の場合は，図3に示してあるように，Rawデータに併せてトリガー信号も記録される．測定中に加算平均処理も同時にすることも多く，オンラインアベレージと呼んでいる．

（武井雄一，管　心）

文献

1) 三國雅彦，福田正人，功刀　浩．精神疾患診断のための脳形態・機能検査法．東京：新興医学出版社；2012．
2) 高倉公朋，大久保昭行．MEG―脳磁図の基礎と臨床．東京：朝倉書店；1994．
3) 原　宏，栗城真也．脳磁気科学―SQUID計測と医学応用．東京：オーム社；1997．
4) 栗城真也．脳をみる．東京：オーム社；1995．
5) 橋本　勲，柿木隆介，白石秀明，ほか．臨床脳磁図検査解析指針．臨床神経生理学 2005；33：69-86．
6) 飛松省三，重藤寛史，萩原綱一ほか．脳磁図モノグラフ Version1.0．2011．(http://www.med.kyushu-u.ac.jp/neurophy/monograph.pdf)

2 データ解析法と解釈

データ解析法と解釈については，どのように測定を行い，何をみたいのかといった検査の内容によって大きく異なる．本項では，基本的な解析処理，基本的な解析手法，近年発展している解析などについて解説していく．

共通の解析処理

■ 基線（baseline）の設定

測定された磁場は物理量としては絶対量ではあるが，実際の計測値には環境ノイズが重畳しているため，事象関連脳磁場の加算平均データは，刺激呈示前の時間平均値を基線として用いることが多い．基線を設定する場合，基線の変動もその後の解析結果に影響するので注意が必要である．

■ フィルター

加算平均する前の原信号のS/N比を上げるために，目的とする周波数帯域だけを通過させ，それ以外の雑音周波数帯域を遮断する（bandpass filtering）．検査目的に応じて，適切なフィルターを設定することが重要である．重要なのは，必要以上に歪ませないことである．またフィルターの設定によっては，原波形に存在しない新たな成分が負荷されたような歪みが加わることがある．事象関連脳磁場の解析では，この歪みを反応成分と誤らないよう注意が必要である．

基本的な解析手法

■ ダイポール解析

1 解析の原理

観測された磁場から脳内の信号源を推定するには，逆問題と呼ばれる計算をする必要がある．この結果としてダイポールが得られる．ダイポールは，多数の神経活動を，プラスとマイナスの一対の電荷を有し，位置と強度をもつベクトル量として表現したものである．逆問題は，数学的に不良設定な問題であるため，一意に解を求めることができない．そのため，信号源についてさまざまな制約条件を設定し，計算を行う．最もよく使われるのは単一ダイポールによる推定計算である．この方法は，「観測された磁場の発生源が1つのダイポールで近似できるような限局された大脳皮質の箇所である」と仮定し，観測磁場を最も近似するダイポールを計算す

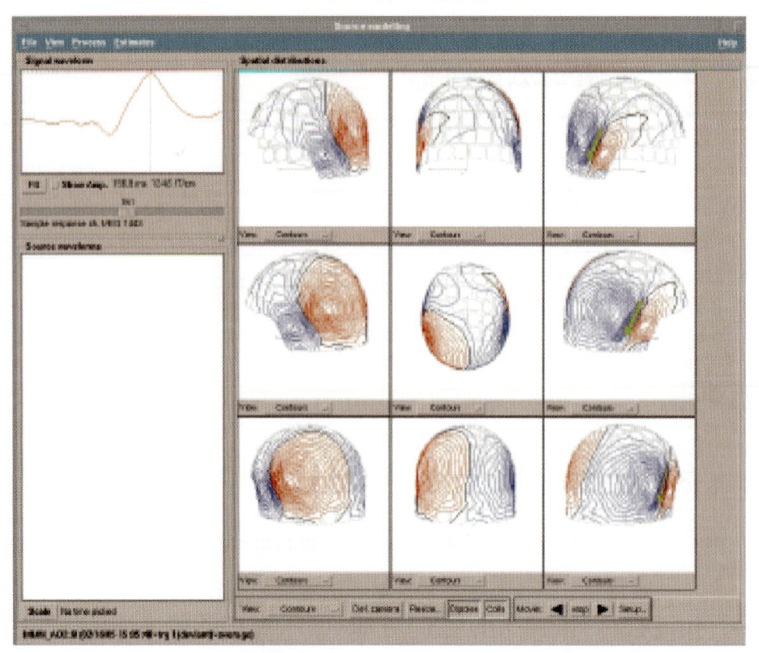

図4　加算平均波形と等磁場図
左上図に，代表的な1つのチャンネルの加算平均波形を示してある．右の9つのパネルは，さまざまな方向からみた等磁場図（isofield contour map）である．赤は磁場の吹き出し，青は磁場の吸い込み，緑矢印は右半球で推定されたダイポールをそれぞれ示している．

るという方法である．この方法の長所は，信号源が単一ダイポールと仮定できる場合には曖昧性のない推定が行えることにある．一方，短所は，複数部位が活動している場合や脳内の広い領域が活動していると考えられる場合には正確な推定が行えないことである．推定の信頼性を表す指標として，推定値と実測値との間の相関係数（Correlation），GOF（Goodness of Fit）などが用いられる．いずれの方法も，推定信号源から計算される磁場と，実際に観測された磁場がどのくらい近似しているかを判定するものである．

2　解析結果の見方

　図4に聴覚ミスマッチ課題での逸脱刺激に対する加算平均波形と等磁場図（isofield contour map）を示す．仮に，脳内の信号源が理想的な単一ダイポールであった場合，等磁場図は，直線をはさんで片側に磁場の吹き出しの同心円，反対側に磁場の吸い込みの同心円のパターンを描く．図4の例では，右半球の側頭部のチャンネルのデータからダイポール推定を行っているため，右半球に推定されたダイポールが表示されているが，等磁場図から考えると左半球にもダイポールがある．

　推定されたダイポール位置の解剖学的部位の特定を行うため，ダイポール位置を各被検者のMRI画像に重ね合わせる．両者の位置合わせにはLPA，RPA，nasionなどを基準点にして位置合わせを行う．図5に推定されたダイポールを頭部MRIにスーパーインポーズした図を呈示する．右Heschl回付近に推定されている様子

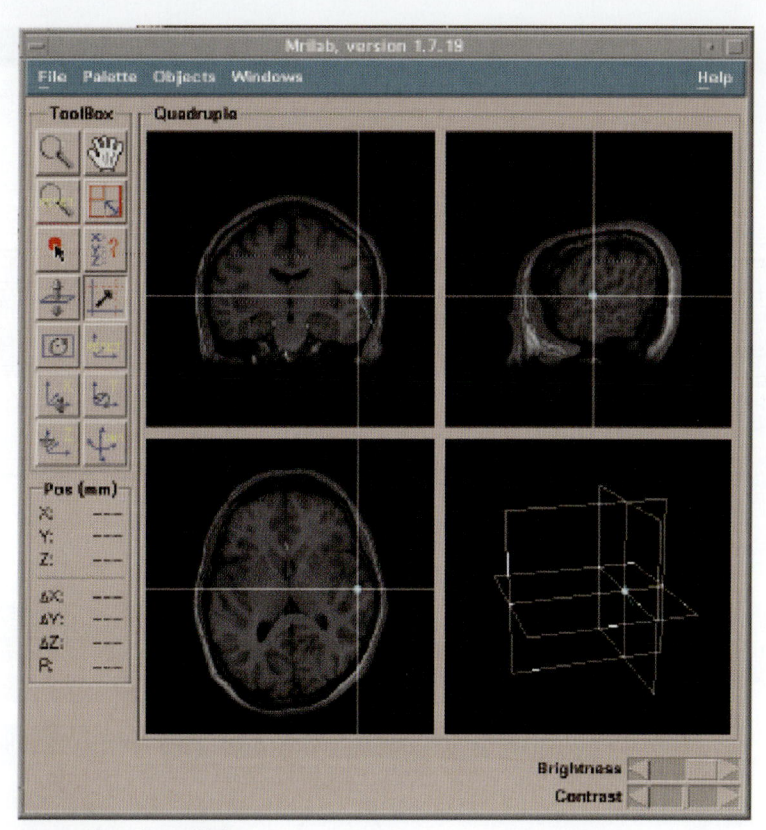

図5 ダイポール推定
右半球のチャンネルを選択して行った単一ダイポール推定の結果.

がわかる.

3 マルチダイポール法

　等磁場図において複数のダイポールパターンを認める場合には，マルチダイポール法による複数の電流源を推定する方法もある．これは複数のダイポールが作る磁場と実際に測定した磁場の2乗誤差が小さくなるように電流ダイポールの位置を動かしていき，最終的に2乗誤差が最も小さくなるような位置を電流ダイポールの推定位置とするものである．ただし，仮定するダイポールの数が増えると，真に全体の測定誤差を最小とする解（global minimum）ではなく，ある限定された部位周辺の極小解（local minimum）を推定値としてしまう危険度が増すので，複数ダイポール推定においては，単一ダイポール推定と同等以上の慎重さが求められる．

■ Root Mean Square（RMS）解析またはMagnetic Global Field Power（mGFP）

　1つのチャンネルではなく，ある関心領域（region of interest：ROI）の磁場強度の変化を知りたいときに用いる方法である（**図6**）．計算の中身を言葉で説明すると，各チャンネルの2乗を加算平均し，その平方根を計算したものである．2乗する理由は，電流源によって生じる磁場分布がダイポールを軸にして，対称的に正と負の値を取り，単純に加算平均すると打ち消されてしまうためである．計算式は

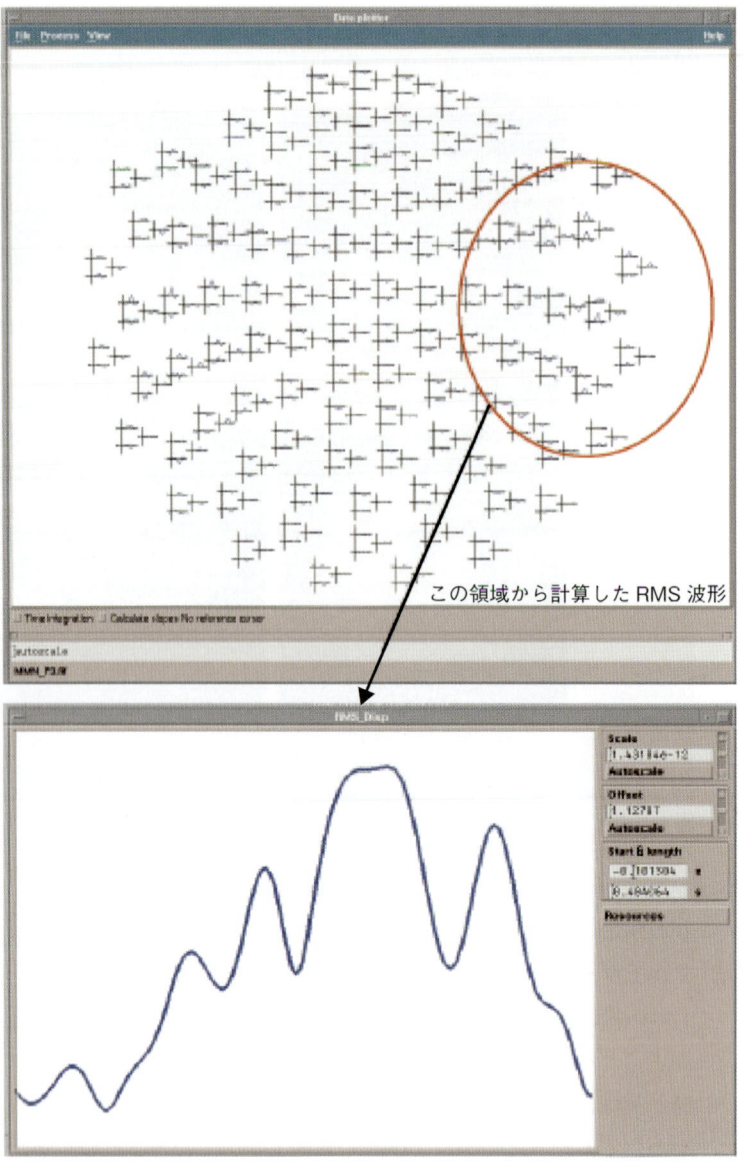

図6　RMS 解析
上図：全チャンネルのマップ．
下図：右半球を ROI として計算した RMS 波形．

以下のようになる．

$$\text{RMS (fT/cm)} = \sqrt{\frac{1}{n}\sum_{i=1}^{n} U_i^2} \quad (n：チャンネル数，u：磁場強度)$$

基線も考慮に入れた mGFP の計算式は以下のようになる．

$$\text{mGFP (fT/cm)} = \sqrt{\frac{1}{n}\sum_{i=1}^{n}(U_i - b)^2}$$

$(n：チャンネル数，u：磁場強度，b：基線)$

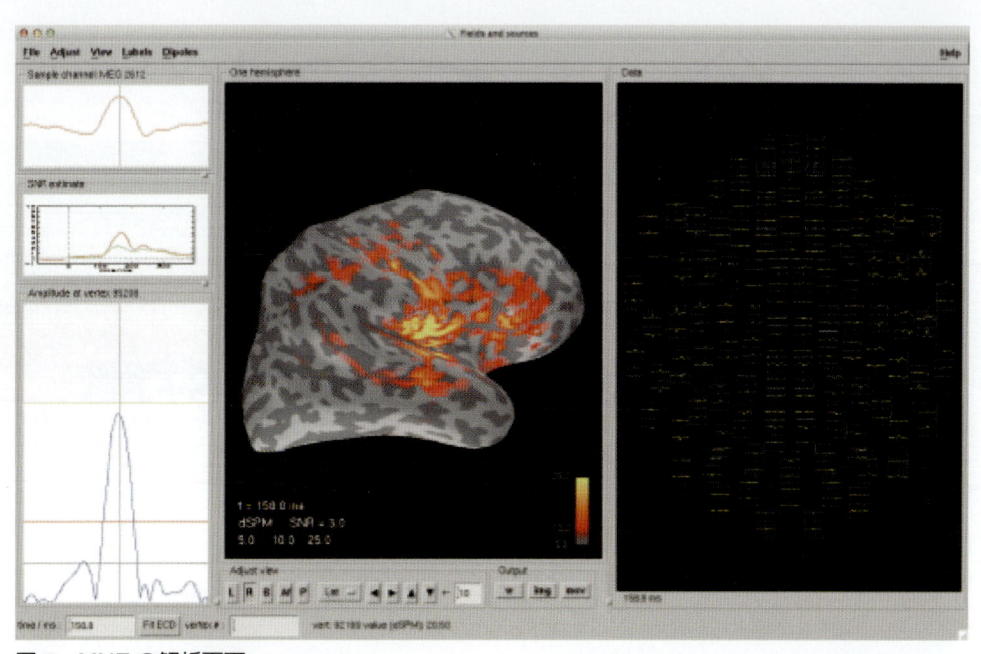

図7　MNEの解析画面
中央が計算された 158 ms 時点の右半球の電流源分布．左上は代表的なチャンネルの元の加算平均波形，左中央は推定された信号雑音比の時間経過，左下は右半球で推定された電流源の強度の時間経過，右は全チャンネルのマップ（図6で示したものと同様）．

近年発展している解析

　複数の電流源を求める方法は前述したマルチダイポール法以外にもさまざまな解析が提案されているが，まだ臨床的には使用されていないのが現状である．ただし研究領域では，新しい解析法を用いた研究が数多くあるため，理解することが求められてきている．解析手法にはMNE（http://www.martinos.org/mne/），fieldtrip/SPM（http://fieldtrip.fcdonders.nl）/（http://www.fil.ion.ucl.ac.uk/spm/），VBMEG（http://vbmeg.atr.jp），NUTMEG（http://www.nitrc.org/plugins/mwiki/index.php/nutmeg:MainPage）などがあるが，ここでは，MNEとfieldtrip/SPMについて紹介したい．

■MNE

　MNEはMatti Hämäläinenらが開発を進めているフリーの解析ツールである．MRI解析ツールであるfreesurfer（http://surfer.nmr.mgh.harvard.edu）の解析と併せて使用する．
　ソフトウェアとしてのMNEはさまざまなツールの集まりであるが，そのなかでメインとなる解析法である最小ノルム推定（minimum norm estimation：MNE）について簡単に解説する．単一ダイポール推定は，前述したように磁場分布を説明するただ一つのダイポールがあると仮定して逆問題を解くことにより，ダイポール

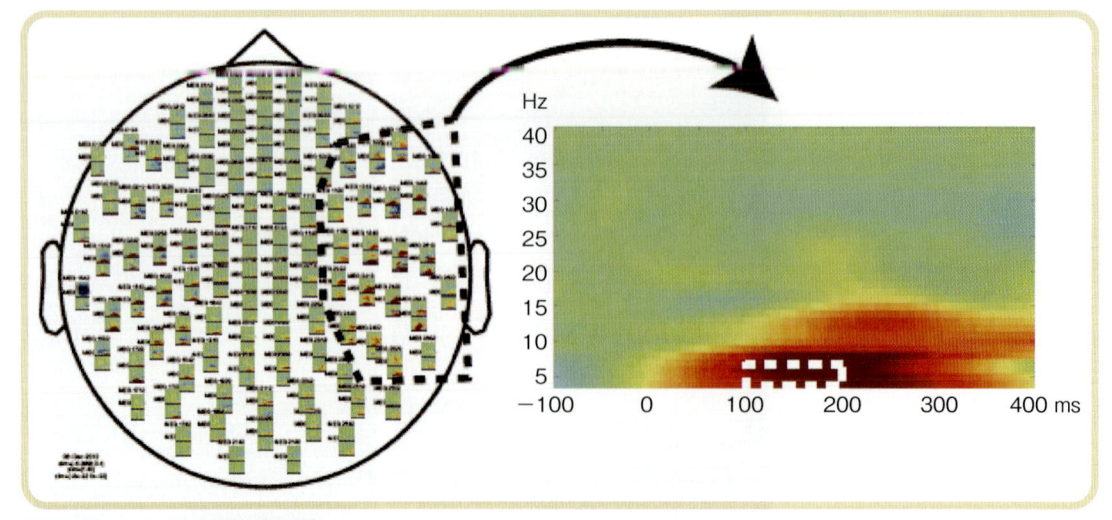

図8 fieldtrip による解析結果
fieldtrip で解析した時間周波数マップ（time freqency representation：TFR）．
左：全体チャンネルマップ（グラジオメータのみ表示）．
右：左図中点線の枠で囲まれたチャンネルを ROI とした平均 TFR．

が推定される．しかし，より高次な脳機能を検討する場合，実際の神経活動は脳内に広く分布しており，その神経活動を数個の電流源で代表させることには限界がある．そこで，まず脳を空間的に 3 次元の格子点の情報へ変換し，離散化しておく．離散化とは，ある連続した情報を非連続の値に分割することであり，近似的な計算を行いやすくする数学的手法である．こうして作成したすべての格子点にダイポールがあると仮定をする．そのうえで，この電流源の大きさを最小化する関数により最適化して，脳内の電流源分布を推定する方法である．最小化する関数の違いにより L1 ノルム，L2 ノルム，重み付き最小ノルムなどがあるが，詳細は割愛する．図 3 のデータを MNE で解析した図が図 7 である．

■ fieldtrip/SPM

1 TFR（time frequency representation）

周波数解析は，ある一定の周波数帯域の律動（α, β, γ など）のパワー値の変動を求め，ある現象に伴う脳活動をとらえようとする方法であり，その解析のためのツールが含まれている．センサーレベルでのパワー値の算出には Fourier 解析やウェーブレット解析がよく用いられており，結果は TFR で呈示されることが多い．TFR は縦軸に周波数，横軸に時間を取り，計算されたパワーなどを色で表示する方法である．図 3 のデータの TFR を図 8 に示す．ある現象または課題に伴って一定の周波数律動のパワー値が増加する場合を事象関連同期（event-related synchronization：ERS），逆に減少する場合を事象関連脱同期（event-related desynchronization：ERD）と呼ぶ．この場合，ERS はその部位の皮質活動が増強している状態を反映し，ERD はむしろ減弱するかあるいは元に戻った状態を表し

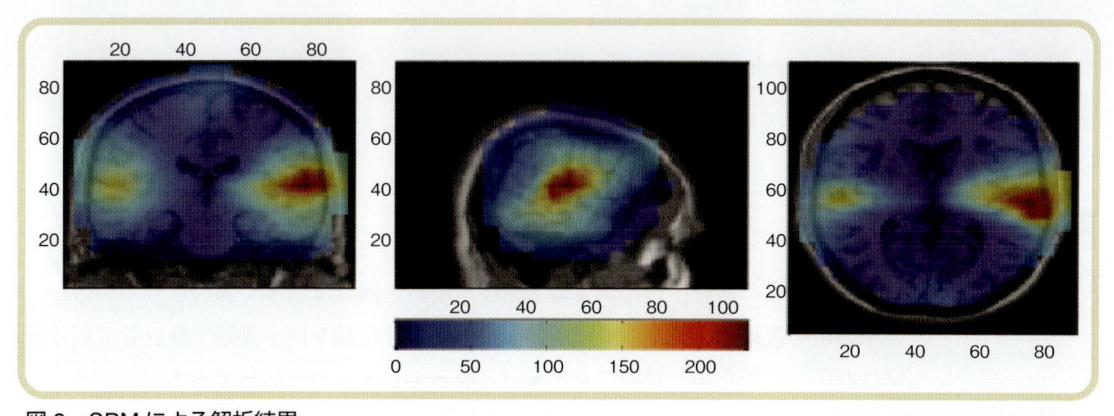

図9 SPMによる解析結果
SPMで標準化したMRI上にスーパーインポーズしたadaptive beamformer法による100〜200msの範囲のθ帯域の解析結果（図8の白枠線）．

ていると考えられている．図8のデータでは，主に時間100〜300 msの範囲で，θ，α帯域を中心にERSが認められる．

2 adaptive beamformer法

さらに周波数のソースレベルでの解析では，adaptive beamformer法がある．adaptive beamformer法は，空間フィルタ法の一つであり，特定の脳領域の，注目する周波数帯域での信号強度を推定することができる．この方法では，仮想センサー（virtual electrode：VE）と呼ばれるセンサーを仮定し，SQUIDセンサーからの信号（$m_1 \cdots m_{306}$）とそのセンサーの仮想センサーへの寄与度を重み付け（$w_1 \cdots w_{306}$）し，各センサーと寄与度の積を合計したものとして計算される（VE = $w_1m_1 + w_2m_2 + \cdots + w_{306}m_{306}$）[1]．図9に，100〜200 msの範囲のθ帯域についてfieldtrip/SPMによりadaptive beamformer法で解析した結果を呈示する．

　以上解析について概観してきたが，この項では解析方法について十分に記載はできていない．実際に解析データを扱うときは，ハンズオンセミナーなどを利用し，データ解析に精通している人から指導を受けることが望ましい．
　解析はあくまで計測された信号を仮説に基づいて数学的に計算する手法であり，解析の結果は実際に生体内で生じている現象とは異なる可能性がある．その乖離を解消するため，解析の分野は発展を続けており，今後も新しい手法が提案されてくる可能性が高い．より精度が高く，簡便なソフトウェアが開発されることを期待している．

（武井雄一，管　心）

文献
1) Hillebrand A, Barnes GR. Beamformer analysis of MEG data. Int Rev Neurobiol 2005；68：149-71.

3 精神疾患で認められる所見

■ 疾患横断的な研究

　　　　　統合失調症の病態生理に関する MEG を用いた研究は数多く報告されているが，臨床応用を視野に入れた疾患横断的かつ十分な症例数を同一課題で検討している研究はない．このため，雑駁なレビューとなってしまうのが現状である．

■聴覚事象関連誘発磁場（特に MMNm）

　　　　　複数の疾患で調べられているものとして，聴覚事象関連誘発磁場がある[1]．

　　　　　Ahveninen ら（2006）は一卵性および二卵性双生児の健常者および統合失調症を対象に，EEG，MEG を用いて，MMN（MMNm），N100（N1m），P50（P1m）を調べている[2]．統合失調症患者では P50，N100，MMN そして MEG 反応である P1m が減少していた．また P50 と N100 は統合失調症に罹患していない双子においても健常者に比して減少していたが，一方で MMN は健常者との有意差が認められなかった．このことから早期の聴覚成分である P50/P1m と N100 振幅減少は，統合失調症の聴覚皮質における遺伝的な異常を示唆し，一方で MMN の異常は状態に依存した神経変性を優位に反映しているかもしれないと結論付けている．このように聴覚の早期成分および MMN は統合失調症の遺伝的素因，疾病による変化などを評価できる，すなわち trait marker，state marker としてそれぞれ利用できる可能性が示唆される．

　　　　　Kasai ら（2003）は，統合失調症における言語音を用いた MMNm を検討し，統合失調症では mGFP が低下し，潜時が延長していたと報告している[3]．

　　　　　筆者らは，双極性障害，大うつ病性障害を対象に言語音と純音周波数逸脱・刺激時間逸脱による MMNm について検討し，健常者と比較した[4,5]．その結果，大うつ病性障害，双極性障害とも聴覚早期成分である P1m では健常者との差がみられないが，大うつ病性障害では，健常者より言語音と純音刺激時間逸脱による MMNm 振幅が減少していた．また双極性障害では，純音周波数逸脱・刺激時間逸脱による MMNm の潜時が延長していた．

　　　　　Kasai らの検討と合わせて考えると，統合失調症では振幅の低下，潜時の延長の両方の所見があるのが特徴的であり，双極性障害では潜時の延長が，大うつ病性障害では振幅の低下のみが認められるのが特徴である可能性がある．また，Ahveninen らの統合失調症研究と合わせて考えると，統合失調症と比較する際に，MMNm と同時に早期成分である P1m も評価すると鑑別の可能性が高まることが示唆される．

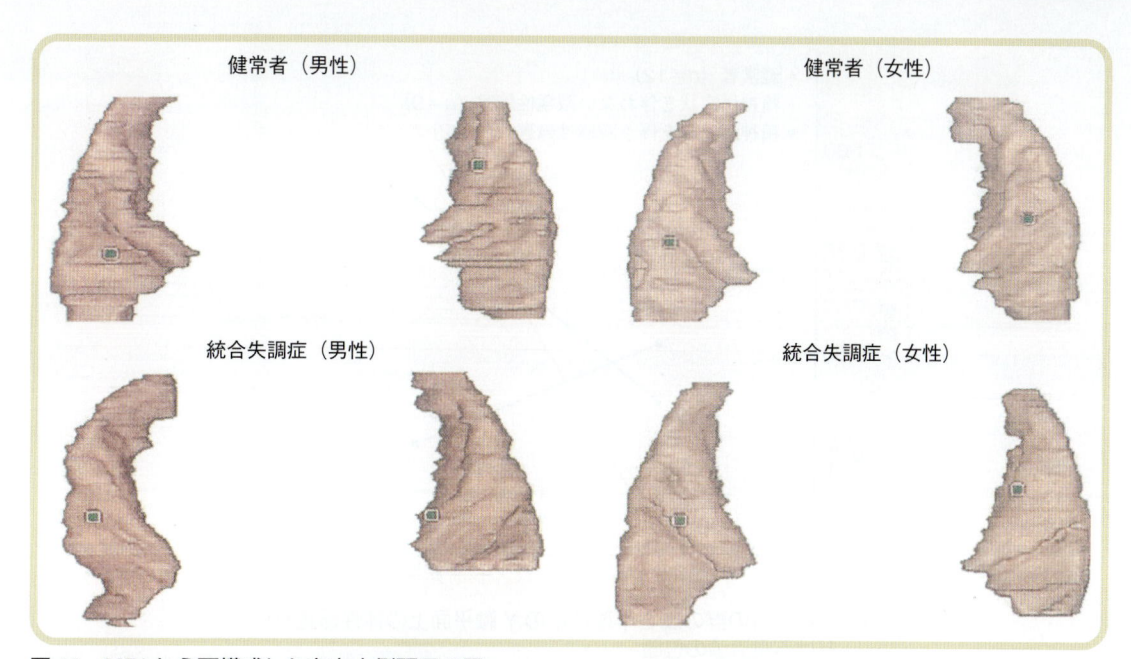

図10　MRIから再構成した左右上側頭回の図
図中の緑の点はMEGにより推定されたN1m成分の位置を示している．統合失調症の男性では健常者と比較して側性の程度が減少しているが，統合失調症の女性ではむしろ側性の程度が増加しているのがわかる．
(Reite M, et al. Arch Gen Psychiatry 1997；54：433-40[8])

■聴性定常反応（auditory steady state responses；ASSR）

聴性定常反応（ASSR）を用いた疾患横断的な検討も散見される．Reiteら（2010）は統合失調症，統合失調感情障害，健常者を対象にASSRを測定し，比較している．統合失調感情障害は健常者と比較して，左半球では同様の反応を示し，右半球ではむしろ大きい反応を示したとしている[6]．一方で統合失調症では両半球とも健常者より反応が低下している．統合失調症および統合失調感情障害の鑑別は，臨床上困難なことが多く，このような研究は鑑別困難な疾患の診断に寄与できる可能性を示している．しかしながら，双極性障害のASSRを検討した論文では，両側性にγ帯域活動が低下することが報告されており[7]，実際鑑別診断に利用するにはさらなる検討が必要なことが示唆される．

■側性（lateralization）

MEGの電流源を推定できるという特性を活かし，側性を検討した研究も複数ある．
Reiteら（1997）が妄想型統合失調症，健常者を対象に，聴覚N1mについて検討している[8]．その結果，N1mの電流源は健常者では側性を示したのに対して，男性の統合失調症では側性の程度が減少していた（図10）．一方で女性の統合失調症では側性の程度がむしろ増加していた．Ahveninenらの論文を踏まえてこの結

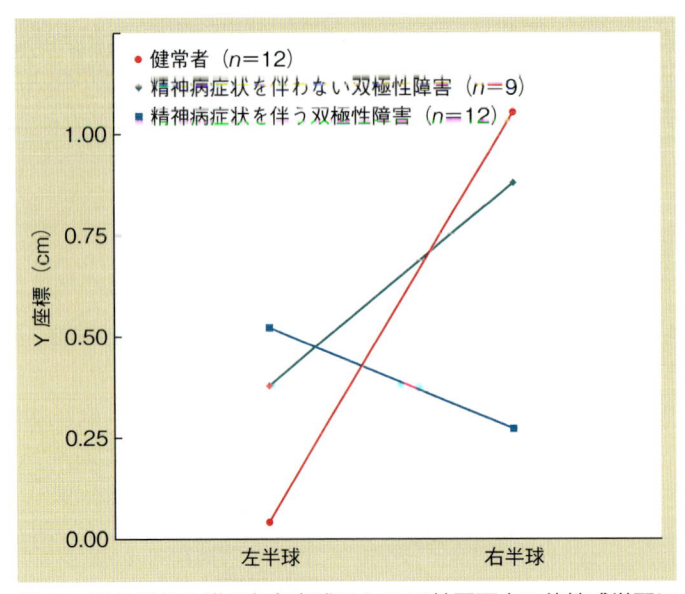

図11 それぞれの群の左右半球ごとのY軸平面上の体性感覚野における電流源の位置

健常者，精神病症状を伴わない双極性障害では側性を示したのに対して，精神病症状を伴う双極性障害では側性が減少している．
(Reite M, et al. Am J Psychiatry 1999；156：1159-63[9])

果を考察すると，統合失調症発症につながる遺伝的素因の聴覚野における表現は男女の性差が存在することを意味しているかもしれない．

さらにReiteら（1999）は精神病症状を伴う双極性障害，精神病症状を伴わない双極性障害，健常者を対象に，体性感覚誘発電位を用いて，体性感覚野の側性を調べている[9]．精神病症状を伴わない双極性障害，健常者では体性感覚野の側性が認められたが，精神病症状を伴う双極性障害では側性が消失していたとしている（図11）．統合失調症においても側性の減少は報告されており，側性の異常は精神病性障害の一般的な特徴である可能性を示唆している．

疾患縦断的な研究

治療反応性の研究

治療反応性予測に関しては，Salvadoreら（2009）がドラッグフリーの大うつ病性障害を対象に，治療抵抗性の大うつ病性障害患者に抗うつ効果をもつとされるケタミン投与による抑うつ症状の変化と投与前に測定したMEG反応の関係を検討している[10]．MEG測定は表情認知課題を用い，男女の恐怖の表情を2組，幾何学的な図形を2組，それぞれ120回の刺激を行い，30回ずつのブロックに分けて解析している．健常者は刺激の繰り返しに対して吻側部前部帯状回（rostral ACC）の活動が減少していくにもかかわらず，大うつ病性障害では増加していた（図12）．

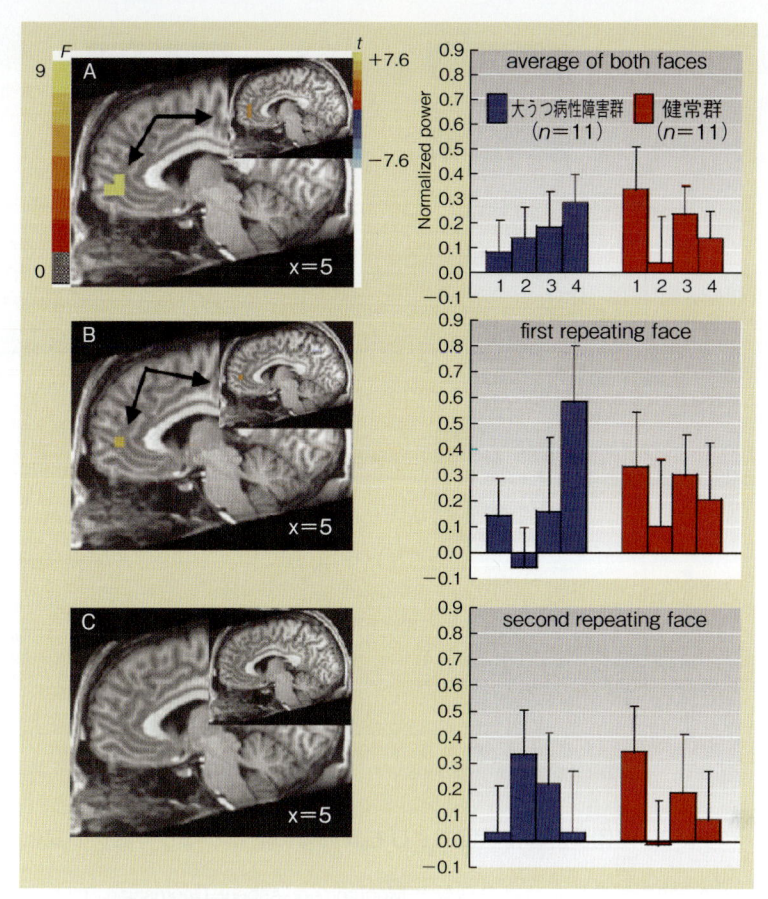

図12 表情認知課題を用いた MEG 測定
A：大うつ病性障害と健常群における恐怖顔に対する ACC の反応の比較（1回目と2回目の顔の平均値）．
B：1回目の恐怖顔に対する ACC の反応の比較．
C：2回目の恐怖顔に対する ACC の反応の比較．
右図は30回のブロックに分けたときのそれぞれの平均値．1回目の恐怖顔の呈示では，健常者では徐々に ACC の反応が減弱するのに対して，大うつ病性障害では逆に増加する．
(Salvadore G, et al. Biol Psychiatry 2009；65：289-95[10])

また吻側部前部帯状回の活動が抑うつ症状の改善の程度と正の相関をし，扁桃体の活動が負の相関をすることを報告している（**図13**）．この結果は治療前の MEG 測定により治療反応性を予測できる可能性を示している．

■ 予後予測の研究

統合失調症のハイリスク群（at risk mental state：ARMS）は10〜30％の精神病発症が知られている[11]が，樋口ら[12]は健常者，ARMS 患者，初発統合失調症患者，慢性期統合失調症患者を対象にした研究で，後に統合失調症を発症した ARMS 患者では発病以前から純音刺激時間逸脱による MMN の振幅が減少していることを報告した．この結果は MMN を用いた課題が，早期に統合失調症発病の

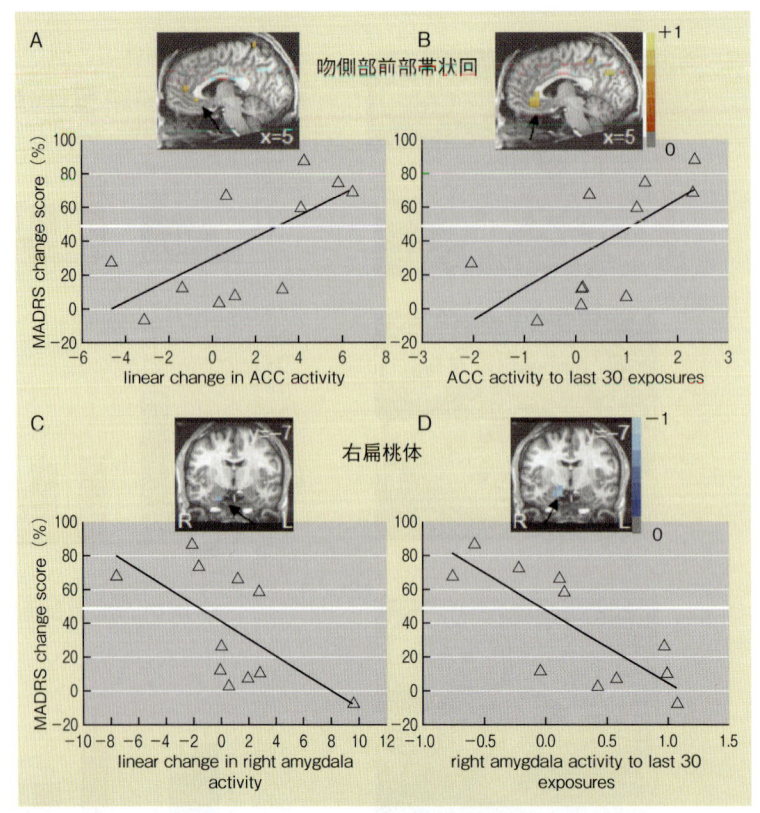

図13 吻側部前部帯状回および右扁桃体の活動と抑うつ症状の変化の相関

A：吻側部前部帯状回の活動とMontgomery Asberg Depression Rating Scale（MADRS）によりケタミン注入前とケタミン注入230分後に評価した抑うつ症状の変化の相関．
B：最後の30回の活動と抑うつ症状の変化の相関．
C：右扁桃体の活動と抑うつ症状の変化の相関．
D：最後の30回の活動と抑うつ症状の変化の相関．
吻側部前部帯状回の活動とMADRSの変化は正の相関を示し，扁桃体の活動とMADRSの変化は負の相関を示している．
(Salvadore G, et al. Biol Psychiatry 2009；65：289-95[10]より一部改変)

リスクを評価し早期発見・早期治療を可能とすることを示唆しており，EEGだけでなくMEGを用いた追試が待たれる．

その他の研究

臨床応用する場合に，検査時間は重要なファクターであるが，認知課題中のMEG反応を評価するためには，S/N比を上げるために長時間の検査が必要になる場合も少なくない．

Hinkleyら（2011）は，閉眼安静状態で4分間の測定を行い，機能的結合を評価している（**図14**）[13]．患者群では左前頭前野，右上側頭皮質で機能的結合が減少しており，左外線条皮質，右下前頭前野では増加していた．また左下頭頂皮質と陽性

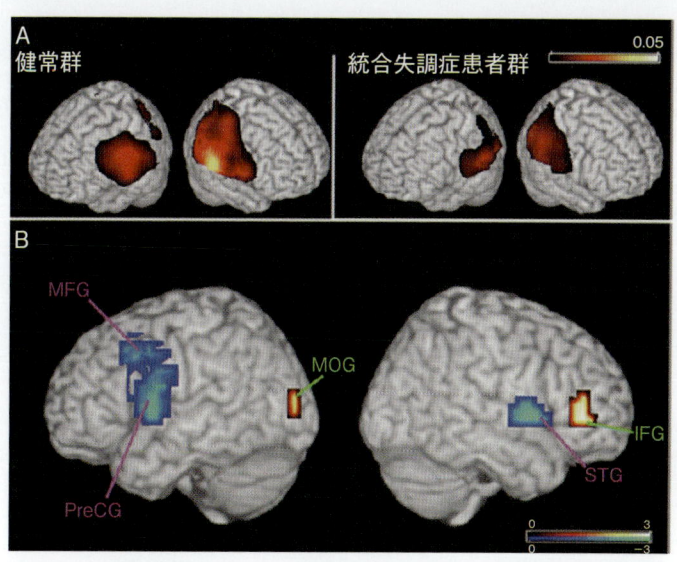

図14 安静閉眼状態での統合失調症患者と健常者のglobal connectivity maps（GCMs）の比較
A：後頭部に強いα帯域のGCMsが認められる．
B：統合失調症患者と健常者の機能的結合の群間比較．統合失調症患者が健常者より強い機能的結合があった領域を赤，弱い場合は青で表示してある．
(Hinkley LB, et al. Biol Psychiatry 2011；70：1134-42[13])

症状，左前頭前野と陰性症状，前部帯状回と抑うつ症状と関連していたと報告している．このように短い時間で評価する手法も提案されており，今後より簡便な臨床検査へ展開していく可能性もある．

（武井雄一，管 心）

文献

1) Naatanen R, Kahkonen S. Central auditory dysfunction in schizophrenia as revealed by the mismatch negativity (MMN) and its magnetic equivalent MMNm：a review. Int J Neuropsychopharmacol 2009；12：125-35.
2) Ahveninen J, Jaaskelainen IP, Osipova D, et al. Inherited auditory-cortical dysfunction in twin pairs discordant for schizophrenia. Biol Psychiatry 2006；60：612-20.
3) Kasai K, Yamada H, Kamio S, et al. Neuromagnetic correlates of impaired automatic categorical perception of speech sounds in schizophrenia. Schizophr Res 2003；59：159-72.
4) Takei Y, Kumano S, Hattori S, et al. Preattentive dysfunction in major depression：a magnetoencephalography study using auditory mismatch negativity. Psychophysiology 2009；46：52-61.
5) Takei Y, Kumano S, Maki Y, et al. Preattentive dysfunction in bipolar disorder：a MEG study using auditory mismatch negativity. Prog Neuropsychopharmacol Biol Psychiatry 2010；34：903-12.
6) Reite M, Teale P, Collins D, et al. Schizoaffective disorder - a possible MEG auditory evoked field biomarker. Psychiatry Res 2010；182：284-6.
7) Oda Y, Onitsuka T, Tsuchimoto R, et al. Gamma band neural synchronization deficits for auditory steady state responses in bipolar disorder patients. PLoS One 2012；7：e39955.
8) Reite M, Sheeder J, Teale P, et al. Magnetic source imaging evidence of sex differences in cerebral lateralization in schizophrenia. Arch Gen Psychiatry 1997；54：433-40.
9) Reite M, Teale P, Rojas DC, et al. Bipolar disorder：anomalous brain asymmetry associated with psychosis. Am J Psychiatry 1999；156：1159-63.
10) Salvadore G, Cornwell BR, Colon Rosario V, et al. Increased anterior cingulate cortical activity in response to fearful faces：a neurophysiological biomarker that predicts rapid antidepressant response to ketamine. Biol

Psychiatry 2009 ; 65 : 289-95.
11) McGorry PD, Nelson B, Amminger GP, et al. Intervention in individuals at ultra-high risk for psychosis : a review and future directions. J Clin Psychiatry 2009 ; 70 : 1206-12.
12) Higuchi Y, Sumiyoshi T, Seo T, et al. Mismatch negativity and cognitive performance for the prediction of psychosis in subjects with at-risk mental state. PLoS One 2013 ; 8 : e54080
13) Hinkley LB, Vinogradov S, Guggisberg AG, et al. Clinical symptoms and alpha band resting-state functional connectivity imaging in patients with schizophrenia : implications for novel approaches to treatment. Biol Psychiatry 2011 ; 70 : 1134-42.

4 個別症例における有用性と限界

　脳磁図（MEG）は2004年4月1日より保険適用となり，当初は「原発性及び続発性てんかん，中枢神経疾患に伴う感覚障害及び運動障害の患者に対する手術部位の診断や手術方法の選択を行う場合に限り，手術前に1回のみ算定できる．」と脳外科領域の術前検査に限定されていた．しかし，2012年4月の診療報酬改定で，「脳磁図は，原発性及び続発性てんかん，中枢神経疾患に伴う感覚障害及び運動障害の鑑別診断又はてんかんの患者に対する手術部位の診断や手術方法の選択を含めた治療方針の決定のために行う場合に限り1患者につき1回のみ算定できる．」と変更になった．鑑別診断としての有用性が示されれば，精神疾患への保険適用も可能になる可能性がある．

　現時点で，精神科が扱う疾患のなかで個別症例における有用性が認められるのは，てんかんに限られていると思われる．通常精神科治療の対象になる，統合失調症，気分障害などの内因疾患や不安障害，発達障害などについての個別症例における有用性を述べるには，「3. 精神疾患で認められる所見」の項（p.134）でも解説したように，まだまだ精神疾患についてのMEGのエビデンスは，蓄積に乏しいのが現状と言わざるをえない．しかしながら，他のモダリティに対して，時間解像度が非常に高いこと（EEGも時間解像度は高いが，空間解像度の違いで差別化される），脳血流など神経活動に伴う間接的な変化ではなく，神経活動を直接評価していることなど優れた特性があり，今後より疾患に対して特異的な結果の得られる測定・解析の開発が進み，疾患横断的な検討が行われれば，精神疾患の鑑別診断を行ううえで非常に有用な検査法となる可能性がある．

〔武井雄一，管　心〕

第8章 神経生理検査（ERP）

1 原理・検査法

事象関連電位

　脳の電気的活動を調べる検査として脳波がある．脳波は頭皮上の電極を用いて電極間の電位差を測定したものであり，臨床の場面では一般に安静時の脳波が測定さ

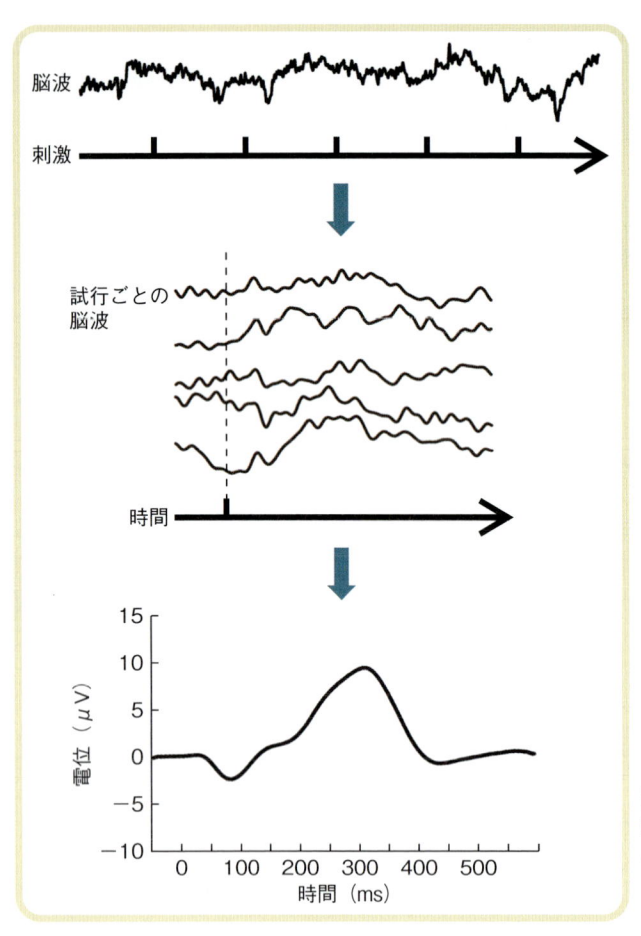

図1　事象関連電位の測定法
刺激を呈示して課題を行わせて脳波を測定する．得られた脳波を刺激呈示にそろえる．試行ごとの脳波を加算平均すると事象関連電位が得られる．

れる．脳波を測定中に，被検者に刺激を呈示して課題を行わせると一過性の電位変動が出現する．この電位変動は背景脳波と比べて小さいため脳波を観察してもわからないが，刺激を繰り返し呈示して得られた脳波を加算平均すると明らかになる（図1）．このようにして得られた電位を事象関連電位（event-related potential：ERP）と呼び，知覚，注意，記憶といった認知過程に対応する脳活動を反映すると考えられている．

検査法

ERP の測定についてはガイドラインが報告されており[1,2]，詳細はそちらを参照されたい．本項では測定における一般的な注意事項を述べる．

■ 被検者

課題を行いながら脳波を測定するため，ある程度指示に従える必要がある．しかし，精神疾患患者を対象とした課題は難しくないものが多く，脳波が測定可能で，課題に必要な視力や聴力が保たれていれば測定可能なことが多い．

■ 課題

課題により出現する ERP は異なるため，適切な課題を選ぶ必要がある．また，同じ課題でも刺激の違いなどが ERP に影響することがあるので注意が必要である．ミスマッチ陰性電位（mismatch negativity：MMN）や P300 などよく用いられる ERP 成分についてはどのような課題を用いたらよいかガイドラインが報告されている[3]．

■ 電極

1 材質
脳波で一般に用いられている銀-塩化銀電極を使用するのがよい．

2 配置
頭皮上で脳波測定に用いられる電極と基準電極，および眼電図測定のための電極が必要である．頭皮上の電極は1つでも ERP は測定できるが，通常は16個程度を使用する．配置は国際10-20法によるのが望ましい．電位源推定など特殊な解析を行う場合はより多くの電極が必要である．

3 基準電極
脳波は2つの電極間の電位差として測定されるので，頭皮上の電極のほかに脳からの電位の影響が少ない基準電極が必要である．耳朶や鼻先が用いられることが多い．多くの電極を使用している場合は全電極の平均を基準として用いることもある．

4 インピーダンス
脳波を測定するには電極と頭皮が十分に接触している必要があり，その程度はイ

ンピーダンスを用いて測定される．通常は5kΩ以下が望ましい．

■脳波計

　　ERPを解析するにはデジタル脳波計が必要である．サンプリング周波数，フィルターなども適切に設定する．なお，測定時にかけたフィルターは元に戻せないため必要最小限とし，解析時に再度フィルターをかけることが多い．

■刺激呈示と反応

　　ERPは刺激を呈示して課題を行っている間に測定する．視覚刺激ではコンピュータのディスプレイを，聴覚刺激ではイヤホンを使用することが多い．反応としてはボタン押しが用いられることが多い．刺激呈示はパーソナルコンピュータ上で動く専用のソフトウェアで自動的になされる．刺激の種類や刺激間隔などを適切に設定する．

　　　　　　　　　　　　　　　　　　　　　　　　　　（切原賢治，荒木　剛）

文献

1) 投石保広，下河内稔．誘発電位測定指針案　事象関連電位．脳波と筋電図 1997；25（3）：11-6.
2) Picton TW, Bentin S, Berg P, et al. Guidelines for using human event-related potentials to study cognition：recording standards and publication criteria. Psychophysiology 2000；37（2）：127-52.
3) Duncan CC, Barry RJ, Connolly JF, et al. Event-related potentials in clinical research：guidelines for eliciting, recording, and quantifying mismatch negativity, P300, and N400. Clin Neurophysiol 2009；120（11）：1883-908.

2 データ解析・得られるデータ・データの解釈

データ解析

得られたデータから ERP を計測するために，パーソナルコンピュータ上で動く専用のソフトウェアで解析を行う．

■アーチファクト

脳波は脳活動を反映しているが，実際は脳活動以外にも眼球運動，まばたき，筋電位，心電位，体動，発汗などの影響を受ける．これらをアーチファクトと呼び，ERP の計測にあたってなるべくアーチファクトを含まないようにする必要がある．

1 補正

眼球運動やまばたきについては，眼電図と脳波から影響を推定して補正することが可能である．

2 除外

大きなアーチファクトを含む試行を除外する．基準を決めて（たとえば $\pm 100\mu V$ 以内），基準を超える試行を自動的に除外する．その後に目で見て確認し，除外する試行を追加することもある．

■デジタルフィルター

ERP と関係がない周波数の活動を除去して ERP を見やすくするために用いられることが多い．交流雑音など周波数が特定できるアーチファクトを除去するために用いられることもある．

■基線

刺激呈示前の一定の時間（たとえば 100 ミリ秒）を基線とし，基線の平均電位を引き算して波形を基線にそろえる．ERP は基線からの電位変化として測定する．

■加算平均

加算平均により ERP 波形が得られる．なお，加算回数が少ないとノイズの影響が大きくなるので，十分な加算回数が必要である．必要な加算回数は ERP 成分により異なる．

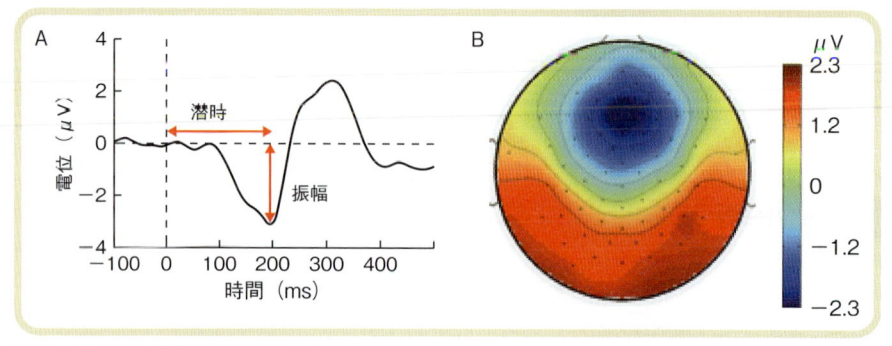

図1 ERPから得られるデータ
A：ERP波形．刺激呈示から200ミリ秒後に陰性の電位変化（ミスマッチ陰性電位），300ミリ秒後に陽性の電位変化（P300）を認める．個々のERP成分の大きさは振幅として，出現時間は潜時として計測される．
B：トポグラフィ．ミスマッチ陰性電位の頂点潜時における全電極での電位を色で表したもの．頭を上から見た図になっている．青が陰性の電位変化を，赤が陽性の電位変化を表す．

得られるデータ

■波形

　ERPは個々の電極における電位変化を示す波形として得られる（**図1A**）．波形から個々のERP成分を同定し，振幅と潜時を計測する．振幅とは，そのERP成分における電位変化の大きさとして計測され，ERP成分と関連した神経活動の大きさを反映する．潜時とは，そのERP成分が出現した時間として計測され，ERP成分と関連した神経活動が出現した時間を反映する．

■トポグラフィ

　トポグラフィは，特定の時間における全電極の電位を，頭を模した図に色の変化として表したものである（**図1B**）．トポグラフィはERPの頭皮上分布を示すものであるが，発生源とは必ずしも一致しないことに注意が必要である．

■発生源

　多電極でERPを測定した場合，発生源を推定することも可能である．その際に，画像検査のデータを併用することもある．

データの解釈

■生理学的解釈

　ERPは主に大脳皮質から発生している．そのなかでも第V層に細胞体があり大脳皮質表面に向かって樹状突起を伸ばしている錐体細胞が主要な発生源と考えられ

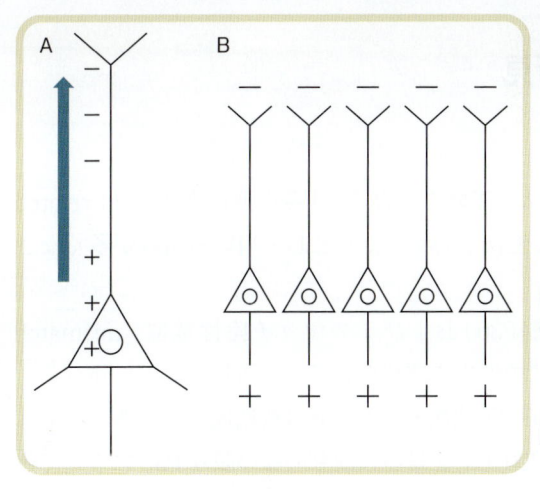

図2 脳波の発生メカニズム
A：錐体細胞の模式図．下方に細胞体があり，上方に樹状突起が伸びる．樹状突起でシナプス後電位が発生すると，細胞体近辺との電荷の差から電流が発生して電場が生じる．
B：同時に複数の錐体細胞で電場が生じることで，頭皮上でも測定できる大きさとなる．

ている[1]（図2）．細胞には静止膜電位があり，細胞内が陰性，細胞外が陽性となっている．樹状突起のシナプスに興奮性シナプス電位が発生すると，陽イオンが細胞内に流入することで細胞内が陽性，細胞外が陰性となる．細胞体と樹状突起との電荷の差から電流が発生して電場が生じる．大脳皮質では錐体細胞が並んでいるため，多くの錐体細胞で同時に電場が生じると頭皮上で測定できるERPとなる．そのため，ERPは大脳皮質における多数の神経細胞が同期して生じる神経活動を反映すると考えられる．しかし，近年はシナプス電位以外の要素も影響することが報告されている[2]．

■ **心理学的解釈**

　ERPは多くの心理学研究で用いられており，これらの研究から各成分の意義が明らかにされている．ここでは聴覚オッドボール課題を例に説明する．この課題では同じ音刺激を繰り返し呈示し，10回に1回くらいの頻度で異なる音刺激を呈示する．前者を高頻度刺激，後者を低頻度刺激とする．N100は高頻度刺激でも低頻度刺激でも出現し，音刺激を用いた他の課題でも出現することから聴覚処理を反映すると考えられる[3]．一方，MMNやP300は低頻度刺激にのみ出現する．課題中音を無視して別のことをしていてもMMNが出現するため，MMNは前注意的な感覚記憶を反映すると考えられる[3]．一方，P300は注意の有無などにより変動するため，より高次の認知機能を反映すると考えられる[4]．

（切原賢治，荒木　剛）

文献
1) 加藤元博．脳波の成立と生理学的基礎．鶴　紀子（編）．臨床脳波と脳波解析．東京：新興医学出版社；2000．pp1-16.
2) Buzsáki G, Anastassiou CA, Koch C. The origin of extracellular fields and currents--EEG, ECoG, LFP and spikes. Nat Rev Neurosci 2012；13（6）：407-20.
3) Näätänen R, Kujala T, Winkler I. Auditory processing that leads to conscious perception：a unique window to central auditory processing opened by the mismatch negativity and related responses. Psychophysiology 2011；48（1）：4-22.
4) Polich J. Updating P300：an integrative theory of P3a and P3b. Clin Neurophysiol 2007；118（10）：2128-48.

3 精神疾患で認められる所見

これまで鑑別診断および早期介入，予防を目的に，事象関連電位（event-related potential：ERP）を疾患特異的な生物学的マーカーとして用いる試みが多くなされてきた．

本項では代表的な ERP である P300 およびミスマッチ陰性電位（mismatch negativity：MMN）を中心に，精神疾患で認められている所見を以下に述べる．なお，P300 の下位成分として P3a（早期成分）と P3b（後期成分）があり，それぞれ異なる性質をもつが，以下 P300 といえば特に断りのない限り P3b について述べる．

P300

多くの精神疾患で P300 の異常が報告されている．脳神経疾患（脳血管障害，脳腫瘍，脳炎，神経疾患，てんかんなど）では P300 の発生源と想定されている部位と器質的障害部位とが重なると，異常所見として観察されることが多い．筆者らはヘルペス脳炎で辺縁系の障害をきたした患者において，障害部位の電流密度が減少したことを，LORETA 法（low resolution electromagnetic tomography）を用いて示した（図1）．LORETA とは脳波マッピングの一つで，ERP の発生源電流密度を 3 次元的に表示することが可能である．

覚せい剤精神病およびアルコール依存症では，前頭，側頭部の P300 振幅のみが減少し，頭頂部の振幅が保たれる．これは同疾患の障害が前頭部に強いことを反映

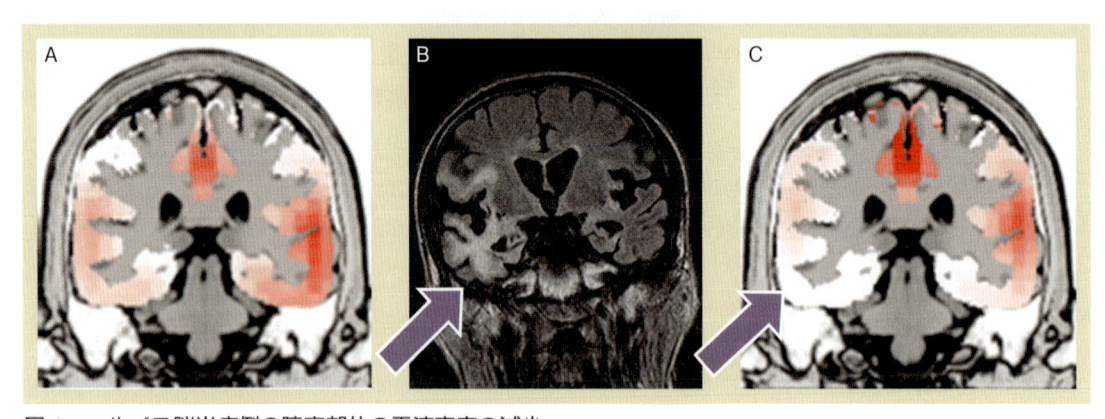

図1 ヘルペス脳炎症例の障害部位の電流密度の減少
A：健常者（47人）より得た P300 の発生源電流密度マッピング．電流密度が高い部位を赤で示している．
B：ヘルペス脳炎症例（70歳代，男性）の MRI（FLAIR 画像）．
C：症例の P300 の発生源電流密度マッピング．特に右側頭葉および辺縁系に障害が強くみられているが，その障害部位に一致して電流密度が低下している．

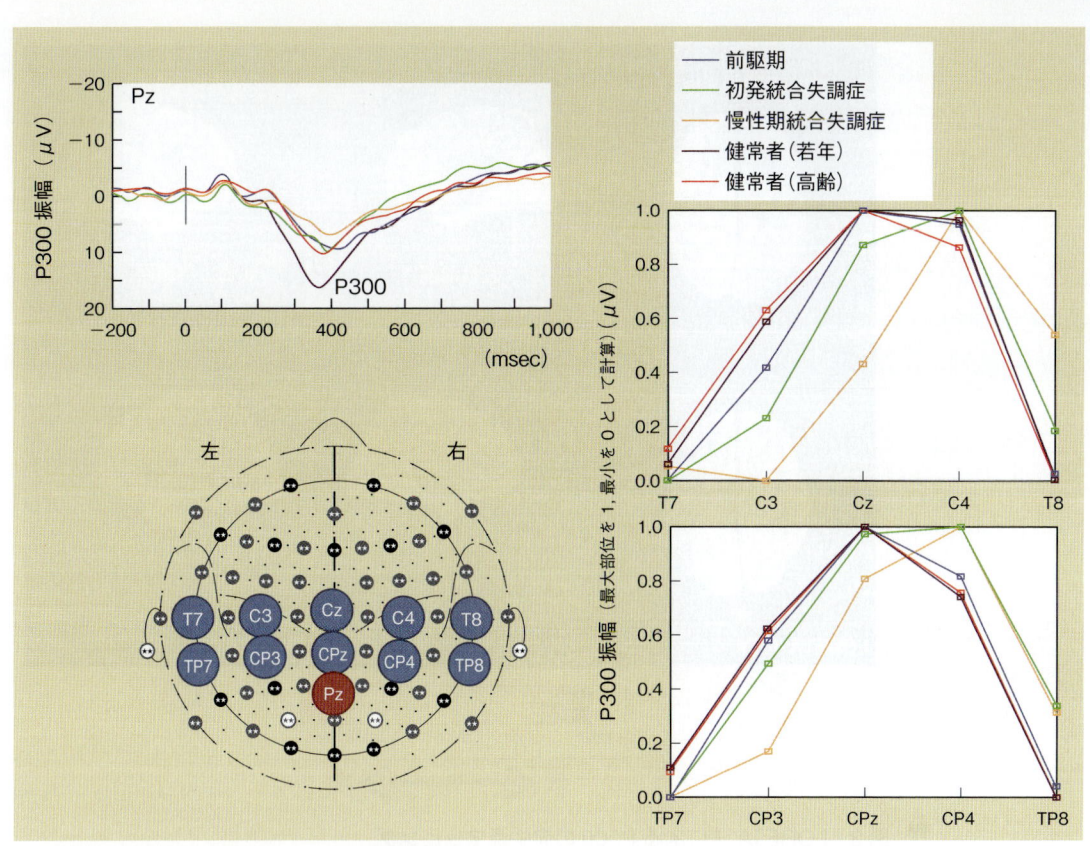

図2 統合失調症と健常者の P300 振幅の比較
病期別の P300 波形（左上）．特に慢性期患者で P300 振幅の低下および潜時の延長がみられる．また，健常者に比較して統合失調症では左側で振幅低下の程度が強く，慢性期ではより顕著となる（右）．
(van der Stelt O, et al. Schizophr Res 2005；77：309-20[3])

していると考えられる[1]．神経性食思不振症では，神経性大食症に比較して P300 の異常所見がみられることが多く，これは同疾患の認知のゆがみを反映していると考えられる．また，精神遅滞，注意欠陥多動性障害，自閉症スペクトラムなどでも P300 の異常が報告されている．

このように，精神疾患と P300 について数多くの報告がある．本項では，代表的な内因性精神疾患である統合失調症と気分障害，および認知症についてこれまでの知見をまとめた．

■統合失調症

統合失調症を対象とした ERP のなかでは，P300 が最も多く検討されてきた．統合失調症は若年期の「前駆期状態」と呼ばれる非特異的な精神症状を示す時期を経て「顕在発症」に至り，さらに「慢性期」に移行する．統合失調症では，P300 の振幅低下および潜時の延長が繰り返し報告されてきた．メタ解析によれば，振幅低下の effect size は 0.85 と大きく[2]，罹病期間の短い初発患者よりも慢性期患者で程度が強いとされる．

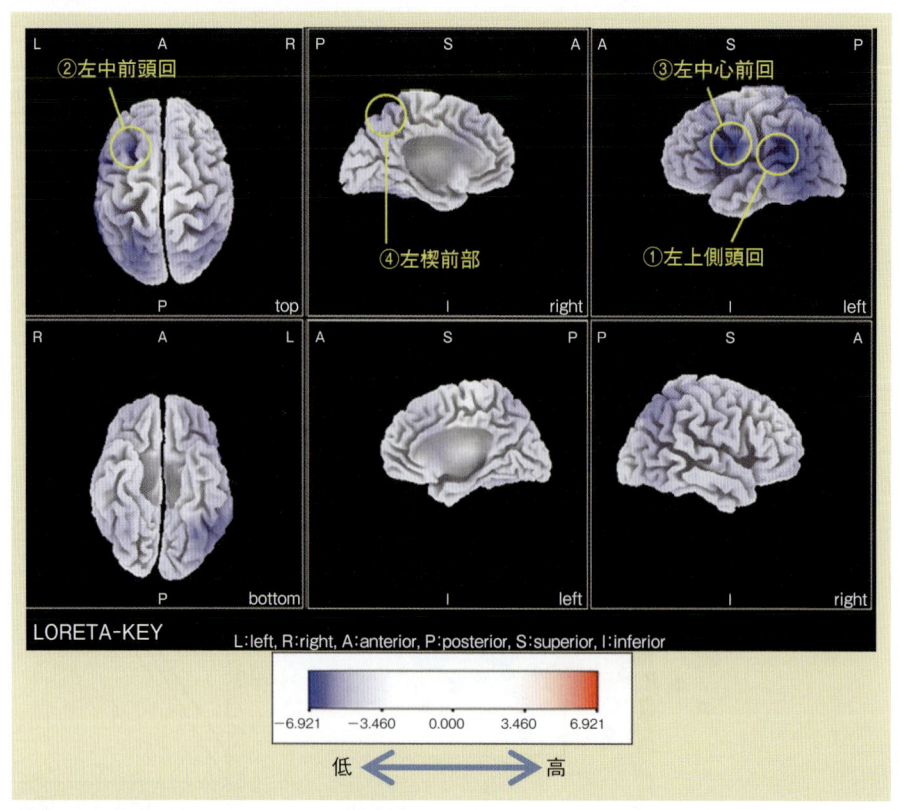

図3 LORETA法によるP300の発生源マッピング
健常者よりも統合失調症でLORETA値が低い部位が青色で示されている．統合失調症患者は全体的に電流密度が低下しており，特に左上側頭回や前頭前野（中前頭回）などにおいて有意な低下がみられた．
independent *t*-test, $p < 0.001$.
(Higuchi Y, et al. Schizophr Res 2008；101：320-30[4])

　van der Steltらは，慢性期患者と年齢をマッチさせた健常者との比較を行い，左側のP300振幅低下の程度が強いことを報告した（図2）[3]．また，筆者らは慢性期統合失調症患者のP300の発生源の局在を前述のLORETA法を用いて解析した．その結果，左上側頭回，左中前頭回などで電流密度の低下を認め，MRIで測定された構造画像解析による体積減少がみられるとされる部位とほぼ一致した（図3）[4]．

　最近，統合失調症の前駆期に親和性がある，いわゆるアットリスク精神状態（at-risk mental state：ARMS）を対象に，ERPの検討が行われるようになった．ARMSは，半構造化面接であるCAARMS（Comprehensive Assessment of at risk mental state）などにより定義される．この方法を用いると，遺伝的ハイリスクをはじめ微細で持続しない精神病症状や機能低下の兆候を用いて前駆期状態のスクリーニングを行うことができる．研究により，ARMSのP300振幅にはばらつきがみられる．ARMSは多彩な状態像の患者を包括しており，将来統合失調症を発症するのは約40％にすぎないとされる．また，P300はtrait（素因）markerの

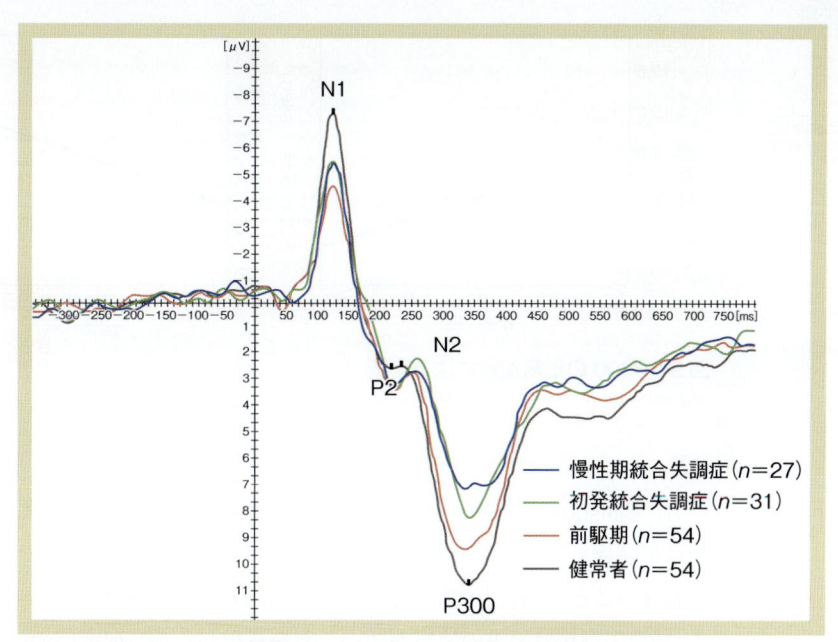

図4 聴覚性オドボール課題により得られた事象関連電位の波形
病期の進行に伴いP300振幅が減少している.
(Özgürdal S, et al. Schizophr Res 2008；105：272-8[5])

側面が強い一方，state（状態）によっても変化するといわれる．ARMSのP300についての見解が一致しないのは，これらの理由があると推察される．

Özgürdalらは前駆期を含めた病期の進行に伴い，P300振幅が低下することを見出した（図4）[5]．さらにFrommannらは，早期ARMSでは左側頭の一部の誘導（TP7）のみで振幅低下をきたすが，後期ARMSでは左側部および正中電極でも差異を認めることを報告している[6]．病期の進行に伴い障害部位が左側頭から正中などの他の部位に拡大していることは，統合失調症の発症メカニズムを考えるうえで興味深い．

■気分障害

うつ病患者は健常者と比較してP300振幅が減衰するという報告が多い．潜時については諸説あるが，Karaaslanらは未治療のうつ病患者はP300潜時が延長していることを報告している[7]．それは精神病症状の有無を問わないと述べている．またPapageorgiouらは精神病性うつ病，およびそれと密接な関係があるとされる妄想性人物誤認症候群においてP300を測定し，振幅の低下，潜時の延長がみられることを示した[8]．これらの所見より，うつ病患者はP300潜時が延長するが，精神病症状を伴った場合はP300振幅も影響されるようである．

統合失調症との比較を行った研究もある．Domjánらは，同一施設内で慢性期のⅠ型双極性障害患者と統合失調症患者（罹病期間；各14.4年，13.4年）のERPを比較し，統合失調症患者のみがP300振幅の減少をきたしていることを見出した[9]．

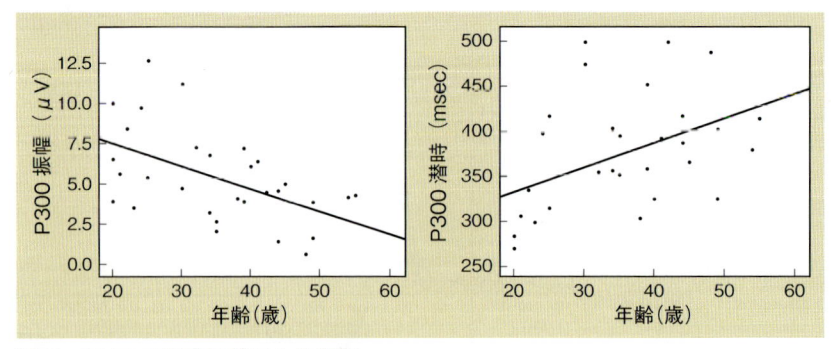

図5　P300の正常加齢による影響
(Juckel G, et al. NeuroImage 2012；60：2027-34[12])

　一方，Salisburyらは，同じく慢性期の双極性障害（精神病症状を伴う躁状態）と統合失調症を比較し，ともに振幅が減少しているが双極性障害では潜時の延長がみられないことを報告している．さらに，トポグラフィ解析を用い，双極性障害は前方，統合失調症は後方の障害が強いことを見出した[10]．研究間の結果のばらつきは，後述のような患者の状態や測定条件の不一致によるものかもしれない．

　次に，内因性うつ病と神経症性うつ病の比較を行った研究にふれる．斎藤ら[11]は，内因性・神経症性両者で，P300振幅減衰/潜時延長が同程度にみられること，および，内因性うつ病でハミルトンうつ病尺度の得点と強く相関することを報告した．一方，神経症性うつ病のP300所見はばらつきが大きく，症状との相関は見出されなかった．以上は，内因性うつ病の症状は認知過程に強く影響されていること，神経症性うつ病には生物学的な異種性が想定されること，P300が神経症性うつ病のサブタイプを鑑別しうる可能性を示唆するものと思われる．

■ 認知症

　まず正常加齢の影響について述べる．P300潜時が加齢によって延長するという見解は一致している．振幅については諸説みられるが，低下することを示した最近の文献がある（図5）[12]．

　アルツハイマー型認知症（Alzheimer's disease：AD）におけるP300の診断的有用性については論議が多い．初期のADや高齢者(63歳以上)では，認知症であっても健常者と違いはないとする意見も一部でみられるが，Filipovićらは65歳以下の認知症患者で潜時の延長を報告している（図6）[13]．

　また，Gordonらは，認知症とうつ病，統合失調症を比較し，2SD以上潜時の延長を示す割合は，おのおの79％，12％，13％であることを示し，認知症患者のP300の障害が特に強いと述べている[14]．なお，振幅については確立した見解はない．Itoらは，認知機能評価尺度であるGlobal Deterioration Scale得点はP300潜時と有意な正の相関を示す一方，振幅との間には相関はなかったと報告している（図7）[15]．

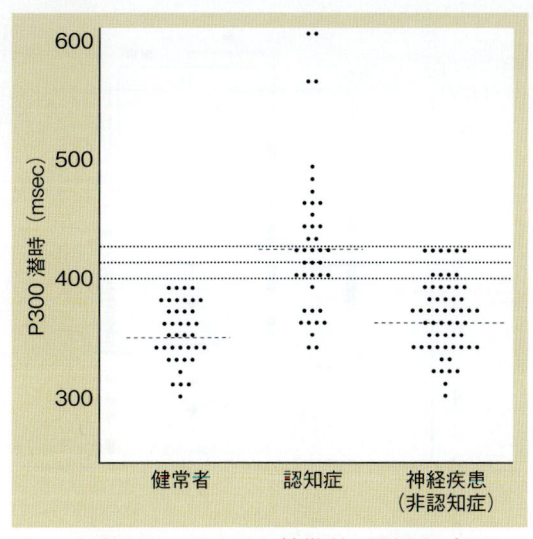

図6 年齢をマッチさせた健常者，認知症（アルツハイマー型，パーキンソン病，ハンチントン病），および認知症を伴わない神経疾患（パーキンソン病，多発性硬化症，重度頭部外傷など）のP300潜時の比較
認知症が存在する患者ではP300潜時が延長している．
(Filipović SR, et al. J Neurol Sci 1995；131：150-5[13])

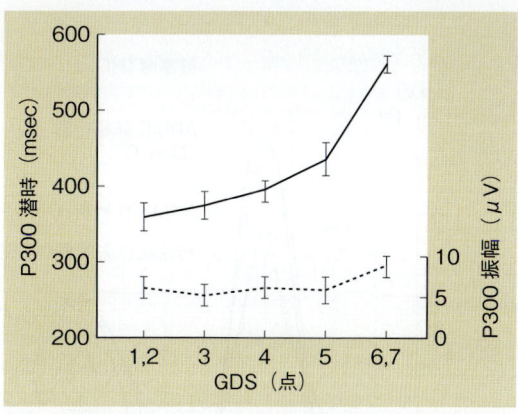

図7 認知症の評価尺度であるGDSとP300の比較
潜時（実線）はGDSと有意に相関したが，振幅（点線）は相関がみられなかった．
GDS：Global Deterioration Scale.
(Ito J, et al. Electroencephalogr Clin Neurophysiol 1990；77：174-8[15])

次に，軽度認知障害（mild cognitive impairment：MCI）におけるP300成分について述べる．MCIでは潜時が健常者と差がないとする説と，有意に延長するとする説があり，一定の結論が得られていない．その理由の一つとして，MCIは均一の集団ではないことがあげられる．この点に留意した研究報告として，MCI患者でベースライン時および数年後にP300を測定し，後にADと診断された患者はベースライン時において，すでにP300潜時が延長しているという報告がある[16,17]．また，MCI患者のベースラインでのP300潜時は，健常者とADの中間の値であったという．これらの結果は，P300潜時がADの発症予測および疾病進行のマーカーとなりうる可能性を示唆するものである．

MMN

ミスマッチ陰性電位（mismatch negativity：MMN）は，感覚刺激の照合・記憶と関連して出現し，感覚情報の自動処理，グルタミン酸作動性ニューロンの機能を反映していると考えられている．また，薬物（抗精神病薬，ベンゾジアゼピン系薬物），精神症状，被験者の意欲などの影響が少なく，さまざまな精神疾患において研究されているERPである．たとえば，統合失調症，失読症，脳卒中，多発性硬化症（MS），筋萎縮性側索硬化症（ALS），てんかんおよび自閉症などで変化することが報告されている（Näätänenらの総説[18]）．同総説では，MMNは疾患の

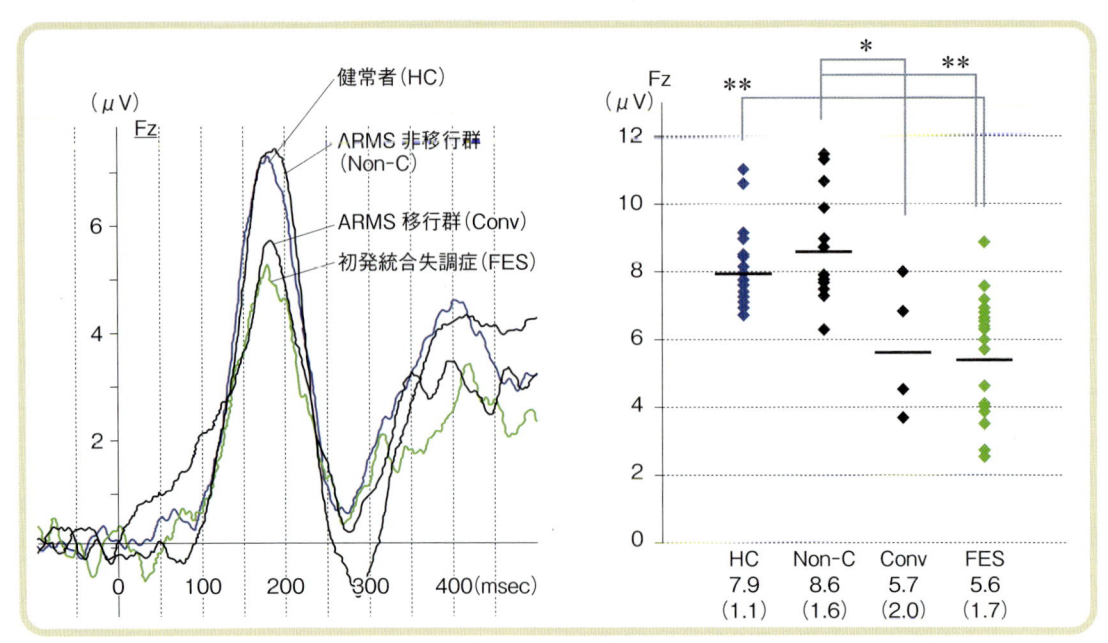

図8 健常者，ARMS（移行群および非移行群），初発統合失調症における dMMN の振幅の比較
*$p < 0.05$, **$p < 0.01$.
(Higuchi Y, et al. PLoS One 2013；8：e54080[23])

種類に関係なく認知機能の低下と関連すると結論づけられている．その程度は多様であり，さらに逸脱刺激の要素を変化させることで疾患に特徴的な所見を示す．逸脱刺激としては，周波数（frequency），持続時間（duration），強度，位置，音韻などがあり，特に周波数 MMN（fMMN），持続時間 MMN（dMMN）がよく研究されている．

以下に代表的な精神疾患について各論を述べる．

■統合失調症

統合失調症で MMN の振幅が減衰することが繰り返し報告されている．その effect size は 0.99 と大きい[19]．早期診断，早期介入が重視されていることを背景に，前駆期においても MMN が減衰するという報告が近年多く見受けられるようになった[20-23]．

筆者らは，ARMS，初発統合失調症（first episode schizophrenia：FES），健常者間で，dMMN を比較した[23]．その結果，ARMS の dMMN 振幅は健常者とほぼ同等であった．一方，ARMS を，後に統合失調症を発症した者（移行群），発症しなかった者（非移行群）に分けて比較した結果，前者のほうが有意に振幅が低かった．さらに，図8 に示すように，移行群と統合失調症，非移行群と健常群ではそれぞれ波形が類似していた．これらの結果より，ARMS の dMMN は，発症予測を判断する際の一助となると考えられる．

fMMN については前駆期では変化を認めないと報告され[21]，筆者らも同様の結

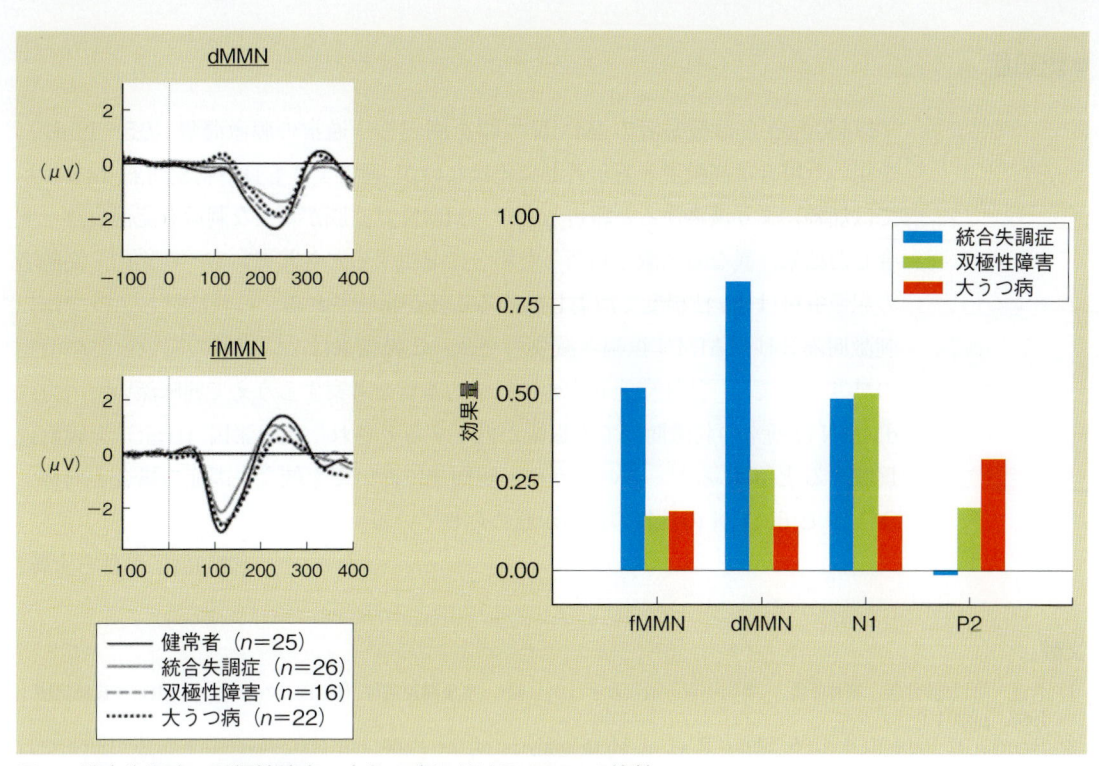

図9 統合失調症，双極性障害，大うつ病におけるMMNの比較
統合失調症は，MMN振幅の低下が著明である．
(Umbricht D, et al. Biol Psychiatry 2003；53：1120-31[25])

果を得ている．以上の所見は，dMMNが統合失調症の素因を表すのに対し，fMMNは病期の進行性変化をとらえるという指摘[24]を支持する．

■ 気分障害

　気分障害圏では統合失調症とは異なり，MMNの異常が明らかでないとされる（図9）[25]が，否定的な報告もあり，見解は一致していない．
　最近，気分障害圏および統合失調症圏の初発精神病状態のMMNを比較した研究が散見される．Kaurらは両者ともMMN/P3aの振幅が低下しており，それらの間に差はなかったと報告している[26]．ただし，同じ対象者で神経心理学検査（Trail-Making Test，言語学習記憶）を行うと，統合失調症患者においてのみ健常者よりも成績の有意な低下を認めた[26]．以上の所見は，MMNのみならず他の検査所見を組み合わせることで，補助診断法としての精度が高まることを示唆する．
　また，Salisburyらは，初回入院時と1.5年後との比較において，統合失調症患者のみがMMNの振幅の低下と上側頭回（Heschl回）の体積減少を示すことを報告している[27]．このような縦断的な計測も，MMNの変化の疾患特異性を見出すうえで有効と考えられる．

■ 認知症

　Pekkonen らは健常者の fMMN 振幅を測定し，通常の刺激間隔（0.5～1.5秒）を用いた場合は高齢者と若年者とに差はないが，通常よりも長い刺激間隔（4.5秒）では加齢により減衰すると報告した[28]．MMN は，脳が新たな刺激を記憶痕跡と照合した結果，異なる刺激と判断した場合に発生するとされている．ゆえに，高齢者の記憶痕跡は 4.5 秒程度で消退し始めることが示唆される．これに対し AD では，刺激間隔 3 秒で MMN 振幅が減少した[29]．この結果は，同疾患の記憶痕跡の消退の早さを示唆し，認知機能異常の神経学的基盤を考察するうえで興味深い．一方，dMMN は通常の刺激間隔でも振幅が低下するとされ，疾患素因（trait）を鋭敏に反映するとされる[30]．このように，認知症においても統合失調症の場合と同様，fMMN と dMMN の性質の違いが認められている．

　　　　　　　　　　　　　　　　　　　　　　　　　　　（樋口悠子，住吉太幹）

文献

1) 岩波　明, 加藤伸勝. 精神障害 — 薬物中毒. 加我君孝ほか（編）. 事象関連電位（ERP）マニュアル. 東京：篠原出版；1998. pp204-9.
2) Bramon E, Rabe-Hesketh S, Sham P, et al. Meta-analysis of the P300 and P50 waveforms in schizophrenia. Schizophr Res 2004；70：315-29.
3) van der Stelt O, Lieberman JA, Belger A. Auditory P300 in high-risk, recent-onset and chronic schizophrenia. Schizophr Res 2005；77：309-20.
4) Higuchi Y, Sumiyoshi T, Kawasaki Y, et al. Electrophysiological basis for the ability of olanzapine to improve verbal memory and functional outcome in patients with schizophrenia：a LORETA analysis of P300. Schizophr Res 2008；101：320-30.
5) Özgürdal S, Gudlowski Y, Witthaus H, et al. Reduction of auditory event-related P300 amplitude in subjects with at-risk mental state for schizophrenia. Schizophr Res 2008；105：272-8.
6) Frommann I, Brinkmeyer J, Ruhrmann S, et al. Auditory P300 in individuals clinically at risk for psychosis. Int J Psychophysiol 2008；70：192-205.
7) Karaaslan F, Gonul AS, Oguz A, et al. P300 changes in major depressive disorders with and without psychotic features. J Affect Disord 2003；73：283-7.
8) Papageorgiou CC, Alevizos B, Ventouras E, et al. Psychophysiological correlates of patients with delusional misidentification syndromes and psychotic major depression. J Affect Disord 2004；81：147-52.
9) Domján N, Csifcsák G, Drótos G, et al. Different patterns of auditory information processing deficits in chronic schizophrenia and bipolar disorder with psychotic features. Schizophr Res 2012；139：253-9.
10) Salisbury DF, Shenton ME, McCarley RW. P300 topography differs in schizophrenia and manic psychosis. Biol Psychiatry 1999；45：98-106.
11) 斎藤　徹. うつ病の事象関連電位　P300 成分の臨床応用. 岩手医学雑誌 1989；41：315-28.
12) Juckel G, Karch S, Kawohl W, et al. Age effects on the P300 potential and the corresponding fMRI BOLD-signal. NeuroImage 2012；60：2027-34.
13) Filipović SR, Kostić VS. Utility of auditory P300 in detection of presenile dementia. J Neurol Sci 1995；131：150-5.
14) Gordon E, Kraiuhin C, Harris A, et al. The differential diagnosis of dementia using P300 latency. Biol Psychiatry 1986；21：1123-32.
15) Ito J, Yamao S, Fukuda H, et al. The P300 event-related potentials in dementia of the Alzheimer type. Correlations between P300 and monoamine metabolites. Electroencephalogr Clin Neurophysiol 1990；77：174-8.
16) Gironell A, García-Sánchez C, Estévez-González A, et al. Usefulness of p300 in subjective memory complaints：a prospective study. J Clin Neurophysiol 2005；22：279-84.
17) Golob EJ, Irimajiri R, Starr A. Auditory cortical activity in amnestic mild cognitive impairment：relationship to subtype and conversion to dementia. Brain 2007；130：740-52.
18) Näätänen R, Kujala T, Escera C, et al. The mismatch negativity (MMN)--a unique window to disturbed central auditory processing in ageing and different clinical conditions. Clin Neurophysiol 2012；123：424-58.
19) Umbricht D, Krljes S. Mismatch negativity in schizophrenia：a meta-analysis. Schizophr Res 2005；76：1-23.

20) Atkinson RJ, Michie PT, Schall U. Duration mismatch negativity and P3a in first-episode psychosis and individuals at ultra-high risk of psychosis. Biol Psychiatry 2012 ; 71 : 98-104.
21) Bodatsch M, Ruhrmann S, Wagner M, et al. Prediction of psychosis by mismatch negativity. Biol Psychiatry 2011 ; 69 : 959-66.
22) Shaikh M, Valmaggia L, Broome MR, et al. Reduced mismatch negativity predates the onset of psychosis. Schizophr Res 2012 ; 134 : 42-8.
23) Higuchi Y, Sumiyoshi T, Seo T, et al. Mismatch negativity and cognitive performance for the prediction of psychosis in subjects with at-risk mental state. PLoS One 2013 ; 8 : e54080.
24) Näätänen R, Kähkönen S. Central auditory dysfunction in schizophrenia as revealed by the mismatch negativity (MMN) and its magnetic equivalent MMNm : a review. Int J Neuropsychopharmacol 2009 ; 12 : 125-35.
25) Umbricht D, Koller R, Schmid L, et al. How specific are deficits in mismatch negativity generation to schizophrenia? Biol Psychiatry 2003 ; 53 : 1120-31.
26) Kaur M, Battisti RA, Logopoulos J, et al. Neurophysiological biomarkers support bipolar-spectrum disorders within psychosis cluster. J Psychiatry Neurosci 2012 ; 37 : 313-21.
27) Salisbury DF, Kuroki N, Kasai K, et al. Progressive and interrelated functional and structural evidence of post-onset brain reduction in schizophrenia. Arch Gen Psychiatry 2007 ; 64 : 521-9.
28) Pekkonen E, Rinne T, Reinikainen K, et al. Aging effects on auditory processing : an event-related potential study. Exp Aging Res 1996 ; 22 : 171-84.
29) Pekkonen E, Jousmäki V, Könönen M, et al. Auditory sensory memory impairment in Alzheimer's disease : an event-related potential study. Neuroreport 1994 ; 5 : 2537-40.
30) Schroeder MM, Ritter W, Vaughan HG Jr. The mismatch negativity to novel stimuli reflects cognitive decline. Ann N Y Acad Sci 1995 ; 769 : 399-401.

4 個別症例における有用性と限界

　事象関連電位（ERP）の所見は，症例間でのばらつきが大きく，年齢，服薬内容，併存する脳神経疾患などが影響する場合もある．特に P300 は課題の遂行（音の弁別など）を伴うため，精神状態や意欲に影響されうる．また，電流を通しにくい頭蓋骨が厚い男性などは，記録される電位が小さくなる可能性も指摘されている[1]．測定を行うときはなるべく単一の条件下で施行し，これらの影響を取り除くべきである．MMN については前述したように服薬内容，被験者の意欲や症状などの影響を受けにくいとされ，扱いは比較的容易である．

　これらの限界はあるものの，ERP などの電気生理学的手法は非侵襲的で安価に測定でき，かつ時間的解像度に優れている．繰り返し測定も容易であり，検診など大規模な疾患スクリーニングへの応用も可能であろう．また，近年のコンピュータ技術の進歩により，従来行われてきた振幅，潜時の測定のみならず，電位マッピング，機能画像などさまざまな解析が可能となった．脳構造・機能画像や神経心理学的所見など他のモダリティとの組み合わせにより，精度の高い補助診断や病態解明への寄与が期待される．

（樋口悠子，住吉太幹）

文献

1) 入戸野宏，堀　忠雄．心理学研究における事象関連電位（ERP）の利用．広島大学総合科学部紀要 IV 理系編．2000；26：15-31.

第9章 保険診療と先進医療のルール

はじめに

　医学分野における研究成果の実用化のためには，臨床現場での検証が必須である．その一方で，患者の安全性は第一に守られなくてはならない．そのため，新しい医薬品や医療機器の候補については，一定の基準を満たした医療機関で治験を行って検討し，効果と安全性を評価する．また，新しい手術法や検査などの医療技術については，先進医療という枠組みで検討される．最終的には，その結果を国が審査・承認し，保険収載されることで，通常の診療に用いられることになる．そこで，本項では，日本の現行の医療保険制度を概説し，脳画像研究を臨床応用していく際の一つのステップと考えられる先進医療の位置づけについて紹介する．

保険診療

■ 保険診療とは

　日本の医療保険制度は，原則として，すべての国民が何らかの公的医療保険に加入しており（国民皆保険制度），保険医療機関では医療行為（現物）が提供され，費用を事後に保険者が医療機関に支払う形式をとり（現物給付制度），患者自らの意思で，自由に医療機関を選ぶことができること（フリーアクセス）を特徴として成り立っている．

　そのため，患者は保険医療機関の窓口で，原則3割の一部負担金を支払い，残りの原則7割の費用については，事後に，保険者から，審査支払機関（社会保険診療報酬支払基金と国民健康保険連合会）を通じて，保険医療機関に支払われる．保険診療は，健康保険法等の各法に基づく，保険者と保険医療機関との間の公法上の契約による"契約診療"である．

■ 保険診療のルール

　保険診療を行うためには，一定のルールに従って診療を行う必要がある．そのルールを定めているのが，厚生労働省令「保険医療機関及び保険医療養担当規則（いわゆる療担規則）」[1]である．療担規則では，診療報酬が支払われる条件と，保険診療の禁止事項等について定めている．このうち，療担第18条，第19条，第20条に

おいて，医学的評価が十分に確立していない「特殊な療法又は新しい療法等」の実施，「厚生労働大臣の定める医薬品以外の薬物」の使用，「研究目的による検査」の実施については，保険診療上は認められないとしている．その例外として，厚生労働大臣が定める先進医療による一連の診療，ルールに従った治験による薬剤の投与や，これに伴う一連の検査のみ，実施が認められている．

先進医療

保険外併用療養費制度

現行の診療報酬制度では，保険診療と保険外診療を併用する「混合診療」は，患者負担の不当な拡大や，安全性，有効性等が確認されていない医療が保険診療と併せて実施されるおそれが懸念されるために禁止されている．そのため，保険が適用されない診療を行った場合には，保険適用される診療も含めてすべて自由診療として，医療費は患者の全額自己負担となる．

一方で，医療サービスの多様化や最新の医療を受けたいという国民のニーズに対応するため，「選定療養」と「評価療養」のみ，例外的に保険診療との併用が認められており（保険外併用療養費制度），療養全体にかかる費用のうち基礎的部分については保険給付，「選定療養」「評価療養」部分のみ全額自己負担として，併用が認められている（図1)[2]．よって，保険外併用療養費制度はいずれも，患者が希

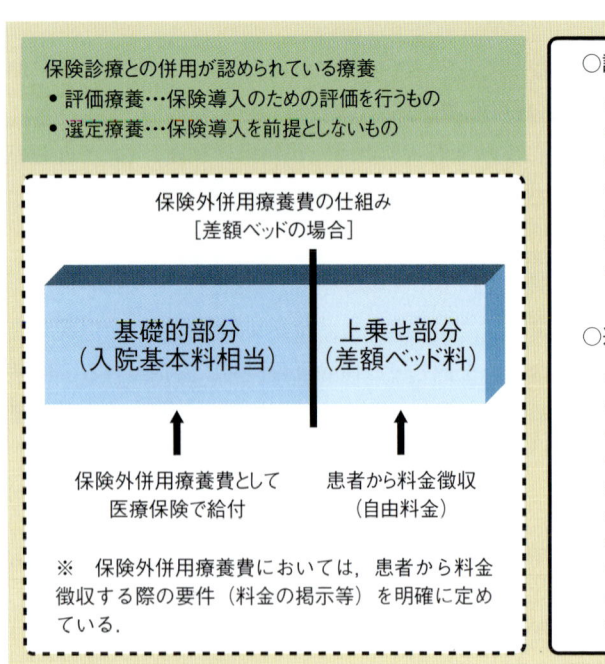

保険診療との併用が認められている療養
- 評価療養…保険導入のための評価を行うもの
- 選定療養…保険導入を前提としないもの

保険外併用療養費の仕組み
［差額ベッドの場合］

基礎的部分（入院基本料相当） ← 保険外併用療養費として医療保険で給付

上乗せ部分（差額ベッド料） ← 患者から料金徴収（自由料金）

※ 保険外併用療養費においては，患者から料金徴収する際の要件（料金の掲示等）を明確に定めている．

○評価療養（7種類）
- 先進医療（高度医療を含む）
- 医薬品の治験に係る診療
- 医療機器の治験に係る診療
- 薬事法承認後で保険収載前の医薬品の使用
- 薬事法承認後で保険収載前の医療機器の使用
- 適応外の医薬品の使用
- 適応外の医療機器の使用

○選定療養（10種類）
- 特別の療養環境（差額ベッド）
- 歯科の金合金等
- 金属床総義歯
- 予約診療
- 時間外診療
- 大病院の初診
- 小児う蝕の指導管理
- 大病院の再診
- 180日以上の入院
- 制限回数を超える医療行為

図1　保険外併用療養費について
（厚生労働省．http://www.mhlw.go.jp/topics/bukyoku/isei/sensiniryo/heiyou.html[2]）

表1 先進医療の実施基準の例（光トポグラフィー検査を用いたうつ症状の鑑別診断補助）

イ　対象となる負傷，疾病又はそれらの症状
　ICD-10（平成二十一年総務省告示第百七十六号（統計法第二十八条及び附則第三条の規定に基づき，疾病，傷害及び死因に関する分類の名称及び分類表を定める件）の「3」の「(1) 疾病，傷害及び死因の統計分類基本分類表」に規定する分類をいう．）においてF2（統合失調症，統合失調症型障害及び妄想性障害）に分類される疾病及びF3（気分（感情）障害）に分類される疾病のいずれかの疾病であることが強く疑われるうつ症状（器質的疾患に起因するものを除く．）
ロ　施設基準
　(1)　主として実施する医師に係る基準
　　〔1〕専ら精神科又は心療内科に従事し，当該診療科について五年以上の経験を有すること．
　　〔2〕精神保健指定医（精神保健及び精神障害者福祉に関する法律（昭和二十五年法律第百二十三号）第十八条第一項に規定する精神保健指定医をいう．）であること．
　　〔3〕当該療養について一年以上の経験を有すること．
　　〔4〕当該療養について，当該療養を主として実施する医師として五例以上の症例を実施していること．
　(2)　保険医療機関に係る基準
　　〔1〕精神科又は心療内科及び神経内科又は脳神経外科を標榜していること．
　　〔2〕神経内科又は脳神経外科において，常勤の医師が配置されていること．
　　〔3〕臨床検査技師が配置されていること．
　　〔4〕医療機器保守管理体制が整備されていること．
　　〔5〕倫理委員会が設置されており，届出後当該療養を初めて実施するときは，必ず事前に開催すること．
　　〔6〕医療安全管理委員会が設置されていること．
　　〔7〕当該療養について五例以上の症例を実施していること．

（http://www.mhlw.go.jp/topics/bukyoku/isei/sensiniryo/kikan01.html）

望し，また，医師がその必要性と安全性を認めた場合にのみ実施される．

　このうち「選定医療」は，いわゆる差額ベッド代や予約診療など，快適性や利便性のために患者自らが選択する医療サービスで，現在10種類が認められている．精神科専門療法の例としては，制限回数を超える医療行為として，精神科デイ・ケアなどがあてはまる．先進医療は，一定の研究成果が得られている医療技術について，将来の保険導入のための評価を行う「評価療養」に含まれる．

■先進医療制度とは

　先進医療は，国民の安全性を確保し，患者負担の増大を防止するといった観点も踏まえつつ，国民の選択肢を拡げ，利便性を向上するという観点から，保険診療との併用が認められているものであり，2006年に導入された制度である．実施にあたっては，その有効性と安全性を確保するために，医療技術ごとに一定の施設基準を設定し，該当する保険医療機関は届出と院内の掲示，年1回の報告が求められている．例として表1に，「光トポグラフィー検査を用いたうつ症状の鑑別診断補助」における実施基準を示した．

　2014年3月1日現在で69種類（第3項先進医療〈先進医療B〉技術として規定されている40種類を除く）の医療技術が認められている．先進医療会議では，それらの報告をもとに，技術的妥当性（有効性，安全性，技術的成熟度）や社会的妥当性（倫理性，普及性，費用対効果），保険収載の必要性，実施状況等を踏まえた

先進医療としての継続の可否について評価を行い，診療報酬改定時の保険収載，先進医療技術としての継続，あるいは先進医療告示の取消しを検討する．施設基準についても毎年見直しを行っている．詳細は，厚生労働省のホームページ「先進医療の概要について」において，各技術の概要や実施機関，関係会議の議事録などが公開され，更新されている[3]．

■先進医療技術の保険収載

先進医療の実施施設は，年1回実績報告を行う（前年7月〜今年6月分を8月末までに各地方厚生局に提出）．実績報告では，当該技術を受けた患者全員について，その技術が有効であったかどうかを報告し，また，先進医療実施後に先進医療のデータ等に基づいて作成された原著論文（1編まで）を提出する．

診療報酬改定の年の秋には，それらの実績報告をもとに，先進医療会議の構成員および技術委員の3名（主担当1名・副担当2名）がそれぞれ4段階（A〜D）で評価し，3名の事前評価結果を整理して，総合評価として6段階（総合Ⅰ，Ⅱa，Ⅱb，Ⅱc，Ⅲa，Ⅲb）に区分される．1月の先進医療会議では，事前評価に基づいて全技術の検討を行い，優先的に保険導入すべき技術等の評価を取りまとめ，厚生労働省の諮問機関である中央社会保険医療協議会（中医協）総会に報告する．2月には中医協総会で審議され，保険導入する技術の決定と継続となる技術の施設基準見直しが行われる．

中医協は2月に厚生労働省に答申を行い，厚労省は中医協の答申を踏まえて省令等の改訂作業を進め，3月上旬に「診療報酬の算定方法の一部を改正する件」他，関係告示の公布と，実施上の留意事項等の通知がなされ，4月1日から保険適用される．

■光トポグラフィー検査の場合

先進医療「うつ症状の光トポグラフィー検査」は，2009年4月1日の承認以降，2014年3月までの届出医療機関26施設であった．2014年1月の先進医療会議資料[4]における実績報告では，前年度1年間（2012年7月1日〜2013年6月30日）の実施件数1,959件（承認以降の累計は4,274件），各施設から提出された患者ごとの有効性評価をもとに算出された有効性は92％，総合評価は総合Ⅱa（主担当がAまたはB，副担当の1名以上がC評価）であった（2010年1月・2012年1月の診療報酬改定時審査では評価委員3名とも「継続するのが妥当」との評価）．

これらの事前評価を踏まえ，光トポグラフィー検査を含む総合Ⅱaの5技術中3件のほか，総合Ⅰの4技術中4件，総合Ⅱbの18技術中1件を「優先的に保険導入すべき」と評価，中医協総会に報告，中医協の審議・答申を経て，2014年3月5日に厚労省より関係する告示と通知が発出された（表2）．

表2 光トポグラフィー検査の保険収載に関する告示と通知（関係部分抜粋）

診療報酬の算定方法の一部を改正する件（告示）（平成26年厚生労働省告示第57号）
D236-2 光トポグラフィー
1 脳外科手術の術前検査に使用するもの　　　　　　　　　　　　　　　　　　　　　　　　670点
2 抑うつ症状の鑑別診断の補助に使用するもの
　イ 地域の精神科救急医療体制を確保するために必要な協力等を行っている精神保健指定医による場合　400点
　ロ イ以外の場合　　　　　　　　　　　　　　　　　　　　　　　　　　　　　　　　　　　　　200点
注1 2について，別に厚生労働大臣が定める施設基準に適合しているものとして地方厚生局長等に届け出た保険医療機関において行われる場合に限り算定する．
注2 別に厚生労働大臣が定める施設基準に適合しているものとして地方厚生局長等に届け出た保険医療機関以外の保険医療機関において行われる場合には，所定点数の100分の80に相当する点数により算定する．

特掲診療料の施設基準等の一部を改正する件（告示）（平成26年厚生労働省告示第59号）
七 光トポグラフィーの施設基準
（1）抑うつ症状の鑑別診断の補助に使用する場合の診療料を算定するための施設基準
　イ 当該保険医療機関内に当該検査を行うにつき必要な医師が配置されていること．
　ロ 当該検査を行うにつき十分な体制が整備されていること．
（2）適合していない場合には所定点数の百分の八十に相当する点数により算定することとなる施設基準
　イ 当該検査を行うにつき十分な機器及び施設を有していること．
　ロ イに掲げる検査機器での検査を目的とした別の保険医療機関からの依頼により検査を行った症例数が，当該検査機器の使用症例数の一定割合以上であること．

診療報酬の算定方法の一部改正に伴う実施上の留意事項について（通知）保医発0305第3号　別添1 医科診療報酬点数表に関する事項（平成26年3月5日）
（平成26年3月28日「平成26年度診療報酬改定関連通知の一部訂正及び官報掲載事項の一部訂正について」において訂正された内容を含む）
D236-2 光トポグラフィー
（2）「2」抑うつ状態の鑑別診断の補助に使用するもの
　ア 抑うつ症状を有している場合であって，下記の（イ）から（ハ）を全て満たす患者に実施し，当該保険医療機関内に配置されている精神保健指定医が鑑別診断の補助に使用した場合に，1回に限り算定できる．また，下記の（イ）から（ハ）を全て満たしており，かつ，症状の変化等により，再度鑑別が必要である場合であって，前回の当該検査から1年以上経過している場合は，1回に限り算定できる．
　　（イ）当該保険医療機関内に配置されている神経内科医又は脳神経外科医により器質的疾患が除外されていること．
　　（ロ）うつ病として治療を行っている患者であって，治療抵抗性であること，統合失調症・双極性障害が疑われる症状を呈すること等により，うつ病と統合失調症又は双極性障害との鑑別が必要な患者であること．
　　（ハ）近赤外光等により，血液中のヘモグロビンの相対的な濃度，濃度変化等を測定するものとして薬事法上の承認又は認証を得ている医療機器であって，10チャンネル以上の多チャンネルにより脳血液量変化を計測可能な機器を使用すること．
　イ 当該検査が必要な理由及び前回の実施日（該当する患者に限る．）を診療報酬明細書の摘要欄に記載する．
（3）「2」抑うつ状態の鑑別診断の補助に使用するものの「イ」地域の精神科救急医療体制を確保するために必要な協力等を行っている精神保健指定医による場合
　以下のア〜ウのいずれかの要件を満たした場合に算定できる．
　ア 精神科救急医療体制整備事業の常時対応型精神科救急医療施設，身体合併症対応施設，地域搬送受入対応施設又は身体合併症後方搬送対応施設であること．
　イ 精神科救急医療体制整備事業の輪番対応型精神科救急医療施設又は協力施設であって，次の①又は②のいずれかに該当すること．
　　① 時間外，休日又は深夜における入院件数が年4件以上であること．そのうち1件以上は，精神科救急情報センター（精神科救急医療体制整備事業），救急医療情報センター，救命救急センター，一般医療機関，都道府県（政令市の地域を含むものとする．以下，本区分に同じ．），市町村，保健所，警察，消防（救急車）等からの依頼であること．
　　② 時間外，休日又は深夜における外来対応件数が年10件以上であること．なお，精神科救急情報センター（精神科救急医療体制整備事業），救急医療情報センター，救命救急センター，一般医療機関，都道府県，市町村，保健所，警察，消防（救急車）等からの依頼の場合は，日中の対応であっても件数に含む．

ウ 当該保険医療機関の精神保健指定医が，精神科救急医療体制の確保への協力を行っており，次の①又は②のいずれかに該当すること．
① 時間外，休日又は深夜における外来対応施設（自治体等の夜間・休日急患センター等や精神科救急医療体制整備事業の常時対応型又は輪番型の外来対応施設等）での外来診療又は救急医療機関への診療協力（外来，当直又は対診）を年6回以上行うこと．
（いずれも精神科医療を必要とする患者の診療を行うこと．）
② 精神保健福祉法上の精神保健指定医の公務員としての業務（措置診察等）について，都道府県に積極的に協力し，診察業務等を年1回以上行うこと．具体的には，都道府県に連絡先等を登録し，都道府県の依頼による公務員としての業務等に参画し，次のイからホのいずれかの診察あるいは業務を年1回以上行うこと．
　　イ 措置入院及び緊急措置入院時の診察
　　ロ 医療保護入院及び応急入院のための移送時の診察
　　ハ 精神医療審査会における業務
　　ニ 精神科病院への立ち入り検査での診察
　　ホ その他都道府県の依頼による公務員としての業務

<u>特掲診療料の施設基準等及びその届出に関する手続きの取扱いについて（通知）保医発0305第2号　特掲診療料の施設基準等（平成26年3月5日）</u>
第25の2光トポグラフィー
1 抑うつ症状の鑑別診断の補助に使用する場合の診療料を算定するための施設基準
　(1) 精神科又は心療内科及び神経内科又は脳神経外科を標榜する保険医療機関であること．
　(2) 当該療法に習熟した医師の指導の下に，当該療法を5例以上実施した経験を有する常勤の精神保健指定医が2名以上勤務していること．
　(3) 神経内科又は脳神経外科において，常勤の医師が配置されていること．
　(4) 常勤の臨床検査技師が配置されていること．
　(5) 当該療養に用いる医療機器について，適切に保守管理がなされていること．
　(6) 精神科電気痙攣療法（マスク又は気管内挿管による閉鎖循環式全身麻酔を行うものに限る．）を年間5例以上実施していること．
　(7) 国立精神・神経医療研究センターが実施している所定の研修を終了した常勤の医師が1名以上配置されていること．
　(8) 当該療法の実施状況を別添2の様式26の3により毎年地方厚生局長等に報告していること．
2 適合していない場合には所定点数の100分の80に相当する点数により算定することとなる施設基準
　施設共同利用率について別添2の様式26の2に定める計算式により算出した数値が100分の20以上であること．
3 届出に関する事項
　(1) 光トポグラフィーの施設基準に係る届出は，別添2の様式26の2及び様式52を用いること．
　(2) 当該検査に従事する医師及び臨床検査技師の氏名，勤務の態様（常勤・非常勤，専従・非専従，専任・非専任の別）及び勤務時間を別添2の様式4を用いて提出すること．

（http://www.mhlw.go.jp/stf/seisakunitsuite/bunya/0000032996.html より抜粋）

おわりに

　本項では日本における医療技術の実用化と医療保険制度の関係について概説した．先進医療制度を活用したさまざまな角度からの有用性の検証と保険導入が望まれる．

（西村幸香）

文献
1) 保険医療機関及び保険医療養担当規則. http://law.e-gov.go.jp/htmldata/S32/S32F03601000015.html
2) 厚生労働省. 保険診療と保険外診療の併用について．
　http://www.mhlw.go.jp/topics/bukyoku/isei/sensiniryo/heiyou.html
3) 厚生労働省. 先進医療の概要について．
　http://www.mhlw.go.jp/seisakunitsuite/bunya/kenkou_iryou/iryouhoken/sensiniryo/index.html
4) 第14回先進医療会議審議会資料. http://www.mhlw.go.jp/stf/shingi/0000034949.html

第2部

症例でみる精神疾患の脳画像

第10章 うつ病

症例1
年齢 ● 40歳代／性別 ● 男性
病名 ● 反復性の大うつ病性障害

● 現病歴

大学4年生の頃より頭痛，眠気，腹痛，耳鳴，倦怠感などの身体的不調が生じた．大学卒業後就職したが，身体的不調のため1年で退職し，アルバイトで生計を立てた．20歳代に結婚したが，まもなく離婚した．その頃より倦怠感と抑うつ気分が顕著となり近医精神科に受診し，うつ病と診断され抗うつ薬が開始された．その後は実家に戻り臥床がちに過ごし，30歳代後半ようやくアルバイトができるようになった．アルバイトをしていた店の正社員になれたが，次第に仕事を休みがちになり解雇された．職を転々とし，40歳代のときに，不眠，頭痛，倦怠感が強まり自殺を試みたことがある．遷延するうつ状態に対して，修正型電気けいれん療法が実施され，HAM-D 17が18点から11点に改善した．操作的には身体的愁訴が目立つ反復性の大うつ病性障害である．

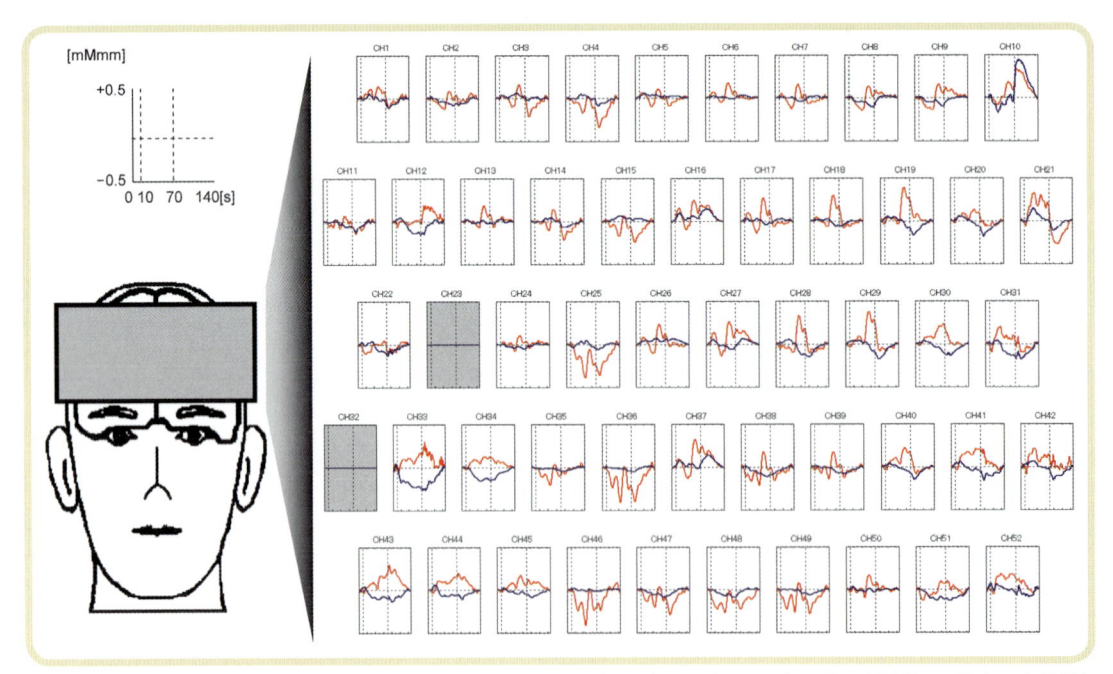

図1 NIRS（言語流暢性課題中の酸素化ヘモグロビン〈赤線〉と脱酸素化ヘモグロビン〈青線〉の濃度の変化値）

症例1の解説

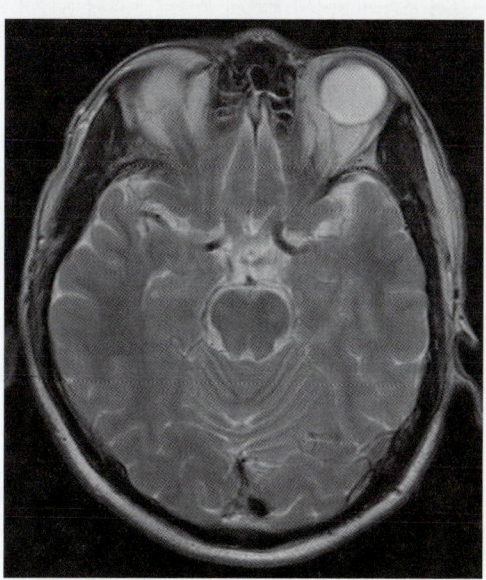

図2　MRI（T2強調画像，水平断，側脳室下角の高さ）

■MRIで認める所見とその意義

所見1　頭蓋内に明らかな異常信号は認めない

うつ病は長らく「機能性」の精神疾患と位置付けられてきたが，脳画像検査の進歩とともに，微細な脳の構造異常との関連性が検討されるようになってきた．その一つがうつ病と脳梗塞の関連である．うつ病が微細な脳梗塞と関連することはよく知られているが，本症例では脳梗塞に合致する所見は認めない．また，慢性・反復性のうつ病において海馬体積の減少がみられるという複数の報告がある．しかしながら，本症例では海馬の萎縮とそれに伴う側脳室下角の開大は明らかではない．

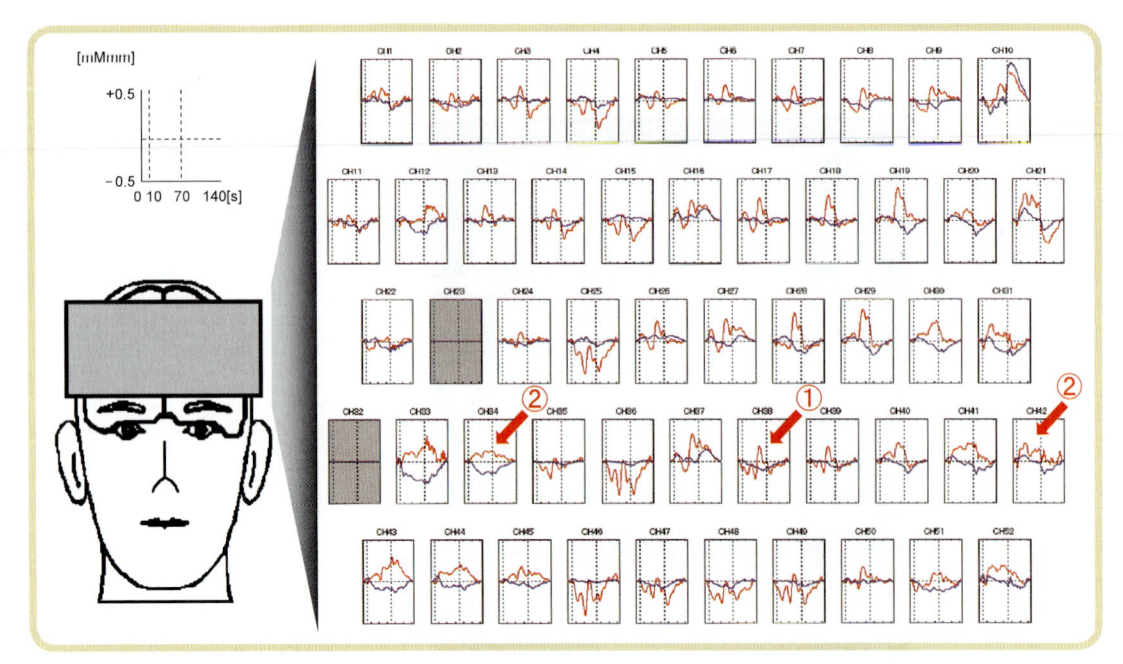

図3　図1の所見

■ NIRS で認める所見とその意義

所見2　**前頭部陰転化パターン・課題後半での血流上昇（矢印①）**

　　　前頭部陰転化パターンは，健常者にみられる典型的な血流変化のパターンではない．課題後半に血流の上昇がみられ，大うつ病性障害よりも統合失調症や双極性障害にみられるパターンに類似している．本症例は20歳代前半での発症，慢性で反復性のエピソード，身体的愁訴が前景化するなど大うつ病性障害として非典型的な特徴があり，血流変化の特徴はこの点を反映している可能性がある．

所見3　**両側側頭部の賦活低下（矢印②）**

　　　課題中の側頭葉の賦活低下は，社会機能の低下と関連するという報告がある．本症例でも長期間にわたる社会機能の低下がみられ，これと関連性があるかもしれない．

（榊原英輔）

10 うつ病

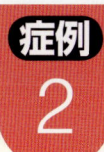

症例 2　年齢◉50歳代／性別◉男性
病名◉**大うつ病性障害（DSM-IV）**

◉**現病歴**　1年前ごろ職場の異動をきっかけに不眠が出現し，内科クリニックから睡眠導入薬を処方されていた．7か月前ごろ些細な仕事上のミスをきっかけに，仕事への不安が増し，「自分は首になる」と考え，その前に依願退職した．退職後も不安焦燥が強く，「自分のせいで会社に迷惑をかけた」と自宅内をそわそわ歩き，不眠も悪化．食事もほとんど摂らない状態となり，家族の勧めで精神科を受診した．初診時は「もうだめです」「こんなところまで来てもう自分はおしまいですね」などと語り，座っていられず，そわそわと歩き回る様子がみられた．

◉**既往歴**　40歳代より高血圧症にて近医内科クリニック通院中．

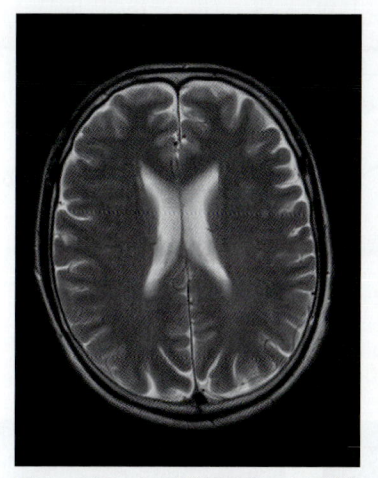

図1　MRI（T2強調画像，水平断） 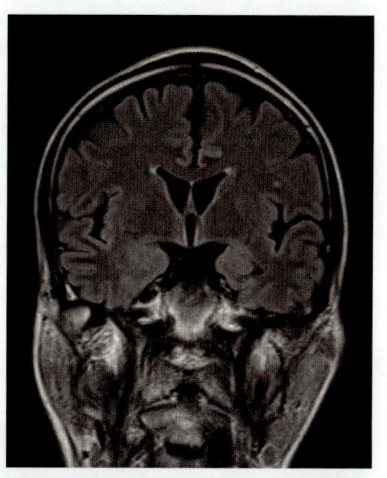　　図2　MRI（FLAIR画像，冠状断）

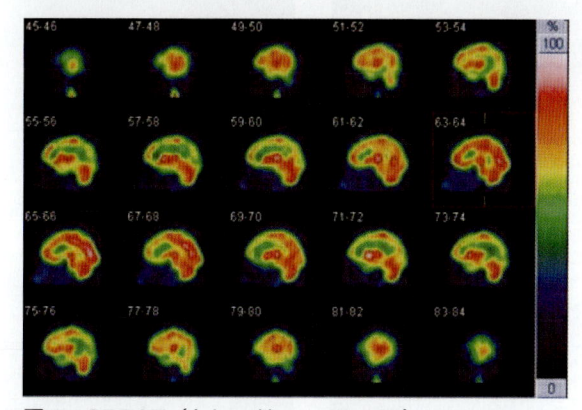

図3　SPECT（トレーサー：^{123}I-IMP）
右大脳半球 mCBF：36.47 mL/100 g/分
左大脳半球 mCBF：36.44 mL/100 g/分

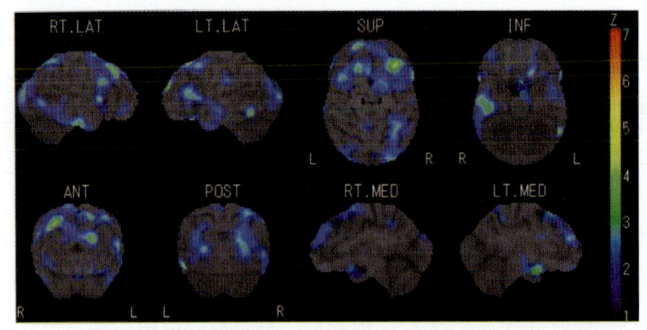

図4 SPECT（相対的脳血流低下部位〈3D-SSPによる解析〉）

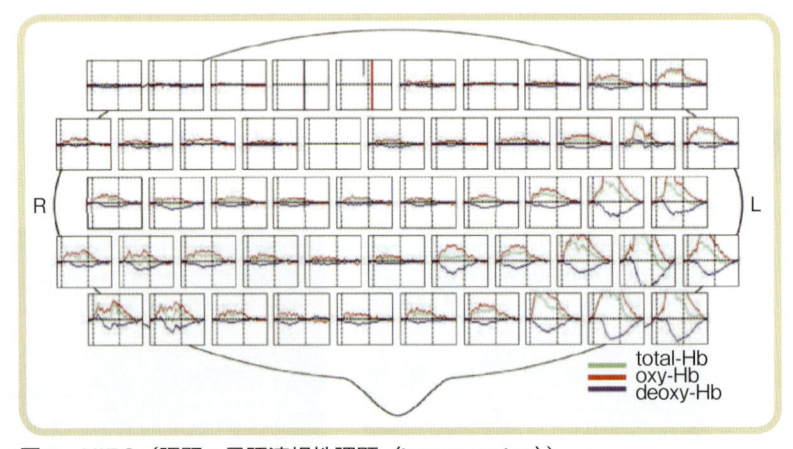

図5 NIRS（課題：言語流暢性課題〈letter version〉）

症例2の解説

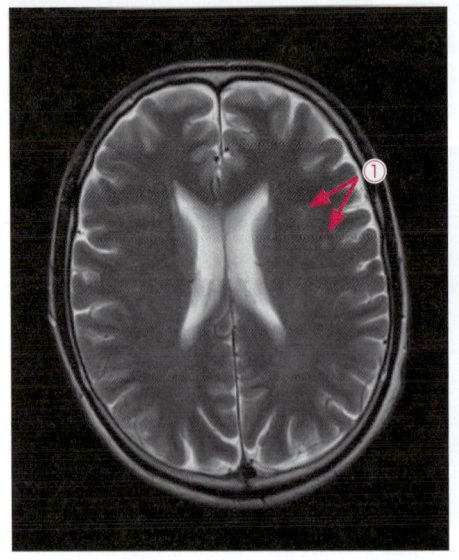

図6 図1の所見：両側大脳白質に認める小さな高信号

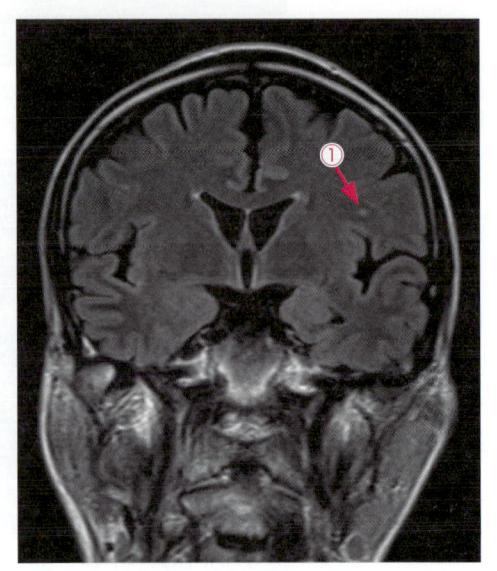

図7 図2の所見：両側大脳白質に認める小さな高信号

■MRIで認める所見とその意義

両側大脳白質にT2強調画像（図6）・FLAIR画像（図7）にて小さな高信号（矢印①）が散見される．この所見はラクナ梗塞など虚血性の変化と考えられるが，50歳代以降，健常者でも散見される所見であり，病的意義は低いと判断されることが多い．しかし中高齢初発気分障害では，健常対象者と比べその発現率が高いと報告されており，中高齢初発気分障害の発症脆弱性を示す1つの所見である可能性がある．

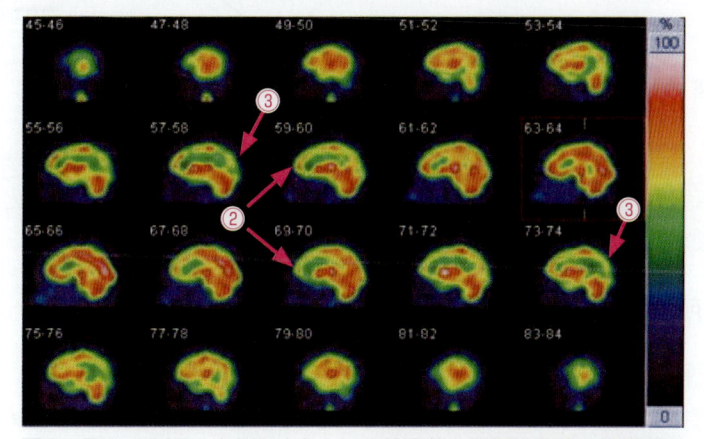

図8　図3の所見：右側を中心とした前頭葉と両側後頭葉の集積低下

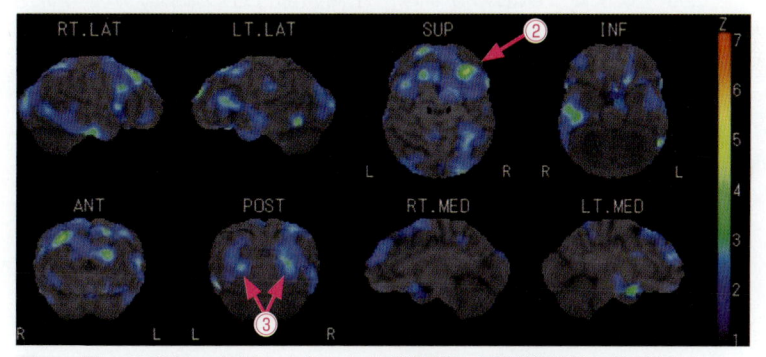

図9　図4の所見：右側を中心とした前頭葉と両側後頭葉の集積低下

■SPECTで認める所見とその意義

右側を中心とした前頭葉（矢印②）と両側後頭葉（矢印③）の集積低下を認める．（図8, 9）うつ病での脳血流評価においては，前頭葉での血流低下が報告されているが，後頭葉での所見は典型的ではない．Lewy小体型認知症では後頭葉での血流低下が診断を支持する所見となっており，またうつ状態が先行する例も多いことか

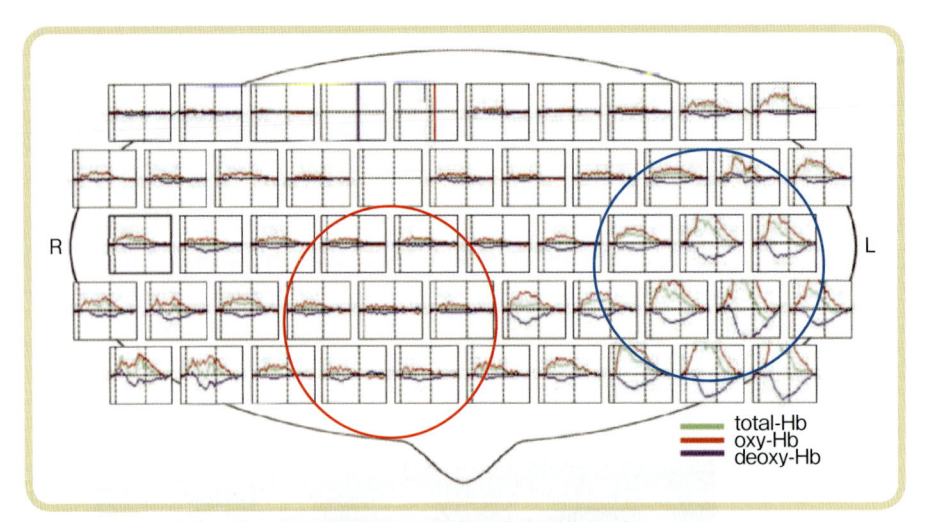

図10　図5の所見：うつ病の波形に似た部分と非典型的なパターン

ら，本症例でも今後，Lewy 小体型認知症にみられるような所見に留意して経過をみる必要があるかもしれない．

■NIRS で認める所見とその意義

　　前頭部の賦活は小さく，賦活のピークは課題初期〜中盤にある（赤丸付近）．課題初期の立ち上がりはスムーズであり，課題終了後の再上昇は認められない．課題中，小波の重畳は認められない．この所見は，うつ病の波形に似ており，臨床診断とも一致する．賦活の分布は，左側頭部付近の振幅がかなり大きい（青丸付近）．この点はうつ病のパターンからみると非典型的である．

〔高橋啓介，福田正人〕

10 うつ病

症例 3

年齢◉ 60歳代前半／**性別**◉男性
病名◉**大うつ病性障害（DSM-IV）**

◉現病歴

　元来，内気でおとなしい性格で，家族以外に人付き合いは少なかった．50歳代から不眠の訴えがあり，近所の内科医院で睡眠薬を処方してもらうことがしばしばあった．長年働いた職場を60歳代で退職し，新たに再就職したが，新しい仕事の勝手がわからず，うまくできないと悩むことが増えた．自信がなくなり，不眠や不安が強くなってきたため，精神科外来を受診した．

　診察時には，不眠，意欲低下がみられ，「これからどうしよう」「こういう状態で周りに迷惑をかけている」と感じることが多くなったと述べていた．

◉既往歴

　特になし．

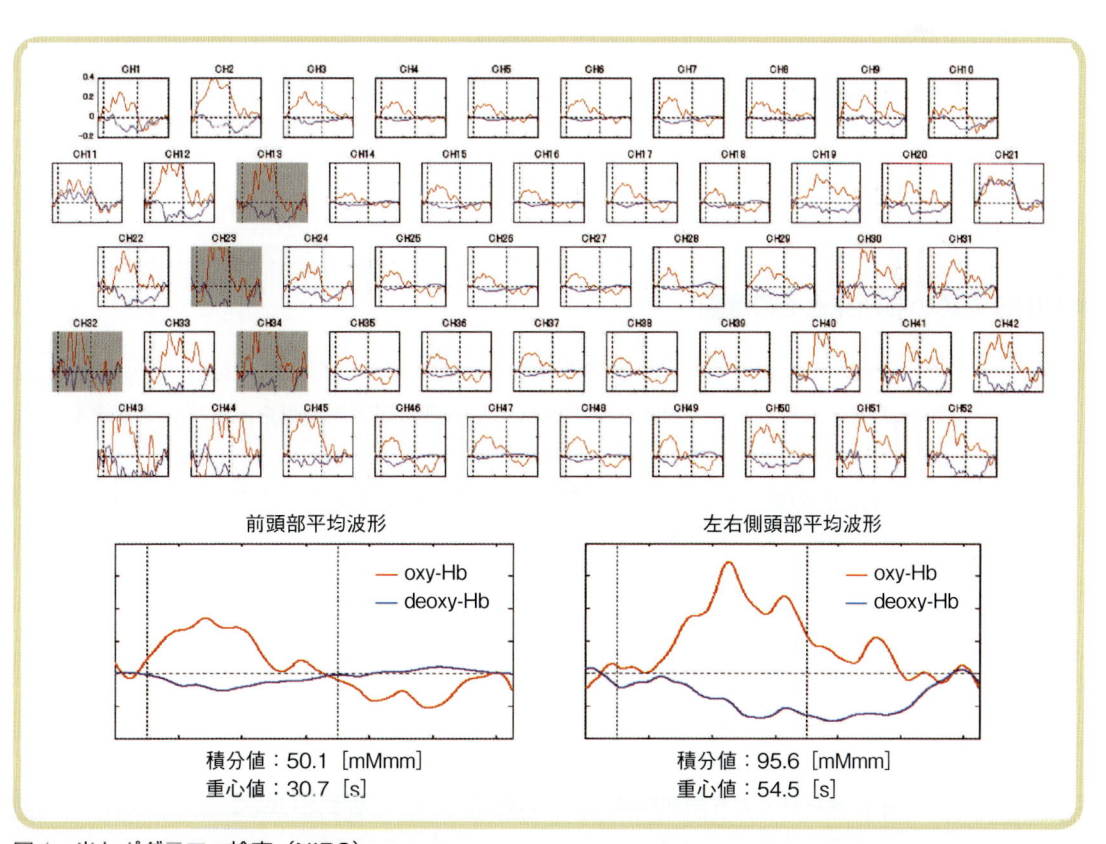

前頭部平均波形
積分値：50.1 [mMmm]
重心値：30.7 [s]

左右側頭部平均波形
積分値：95.6 [mMmm]
重心値：54.5 [s]

図1　光トポグラフィ検査（NIRS）

症例3の解説

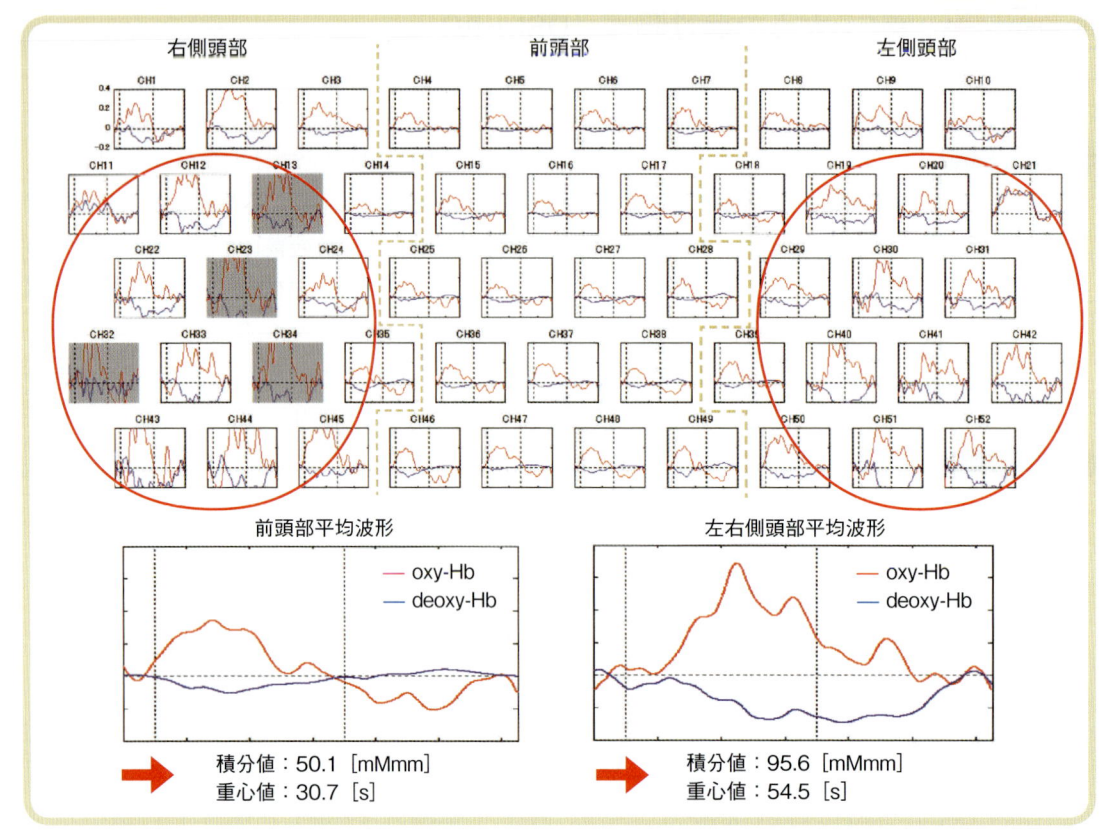

図2 図1の所見

■ NIRSで認める所見とその意義

前頭葉における，言語流暢性課題中の酸素化ヘモグロビン（oxy-Hb）変化を52チャンネルで示し，前頭部平均波形と左右側頭部平均波形を示している．グレーのチャンネルはアーチファクトのため除外されたチャンネルである．

所見 oxy-Hbの速やかな上昇と，課題終了後の速やかな減少．前頭部の小さい積分値と課題前半にみられる重心値

課題賦活中のoxy-Hbはすべてのチャンネルで上昇を認めており，前頭部よりも側頭部で大きくみられた（赤丸付近）．単語生成数は8語であった．課題賦活中は速やかに上昇するがその積分値は前頭部で小さく，側頭部でも中等度であった（矢印）．課題終了後は速やかに減少していた．

前頭部の積分値が小さく，課題賦活中の速やかな上昇がみられ，重心値は課題前半にみられる大うつ病性障害にみられるパターンと考えられた．

大うつ病性障害では，oxy-Hbの上昇は健常者に比較して全体的に小さく，速や

かな上昇がみられるものの，課題終了後には速やかに減少することも認められている．この症例では，前頭部に比して両側側頭部での上昇が大きいが，積分値では中等度の上昇であったと認められる．健常者でも両側側頭部での積分値は大きいことが認められている．

〔富岡　大，三村　將〕

症例 4

年齢● 50歳代前半／**性別**●男性
病名●大うつ病性障害（DSM-IV）

● **現病歴**

　　自営業に長年取り組んでいた男性で，ここ数年，顧客との対応を担当するようになり，接客後に倦怠感とストレスを感じることが多かった．親戚にうつ病で治療を受けている人がいた．現在の業務内容を担当するようになってから，不眠や倦怠感のため近所のクリニックを受診したことがあったが通院は継続していなかった．今回，接客中に「顧客のニーズに合わせられない」と悩むことが強くなり，不眠と不安を訴えたため，家族の勧めで精神科外来を受診した．

　　診察時には，意欲低下し集中力や判断力の低下がみられていた．「仕事がうまくこなせない，お客と会うのがつらい」と感じ，思考抑制と不安焦燥感が強く認められた．

● **既往歴**

　　特になし．

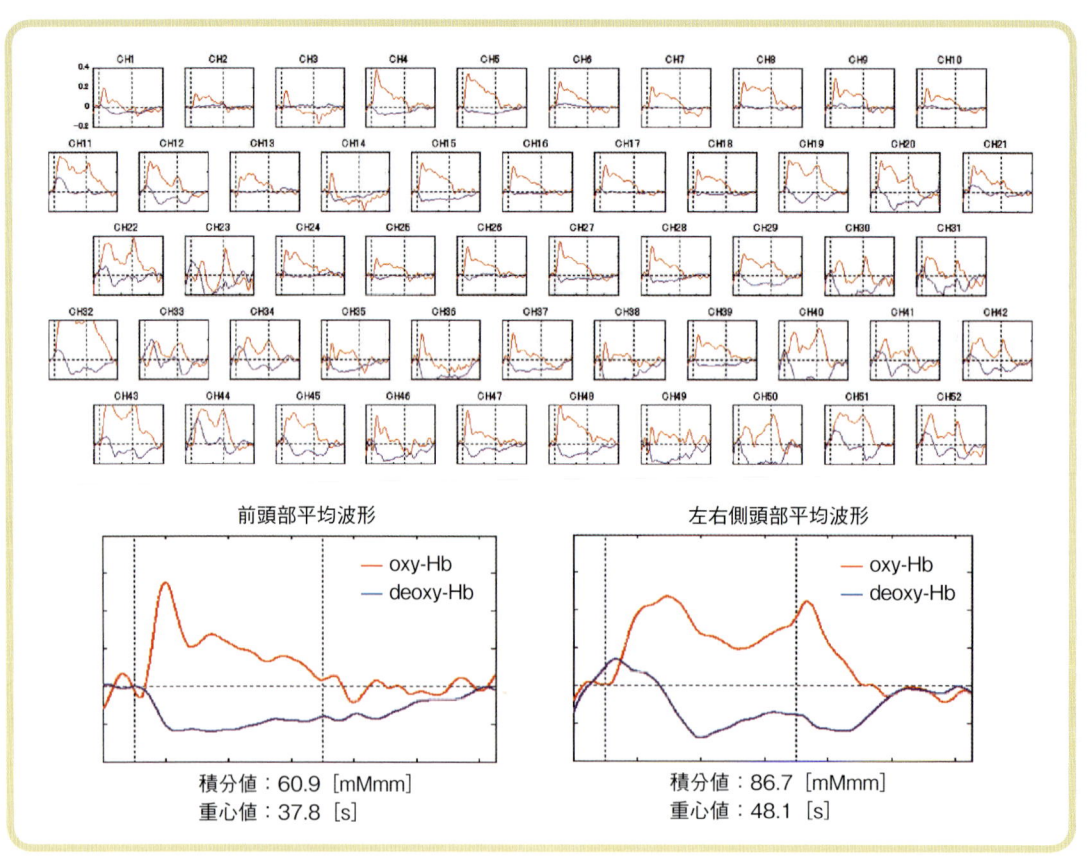

図1　光トポグラフィ検査（NIRS）

症例 4 の解説

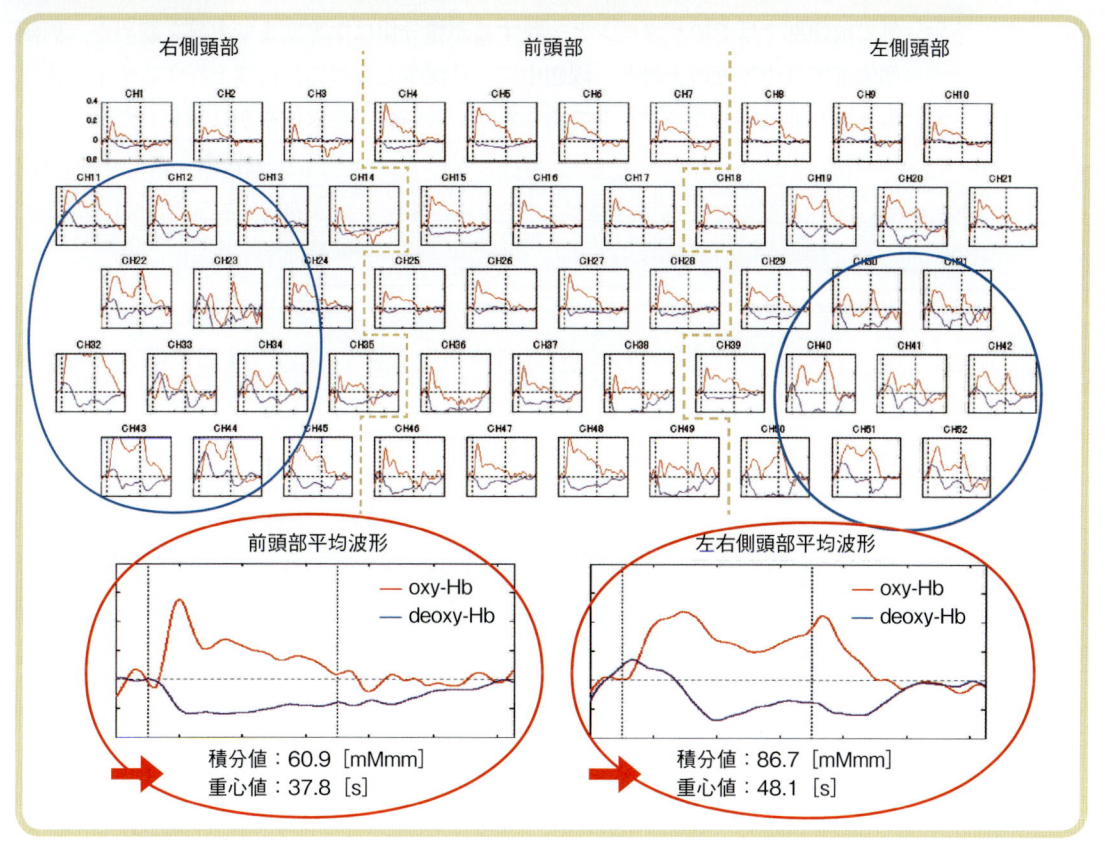

図2 図1の所見

■ NIRS で認める所見とその意義

前頭葉において，言語流暢性課題中の酸素化ヘモグロビン（oxy-Hb）変化を52チャンネルで示し，前頭部平均波形と左右側頭部平均波形および積分値と重心値を示している．

所見 oxy-Hb の速やかな上昇と減少，側頭部でみられた課題後半の二峰性のピーク

課題賦活中の oxy-Hb は初期にはすべてのチャンネルで上昇を認めており，いくつかのチャンネルには速やかな減少，陰転していたところもあった．単語生成数は16語であった．oxy-Hb の上昇は前頭部よりも両側側頭部で大きくみられた（赤丸）．課題賦活開始とともに速やかに上昇したが減少も早かった．側頭部では課題後半の二峰性のピークもみられた（青丸付近）．課題終了後は速やかに減少していた．

前頭部の積分値は中等度で，課題賦活開始後の速やかな上昇によりピークに至り，重心値は課題前半にみられた（矢印）．大うつ病性障害にみられるパターンと考えられた．

患者は2回目のうつ病エピソードであり，反復性が疑われた．大うつ病性障害では，oxy-Hbは速やかな上昇がみられ，課題終了後には速やかに減少する．この症例で前頭部ではそのパターンと一致するが積分値は中等度まで上昇を認めた．両側側頭部では中等度の上昇と，課題中に一旦減少したのちに再度上昇するチャンネルもみられ非特異的なパターンであったが，課題終了後は速やかに減少した．

〔富岡　大，三村　將〕

症例 5

年齢◉ 20歳代前半／性別◉女性
病名◉**大うつ病性障害（DSM-IV）**

◉**現病歴**　X年4月，大学卒業後に就職したが，6月ごろより徐々に頭痛や倦怠感を感じるようになった．その後も症状が持続し，8月ごろにはイライラすることが多くなり，不眠も出現し悪化．もともとは明るく活発であったが，自宅でも家族とほとんど会話をしなくなった．食事量も減り，痩せていくので，家族が心配し，X年11月精神科受診となった．初診時，ボソボソと聞き取れないような声で話し，返答にも時間がかかる様子であった．抑うつ気分，興味関心の低下，意欲低下，不眠などを認め，血液検査では軽度の低栄養状態を認めたほかは，甲状腺機能などを含め大きな問題はなかった．頭部MRI検査，脳波検査においても特に異常は認めなかった．

◉**既往歴**　特記事項なし．

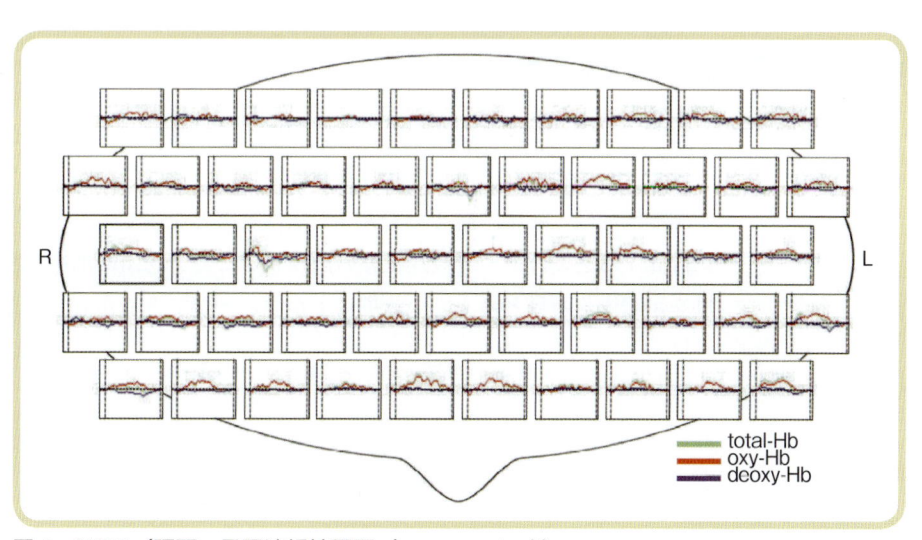

図1　NIRS（課題：言語流暢性課題〈letter version〉）

症例 5 の解説

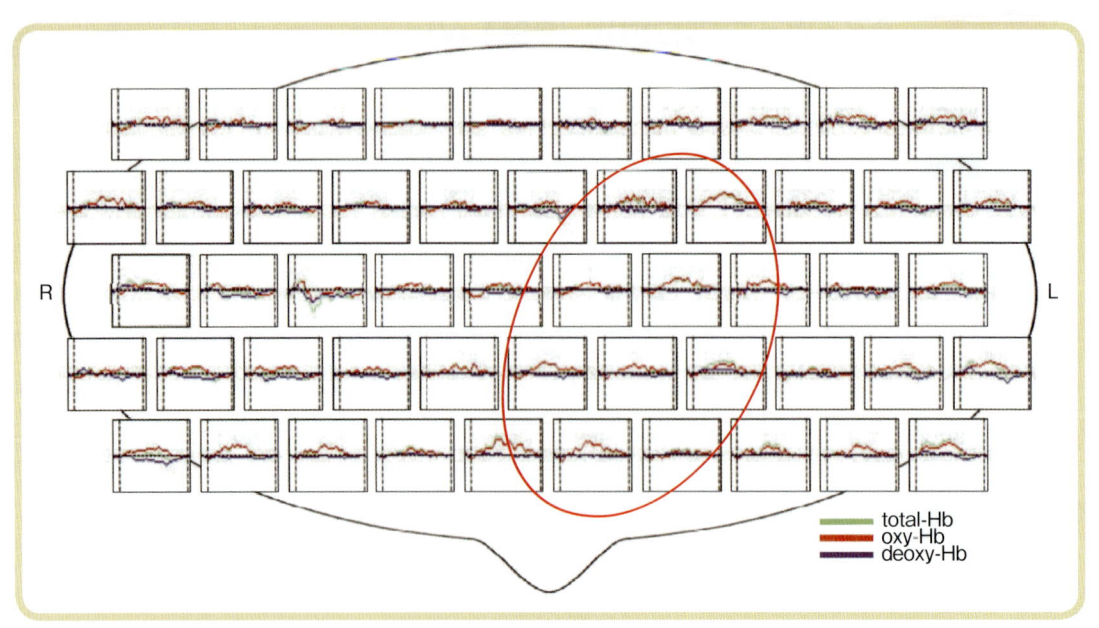

図2　図1の所見：後半にずれている波形のピーク（前頭部）

■ NIRS で認める所見とその意義

　　　　　前頭部（赤丸付近）は波形のピークが後半にずれており，課題初期の立ち上がりもはっきり認められない．これは双極性障害の波形に似たパターンである．
　　　本症例では，臨床診断として大うつ病性障害となっているが，改めて病歴を丁寧に確認する必要性や，今後躁状態の出現することを念頭に加療したほうがよい可能性を示唆する所見と考えて，診療に生かすことができるかもしれない．

（高橋啓介，福田正人）

症例 6

年齢◉70歳代／性別◉男性／利き手◉右
病名◉**脳血管性うつ病**

◉**現病歴**　もともと精神疾患の既往や家族歴はなく，日常生活も普通に送れていた．身体的な既往として糖尿病および高血圧があり，糖尿病は数種類の血糖降下薬を内服していたものの HbA1c が 7.3 % とややコントロール不良であった．糖尿病性網膜症もあり，眼科で失明する危険性を指摘された．その頃から徐々に受け答えが遅くなり要領を得なくなった．また，食欲も低下して不眠や抑うつ気分も認めるようになり，1か月ほどで日常生活に支障をきたすようになったため，精神科に入院となった．

◉**家族歴**　特記事項なし．

◉**既往歴**　糖尿病，高血圧．

　入院後の頭部 MRI を図1に示す．経過および MRI 画像の所見から脳血管性うつ病と考えた．SSRI や SNRI を中心とした薬物治療を行ったが症状の改善を認めず，さらに三環系抗うつ薬にも切り替えたが，効果に乏しかった．そのため修正型電気けいれん療法を計10回行ったところ，徐々に抑うつ気分が改善し，思考も速くなり疎通はスムーズとなっていった．また，食欲も戻り，睡眠もしっかりとれるようになった．脳梗塞の再発予防のために，糖尿病と高血圧の厳密な管理とともに抗血小板薬を開始した．

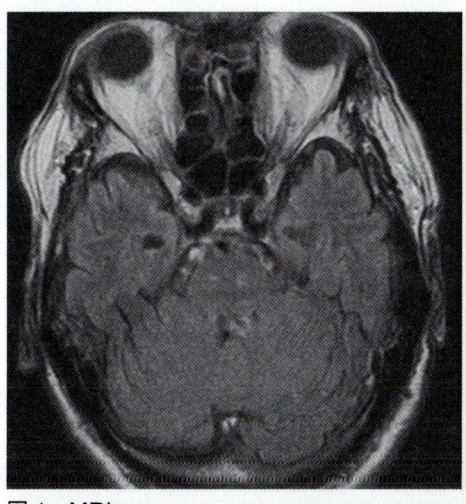

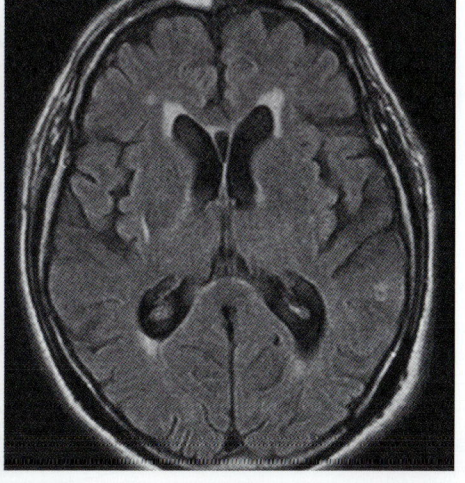

図1　MRI

症例6の解説

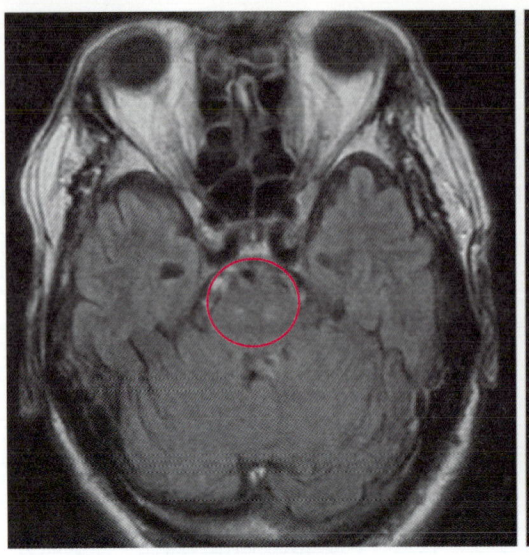

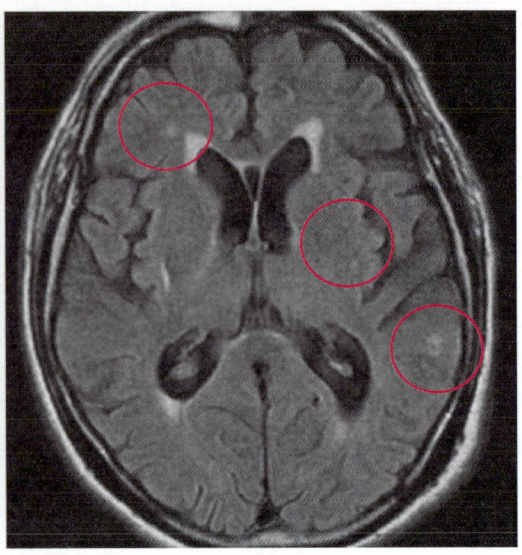

図2　図1の所見（多発性脳梗塞）

■MRIで認める所見とその意義

所見1 頭部MRIで認められた多発性脳梗塞（○で囲まれた部位）

糖尿病や高血圧があり，それが潜在性脳梗塞を引き起こしていたものと考えられる．

高齢発症のうつ病患者では頭部MRIで白質病変が多く認められ，遂行機能の低下もみられ，また薬剤抵抗性である場合が多い．潜在性の脳梗塞が脳の気分・意欲のネットワークに影響し，うつ状態を惹起することが想定され，脳血管性うつ病（vascular depression：VDep）という概念が提唱されている．明らかな脳卒中の後に生じるpost-stroke depression（PSD）も含めて，広義のVDepは図3のように分けられる．すなわち，血管性リスクを伴ううつ病を大きくclinically-defined VDepといい，その中にPSDと画像で潜在性の脳梗塞が初めて同定される今回の症例のようなMRI-defined VDepとが位置づけられている[1]．

VDepの発症メカニズムとして，PSD同様の局所病変仮説と，脳梗塞の蓄積が

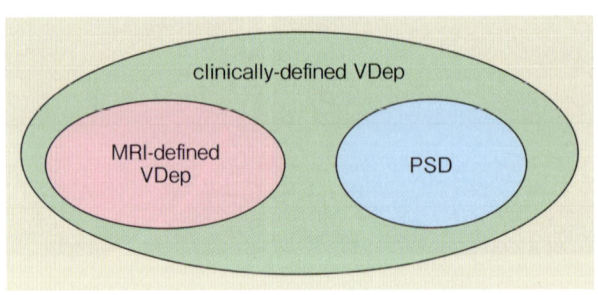

図3　VDepの分類

うつ病発症閾値を低下させるという閾値仮説とがある．状態像としては，罪業感に乏しい抑うつ心性や精神運動制止がみられることが多いといわれているが[1,2]，さまざまである．治療は抗うつ薬による薬物療法とともに，脳梗塞の予防を行っていくことが重要である．

（是木明宏，三村　將）

文献

1) 木村真人．脳卒中後のうつ病とアパシー．Neurosurg Emerg 2009；14：103-9.
2) Sneed JR, Culang-Reinlieb ME. The vascular depression hypothesis：an update. Am J Geriatr Psychiatry 2011；19：99-103.

症例 7

年齢 ● 50歳代／**性別** ● 男性
病名 ● 脳幹梗塞　器質性精神障害
　　　　（脳血管障害後うつ病，パニック障害）

● 現病歴

　X年（症例30歳代時），仕事中にめまい出現，右顔面麻痺，右片麻痺と一時的に左片麻痺も認めた．MRI画像にて両側椎骨動脈狭窄・脳幹梗塞の診断で3か月間入院．保存療法・リハビリにて日常生活行動は自立した．

　半年後に3か月間，意欲低下で精神科に入院し，薬物療法が施行された．診断は器質性精神障害（脳血管障害後うつ病）．X+1年職場復帰したものの，X+2年通院

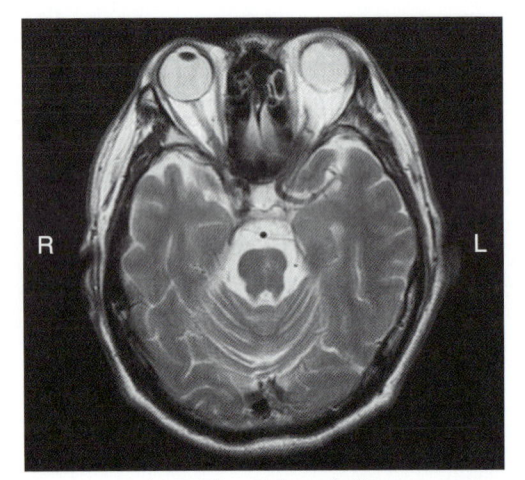

図1　MRI（水平断）：発症10年後

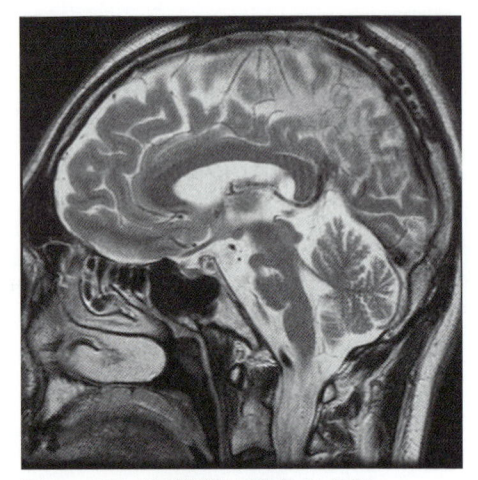

図2　MRI（矢状断）：発症10年後

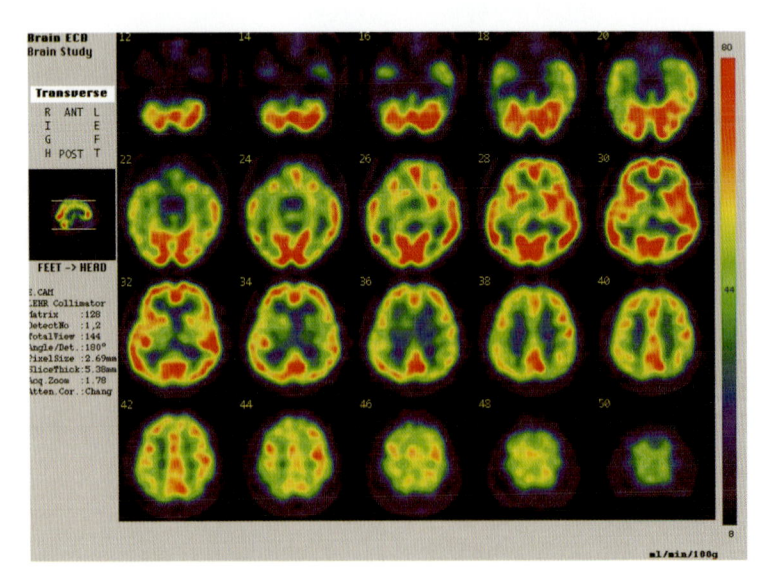

図3　SPECT：発症10年後

中断，X+7年離職となった．その後，自宅にひきこもりがちで自発性減退．

　X+10年精神科再受診となった．本人の主訴は「狭い部屋，窓がない部屋やバスのなかでパニック発作が起こる」というものであった．このパニック発作は，フルボキサミン 75 mg/日の投与により症状軽減傾向が確認された．

● 既往歴　　　高血圧．

症例7の解説

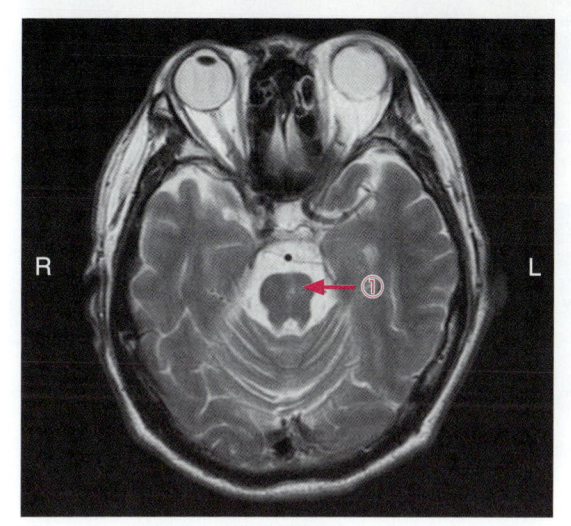

図4　図1の所見：陳旧性梗塞　　　　　　図5　図2の所見：陳旧性梗塞

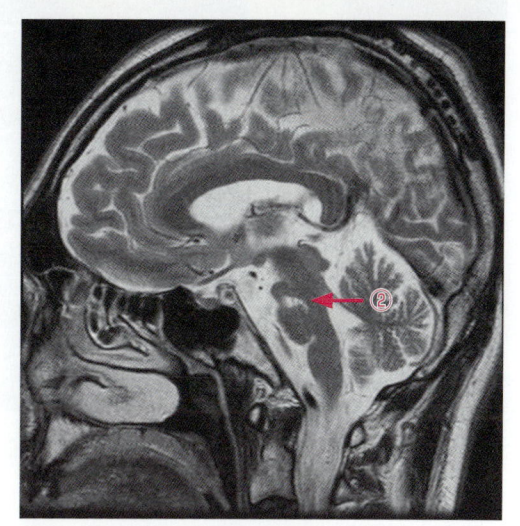

■ MRIで認める所見とその意義

脳幹左側（橋；中心腹側部）に線状の病変．

所見1,2　MRI T2 水平断像（矢印①），および MRI T2 矢状断像（矢印②）で観察された陳旧性梗塞に相当する所見

　他に頭蓋内に異常を認めない．脳幹中心部の梗塞であり，縫線核・青斑核にもその障害が及んでいると考えられる．

　脳幹の網様体は呼吸や循環の調節のほか，網様体ニューロンの広範なネットワークによって多くの自律神経機能が遂行されている．また網様体の各領域は，それが含んでいる神経伝達物質によって（セロトニン作動性，コリン作動性，ノルアドレナリン作動性）などに分類することができる．正中線のそばに位置する核は縫線核と呼ばれ神経伝達物質のセロトニンを含み，視床下部・大脳辺縁系や新皮質に投射をしている．また青斑核も小脳や，視床下部，大脳皮質に投射するノルアドレナリンを含んでいる．これらの核を通る神経経路は密接に関係しているため，セロトニンの分泌不全が起こり，シナプス間隙のセロトニン量のバランスが乱れるために，さまざまな症状が現れると考えられる．

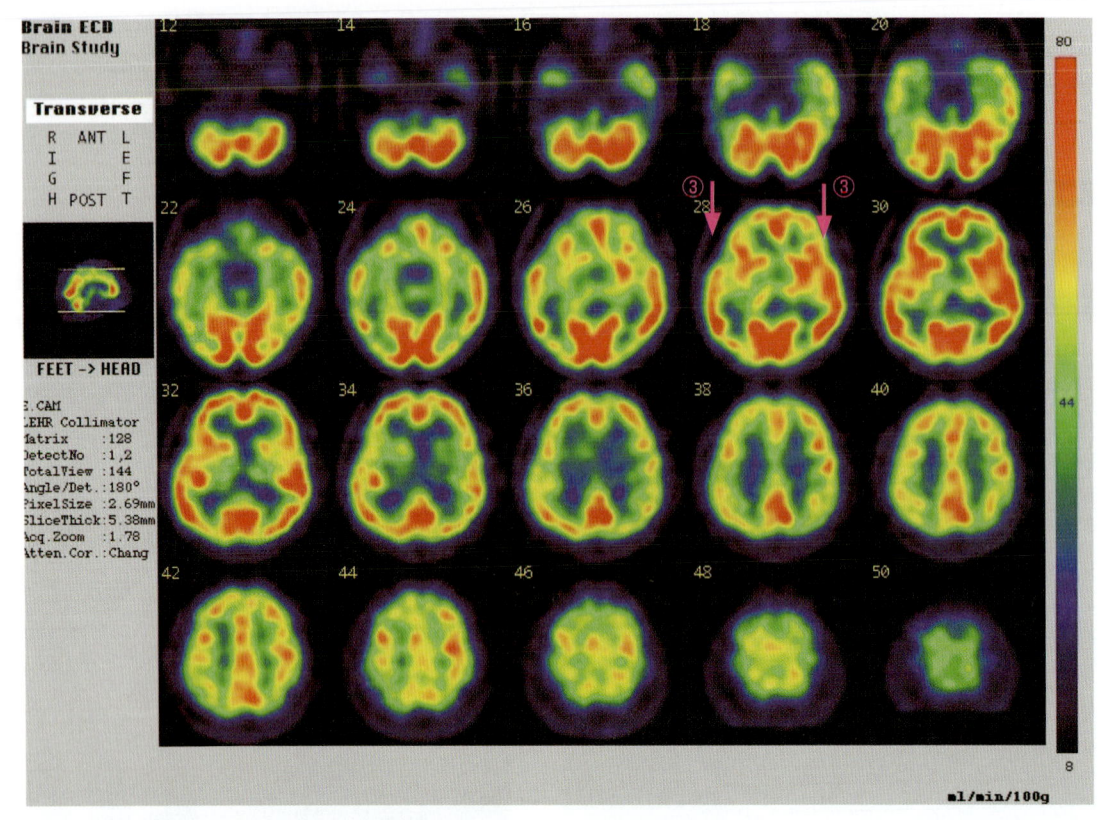

図6　図3の所見：両側前頭葉背外側部の血流低下

■ SPECTで認める所見とその意義

所見3　**両側前頭葉背外側部の血流低下**（矢印③）

　　MRIでは脳幹左側に梗塞巣を認めたものの，急性期は臨床症状として両側椎骨動脈狭窄を認め，その影響が前頭葉背外側部血流低下に現れたものと考える．
　　特に精神症状として，抑うつ状態に加え自発性減退およびパニック発作が生じた．薬物治療としてフルボキサミンの投与によりこの症状が軽減傾向にあった．このことは，症例の症状を前頭葉機能障害，神経伝達物質低下が要因の一つと考えるべきである．脳血管障害後うつ病については，障害部位が皮質下であっても皮質への神経経路との関係を考えて，治療アプローチを検討すべきと考える．

（穴水幸子）

10 うつ病

症例 8	年齢 ● 70歳代／性別 ● 男性
	病名 ● 大うつ病性障害（DSM-IV） 脳血管性うつ病（従来診断）

● 現病歴　2年前ごろ耳鳴りが出現．耳鼻科にて精査され異常なしと判断されたが，その後も耳鳴りは悪化．次第に趣味の運動にも出向かなくなり，耳鳴りを苦にし自殺を図ろうとしていたところを家人に発見され，精神科を受診．以降精神科外来通院を継続していたが，薬物療法では副作用の出現も多く，改善が乏しい状態が続いていたため，電気けいれん療法を施行する目的にて入院となった．入院時は抑うつ気分，思考抑制，意欲低下，食欲低下，不眠を認め，病識は不十分であった．

● 既往歴　30歳代より高血圧症で加療中．

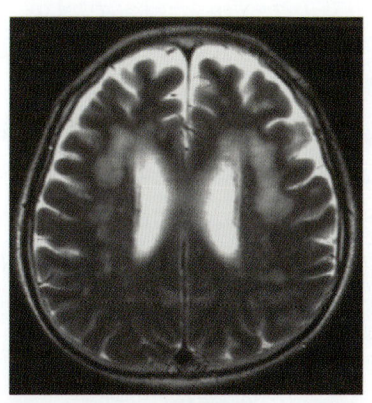

図1　MRI（T2強調画像，水平断） 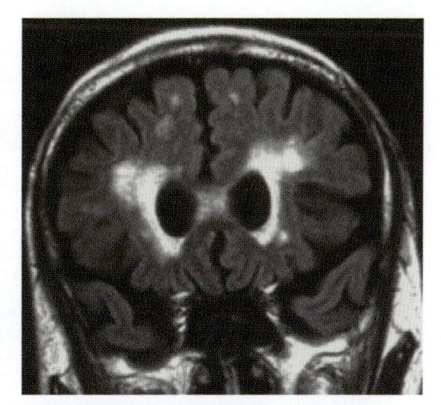　　図2　MRI（FLAIR画像，冠状断）

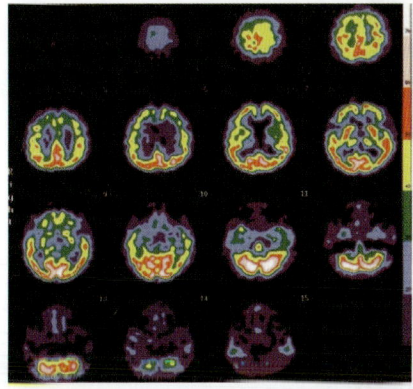

図3　SPECT（トレーサー：^{99m}Tc-ECD）　図4　SPECT（相対的脳血流低下部位〈eZISによる解析〉）
mCBF：40.54 mL/100 g/分

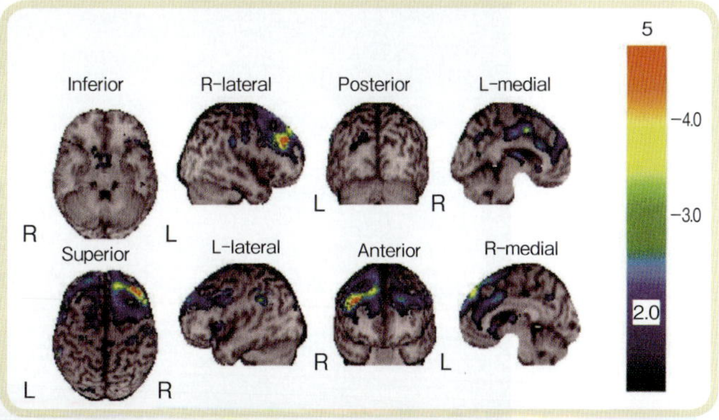

187

症例8の解説

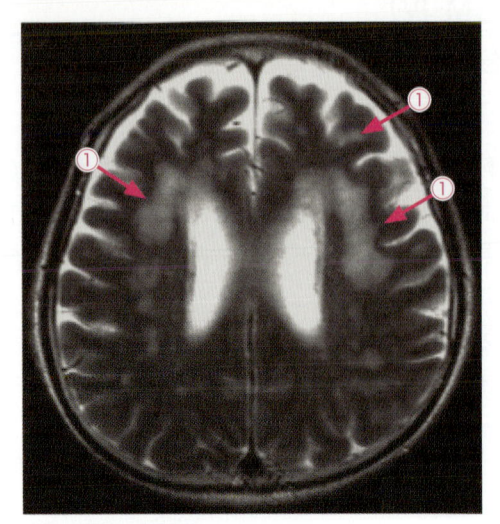

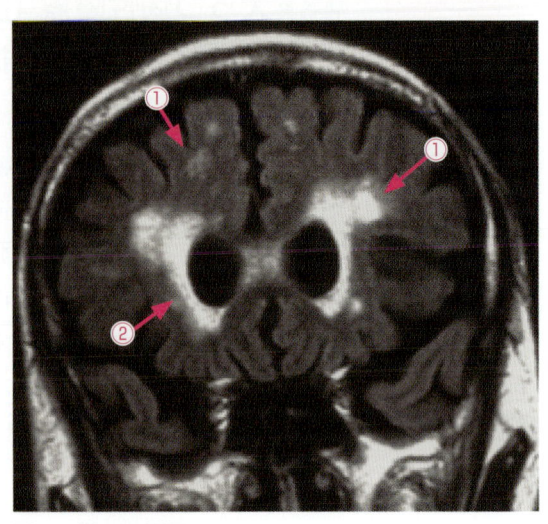

図5　図1の所見

図6　図2の所見

■MRIで認める所見とその意義

前頭部・側頭部に萎縮性変化がみられ，両側前頭葉深部白質にT2強調画像（図5）・FLAIR画像（図6）にて高信号領域（矢印①）がみられる．また側脳室周囲にも高信号領域がみられる（矢印②）．これらの高信号で表される所見は慢性虚血性の変化と考えられる．こうした所見は中高年初発のうつ病に多くみられるという報告があり，中高年初発のうつ病の発病機序との関連が示唆されている．またこうした所見を有すると薬物療法での副作用の出現が多い，電気けいれん療法でせん妄が出現しやすいなど治療に難渋するケースが多いと報告されており，本症例でも電気けいれん療法の施行には注意を要するであろう．

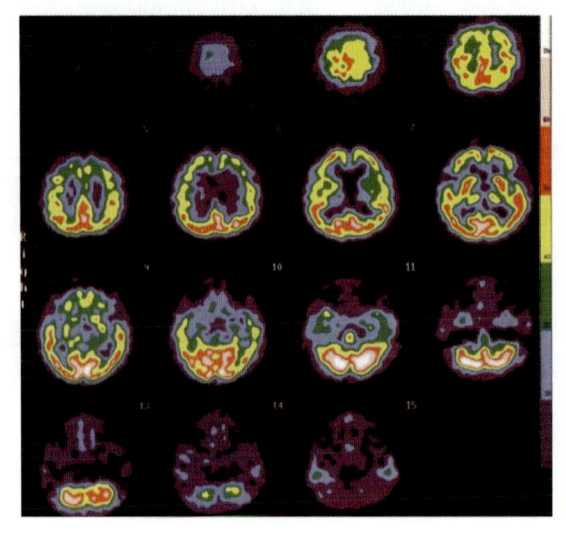

図7　図3の所見

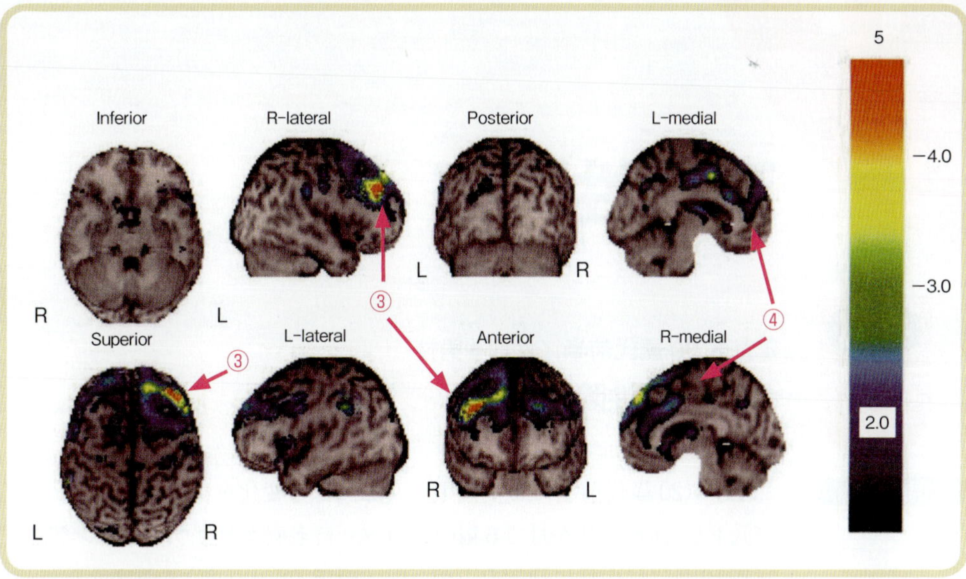

図8　図4の所見

■SPECTで認める所見とその意義

　　　eZISにおいて，前頭前野（矢印③）や内側領域（矢印④）・前部帯状回を中心とした集積低下を認める（図8）．うつ病での今までの脳血流評価においては，前頭前野背外側部や内側部での血流低下が報告されており，本症例でもそうした報告と矛盾しない．

（高橋啓介，福田正人）

第11章

双極性障害

症例 1

年齢● 20歳代前半／性別●男性
病名●**双極性障害**

●**現病歴**　X年（20歳代前半）の7月頃，交際関係の変化を契機に抑うつ的となり，食欲が低下し，体重は2か月で6kg減少した．自宅療養とカウンセリングにより軽快し，同年12月には大学に通学を再開した．翌年（X＋1年）1月頃から気分が高揚し，自信に満ちあふれ，攻撃的な言動が目立つようになるとともに，毎日数万円の買い物をして「このくらい簡単に稼げる」と主張し，母と口論になった．睡眠時間は1～2時間で，旅行など，連日遊び歩いていた．同年3月に家族の勧めで近医精神科を受診し，炭酸リチウムの処方を受けるも，通院を自己中断した．同年10月頃からは気分が落ち込み，登校できなくなった．希死念慮が出現し，ベルトで自分の首を絞めたり，多量の風邪薬をまとめ飲みすることがあった．X＋2年1月，通院を再開し，炭酸リチウム400mgにて抑うつ症状は軽減傾向となり，同年3月から外出できるようになった．同年7月から再び浪費が目立つようになり，同年9～10月，多弁・多動で衝動性が亢進して大声で騒ぎ立て，家族と口論になって精神運動興奮状態となり，精神科に入院となった．症状軽快退院後のX＋3年1月，脳器質性疾患のスクリーニング目的に頭部MRI検査を施行した．

●**既往歴**　特記事項なし．
●**飲酒**　機会飲酒．

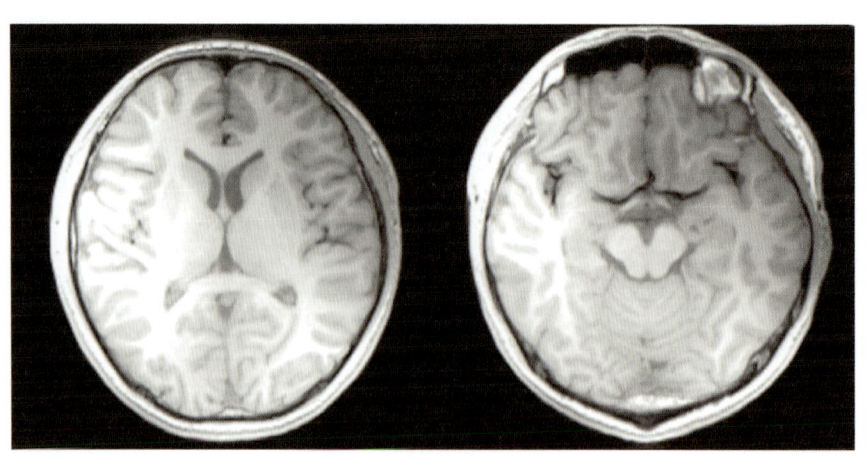

図1　MRI

| ◉違法薬物使用歴 | なし. |
| ◉処方 | 炭酸リチウム 1,000 mg，レボメプロマジン 100 mg，クエチアピン 500 mg. |

症例 1 の解説

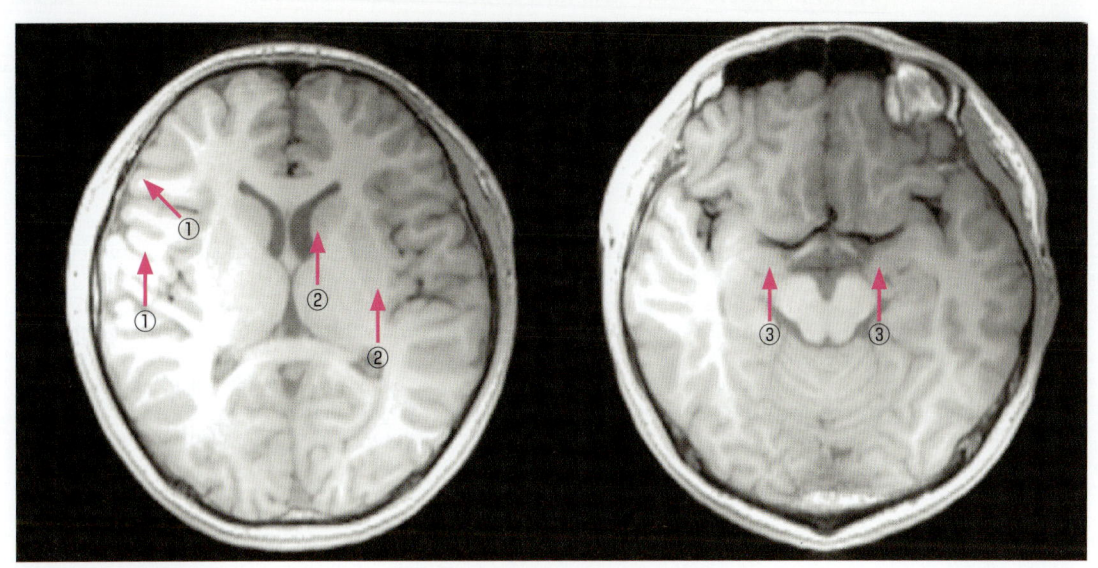

図2 図1の所見

■MRI の一般的な所見とその意義

所見1 前頭葉灰白質体積の減少，側頭葉灰白質体積の減少/増加（矢印①）

　　　本症例の脳画像では，正常範囲と考えられる．

　　　全脳のボクセルごとの灰白質濃度を統計的に解析する voxel-based morphometry（VBM）の系統的レビューや，narrative review によると，双極性障害患者では，健常対照者と比較して，前頭側頭葉の灰白質体積の減少が認められる[1,2]．健常対照群と比較して，双極性障害に特異的な脳体積の所見が得られやすいというわけではないが[3,4]，辺縁系の活動を前頭前野が調節する機能の異常を，双極性障害の神経生物学的なモデルとして提唱する知見は，これらの脳体積研究のレビューの結果と矛盾しないとされる[5]．

　　　薬物の内服と脳体積との関連については，炭酸リチウム内服と内側側頭葉，前部帯状回の体積増加との関連が示唆されている[2]．本症例においても，その効果を含む複合的な所見を呈しているものと考えられる．脳室は拡大を認めるという報告もある[2]．

所見2 基底核（淡蒼球，線条体）体積の変化（矢印②）

　　本症例の脳画像では，正常範囲と考えられる．一般的に述べると，増加/減少/不変のいずれの報告もあり，その意義についての詳細は確定していない[2,3]．

所見3 扁桃体体積の変化（矢印③）

　　本症例の脳画像では，正常範囲と考えられる．一般的に述べると，増加/減少/不変のそれぞれの報告がある．病期の繰り返し回数や，服薬の影響を受け，体積は動的に変化するとされる[2]．

（夏堀龍暢）

文献

1) Selvaraj S, Arnonc D, Job D, et al. Grey matter differences in bipolar disorder：a meta-analysis of voxel-based morphometry studies. Bipolar Disord 2012；14：135-45.
2) Emsell L, McDonald C. The structural neuroimaging of bipolar disorder. Int Rev Psychiatry 2009；21：297-313.
3) Arnone D, Cavanagh J, Gerber D, et al. Magnetic resonance imaging studies in bipolar disorder and schizophrenia：meta-analysis. Br J Psychiatry 2009；195：194-201.
4) Konarski JZ, McIntyre RS, Kennedy SH, et al. Volumetric neuroimaging investigations in mood disorders：bipolar disorder versus major depressive disorder. Bipolar Disord 2008；10：1-37.
5) Strakowski SM, Delbello MP, Adler CM. The functional neuroanatomy of bipolar disorder：a review of neuroimaging findings. Mol Psychiatry 2005；10：105-16.

症例 2

年齢 ● 50歳代／性別 ● 女性
病名 ● 双極性障害

● 生活歴
高校卒業後，就職した．20歳代に結婚し退職した．30歳代前半に長女と長男をもうけた．40歳代に離婚した．

● 現病歴
長男を出産した後，抑うつ気分，意欲低下，食欲低下が出現したため，A病院を受診したところ，うつ病と診断された．以後，うつ状態が遷延した．30歳代後半に躁状態を呈し，躁うつ病の診断にて，B病院に入院した．退院後も，躁とうつのエピソードを繰り返し，その周期がわずか1か月になる時期もあった．躁状態のときには性的逸脱行動，易怒性亢進，浪費，暴力行為が出現し，うつ状態のときには縊首を図ることもあった．躁状態ないしうつ状態が著しいときには，入院を要した．リチウムなどの気分安定薬が処方されたが，寛解には至らなかった．40歳代にC病院を受診し，通院を開始した．うつ状態などのため，計2回C病院に入院した．数か月ごとに微小妄想を伴ううつ状態を繰り返し，うつ状態が目立たないときでさえ，家事が少ししかできないなど，日常生活能力の低下が認められていた．50歳代に，家族間の葛藤をきっかけに，うつ状態が増悪したため，C病院に3回目の入院となった．

● 既往歴
特になし．

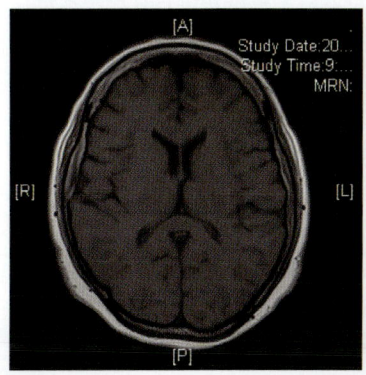

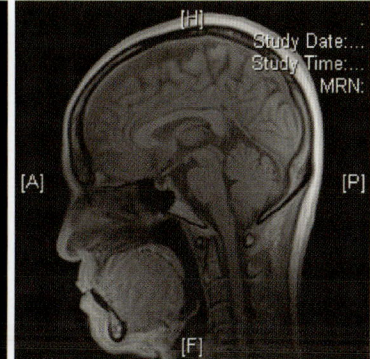

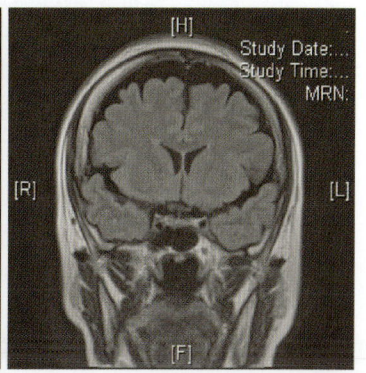

図1　MRI

症例2の解説

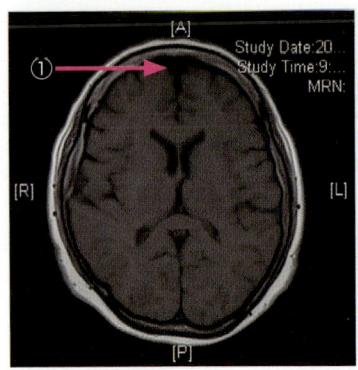

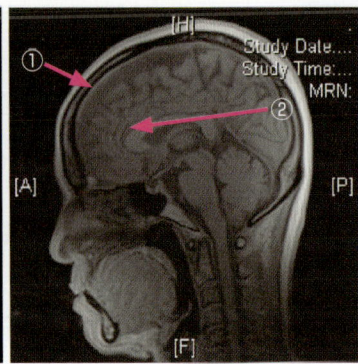

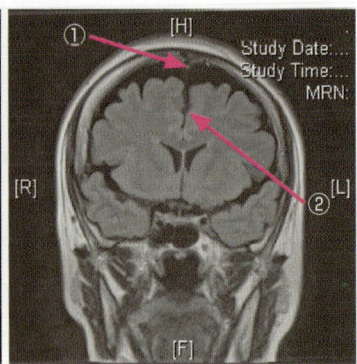

図2　図1の所見

■ MRIで認める所見とその意義

所見1　前頭前野体積減少（両側の前頭葉に体積減少を認める　矢印①）

　　　　放射線科の判断では正常範囲とされることもある程度の体積減少であり，特に50歳代以上であれば年齢相応と評価されることが多い．

　　　　特に前頭前野の体積減少は，双極性障害のほか，統合失調症，ADHDなどの精神疾患においても認められる所見である．

　　　　前頭前野は実行機能・ワーキングメモリーとの関連が重要であるが，本症例にみられた日常生活上の機能低下と関連することが示唆される．

所見2　前部帯状回体積減少（矢印②）

　　　　所見1と同様，正常範囲とされうる所見である．

　　　　前部帯状回は，認知および情動と関連する領域である．前部帯状回の体積減少は，双極性障害のほか，統合失調症，PTSDなどの精神疾患においても認められる所見である．

　　　　双極性障害の患者にリチウムを投与すると前部帯状回の体積増加を認めるとする報告がある．しかし，本症例ではリチウム内服歴があるにもかかわらず，同部位の体積減少が認められる．急速交代型であり，リチウムにて寛解が得られなかったことと，関連している可能性がある．

（岡田直大）

11 双極性障害

症例 3
年齢◉ 30歳代前半／**性別**◉男性
病名◉ 双極 II 型障害

◉**現病歴**　20歳代中ごろより入眠困難，中途覚醒，倦怠感が時折出現するようになったが，数週間ほどで自然軽快していたため特に受診などしなかった．30歳代に入るころより多弁，過活動，濫費，睡眠欲求の減少などが出現．「最近アイデアがどんどん浮かんでくるんだよ」「俺はそんなに寝なくても平気なんだよ」など同僚に話し，仕事を精力的にこなしていた．しかしその後 1 か月ほどで，抑うつ気分，倦怠感，意欲低下が増悪し，終日臥床傾向となり出勤できなくなったため，精神科を受診．初診時，抑うつ気分，意欲低下，思考抑制，不眠などがみられ，入浴や着替えの頻度も少なくなっており清潔感に欠ける印象であった．

◉**既往歴**　身体的既往症は特になし．

◉**家族歴**　母が双極性障害にて精神科通院中．

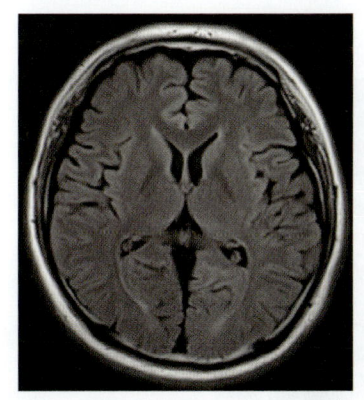

図 1　MRI（FLAIR 画像，水平断，視床の高さ）

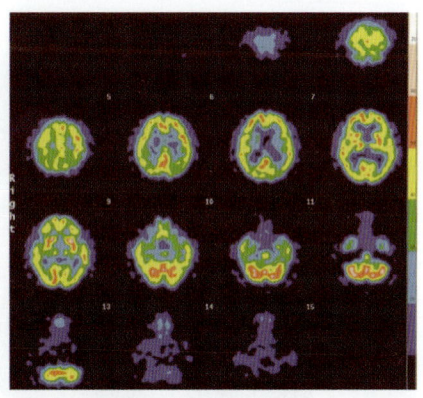

図 2　SPECT（トレーサー：^{99m}Tc-ECD）

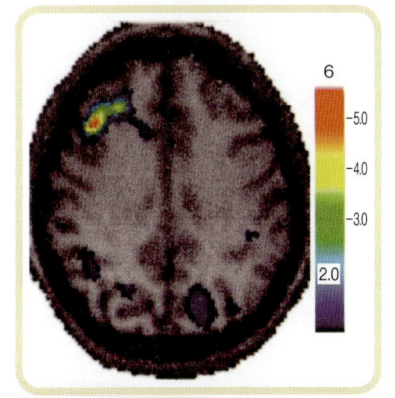

図 3　SPECT eZIS（相対的脳血流低下部位）

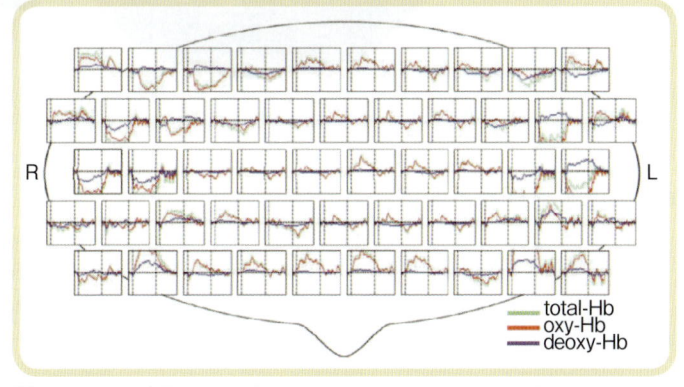

図 4　NIRS（課題：言語流暢性課題〈letter version〉）

症例3の解説

■MRIで認める所見とその意義

虚血性病変や萎縮などなく，特に有意な所見を認めず．双極性障害におけるMRI画像ではさまざまな報告があるが，脳全体の体積減少は罹病期間の長さや抗精神病薬の使用などと関連があるという報告もあり，罹病期間が短く，薬物療法も未施行である本症例では変化が認められなかったのかもしれない．

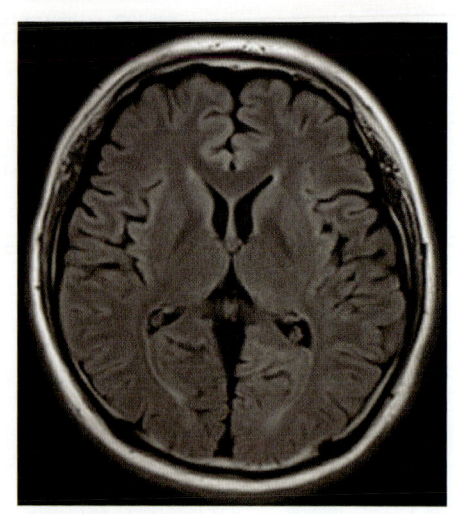

図5　図1の所見

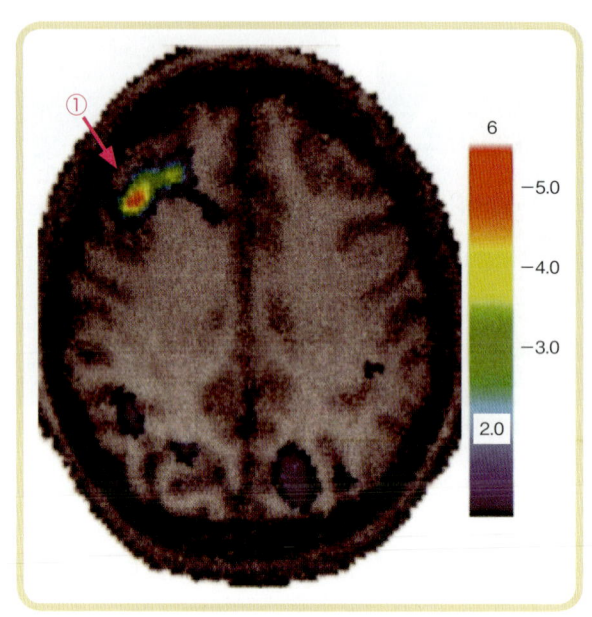

図6　図3の所見

■SPECTで認める所見とその意義

脳血流は右前頭領域を中心に低下あり（矢印①）．双極性障害のうつ病相では前頭前皮質領域での活動性低下が指摘されており，本症例の脳血流評価においても一致している．

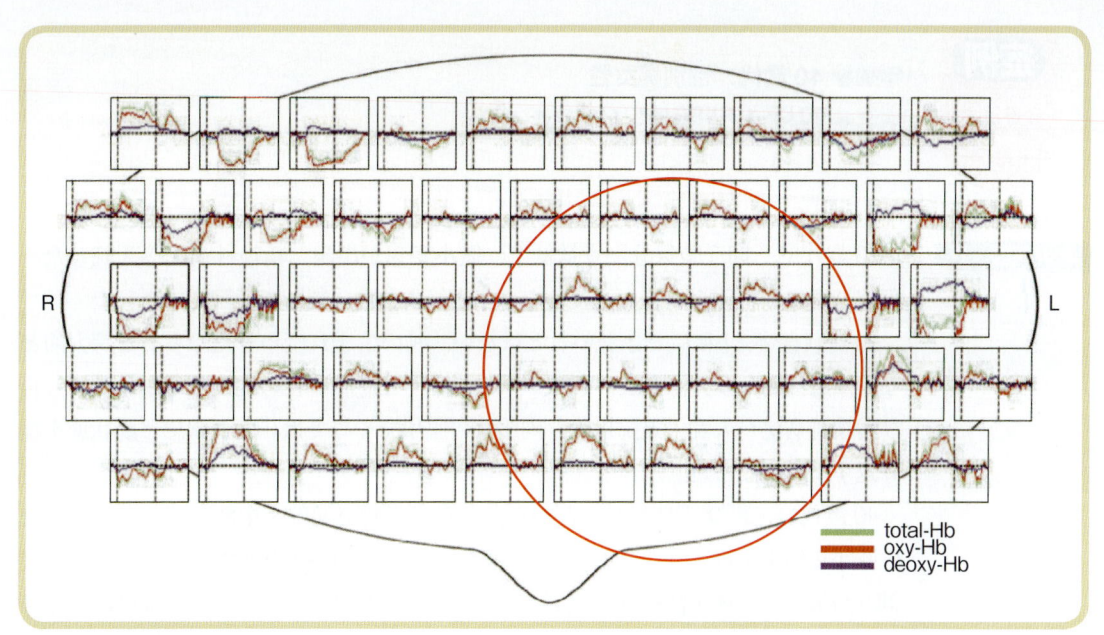

図7　図4の所見

■NIRSで認める所見とその意義

　　　　　前頭部（赤丸付近）の賦活は中程度であり，賦活のピークは課題中盤にある．課題初期の立ち上がりはやや遅れており，課題終了後の再上昇は認められない．課題中，小波の重畳は認められない．賦活の分布はやや不均一さが目立つ．側頭部の賦活はなく，むしろ陰転化を示すチャンネルが多く，左右差は認められない．前頭部の所見は双極性障害の波形に似ており，臨床診断と一致する．

　　　　　　　　　　　　　　　　　　　　　　　　　　　（高橋啓介，福田正人）

症例 4

年齢 ● 40歳代／性別 ● 女性
病名 ● **双極Ⅰ型障害（DSM-Ⅳ）**

● 現病歴

　20歳代で，抑うつ気分，意欲低下，微小妄想が出現，精神科病院へ入院した．入院加療にて状態が改善し退院したが，直後より自己判断で通院を中断した．

　20歳代後半，「私にできないことはない．神の生まれ変わりだから」と誇大的となり，過活動，多弁，濫費，睡眠欲求の減少，注意転動性の亢進などがみられ，再び精神科病院へ入院．退院以降，内服薬の服用をやめては，うつ状態と躁状態を繰り返すようになった．

　40歳代に，再び「良くなったから」と自己判断で通院を中断していたが，通院中断から約1年後にうつ状態となり，家人に連れられ精神科受診となった．受診時，抑うつ気分，意欲・活動性の減衰，不眠などがみられていたが，家事などはこなせていた．

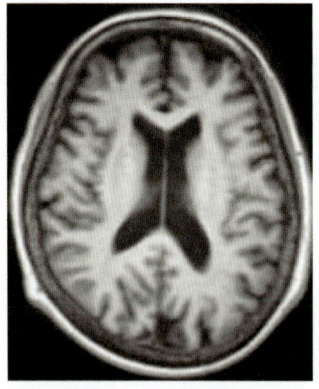

図1　MRI（T1強調画像，水平断）

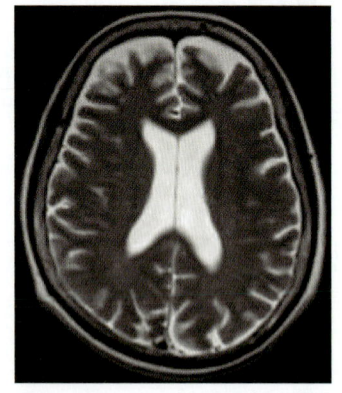

図2　MRI（T2強調画像，水平断）

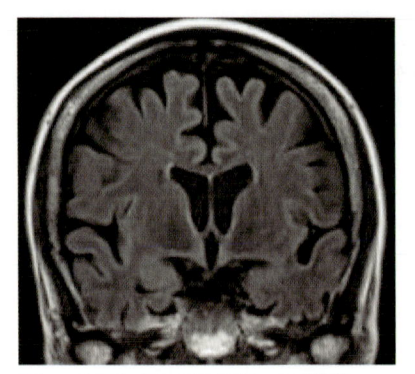

図3　MRI（FLAIR画像，冠状断）

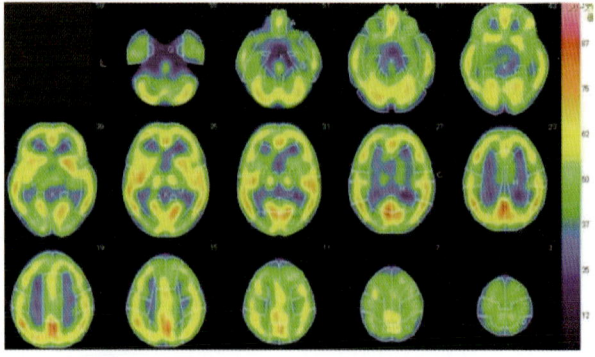

図4　SPECT（トレーサー：^{99m}Tc-ECD）
mCBF：右半球 53.2，左半球 55.5（mL/100 g/分）

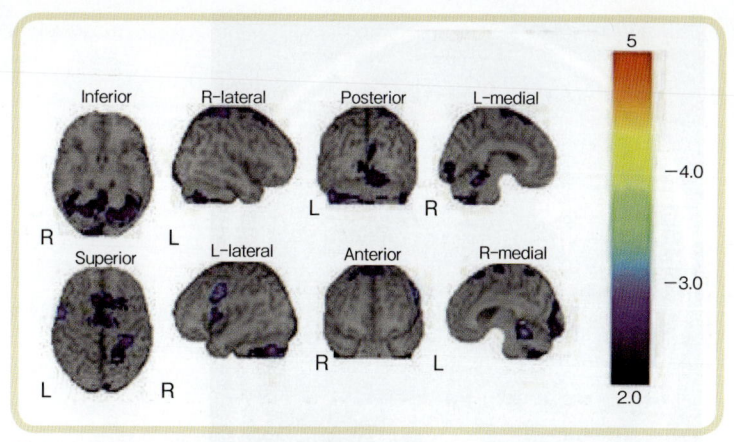

図5 SPECT eZIS（相対的脳血流低下部位）

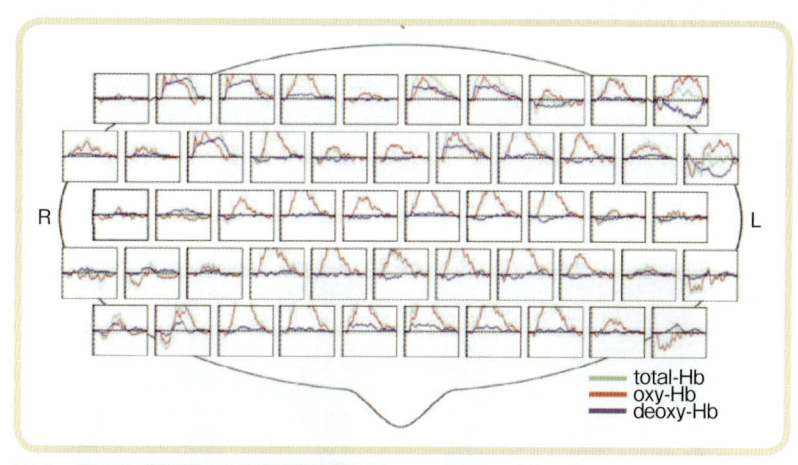

図6 NIRS（課題：言語流暢性課題〈letter version〉）

症例4の解説

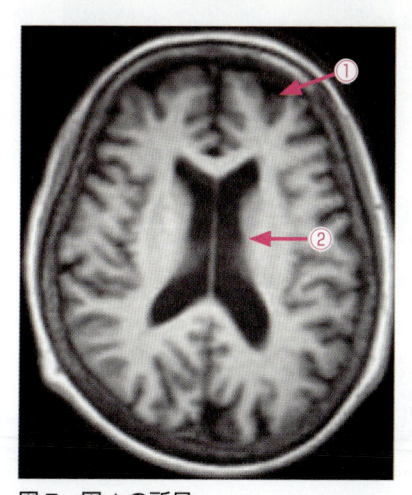

図7 図1の所見

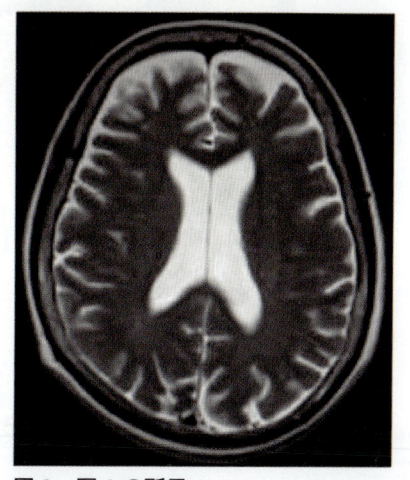

図8 図2の所見

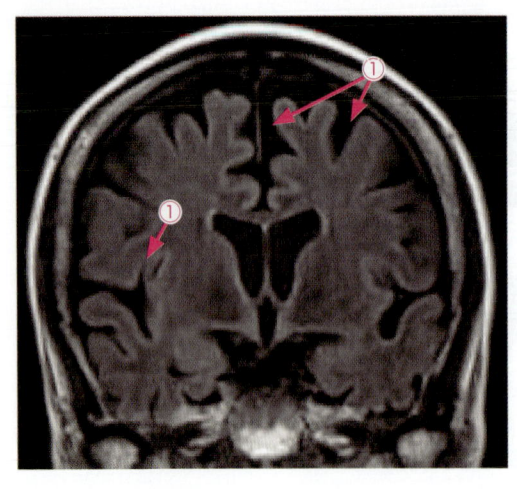

図9　図3の所見

■ MRIで認める所見とその意義

　前頭・側頭葉における脳溝開大（矢印①）・側脳室拡大（矢印②）がみられる．双極性障害を対象とした脳構造画像研究では前頭前皮質の体積減少や側脳室体積の増大が報告されており，本症例の所見と一致する．

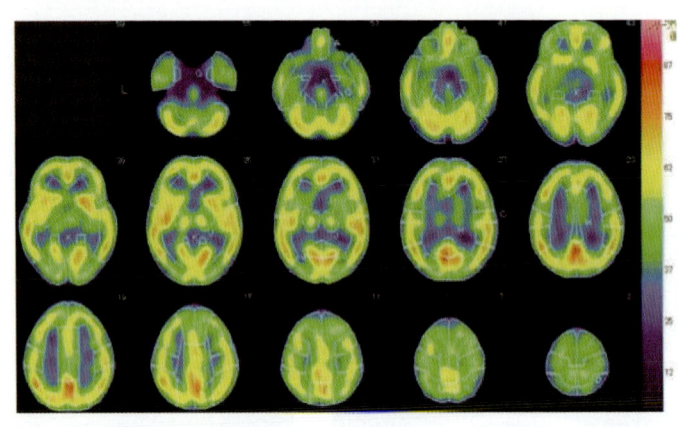

図10　図4の所見

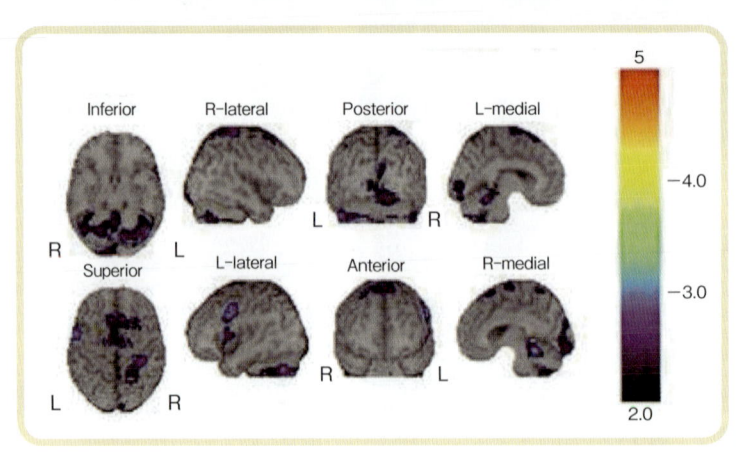

図11　図5の所見

■SPECT で認める所見とその意義

　　　　SPECT 像では，大脳皮質に局所的な低下領域を認めず，深部にも明らかな異常は指摘できない．eZIS でも，有意な血流低下は指摘できない．
　　双極性障害の脳機能画像研究ではうつ病相，躁病相ともに前頭前皮質領域の活動が減少しているという所見が挙げられているが，本症例の現状態では明らかな低下がみられなかった．

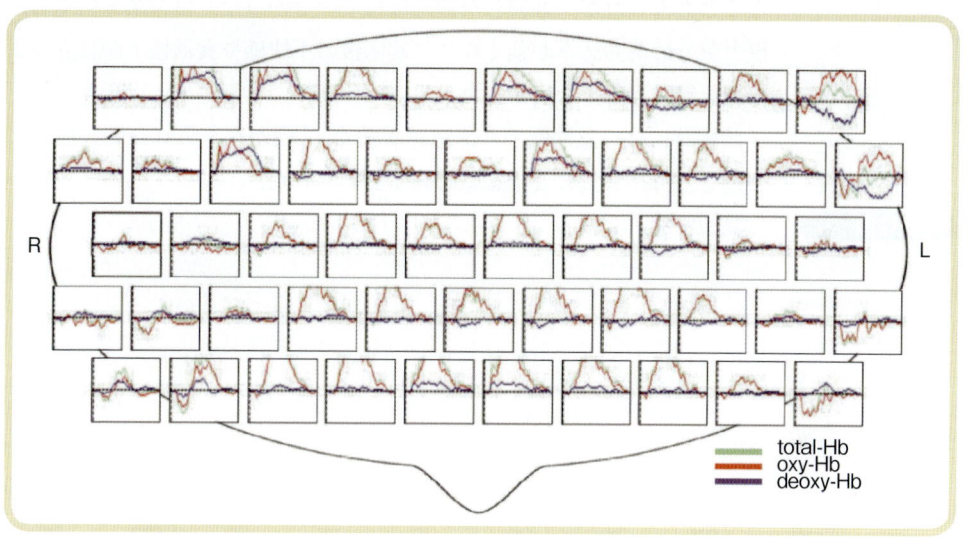

図12　図6の所見

■NIRS で認める所見とその意義

　　　　前頭部の賦活は非常に大きいが，立ち上がりは遅く，ピークが課題後半にある．側頭部の賦活は乏しい．双極性障害の波形に似る所見である．診断補助として，臨床診断を裏付ける結果となった．

〔高橋啓介，福田正人〕

症例 5

年齢 ● 50歳代前半 ／ **性別** ● 男性
病名 ● 双極性感情障害（DSM-IV）

● **現病歴**
　元来，陽気で多趣味であった．勤務先が合わないと感じて20歳代後半で退職し，自営業をしていた．ストレスを感じると家族に当たることや趣味に没頭して解消しようとすることがあった．不眠や不安，倦怠感のため，近隣のクリニックに受診することもあったが，継続した通院はしていなかった．自営業を引退した後から，不眠と気分の落ち込みが強くなり，起床後の不快感や食欲低下が目立つようになったため，精神科外来を受診した．
　診察時には，意欲低下と倦怠感が強く，「朝が起きられない，何もしたくない」と感じ，抑うつ気分と倦怠感が強く認められた．

● **既往歴**
　高血圧症．

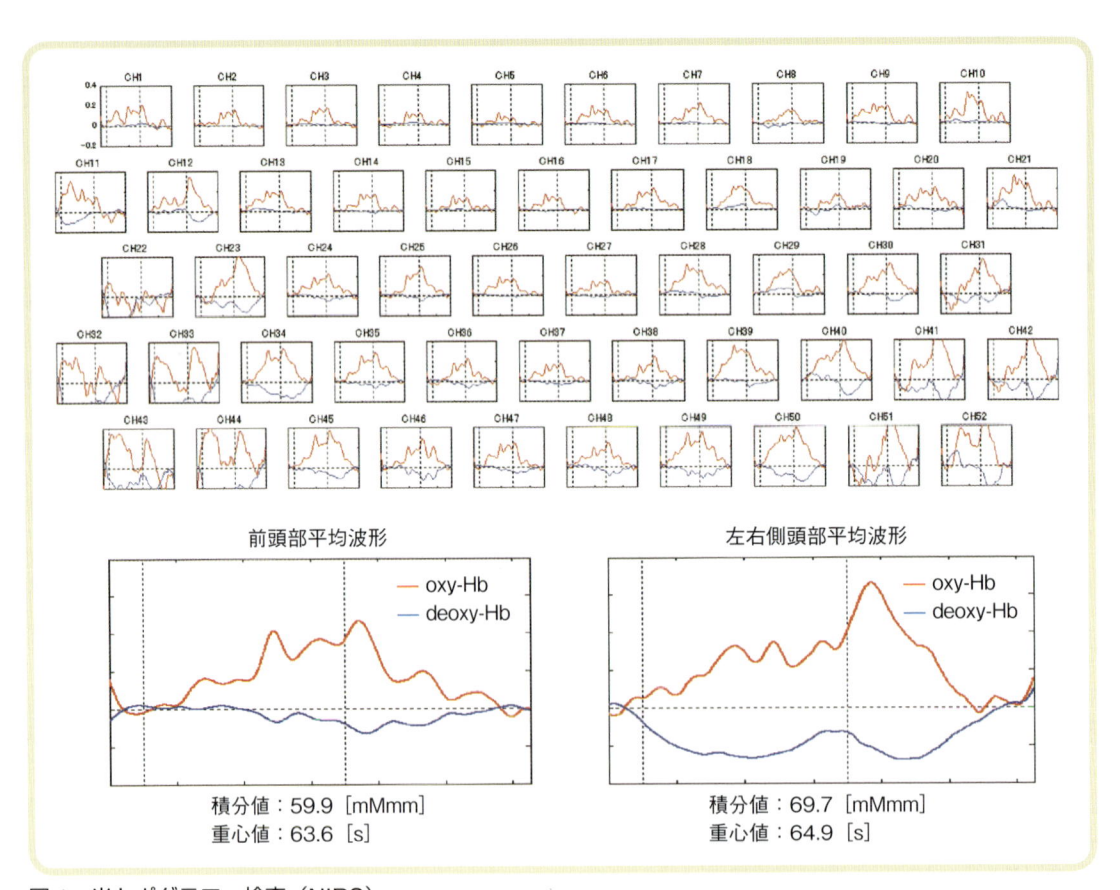

図1　光トポグラフィ検査（NIRS）

症例5の解説

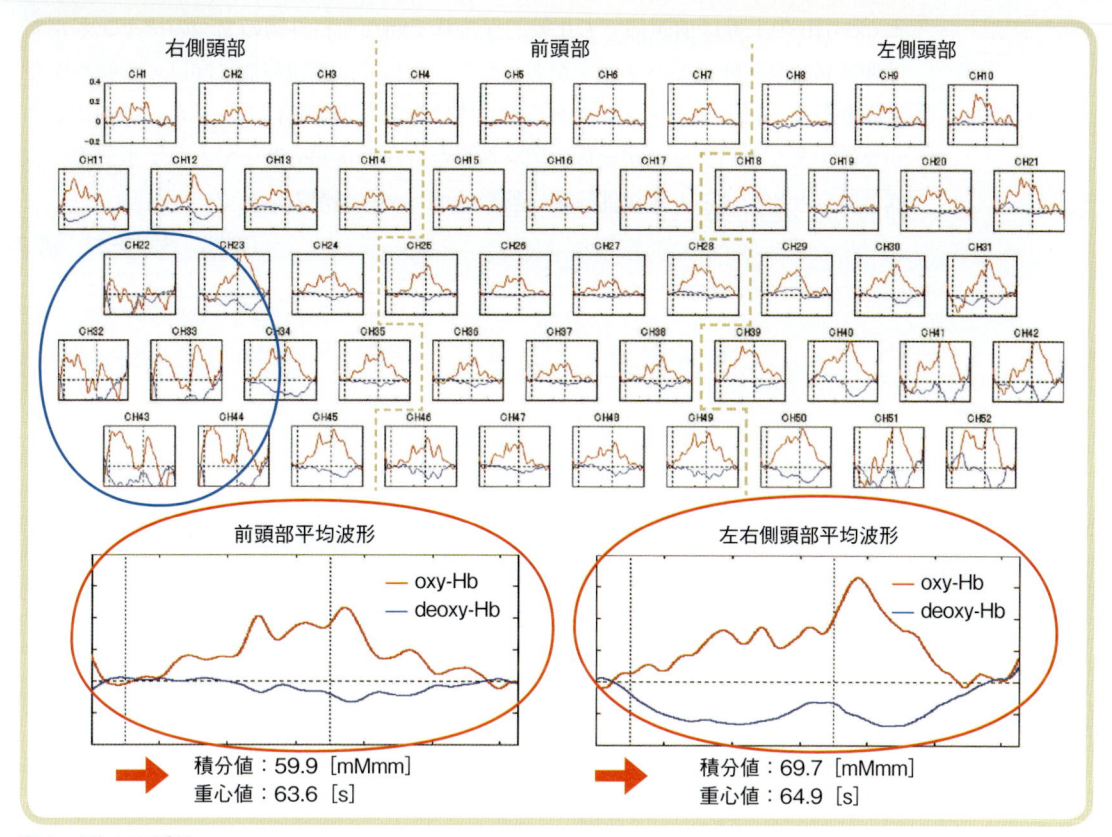

図2　図1の所見

■ NIRSで認める所見とその意義

　　　　　言語流暢性課題中の酸素化ヘモグロビン（oxy-Hb）変化を，前頭葉を52チャンネルで分割して示し，前頭部平均波形と左右側頭部平均波形および積分値と重心値を示した．

所見　課題賦活初期に緩やかに上昇し，終了後には緩徐に減少．積分値は全体的に中等度で，重心値は課題終盤

　課題賦活初期には緩やかな上昇を認めており，課題終了前後でピークになっている．その後，緩やかに減少していた．前頭部，両側側頭部ともに積分値は中等度であった（矢印）．右側頭部のいくつかのチャンネルには，課題賦活後に速やかに上昇，減少したのち再上昇するというパターンがあった（青丸付近）．単語生成数は20語であった．

　積分値は全体的に中等度で，課題賦活後に緩やかに上昇し課題終盤に重心値があり，終了後には緩徐な減少に至るという，双極性障害にみられるパターンと考えられた（赤丸）．

双極Ⅰ型障害と診断されて気分安定薬の治療が行われており，NIRS検査時はうつ状態であった．両側側頭部と前頭部でほぼ同じパターンを示し，積分値は中等度とoxy-Hbの上昇は前頭部でも比較的保たれていた．右外側の5つのチャンネルでは非特異的な二峰性のパターンがあったが，全体では課題終盤に向けての緩やかな上昇となり，反応タイミングである重心値は課題終了前後にみられた．その後緩やかな減少となるパターンが全体に認められた．うつ状態の測定であっても，大うつ病性障害と比較すると双極性障害に特徴的なパターンがみられていた．

〔富岡　大，三村　將〕

症例 6

年齢◉30歳代後半／性別◉男性
病名◉双極II型障害（DSM-IV-TR）
　　　躁うつ病（従来診断）

◉身体既往歴　特記事項なし．

◉現病歴　30歳代半ばに抑うつ気分が出現し，次第に意欲，集中力の低下や倦怠感も認めるようになった．入眠困難，中途覚醒も出現し，仕事を欠勤しがちとなったため，精神科を受診した．うつ病と診断され，抗うつ薬による薬物治療が開始された．うつ症状は一定の改善を認めたものの，一方で易怒性が目立つようになった．そのため，抗うつ薬は減量され，気分安定薬が追加された．同時期にNIRS検査施行（言語流暢性課題〈図1〉：検査時のHAM-D17〈ハミルトンうつ病評価尺度17項目版〉は12点）．その後，うつ症状や易怒性は背景化した．

　30歳代後半に高揚感，浪費，過活動などの軽躁症状が出現．双極性障害に診断が変更され，気分安定薬の調整により軽躁症状は改善を認めた．

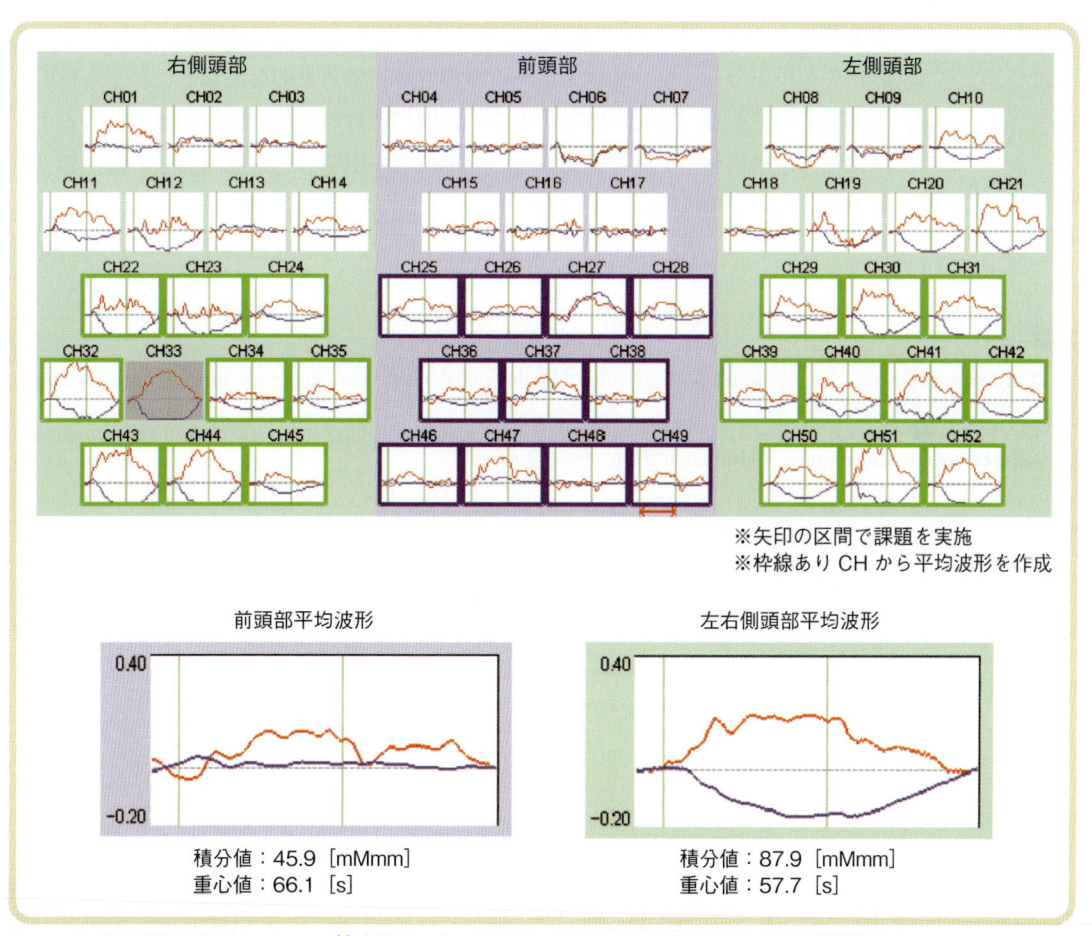

図1　言語流暢性課題中のNIRS検査所見（日立メディコETG-4000）

症例6の解説

■ 言語流暢性課題中のNIRSで認める所見とその意義

所見1 前頭部〜側頭部：広範囲で賦活反応性の低下を認める

抑うつ状態にある大うつ病性障害，双極性障害，統合失調症においては，健常者に比して前頭部〜側頭部の賦活反応性の低下を認めることが多い[1]．この点においては，本症例（双極性障害）のNIRS所見と一致している．ただし，一部の健常者や他の精神疾患患者においても賦活反応性の低下を認める可能性がある点については注意が必要であろう．

所見2 前頭部：課題初期の賦活反応性は緩徐だが課題後半にかけて漸増する

前頭部では，課題初期の賦活が緩やかであり課題後半で賦活のピークを認めるチャンネルが目立つ．また前頭部の平均波形でも，賦活のタイミングを反映する「重心値」が大きくなっている．これらの所見は，抑うつ状態にある双極性障害患者で認められることが多い[1,2]とされており，本症例の臨床診断を支持しているといえる．一方で，同じく前頭部において，課題中の賦活がほとんど認められず基線付近を推移するチャンネルや，課題終了後に不良なタイミングで賦活が上昇しているチャンネルがあり，うつ症状を呈する双極性障害の典型的な波形とは異なる特徴も一部で認めている．このように，チャンネル間における波形のばらつきを認めるケースは臨床現場において時折遭遇する．薬剤による影響などが原因として考えられるものの，この詳細は明らかではない．

（里村嘉弘）

文献

1) Takizawa R, Fukuda M, Kawasaki S, et al. Neuroimaging-aided differential diagnosis of the depressive state. NeuroImage 2013；85：498-507.
2) Kameyama M, Fukuda M, Yamagishi Y, et al. Frontal lobe function in bipolar disorder：a multichannel near-infrared spectroscopy study. NeuroImage 2006；29：172-84.

症例 7

年齢◉50歳代／性別◉男性
病名◉**外傷性脳内出血による気分障害（DSM-IV）**

◉現病歴　事故にて頭部受傷し，救急搬送され，左前頭葉脳内出血，脳室穿破を認めたため緊急手術を行った．術後，軽度麻痺・実行機能低下など後遺症が残った．リハビリなど施行し退院したころより，「俺はもうだめだ」と悲観的な発言が増え，夜も眠れないことが多くなった．日中の活動性も低下し，それまで観ていたテレビもまったく観なくなり終日ぼんやりと過ごすようになった．しかしその後徐々にイライラした様子で些細なことで怒り出したり，上機嫌で多弁な様子がみられるなど状態に変化がみられ，しばらくすると再び活動性が低下する時期になるといった気分の変調を繰り返すようになったため，脳外科主治医より精神科に紹介され初診となった．

◉既往歴　特記事項なし．
◉家族歴　特記事項なし．

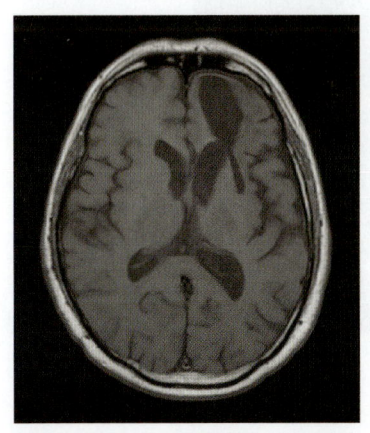

図1　MRI（T1強調画像，水平断） 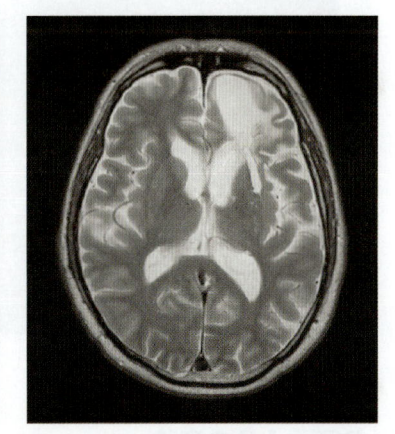　　図2　MRI（T2強調画像，水平断）

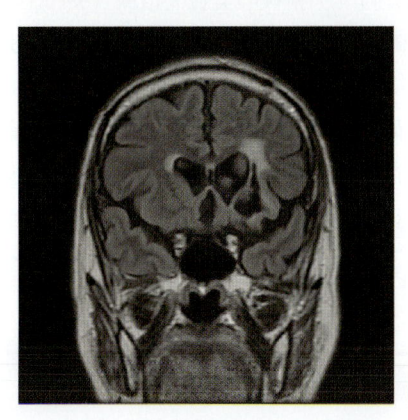

図3　MRI（FLAIR画像，冠状断）

症例7の解説

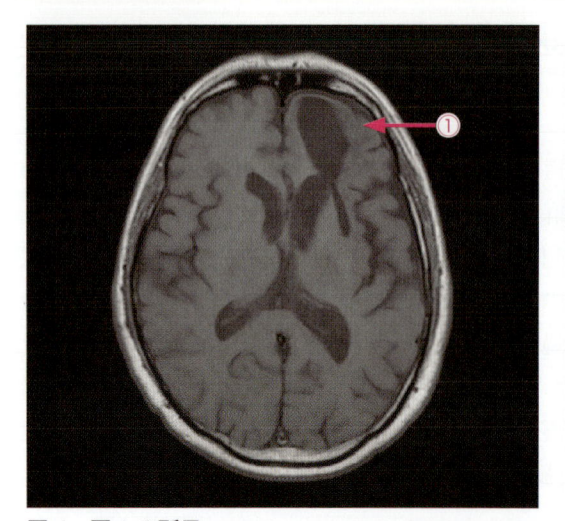

図4　図1の所見

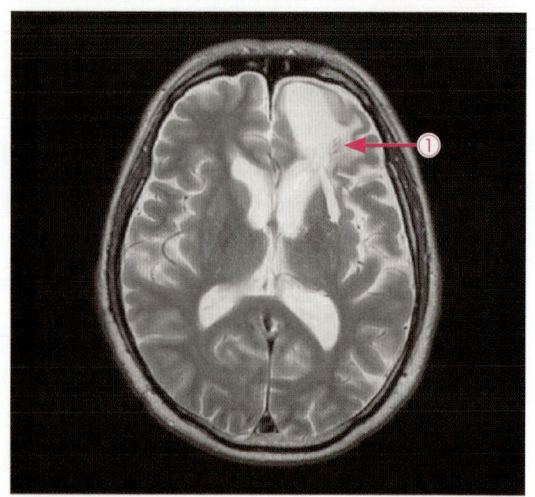

図5　図2の所見

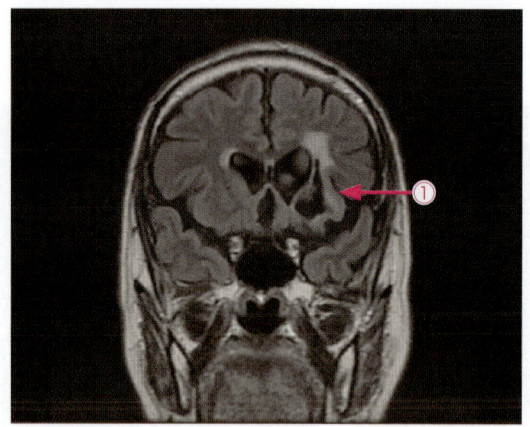

図6　図3の所見

■ MRIで認める所見とその意義

　　　左前頭葉から基底核領域にかけて，術後の実質欠損域（矢印①）がみられる．周囲にはT2WI・FLAIRでの高信号領域がみられる．外傷性脳内出血術後の変化を示している．

　　双極性障害における脳画像研究では，その病態生理として前頭前野ループ（前頭前皮質→大脳基底核→視床→前頭前皮質）や辺縁系領域などの異常が示唆されている．本症例ではこうした領域に直接外傷が加わり，その後からうつ状態と躁状態を繰り返すようになっていることから，こうした仮説を裏付ける1つの所見となるかもしれない．

（高橋啓介，福田正人）

第12章 統合失調症

症例1

年齢● 20歳代／性別●女性
病名●**妄想型統合失調症（DSM-IV）**
　　　妄想型統合失調症（従来診断）

●現病歴　10歳代後半のときに，神経性食思不振症に罹患し，A病院に3か月入院し，休学した．20歳代初めに，ダイエットを開始し体重が20kg減少し，友人関係が疎遠となった．また同時期に，別名を名乗るようになった．20歳代中頃から，通勤中に誰かに監視されている，職場で陰口を言われていると感じるようになった．外出をしても，すれ違う人のTシャツに自分へのメッセージが書かれていると感じたり，自分の考えを見透かされていると感じたりするようになった．親の勧めもありB病院を受診し，医療保護入院となった．

●家族歴　特記事項なし．

●既往歴　特記事項なし．

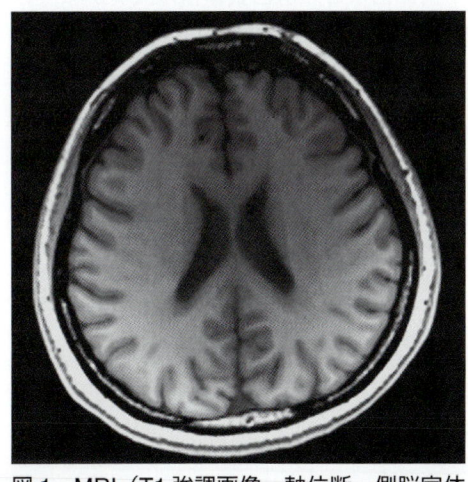

図1　MRI（T1強調画像，軸位断，側脳室体部レベル）

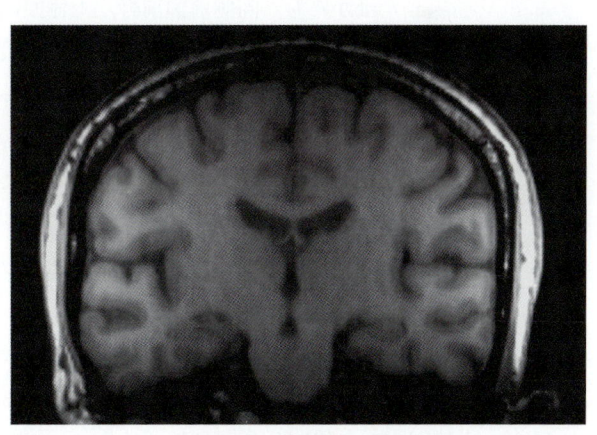

図2　MRI（T1強調画像，冠状断，橋直前部レベル）

症例1の解説

図3　図1の所見：脳室拡大

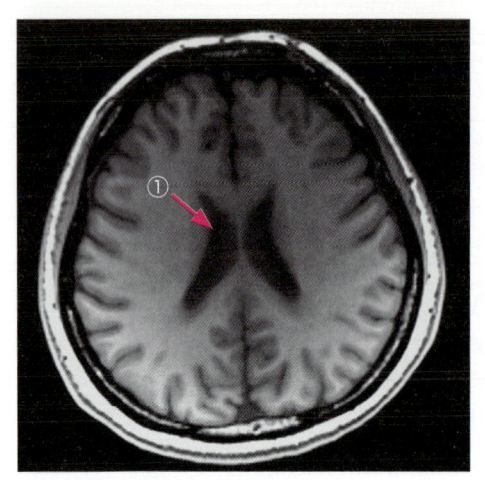

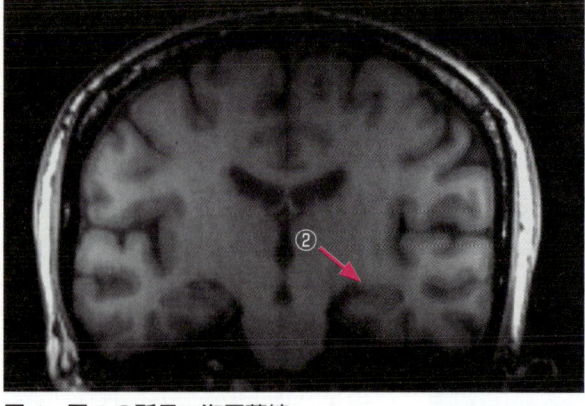

図4　図2の所見：海馬萎縮

■MRIで認める所見とその意義

　　　　　急性の発症である場合，MRIで頭蓋内に出血，梗塞，腫瘍などの器質的原因を除外することは重要である．本症例では，経過が長いため，器質的原因は考えにくいが，これらの異常を認めなかった．

所見1　脳室拡大（両側の側脳室が拡大している可能性がある　矢印①）

　　　　　放射線科の読影では，正常範囲とされることがほとんどである．正常被検者と比べたMRI研究では，脳室，特に両側側脳室の中等度の拡大が報告されている[1]．

所見2　海馬萎縮（両側の海馬が萎縮している可能性がある　矢印②）

　　　　　放射線科の読影では，正常範囲とされることがほとんどである．正常被検者と比べたMRI研究では，両側海馬の軽度の萎縮が報告されている[1]．

　　　　　ほかにも，内側前頭前野，上側頭回，下前頭回などの灰白質体積の減少が報告されている[1]．これらを反映して大脳縦裂，Sylvius裂などが開大している可能性がある．これらの変化はアルツハイマー型認知症などの変化に比べ，小さい変化であるため，1例だけのMRI画像をみただけでは変化が判断困難である．放射線科の読影でもまず，正常範囲とされる．この症例でも萎縮は判断できない．しかし，側脳室や海馬は判別しやすい構造物であるため，今後，voxel-based morphometryなどの空間正規化を用いた診断補助ツールの評価対象候補となるかもしれない．

（岩白訓周）

文献

1) Shepherd AM, Laurens KR, Matheson SL, et al. Systematic meta-review and quality assessment of the structural brain alterations in schizophrenia. Neurosci Biobehav Rev 2012；36：1342-56.

症例 2

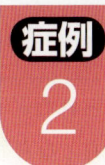

年齢 ◉ 50歳代 ／ **性別** ◉ 男性
病名 ◉ 妄想型統合失調症（DSM-IV）

◉ 生活歴
◉ 現病歴

最終学歴は大学卒業，20歳代は会社員として勤務．

30歳代前半当院初診時に「AIDS，梅毒であると言いふらされている」「ラジオ，テレビで自分の悪口を言っている」「すれ違う人が自分のことを病気と思っている」などの被害妄想・幻聴が認められ，統合失調症と診断され，以後大量のハロペリドール（18 mg/日）を主剤として外来で薬物治療が行われていた．

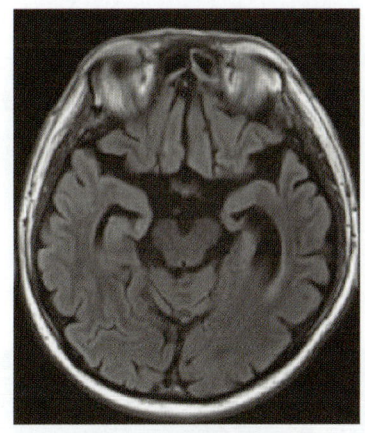

図1 MRI（T1強調画像，水平断，側頭葉鉤部の高さ）

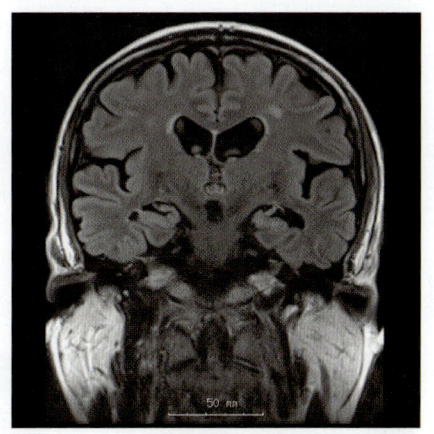

図2 MRI（T1強調画像，冠状断，海馬）

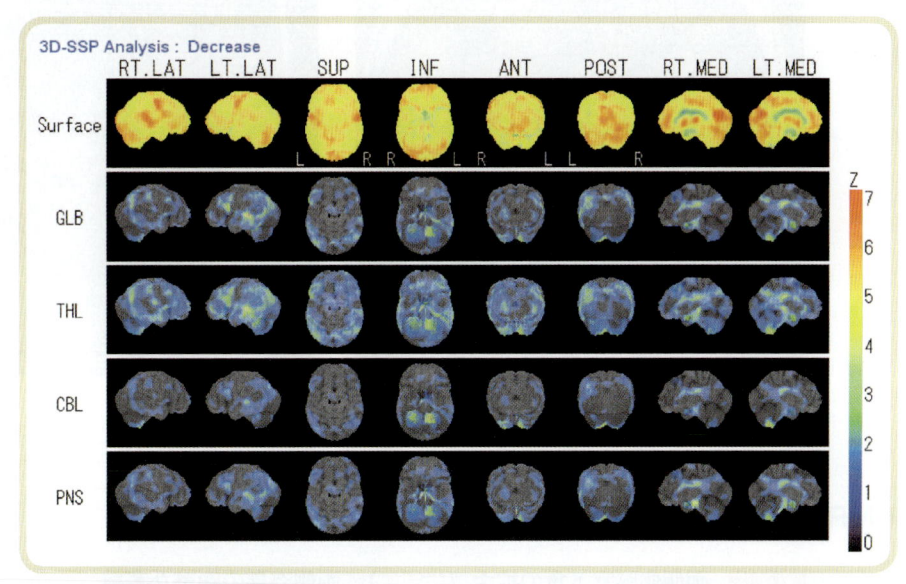

図3 SPECT（トレーサ：^{123}I-IMP）
3D-SSP®を用いたz-score解析．

50歳代前半頃より気分高揚，易怒性，易刺激性の亢進が認められたため，バルプロ酸ナトリウム，レボメプロマジンを追加投与された．

その後内服の自己管理ができなくなり，受診時には「誰かに薬を盗られた」と主張し，「財布を盗られた」と警察に通報したり，些細な出来事で易怒的となり物を投げたりするといった逸脱行動が認められたため，当院へ紹介され入院となった．

入院時，改訂版長谷川式認知症評価尺度（HDS-R）は4点，mini mental state examination（MMSE）は10点で時間・場所の見当識障害が認められた．血液検査からは代謝性疾患は否定的であった．

ベンゾジアゼピン，バルプロ酸ナトリウムの中止とともに，主剤をハロペリドールからリスペリドンに置き換えたところ，見当識は徐々に回復した．薬剤調整により認知機能が速やかに回復したことより，認知機能障害は薬剤の副作用の要因もあると考えられたが，器質性疾患の可能性も考えて画像検査が行われた．認知機能障害の回復は進み，第30病日に退院となった．退院時にはHDS-Rが23点（計算−1，逆唱−1，遅延再生−3，言葉の流暢性−2），MMSEが24点まで改善していた．

退院1年後の時点でのHDS-RとMMSEはほぼ満点で，頭部MRI所見にも変化はなく，もの盗られ妄想の再燃も認められていない．

症例2の解説

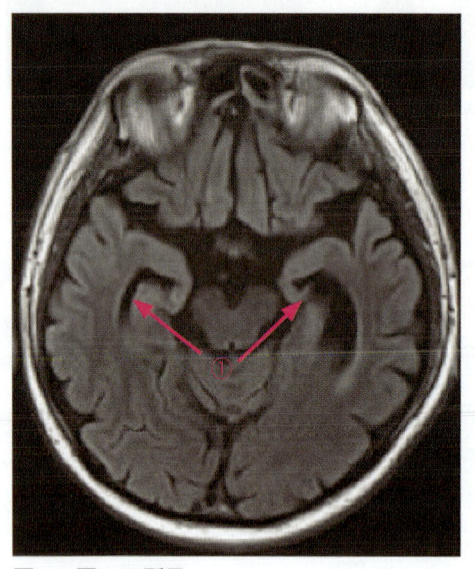

図4　図1の所見 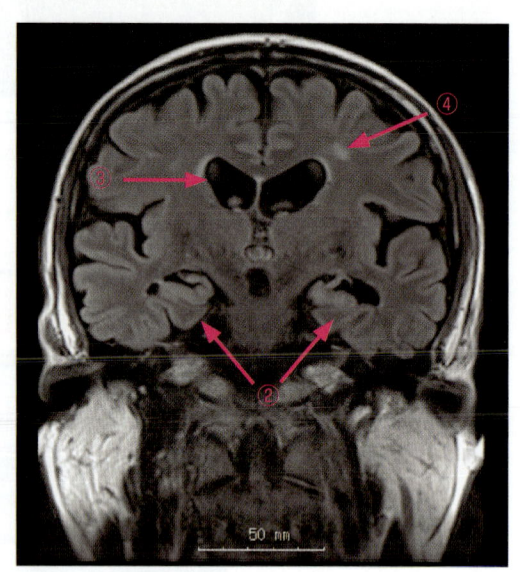　　　　　図5　図2の所見

■MRIで認める所見とその意義

所見1　両側側脳室下角の拡大（矢印①），両側海馬の顕著な萎縮（矢印②）
統合失調症では発病初期より海馬の体積が減少していることが複数のメタアナリ

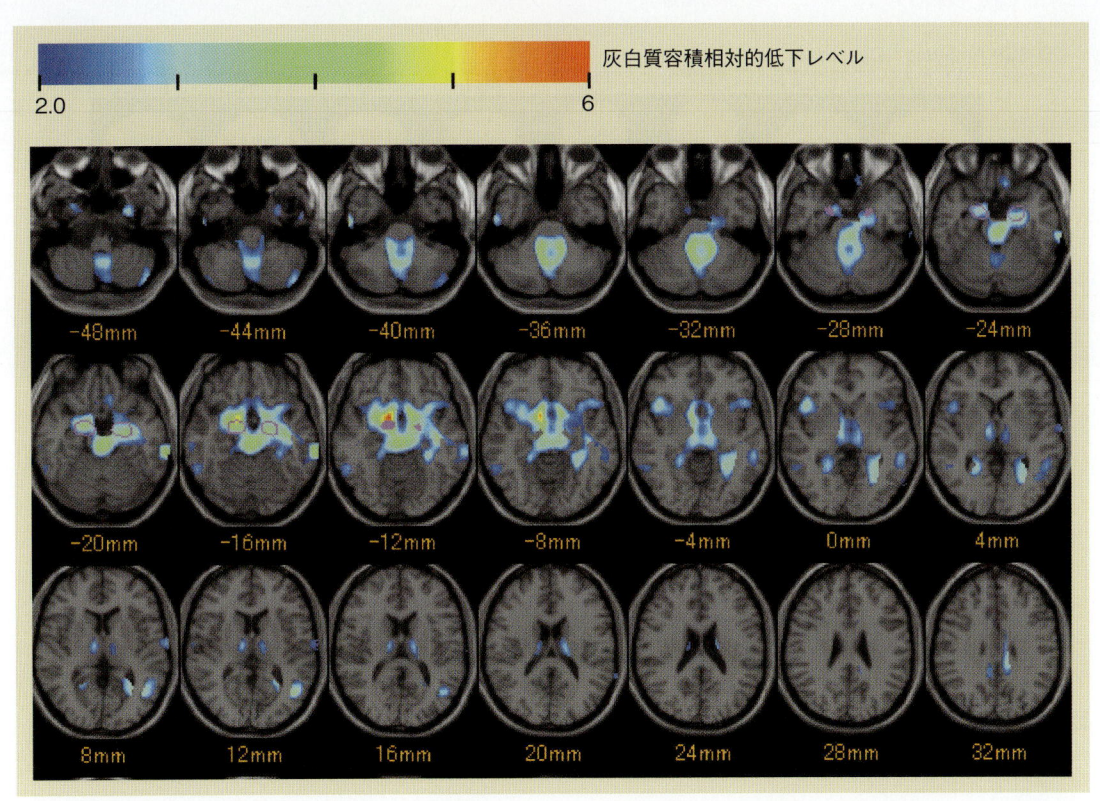

図6 Voxel-based Specific Regional analysis system for Alzheimer's Disease (VSRAD®) によるMRI画像解析

シスで報告されており[1-3]，その他重症度[4]，罹病期間[5,6]や治療反応性[7]などの臨床的指標と海馬体積との関連についても報告されている．しかし統合失調症において灰白質の体積減少が報告されている他の領域[8,9]同様，群間比較を行って有意な程度の差異にとどまる（図6）．

また，海馬の体積減少はアルツハイマー型認知症（AD）[10]，うつ病[11]，PTSD[12]，薬物乱用[13]などのさまざまな精神疾患で認められており，統合失調症を診断するうえでの特異度の高い指標とはいえない．

本症例ほどに顕著な側頭葉内側の萎縮は統合失調症における画像所見としてはむしろ非典型的と考え，統合失調症の経過中にADなどの神経変性疾患を併発した可能性を疑い，脳血流SPECTを行った．

所見2 中等度の脳室拡大（矢印③），脳室周囲の白質に認める虚血性変化（矢印④）

いずれも疾患特異的な所見とはいいがたい．

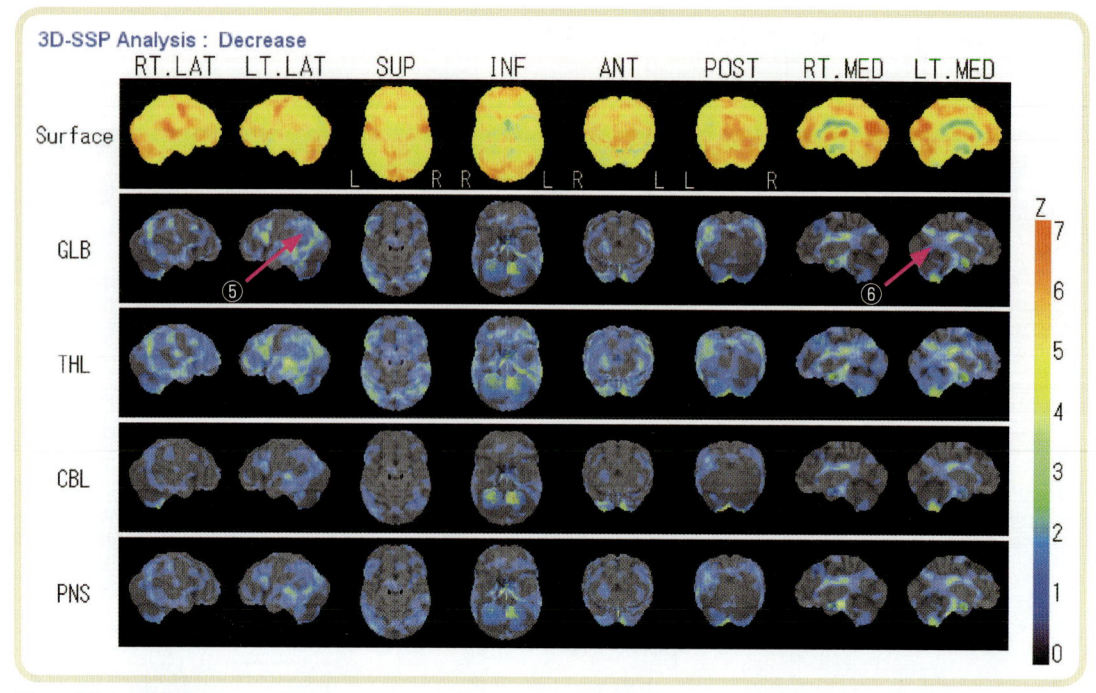

図7　図3の所見

■SPECTで認める所見とその意義

所見3　頭頂葉の血流低下（矢印⑤），楔前部の血流低下（矢印⑥）

　　　　頭頂葉の活動性の低下は早期ADの診断上重要視されている[14]．また若年発症のADは高齢発症に比べ，後部帯状回皮質や楔前部の血流低下がより明瞭であるとの報告もある[15]．

　　　　MRI上で認めた海馬の萎縮と併せて，本症例の画像所見は早期ADに合致すると考えられたが，一方で統合失調症や多量の抗精神病薬による脳形態・機能変化への影響の可能性もあり，画像のみによる診断は困難と考えられた．

　　　　結果的に，入院時にみられた認知機能障害は速やかに消失し，1年後のフォローアップでも認知機能，画像所見ともに増悪は認められなかったためADは否定的となり，脳画像検査で示された所見はいずれも統合失調症およびその治療の経過として生じた変化であると考えられた．

　　　　　　　　　　　　　　　　　　　　　　　（伴　敏信，諏訪太朗，深尾憲二朗，村井俊哉）

文献

1) Steen RG, Mull C, McClure R, et al. Brain volume in first-episode schizophrenia: systematic review and meta-analysis of magnetic resonance imaging studies. Br J Psychiatry 2006; 188: 510-8.
2) Velakoulis D, Wood SJ, Wong MT, et al. Hippocampal and amygdala volumes according to psychosis stage and diagnosis: a magnetic resonance imaging study of chronic schizophrenia, first-episode psychosis, and ultra-high-risk individuals. Arch Gen Psychiatry 2006; 63: 139-49.
3) Vita A, De Peri L, Silenzi C, et al. Brain morphology in first-episode schizophrenia: a meta-analysis of

quantitative magnetic resonance imaging studies. Schizophr Res 2006 ; 82 : 75-88.
4) Goghari VM, Sponheim SR, MacDonald AW 3rd. The functional neuroanatomy of symptom dimensions in schizophrenia : a qualitative and quantitative review of a persistent question. Neurosci Biobehav Rev 2010 ; 34 : 468-86.
5) Chakos MH, Schobel SA, Gu H, et al. Duration of illness and treatment effects on hippocampal volume in male patients with schizophrenia. Br J Psychiatry 2005 ; 186 : 26-31.
6) Velakoulis D, Pantelis C, McGorry PD, et al. Hippocampal volume in first-episode psychoses and chronic schizophrenia : a high-resolution magnetic resonance imaging study. Arch Gen Psychiatry 1999 ; 56 : 133-41.
7) de Castro-Manglano P, Mechelli A, Soutullo C, et al. Structural brain abnormalities in first-episode psychosis : differences between affective psychoses and schizophrenia and relationship to clinical outcome. Bipolar Disord 2011 ; 13 : 545-55.
8) Chan RC, Di X, McAlonan GM, et al. Brain anatomical abnormalities in high-risk individuals, first-episode, and chronic schizophrenia : an activation likelihood estimation meta-analysis of illness progression. Schizophr Bull 2011 ; 37 : 177-88.
9) Ellison-Wright I, Glahn DC, Laird AR, et al. The anatomy of first-episode and chronic schizophrenia : an anatomical likelihood estimation meta-analysis. Am J Psychiatry 2008 ; 165 : 1015-23.
10) Terry RD, Davies P. Dementia of the Alzheimer type. Annu Rev Neurosci 1980 ; 3 : 77-95.
11) Videbech P, Ravnkilde B. Hippocampal Volume and Depression : a meta-analysis of MRI studies. Am J Psychiatry 2004 ; 161 : 1957-66.
12) Woon FL, Hedges DW. Hippocampal and amygdala volumes in children and adults with childhood maltreatment-related posttraumatic stress disorder : a meta-analysis. Hippocampus 2008 ; 18 : 729-36
13) Venkatesan A, Nath A, Ming GL, et al. Adult hippocampal neurogenesis : regulation by HIV and drugs of abuse. Cell Mol Life Sci 2007 ; 64 : 2120-32.
14) Minoshima S, Giordani B, Berent S, et al. Metabolic reduction in the posterior cingulate cortex in very early Alzheimer's disease. Ann Neurol 1997 ; 42 : 85-94.
15) Kemp PM, Holmes C, Hoffmann SM, et al. Alzheimer's disease : differences in technetium-99m HMPAO SPECT scan findings between early onset and late onset dementia. J Neurol Neurosurg Psychiatry 2003 ; 74 : 715-9.

症例 3

年齢● 20歳代中盤／性別●男性
病名●**統合失調症**

●現病歴

2か月前に幻覚妄想状態を呈し，統合失調症の診断にて治療を開始．測定時点では意欲減衰，抑うつを中心とした陰性症状を認める．先進医療で用いられているNIRS計測を図1に示す．計測時のPANSS得点は，陽性11点，陰性17点，総合病理25点，GAF得点は44点であった．MRIによる形態画像を取得したが，放射線科医による読影では特記すべき異常は認めなかった．NIRSを用いた言語流暢性課題施行中の前頭側頭部血流変化について図1に示す．先進医療で用いられている数値指標は，積分値241（mMmm），重心値53.0（秒）であった．

●注意点

NIRSについて先進医療で用いるための注意点を概説する．まず，先進医療は「光トポグラフィー検査を用いたうつ症状の鑑別診断補助」であるため，一定以上のうつ症状を認める必要がある．先進医療申請の際に，一定以上のうつ症状を，HAM-D17項目版8点以上，統合失調症群については，PANSS陰性症状尺度16点，および総合病理尺度21点以上として，該当する被検者について解析を行った．この条件下であれば，統合失調症患者の70％近くを，NIRSが統合失調症と判別できる．本症例は，この条件を満たしている．詳細は文献[1]を参考のこと．

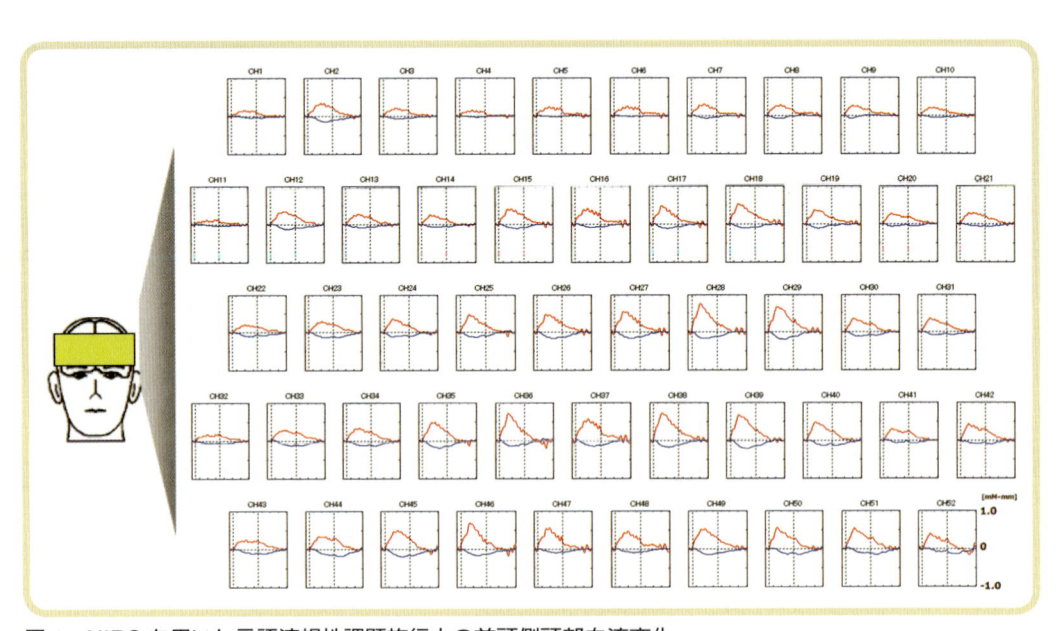

図1　NIRSを用いた言語流暢性課題施行中の前頭側頭部血流変化

症例3の解説

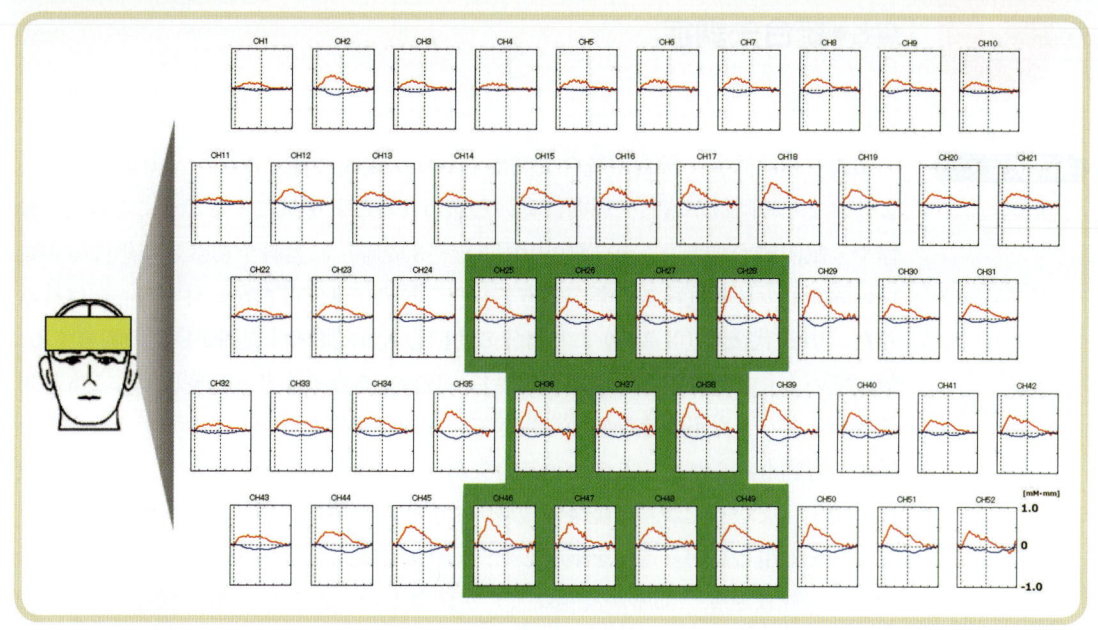

図2 図1の所見
先進医療では緑色部分のチャンネル平均波形を用いて積分値・重心値を算出し，検討に用いている．本症例の NIRS 指標は，積分値は大きく，重心値は小さかった．

■ NIRS で認める所見とその意義

　　症例3の NIRS 指標は，積分値は大きく（4段階評価，閾値114以上），重心値は小さい（＝課題に即した反応を示している，閾値54以下）[1]．このパターンは，健常群，うつ病群，躁うつ病群，統合失調症群の4群で検討した場合，健常群に分類され，健常群を除いた3群で検討してもうつ病群に分類される．先進医療適応後の研究で，統合失調症の臨床病期によって波形パターンが異なる可能性が示唆されている[2]．本症例は初回エピソードであり，慢性期の被検者で検討された先進医療データと異なる可能性を念頭に入れなければならない．

　　本症例は，その後，軽度の抑うつを時に認めるものの，社会復帰を果たしている（GAF70点台）．過去の研究では，慢性期統合失調症患者において，前頭部の積分値と GAF 値が相関することがわかっている[2, 3]．前頭葉機能が保たれている統合失調症群では，社会復帰の可能性が高いことが推測される．今後，NIRS を用いた検査で，前頭葉機能や予後予測についての臨床応用が可能となるかもしれない．

〔小池進介〕

文献

1) 福田正人（監修），心の健康に光トポグラフィー検査を応用する会（編集）．NIRS 波形の臨床判読―先進医療「うつ症状の光トポグラフィー検査」ガイドブック．東京：中山書店；2011．
2) Koike S, Takizawa R, Nishimura Y, et al. Different hemodynamic response patterns in the prefrontal cortical sub-regions according to the clinical stages of psychosis. Schizophr Res 2011；132：54-61.
3) Takizawa R, Kasai K, Kawakubo Y, et al. Reduced frontopolar activation during verbal fluency task in schizophrenia：a multi-channel near-infrared spectroscopy study. Schizophr Res 2008；99：250-62.

症例 4

年齢● 20歳代前半／性別●女性
病名●統合失調症

●現病歴

　父親が知的障害，母親が統合失調症であり，親戚に育てられた．10歳代前半頃よりおならの回数が増し，周囲に臭いと思われることを気にするようになった．動悸や入眠困難が加わり，10歳代中頃（X−3歳時）に当科を初診し妄想性障害疑いの診断で少量の抗精神病薬が処方された．短大に進学したが，臭いの心配は持続した．10歳代後半（X歳時）より自分の悪口を言う幻聴や「周囲が自分の噂をする，笑っている」などの被害関係妄想が生じ，登校できなくなり，自宅に閉じこもる生活となった．また不安焦燥感から生きているのが嫌になったとタオルで自分の首を締める行動もみられた．このため統合失調症の診断で精神科に入院し，幻聴は完全には消失しなかったが，退院後は地域の社会復帰施設に入所し，作業療法などのリハビリを併用しながら通院を継続した．幻聴が増悪し，まとまりのない言動や生活の乱れ（昼夜逆転，部屋が乱雑など）が顕著となったため，20歳代前半（X＋3歳時）に精神科に再入院した．入院後は離棟を繰り返し，活発な幻聴や連合弛緩のため疎通性はやや不良であった．また身の回りの整頓や清潔保持などの基本的な生活習慣に難があり，自立した生活は困難と思われた．幻聴は次第に軽減したが，両親は精神科病院に入院中で，親戚も高齢のため十分なサポートは難しいと考えられた．このため障害年金を申請のうえ，長期的な療養のため他院へ転院となった．

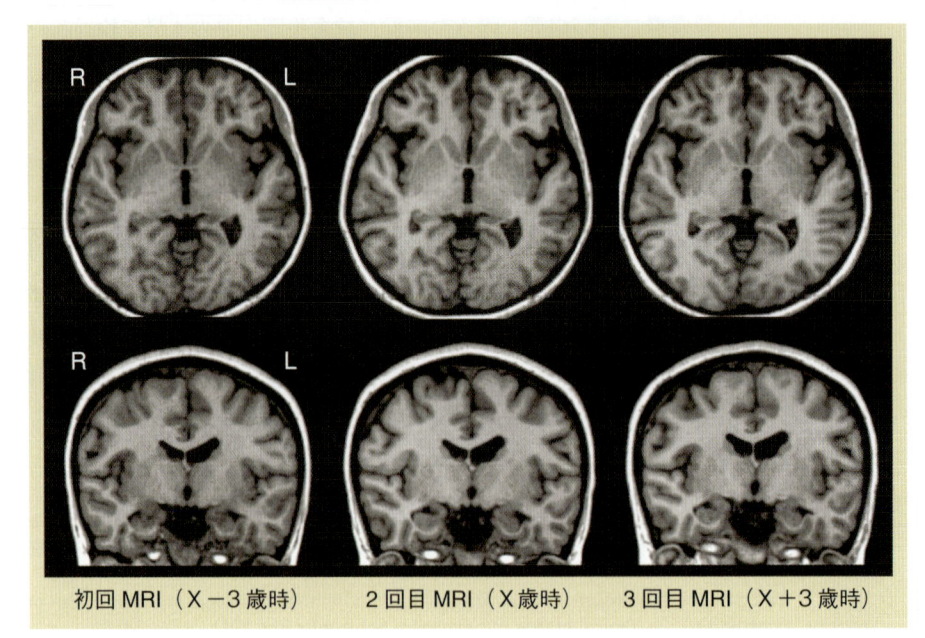

図1　MRI
上段はT1強調，水平断，前後交連線レベル．下段はT1強調，冠状断，乳頭体レベル．

● 既往歴　　出生時の低体重（詳細不明）．

症例 4 の解説

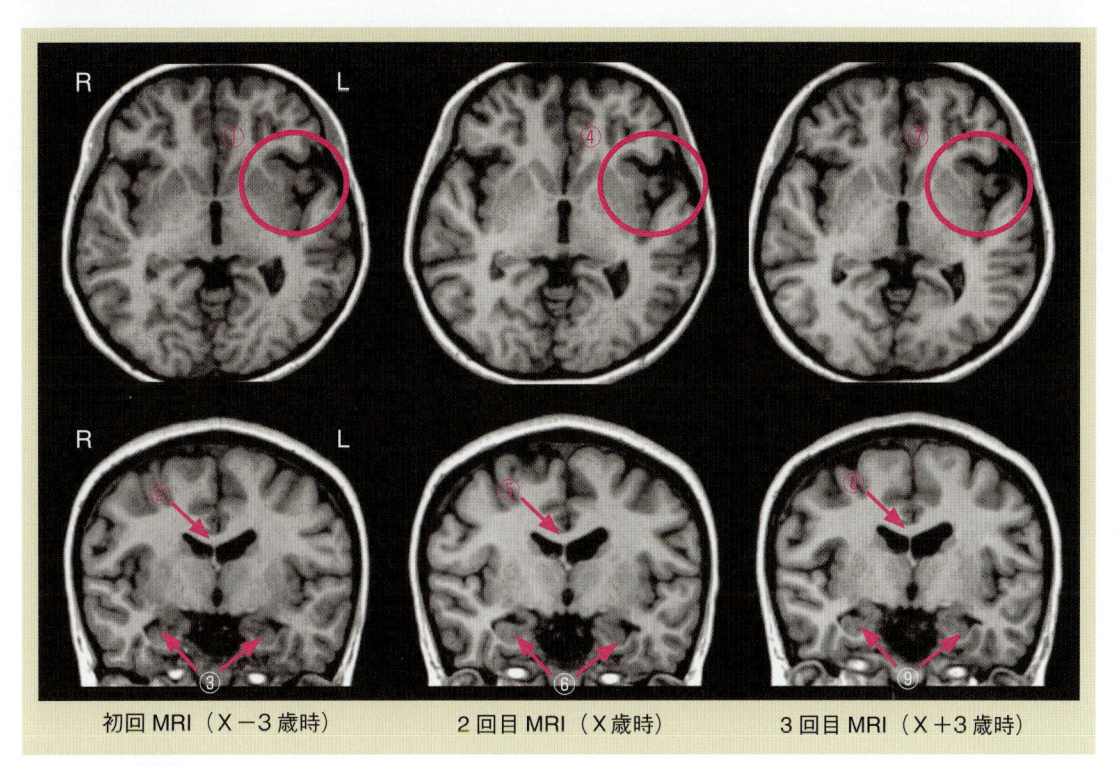

図2　図1の所見
上段は T1 強調，水平断，前後交連線レベル．下段は T1 強調，冠状断，乳頭体レベル．

初回 MRI（X−3 歳時）　　2 回目 MRI（X 歳時）　　3 回目 MRI（X+3 歳時）

■ CT および MRI で認める所見とその意義

所見1　左 Sylvius 裂開大傾向（○で囲まれた部位①）

　　　冠状断でははっきりしないが，水平断では左優位に Sylvius 裂の開大傾向がみてとれる．上側頭回や島回などの体積減少を間接的に反映した変化と考えられる．

所見2　側脳室拡大（矢印②③）

　　　側脳室体部に左優位（矢印②）および同下角に両側性の拡大（矢印③）を認める．これらは統合失調症にしばしば報告される所見であり，また統合失調症患者にみられる脳形態変化の少なくとも一部は精神病症状の顕在発症に先立ち存在すると考えられている．本症例では自己臭妄想および非特異的な不安症状を呈するいわゆる前駆状態で明らかな脳室拡大を認めたことが特徴と考えられる．

所見3　軽微な進行性脳形態変化の可能性（○で囲まれた部位①④⑦，矢印②⑤⑧）

　　　X−3 歳時と比較すると，X 歳時の画像では左 Sylvius 裂開大（○で囲まれた部位④）や側脳室体部の拡大（矢印⑤）が若干進行しているようにもみえる．統合失

調症では病初期に進行性の脳形態変化の報告があり，本症例での変化は，発症前後の比較的活発な病的過程を反映している可能性がある．他方，側脳室下角には明らかな進行性変化はないようである（矢印③⑥⑨）．

　本症例は遺伝負因の強い統合失調症患者であり，統合失調症の診断基準を満たす前（X−3歳時），発病2か月後（X歳時），および発病から3年2か月後（X＋3歳時）に同一条件でMRI撮像を行っている．視察で判読するかぎり，発症前後でわずかな進行性の脳形態変化が生じている可能性が示唆される．視察上は変化を指摘できないが，本症例における上側頭回灰白質体積の関心領域法による解析では2回目から3回目の撮像の間（約3年間）に右6.6％，左7.2％の体積減少を認めた．これは，症例レベルでの視察判定の限界がうかがわれる結果である．

〔高橋　努，鈴木道雄，西川祐美子〕

12 統合失調症

症例 5

年齢◉50歳代後半／性別◉女性
病名◉**緊張型統合失調症（DSM-IV）**
　　　遅発緊張病（Sommer[1]）

◉現病歴

　20歳代半ばに結婚．2子を出産後抑うつ，焦燥感，浪費や携帯電話の過度の使用がみられる時期があった．

　20歳代後半には買ってきた食材を塩で清めたり，買ってきた衣服も「誰が触ったかわからないから」と洗濯してから使用するといった奇妙なこだわりを認めることがあり，年に1回程度精神科を受診していたが生活に支障をきたすようなことはなく，家事と育児はおおむね問題なく行えていた．

　50歳代後半，夜中に突然起き出して仏壇の前でうつ伏せで寝るが，呼びかけると反応を認めるといったことが繰り返され，次第に「ニュートラムが体内を通り抜ける」「御仏の声が聞こえる」といった幻覚妄想の存在をうかがわせる発言も出現するようになった．近医を受診し抗精神病薬を中心とする薬物療法を受けたがほとんど効果がなく日常生活動作も困難になったため入院となった．

　入院後も妄想幻覚とそれに基づく奇妙な行動が持続し，その後病像は徐々に昏迷状態へと移り変わった．日内変動を認めるものの一日の大半は意思疎通が不可能な状態が続き，3か月後に四肢の緊張も出現し，寝たきりで食事摂取不能となったため5か月にわたり経腸栄養が施行されていた．計10回の修正型電気けいれん療法（mECT）を施行したところ，上記の緊張病症状は著明に改善を認め，食事，排泄などの日常生活動作が自力で行えるようになり幻覚妄想も消失した．mECT開始

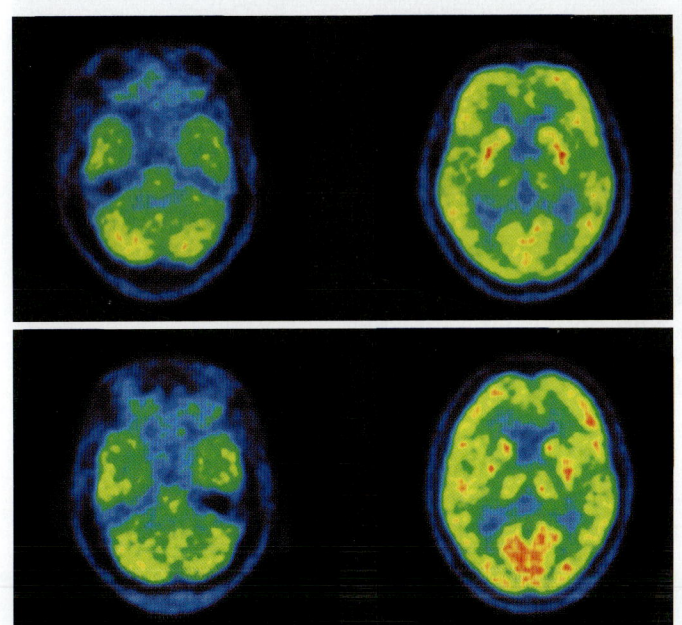

図1　^{18}F-fluorodeoxyglucose positron emission tomography（FDG PET）水平断
上：治療前，下：治療後．

221

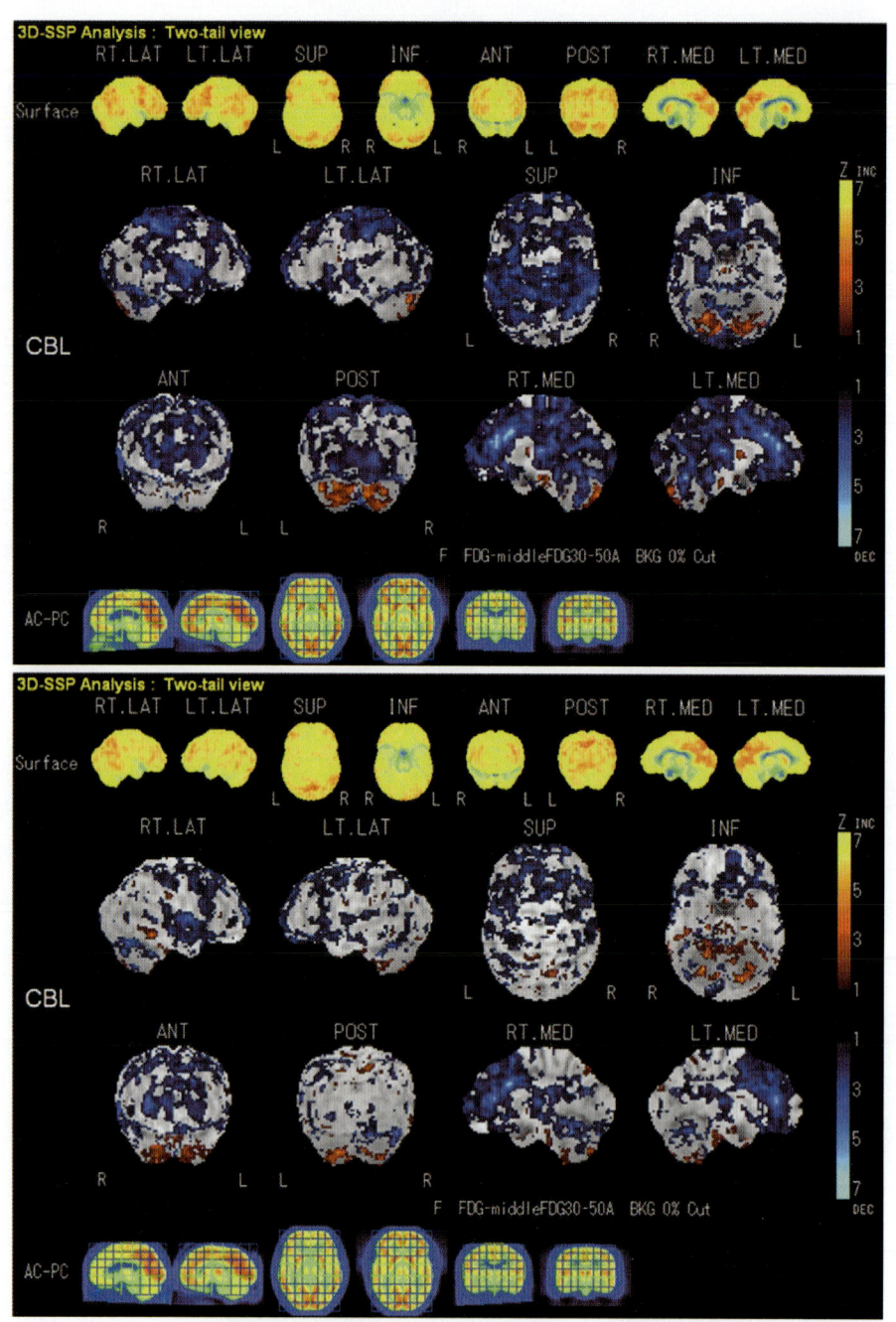

図2　FDG PET 画像の 3D-SSP®による z-score 解析
上：治療前，下：治療後．
小脳を参照部位とした健常群との比較．

から3か月で退院し，外来通院を行っているが，エピソード出現前と比べて自発性の低下を認め，簡単な家事は行えるが単独での外出は不可能な状態が続いている．

症例5の解説

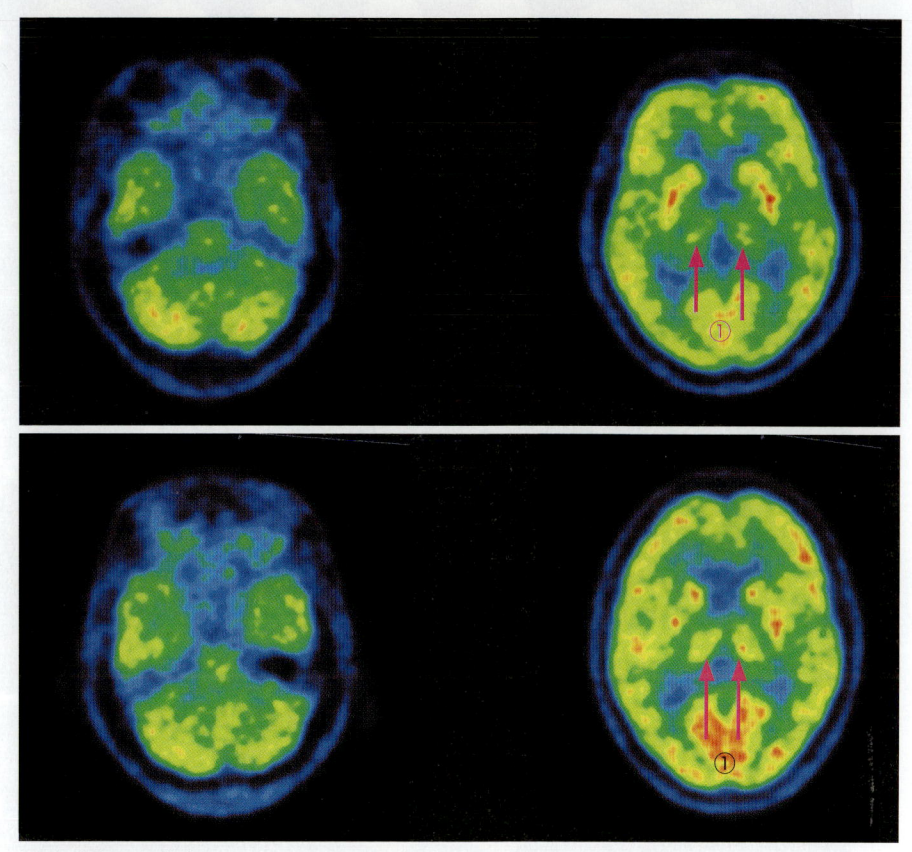

図3　図1の所見
上：治療前，下：治療後．

■ ¹⁸F-fluorodeoxyglucose positron emission tomography（FDG PET）で認める所見とその意義

所見1　視床の代謝低下と治癒後の改善（矢印①）

　無動，カタレプシーなど，緊張病状態において生じる運動障害の基盤には基底核-視床-前頭葉領域の機能不全が存在するとの見解がある[2,3]．基底核領域[4]および視床[5]の左右差を伴った血流低下と治癒後の正常化についての報告も，その仮説と矛盾しない．

　本症例では両側基底核領域（被殻・淡蒼球）の代謝は治療前後で顕著な変化を認めなかったが，両側視床の代謝低下と治療後の改善が認められている．

所見2　治療前の中心溝周囲皮質の代謝低下と治癒後の正常化（矢印②）

　緊張病状態における皮質の活動性についてはまとまった数の報告は乏しく，内容にも幅があるが，体性感覚・運動野における活動性の低下[6,7]と，症状消失に伴う改善[5]は比較的一致して認められる所見である．これは緊張病状態で認められる

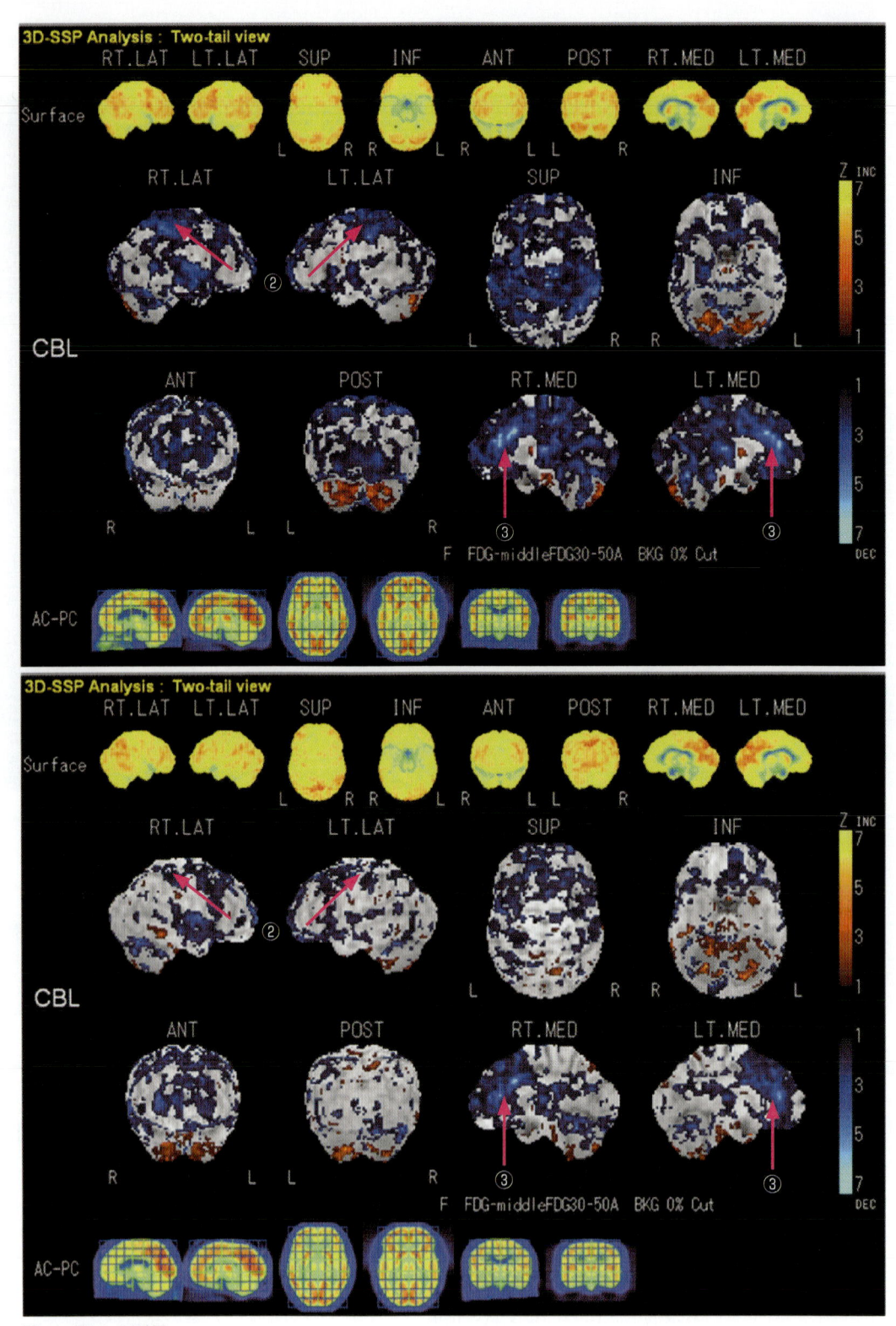

図4　図2の所見
上：治療前，下：治療後．

姿勢・運動の障害の多くが可逆性であり，適切な治療によって消失することとも合致する．

本症例でも緊張病症状の消失とともに中心溝周囲皮質の代謝が正常化しており，治療前にみられた代謝の低下は緊張病の状態像を反映していたものと考えられる．

所見3 前部帯状回領域の代謝低下（矢印③）

緊張病状態では中心溝周囲と並んで前頭葉領域の活動低下も報告されている[8,9]．これは緊張病症状で認められる不安や焦燥と結びつけて論じられることがある[10]．

本症例では，緊張病症状の消失後も前部帯状回を中心とする前頭葉領域の代謝低下が消失していない．本症例における前頭葉の代謝低下は，緊張病症状を反映しているにとどまらず，本病態のトレイト・マーカーである可能性がある．

■ 診断について

緊張病症状は統合失調症に特異的な症状ではなく，気分障害や器質性障害などを基盤として出現することも多い[3]．基盤とする疾患によって脳機能画像所見が異なるという報告もある[7]．本症例では精神病症状が気分に一致した内容にとどまらなかったこと，および陰性症状を呈するようになったことから統合失調症圏の病態であると考えた．

（諏訪太朗，須賀英道，村井俊哉）

文献

1) Sommer M. Zur kenntnis der spätkatonie. Z Neurol Psychiatr 1910；I：253.
2) Kleist K. Schizophrenic symptoms and cerebral pathology. J Ment Sci 1960；106：246-55.
3) Fink M, Taylor MA. Catatonia a clinician's guide to diagnosis and treatment. Cambridge：Cambridge University Press；2003／鈴木一正（訳）．カタトニア 臨床医の為の診断・治療ガイド．東京：星和書店；2007.
4) Ebert D, Feistel H, Kaschka W. Left temporal hypoperfusion in catatonic syndromes：A SPECT study. Psychiatry Res 1992；45：239-41.
5) Tsujino N, Nemoto T, Yamaguchi T, et al. Cerebral blood flow changes in very-late-onset schizophrenia-like psychosis with catatonia before and after successful treatment. Psychiatry Clin Neurosci 2011；65：600-3.
6) Satoh K, Suzuki T, Narita M, et al. Regional cerebral blood flow in catatonic schizophrenia. Psychiatry Res N 1993；50：203-16.
7) Escobar R, Rios A, Montoya ID, et al. Clinical and cerebral blood flow changes in catatonic patients treated with ECT. J Psychosom Res 2000；49：423-9.
8) Galynker II, Weiss J, Ongseng W, et al. ECT treatment and cerebral perfusion in catatonia. J Nucl Med 1997；38：251-4.
9) De Tiége X, Bier JC, Massat I, et al. Regional cerebral glucose metabolism in akinetic catatonia and after remission. J Neurol Neurosurg Psychiatry 2003；74：1003-4.
10) Northoff G, Steinke R, Nagel D, et al. Right lower prefronto-parietal cortical dysfunction in akinetic catatonia：a combined study of neuropsychology and regional cerebral blood flow. Psychol Med 2000；30：583-96.

症例 6

年齢◉50歳代前半／性別◉女性
病名◉**統合失調症疑い**

◉現病歴
　元来あまり社交的な性格ではなかったが，40歳代時に浪費や過活動傾向がみられた時期があった．その後はふさぎ込んで外出もしない時期があり，精神科を受診し躁うつ病の診断で投薬（バルプロ酸など）を受けていた．50歳代時より「盗聴されている」「隣人に殺される」などの訴えや，命令形式の幻聴，急に動作が止まってしまうなどの行動がみられ，統合失調症の診断で入退院を繰り返した．非定型抗精神病薬を中心とした治療が行われたが，効果は不十分であり，増量によりチック様の奇異な上肢の運動や口唇周囲の不随意運動が生じ，また悪性症候群の合併がみられた．家族の転居に伴い，50歳代前半に当科に転院した．

　入院時，2人称形式の活発な幻聴（「爪を切るな」など）があり，行動への影響が顕著であった．監視される，悪口を言われるなどの被害関係妄想，自分が家族の人生を台無しにしたなどの罪業的訴えを認めた．表情は硬く，応答潜時の延長，発語量低下，軽度の連合弛緩のため疎通性は不良であった．脳波では明らかな突発波や徐波混入はなく，基礎波の左右差は認めなかった．

◉既往歴
　40歳代時に脳ドックで左側頭葉くも膜囊胞．

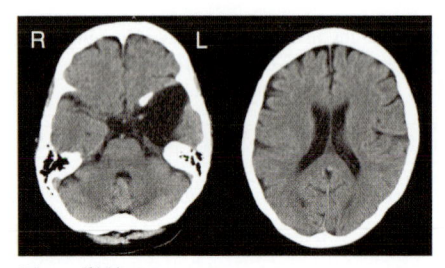

図1　単純CT

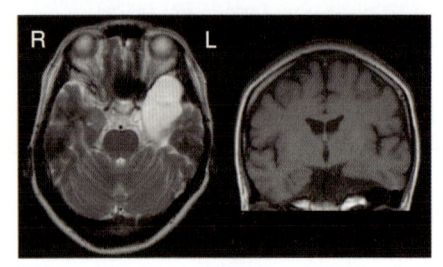

図2　MRI（左：T2強調，水平断．右：T1強調，冠状断）

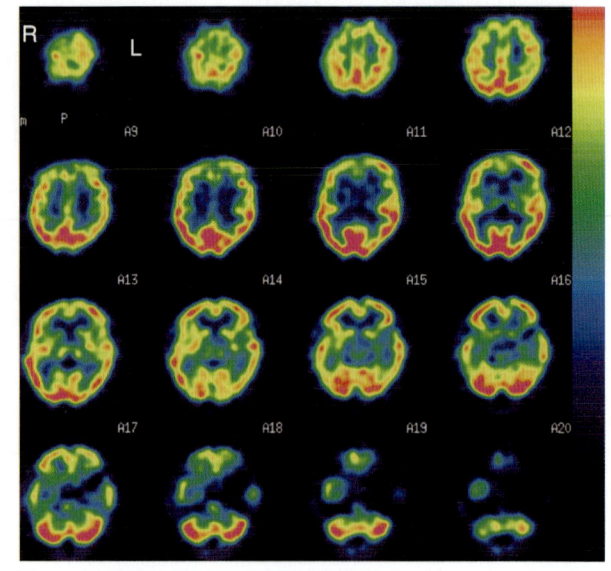

図3　SPECT（99mTc-ECD水平断）

症例6の解説

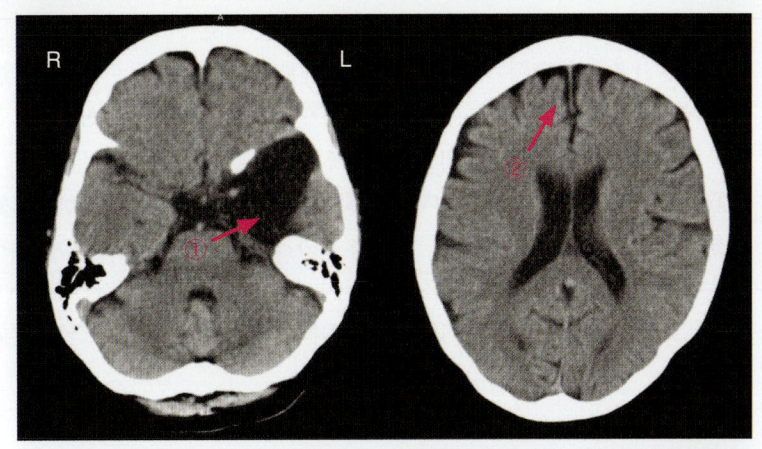

図4　図1の所見

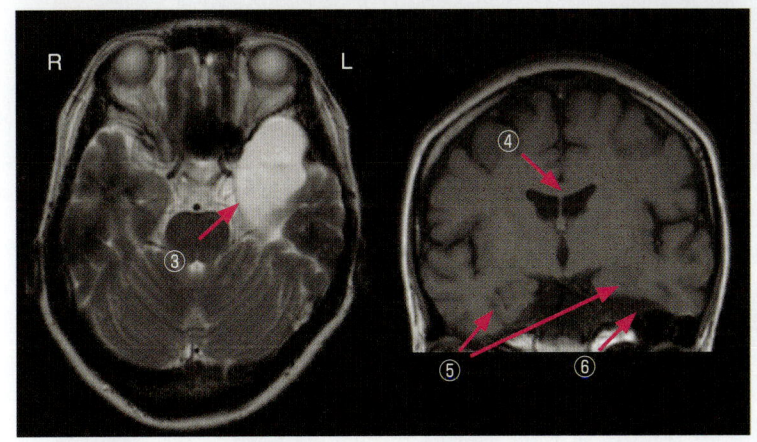

図5　図2の所見

■ CTおよびMRIで認める所見とその意義

所見1　左側頭葉のくも膜囊胞（矢印①③⑥）

　　　　　左中頭蓋窩に大きなくも膜囊胞が存在し，左側頭葉が圧排されている．一般にくも膜囊胞の発生率は全頭蓋内占拠性病変の1％程度とされ，無症候性であることが多い．時に統合失調症様症状を呈した左（または両側）側頭葉くも膜囊胞の症例が報告されており，外科治療による精神病症状の改善例もある．本症例におけるくも膜囊胞の病的意義は不明だが，高齢発症で気分障害が先行する非典型的な臨床経過，不随意運動や悪性症候群といった副作用の生じやすさ，薬剤抵抗性の経過などは，脳器質因が病態に影響している可能性がある．一方，脳波所見に特記事項はなく，脳ドックで指摘された時点から囊胞のサイズは経時的に変化していない．前述の外科的治療による改善例を提示したうえで，当院脳神経外科に外科的治療の適応についてコンサルトした際の返信は，そのようなエビデンスはなく適応なしとのことであった．

|所見2| 軽度の前頭葉萎縮（矢印②）

　　前大脳縦裂および前頭葉脳溝の開大を認め，軽度の前頭葉萎縮と判断される．前頭葉の萎縮はしばしば統合失調症で認められる所見であり，陰性症状とのかかわりが示唆される．本症例の罹病期間は，精神病症状の顕在化から2年程度であるが，感情鈍麻，応答潜時の延長，発語量低下などが比較的顕著であった．これらの臨床的特徴は，前頭葉の萎縮傾向と関連するかもしれない．

|所見3| 側脳室体部（矢印④）および内側側頭葉構造（矢印⑤）の明らかな形態異常なし

　　統合失調症においては海馬・扁桃体といった内側側頭葉構造の萎縮や，側脳室の拡大・左右差などが報告される．本症例では，それらの変化は明らかではないが，左側では囊胞による圧迫が内側側頭葉の機能に影響を及ぼしている可能性は否定できない．

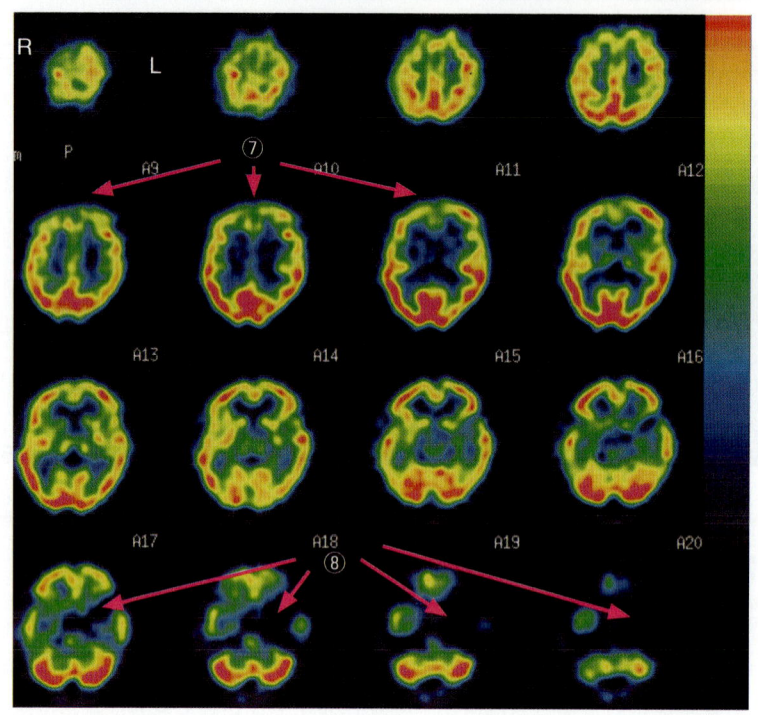

図6　図3の所見

■ SPECT で認める所見とその意義

|所見4| 前頭葉血流低下（矢印⑦）および囊胞部位の血流欠損（矢印⑧）

　　両側前頭葉の軽度～中等度の血流低下，左側頭葉内側下部のくも膜囊胞による血流欠損を認める．これは脳形態変化と矛盾しない結果であるが，前述のように本症例におけるくも膜囊胞と精神病症状との関連は不明である．

（高橋　努，鈴木道雄，西川祐美子）

症例 7

年齢◉ 40歳代前半／**性別**◉ 男性
病名◉ **単純型統合失調症**

◉生活歴
　周産期や幼少児期の発達には明らかな異常なく，学校の成績は平均的であった．大学卒業後，数種の職場に勤めた．20歳代時に父が死去してから郷里へ戻り，母親と二人暮しとなった．母親は社会的にひきこもっており，精神疾患に罹患しているといわれていた（詳細は不明）．

◉現病歴
　30歳代で仕事を辞めた後，社会的にまったくひきこもり，終日こたつに座りテレビをみて過ごすようになった．40歳代前半に四肢のしびれを自覚し，歩行が困難となった．まもなくアキレス腱の廃用性萎縮のため下肢が尖足位で動かなくなった．車椅子で過ごすようになり，母親が食事を運び，排泄の面倒をみていた．ゴミの中で生活し，1年以上入浴しなかった．このため保健所の保健婦といとこに連れられ精神科を受診し入院した．

　入院時，体は汚れ，髪はぼさぼさであったが，身体状態や周囲の状況には無関心であった．ほとんどいつもベッド上に横になり，天井を見つめていた．明らかな感情の平板化と自発性欠如がみられた．質問には表面的な返答をすることが多かった．思考形式障害は明らかでなく，繰り返し面接を行っても妄想や幻覚の証拠はなかった．身体的リハビリテーションにより徐々に歩けるようになり，2年間の入院の後に他院に転院した．

◉既往歴
　特記すべきことなし．

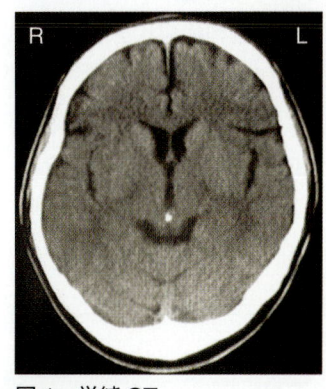

図1　単純CT

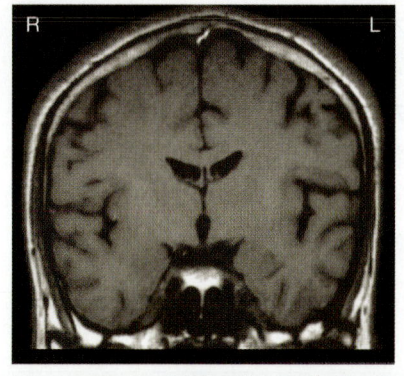

図2　MRI（T1強調画像，冠状断，乳頭体レベル）

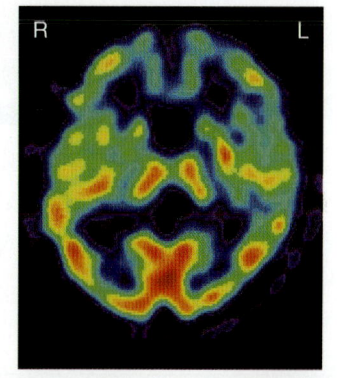

図3　SPECT（99mTc-HMPAO）

症例 7 の解説

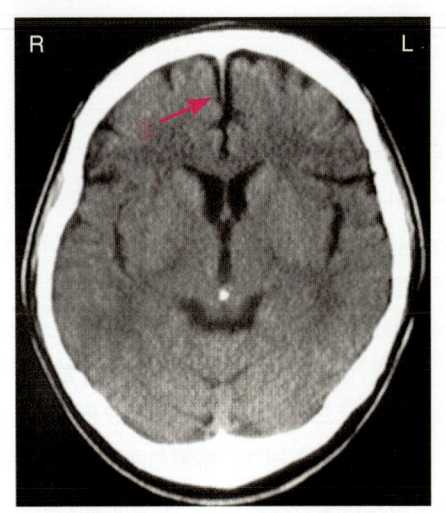

図4　図1の所見：前頭葉萎縮傾向

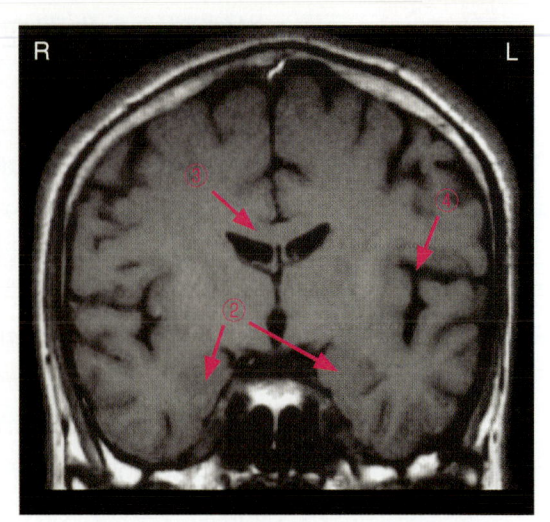

図5　図2の所見：左Sylvius裂の軽度の開大

■ CT および MRI で認める所見とその意義

所見1 前頭葉萎縮傾向（前大脳縦裂および前頭葉脳溝の開大　矢印①）

　　　　40歳代という年齢を考えると軽度ながら有意な開大と考えられ，前頭葉皮質の萎縮傾向と判断される．
　　　　単純型統合失調症の特徴は，明らかな精神病性症状の先行をみることなく陰性症状が進行することである．その病態は十分には解明されていないが，前頭前野の欠陥と陰性症状が最も顕著に発現する統合失調症の一型とも考えられており，前頭葉の萎縮は比較的多くみられる所見である．

所見2 内側側頭葉構造（矢印②）および側脳室体部（矢印③）の明らかな形態異常なし

　　　　統合失調症においては海馬・扁桃体といった内側側頭葉構造の萎縮や，側脳室の拡大・左右差などが報告される．しかし本症例では，それらの変化はみられない．この所見は，本症例を含む単純型統合失調症では，明らかな精神病症状を呈さないことと関連する可能性がある．

所見3 左Sylvius裂の軽度の開大（矢印④）

　　　　放射線科の判読では正常範囲とされることもある程度の開大であり，明らかな異常所見とはいえない．しかし統合失調症で報告される上側頭回や島回の萎縮を反映した変化の可能性は否定できない．

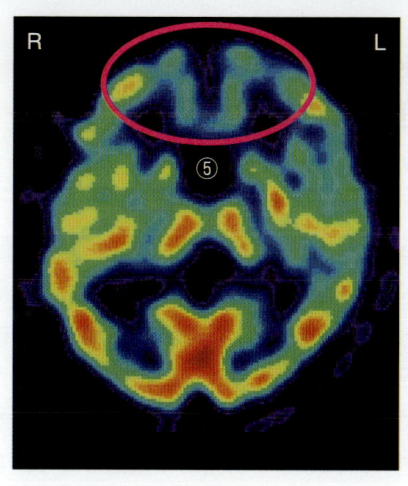

図6　図3の所見：前頭葉血流低下

■SPECTで認める所見とその意義

所見4　前頭葉血流低下（円で囲まれた部位⑤）

　前頭葉領域（前方部および内側部）に中等度の血流減退を認める．前述のように単純型統合失調症の病態には前頭前野の欠陥が関連する可能性があり，いわゆるhypofrontalityは，本疾患に比較的多くみられる所見である．本症例では形態変化（前頭葉萎縮）と比較して，脳血流変化がより明確である．単純型統合失調症は，E. Bleulerによって統合失調症の一亜型とされたまれな疾患であるが，現在の操作的診断基準における位置付けは不確定である．しかし，本症例からは，脳画像が単純型統合失調症の臨床診断に補助的ながら重要な役割を果たしうることが示唆される．

〔高橋　努，鈴木道雄，西川祐美子〕

症例 8

年齢 ● 60歳代／性別 ● 男性
病名 ● **統合失調症，前頭側頭葉変性症の疑い**

● 現病歴

　大学卒業後，順調に仕事をしていたが，30歳頃に命令性の幻聴が出現．「狙われている」と言ってカーテンに隠れるなど妄想に支配された行動を認め，精神科加療が開始された．幻聴や妄想，作為体験を生じ，統合失調症として抗精神病薬が投与されながら，なんとか仕事を続けていた．徐々に陽性症状は目立たなくなる一方，意欲低下が出現・増悪し始め，50歳頃には意欲低下が原因で仕事を辞職するに至った．以後，たばこを買う以外に外出しない自閉的な生活となり，身辺にも無関心に昼夜逆転した日々を営んでいた．

　50歳代半ばより，まとまりのない行動を認めるようになった．具体的には理由なく突然に「筆箱を探せ」と言い続けたり，夜中にもかかわらず「留守番電話が壊れたから直してくれ」と知り合いに電話をし続けたりする行動を認めていた．認知症などの合併も疑われ，精査のため頭部 MRI および SPECT が撮影されることとなった．

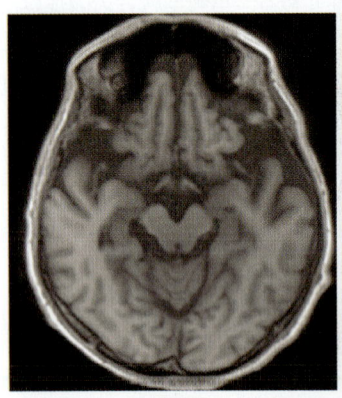

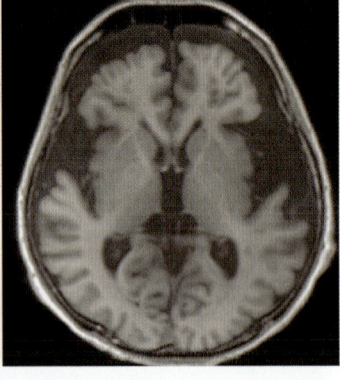

図1　MRI（T1強調画像，水平断）

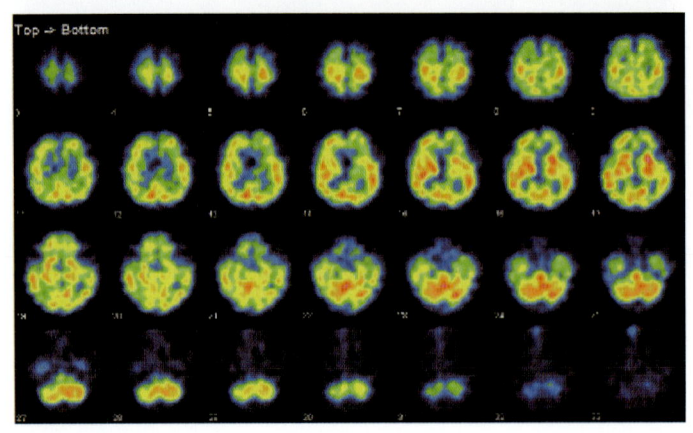

図2　SPECT（トレーサ：IMP〈N-isopropyl [123I]-p-iodoamphetamine〉）

精神科現症として，季節にそぐわない清潔とはいえない服装で寡黙であった．幻覚妄想の存在は明らかではなかった．簡易認知機能検査においては，すぐに「わからん」と答えるなどの考え不精の姿勢が目立った．結果はMMSEが24/30点（時間の見当識：-1，場所の見当識：-1，serial 7s：-4），HDS-Rが27/30点（serial 7s：-1，5つの物品：-2）であった．発話量の低下はあるものの明らかな失語症状は認めなかった．

症例8の解説

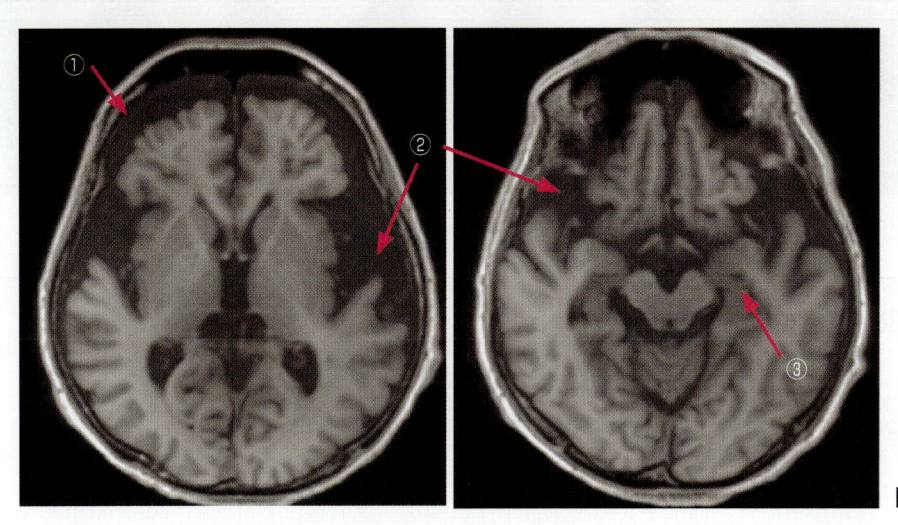

図3 図1の所見

■MRIで認める所見とその意義

所見1　前頭葉および側頭葉の萎縮（矢印①，②）

①で示される前頭葉および②で示される側頭葉に萎縮が認められる．そのためT1強調画像で低信号域を示す，脳脊髄液が満たされたクモ膜下腔が拡大している．

過去の多くのMRI研究からは，統合失調症において前頭葉や側頭葉を中心とする広範囲の体積減少が指摘されている[1]．ただし，これは患者群数十人と健常者群数十人を統計学的に比較してはじめて明らかになるような軽微な変化であり，個人のMRI画像から判読可能なレベルの変化という趣旨ではない．また，重症度[2]や抗精神病薬（特に定型薬）[3]の体積減少への影響も指摘されているが，同様である．

これほど顕著に，前頭葉および側頭葉を中心とした萎縮をきたすことはまれであり，前頭側頭葉変性症などの変性疾患の合併が疑われる．社会性の低下や無関心傾向などの症状は統合失調症の陰性症状と重なるが，前頭側頭葉変性症などの変性疾患による症状としても矛盾しない．画像および臨床的に疑いはあるものの結論には至っていない．

所見2　海馬の軽度萎縮（矢印③）

③で示されるように海馬の萎縮は軽度である．

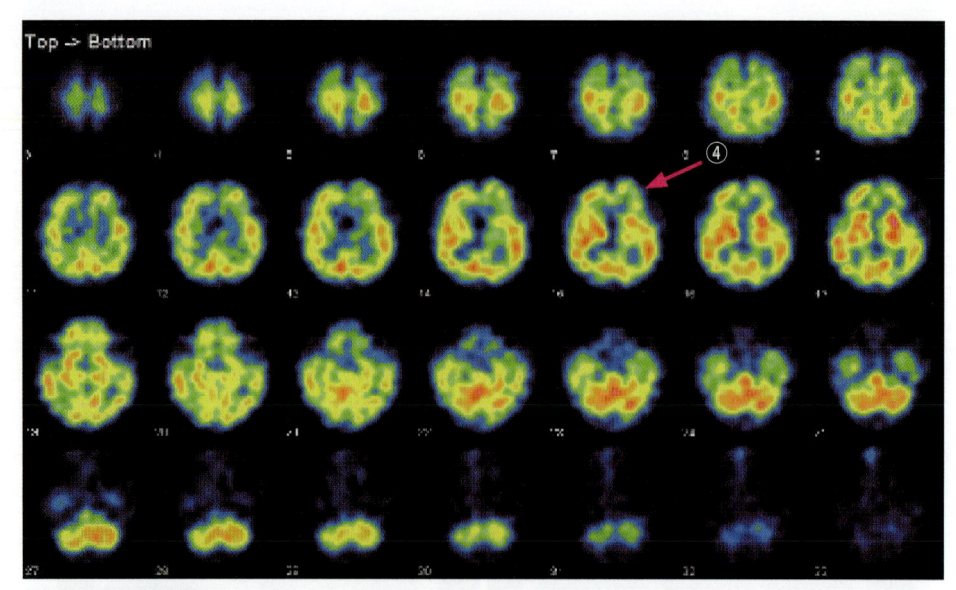

図4　図2の所見

■SPECTで認める所見とその意義

所見3 前頭葉および前部側頭葉の血流低下（矢印④）

　　　　この症例のSPECT検査においては，萎縮の影響もあると考えるが，④のように前頭葉および前部側頭葉の血流低下が目立つ．統合失調症における脳血流については視床で血流が増加する報告や低下する報告，側頭葉における血流異常が報告されるが一貫しない[4,5]．しかし，前頭葉のこれほど顕著な血流低下を認めることはまれである．臨床症状および頭部MRI画像所見と併せて，前頭側頭葉変性症などの変性疾患の合併も否定できない．統合失調症は慢性的な疾患であり，患者の高齢化に伴いこのような認知症合併症例も増加すると予想される．必要に応じて頭部MRI画像やSPECTを撮影し，適切な診断・治療を行うべきである．

　　　　　　　　　　　　　　　　　　　（中神由香子，大下　顕，久保田学，村井俊哉）

文献

1) Shenton ME, Dickey CC, Frumin M, et al. A review of MRI findings in schizophrenia. Schizophr Res 2001；49：1-52.
2) van Haren NE, Hulshoff Pol HE, Schnack HG, et al. Progressive brain volume loss in schizophrenia over the course of the illness：evidence of maturational abnormalities in early adulthood. Biol Psychiatry 2008；63：106-13.
3) Navari S, Dazzan P. Do antipsychotic drugs affect brain structure? A systematic and critical review of MRI findings. Psychol Med 2009；39：1763-77.
4) Min SK, An SK, Jon DI, et al. Positive and negative symptoms and regional cerebral perfusion in antipsychotic-naive schizophrenic patients：a high-resolution SPECT study. Psychiatry Res 1999；90：159-68.
5) Puri BK, Lekh SK, Nijran KS, et al. SPECT neuroimaging in schizophrenia with religious delusions. Int J Psychophysiol 2001；40：143-8.

第13章 強迫性障害

症例1 典型的な強迫性障害
年齢● 40歳代／性別●女性
病名●**強迫性障害（DSM-IV）**

●現病歴　10歳代後半のときに，通学していた大学のトイレに石鹸がなかったため，離れた場所のトイレを使用していた．この頃から，トイレに入った後は，石鹸で念入りに手を洗うことになった．大学を卒業後，会社員として勤務の頃，伝票や書類などの確認強迫が出現し，仕事の効率が低下したので退職した．30歳代前半で，洋服販売のアルバイトをするが，職場全体が汚れたような気分になり，店内で消毒用のスプレーを使ったため，仕事を継続できなかった．その後は，自宅にて一日に何時間も手を洗ったり，消毒用のスプレーをまいたり，入浴時間も増加するなど，不潔恐怖は悪化した．30歳代後半で近医を受診するが，症状は改善せず，少しでも動くと体が汚れたような気分になった．昼間は臥床し，夜になると，消毒用のスプレーを何本も購入し，自分の部屋を中心にスプレーで消毒，手も頻回に洗い，明け方になると眠るという昼夜逆転した生活のパターンだった．収集癖も始まり，新聞や雑誌などを捨てることができず，部屋に保存していた．40歳代で，A大学病院精神科を受診した．強迫観念・行為に関して不合理で苦痛と認識し，社会生活は顕著に障害されていた．高用量のクロミプラミンが処方されたが，症状は改善しなかった．

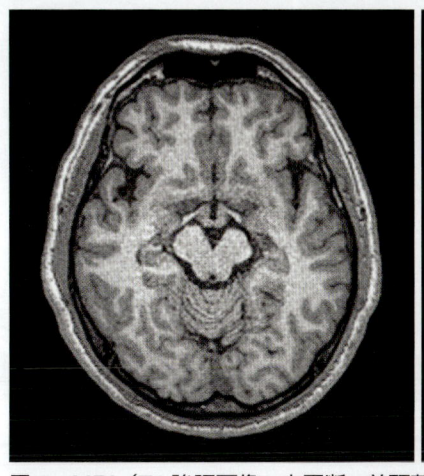

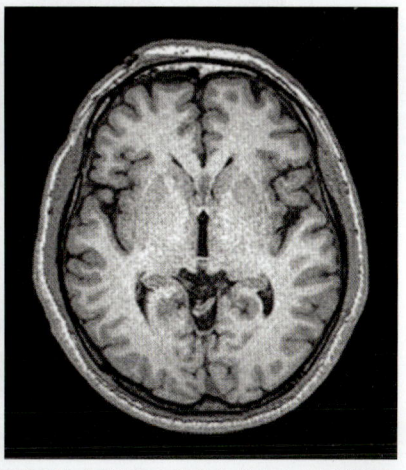

図1　MRI（T1強調画像，水平断，前頭葉底部と側脳室の前角と後角を通る断面）

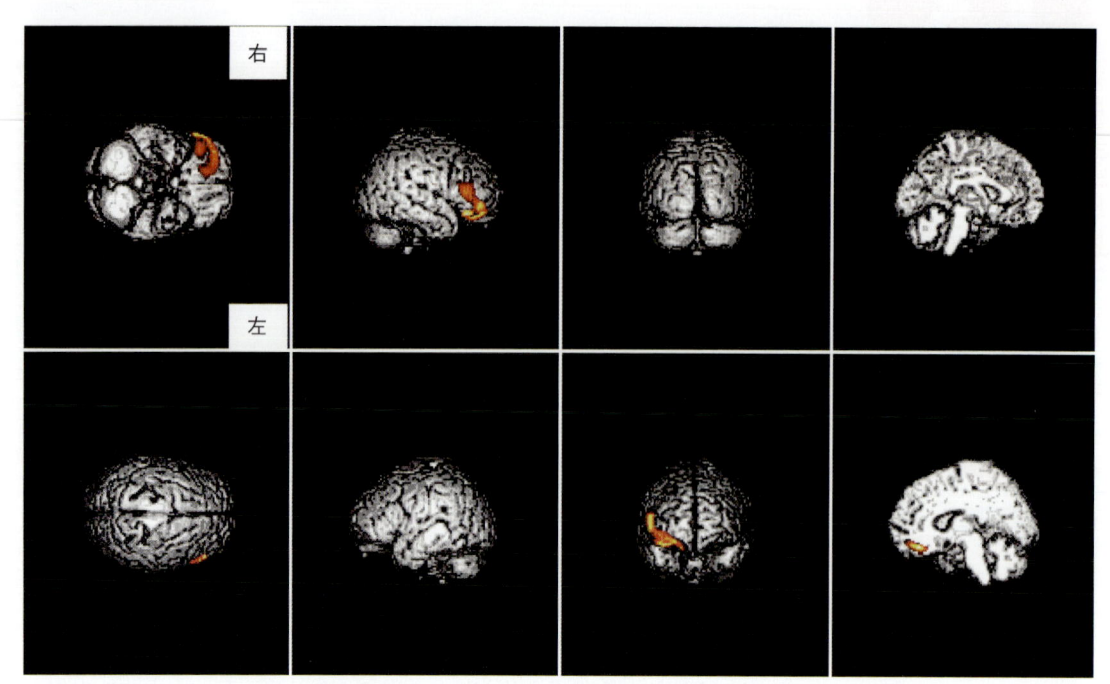

図2　SPECT（トレーサ：99mTc-ECD）

選択的セロトニン再取り込み阻害薬（selective serotonin reuptake inhibitor：SSRI）は，副作用が顕著で服用できなかった．A大学病院に入院し，約4か月の行動療法の治療により，不潔強迫が改善した．Yale-Brown obsessive compulsive scale（Y-BOCS）は37/40（行動療法開始前）から18点（行動療法終了後）まで改善した．

症例1の解説

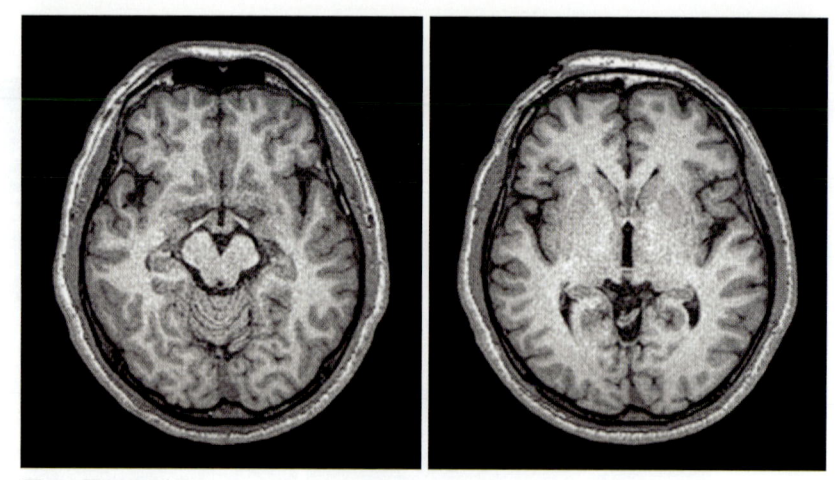

図3　図1の所見

■MRIで認める所見とその意義

所見1 異常所見を認めない

　A大学病院精神科を受診時の頃に撮影されたMRI画像では，特に萎縮などの異常所見はなく，年齢相応である．強迫性障害を対象とした脳形態画像の研究では，VBM（voxel-based morphometry；全脳をカバーした客観的な解析方法）の手法により，従来の脳画像研究では見出すことができなかった灰白質の複数部位の異常が検出されている．前頭葉眼窩部位や前頭葉帯状回の灰白質体積減少やレンズ核や尾状核の灰白質体積増加が指摘されている[1,2]．しかし，強迫性障害の症例を視覚的に評価した場合には，顕著な異常を認めることはまれである．

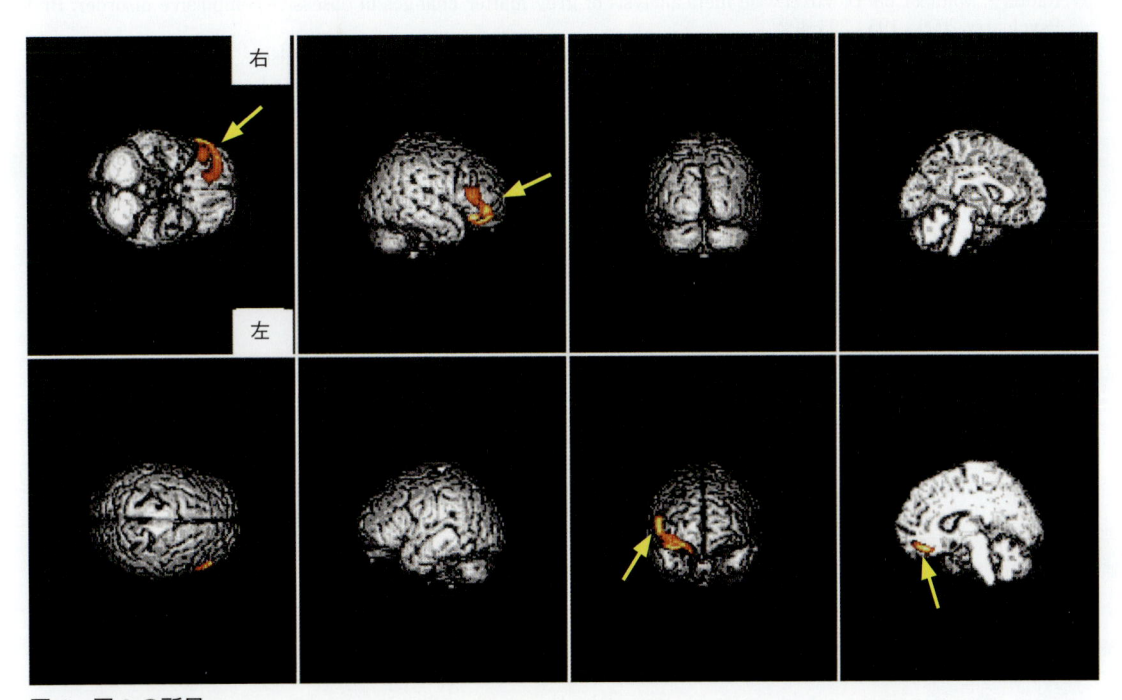

図4　図2の所見

■SPECTで認める所見とその意義

所見2 右前頭葉眼窩面と右の前頭葉背外側面の血流異常（血流増加）（矢印）

　脳血流SPECTは ^{99m}Tc-ECDをトレーサとして用いて，クロミプラミンを投与開始前に撮影した．この画像の客観的な評価のためにeZIS（easy Z-score Imaging System）[3] を用いて解析した．

　図に示したように，右前頭葉眼窩面と右の前頭葉の背外側面の血流異常を認めた．同年代の健常者と比較して，有意に血流が増加している領域が血流異常として示されている．判定閾値は，height threshold =0.01 extent threshold =0.01 uncorrected for multiple comparison の条件により解析され，同年代の健常者と比較して，脳血流の増加した領域が黄色〜赤の色で示されている．表示されたのは3D render による画像である．

強迫性障害に関する前頭葉（眼窩部位が主体）と皮質下の神経ネットワーク障害の仮説として提唱されており，この領域の代謝あるいは脳血流の増加が指摘されている．最近の総説[4]によれば，前頭葉の背外側面も重視されている．しかし，これらの所見は，視察方法による評価では同定は困難であり，eZISのようなZスコアも用いて健常群と比較解析を行うソフトの利用が望ましい．

（仲秋秀太郎，川口彰子，橋本伸彦）

文献

1) Radua J, Mataix-Cols D. Voxel-wise meta-analysis of grey matter changes in obsessive-compulsive disorder. Br J Psychiatry 2009；195：393-402.
2) Rotge JY, Langbour N, Guehl D, et al. Gray matter alterations in obsessive-compulsive disorder：an anatomic likelihood estimation meta-analysis. Neuropsychopharmacology 2010；35：686-91.
3) 松田博史．新しい脳血流SPECTの画像統計解析法（easy Z-score Imaging System：eZIS）の有用性．月刊インナービジョン 2002；11：97-103.
4) Menzies L, Chamberlain SR, Laird AR, et al. Integrating evidence from neuroimaging and neuropsychological studies of obsessive-compulsive disorder：the orbitofronto-striatal model revisited. Neurosci Biobehav Rev 2008；32：525-49.

症例 2　慢性化した強迫性障害
年齢 ● 50歳代／性別 ● 男性
病名 ● 強迫性障害（DSM-IV）

● 現病歴

　大学を卒業後，教員をしていた．20歳代後半の頃から確認行為が出現した．仕事中に何回も仕事内容に関して確認し，仕事の継続が困難となり退職した．

　その後，数へのこだわりや部屋にある物の置き方にこだわるようになった．確認強迫も悪化し，加害強迫（自転車に乗っていると誰かにぶつかるのではないか）も出現し，外出も困難になった．

　30歳代前半のときに，近医の精神科受診．選択的セロトニン再取り込み阻害薬（selective serotonin reuptake inhibitor：SSRI）であるフルボキサミン250 mgや他の種類のSSRIも処方されたが，症状は改善しなかった．その後，強迫的緩慢さも出現し，食事や入浴などに長い時間がかかるようになった．また確認強迫のために，鍵の確認や「何か落としたのではないか」という確認も顕著で，外出にも時間がかかり，自宅にひきこもりがちになった．

　50歳代でA大学病院精神科を受診し，SSRI以外にもリスペリドン少量も追加されたが，改善しなかった．強迫観念・行為に関して不合理で苦痛と認識し，社会生活は顕著に障害されていた．確認強迫以外にも対称性と数へのこだわりや不潔強迫など複数の強迫症状が併存していた．Yale-Brown obsessive compulsive scale（Y-BOCS）は34/40点と重度であり，行動療法も施行されたが，治療の継続は困難であり中断した．

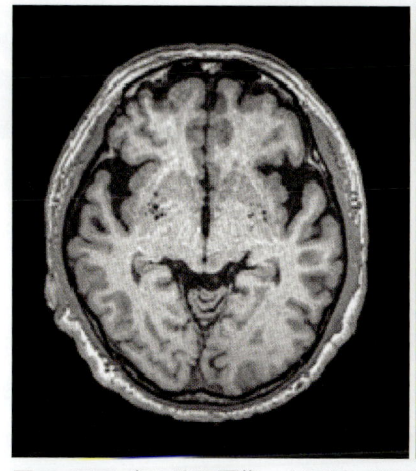

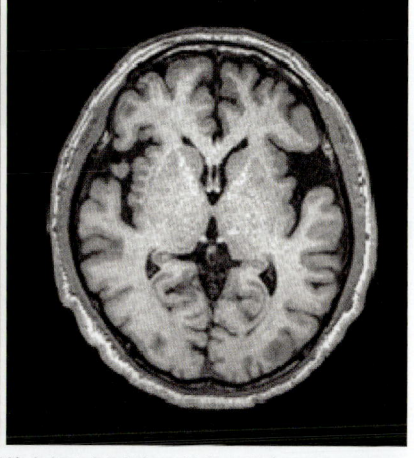

図1　MRI（T1強調画像，水平断，前頭葉底部と側脳室の前角と後角を通る断面）

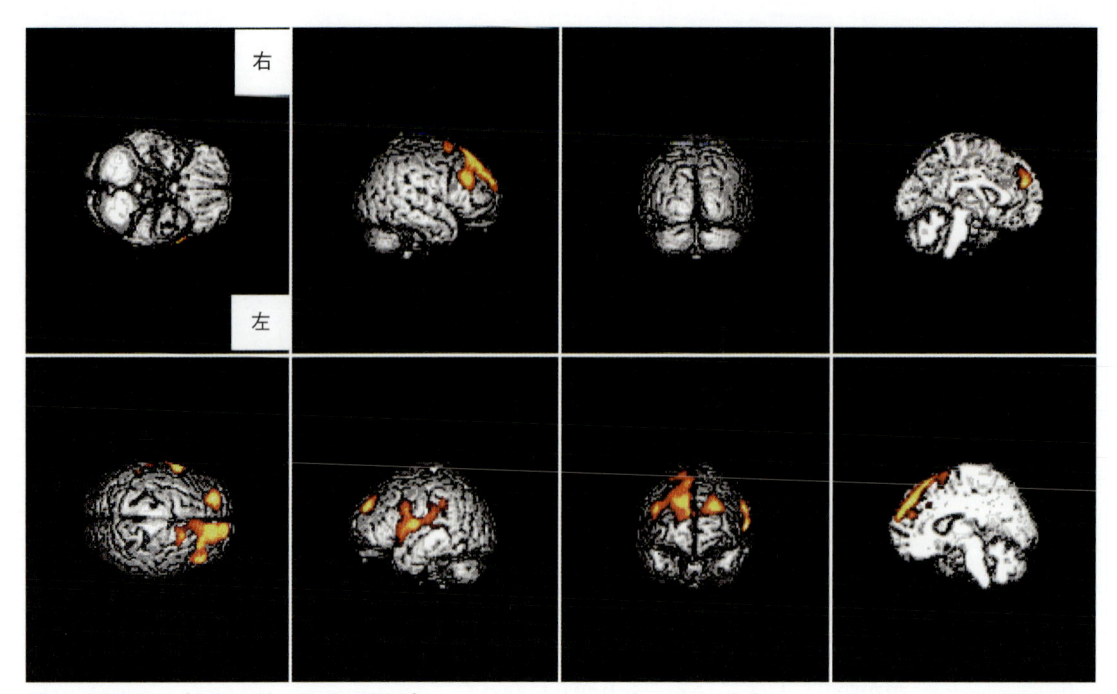

図2　SPECT（トレーサ：99mTc–ECD）

症例2の解説

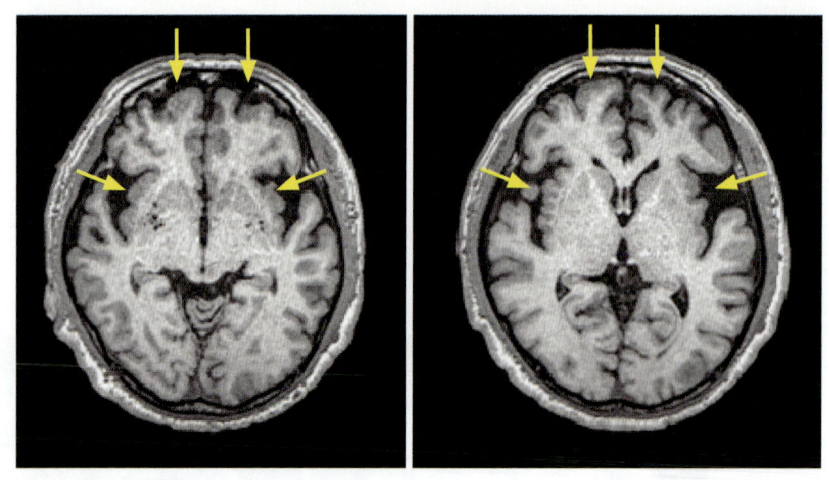

図3　図1の所見

■MRIで認める所見とその意義

所見1 前頭葉前方の軽度萎縮と島の中程度萎縮（矢印）

　　　MRI画像は，A大学病院精神科受診時に撮影した．前頭葉前方の軽度萎縮と島の中程度萎縮を認めた．患者は50歳代であるが，年齢不相応な萎縮所見である．前頭葉眼窩部位や前頭内側面などの灰白質体積減少は，近年の強迫性障害を対象とした脳形態画像の研究では，VBM（voxel-based morphometry；全脳をカバーし

た客観的な解析方法）の手法により，指摘されている[1,2]．島部の形態異常も，VBM解析により報告されているが，健常者に比較して大きいといわれている[3]．

本症例は，発病からの病歴が長く，複数の強迫性症状を併発している．病歴の長い症例では，短い症例に比較すると，注意や前頭葉機能の低下が想定されている[4]．本症例のように病歴が長い症例では，時に個別のMRI形態所見でも異常を認めるかもしれない．しかしながら，若年期認知症の一つであるPick病でも，前頭葉前方の限局的萎縮を認める場合があるので，注意深い鑑別が必要である．Pick病では，強迫性症状は常同行為の一環であり，病識のない症例が多い．

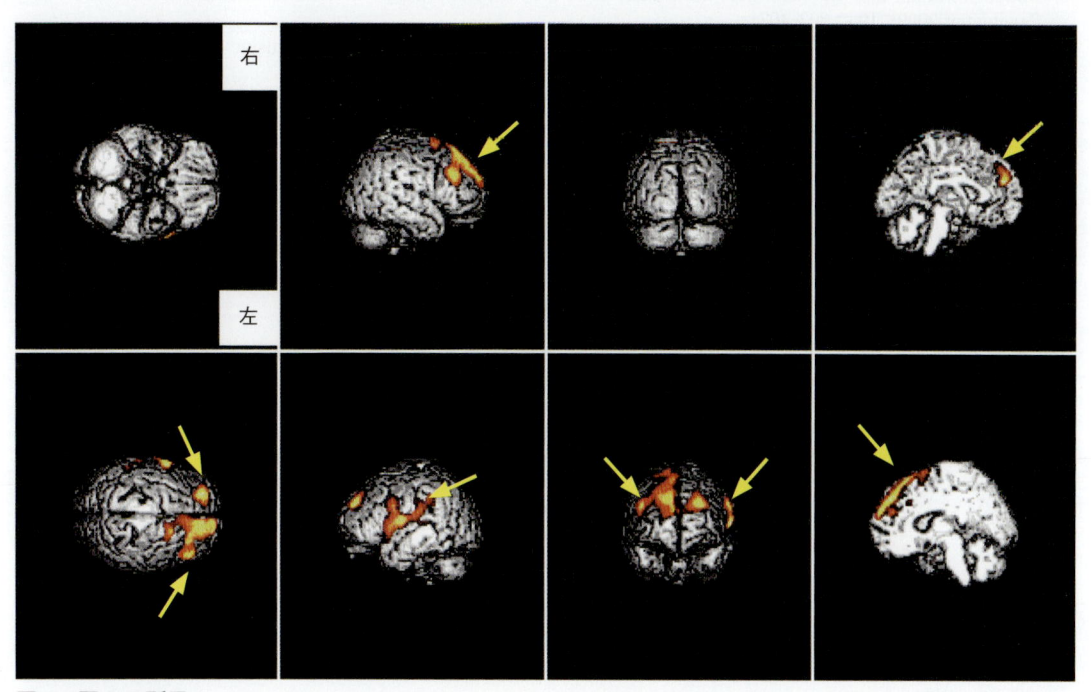

図4　図2の所見

■ SPECTで認める所見とその意義

所見2 両側面の前頭葉背外側面と前頭葉内側面の血流異常（血流低下）（矢印）

脳血流SPECTは^{99m}Tc-ECDをトレーサとして用いて，A大学病院精神科受診時に撮影した．この画像の客観的な評価のために，eZIS（easy Z-score Imaging System）[5]を用いて解析した．図4に示したように，両側面の前頭葉背外側面と前頭葉内側面の血流異常を認めた．同年代の健常者と比較して，有意な脳血流の低下領域が血流異常として示されている．判定閾値は，height threshold =0.01 extent threshold =0.01 uncorrected for multiple comparisonの条件により解析され，同年代の健常者と比較して，脳血流の低下した領域が黄色〜赤の色で示されている．表示されたのは3D renderによる画像である．

一般的には，症例1のように，強迫性障害では，前頭葉（眼窩部位が主体）と皮

質下の神経ネットワークの障害は，健常者と比較した血流増加の所見である．しかしながら，本症例のように病歴が長く，中高年まで慢性的に経過が継続する症例では，むしろ前頭葉の脳血流は健常者と比較して減少した所見を呈することもある．頭部 MRI で認めた前頭葉部位を中心とした萎縮所見も反映した異常所見の可能性もある．

（仲秋秀太郎，川口彰子，橋本伸彦）

文献

1) Radua J, Mataix-Cols D. Voxel-wise meta-analysis of grey matter changes in obsessive-compulsive disorder. Br J Psychiatry 2009；195：393-402.
2) Rotge JY, Langbour N, Guehl D, et al. Gray matter alterations in obsessive-compulsive disorder：an anatomic likelihood estimation meta-analysis. Neuropsychopharmacology 2010；35：686-91.
3) Menzies L, Chamberlain SR, Laird AR, et al. Integrating evidence from neuroimaging and neuropsychological studies of obsessive-compulsive disorder：the orbitofronto-striatal model revisited. Neurosci Biobehav Rev 2008；32：525-49.
4) Nakao T, Nakagawa A, Yoshiura T, et al. Duration effect of obsessive-compulsive disorder on cognitive function：a functional MRI study. Depress Anxiety 2009；26：814-23.
5) 松田博史．新しい脳血流 SPECT の画像統計解析法（easy Z-score Imaging System：eZIS）の有用性．月刊インナービジョン 2002；11：97-103.

症例 3　うつ病を併発した強迫性障害

年齢● 20 歳代／性別●女性
病名●強迫性障害（DSM-IV），大うつ病性障害（DSM-IV）

●現病歴　　10 歳代後半の頃から，仕事中に何か間違いを犯したのではないかと何回も同僚に確認するようになった．20 歳代初めに結婚後，手洗いが頻回になり，自宅の掃除も一日に繰り返しするようになった．出産後，子どもがささいなことでも感染し，病気になるのではないかと心配し，入浴や洗濯に時間がかかるようになった．石鹸の消費量も増加した．20 歳代半ばで，抑うつ気分が目立ち，自宅で首をつろうとしたこともあった．不眠や意欲低下も顕著になり，掃除や入浴の回数は減少したが，臥床がちとなった．食欲も低下し，20 歳代後半で A 大学病院精神科を受診した．強迫観念・行為に関して不合理で苦痛と認識していたが，抑うつ気分も目立ち，そのために社会生活は顕著に障害されていた．Yale-Brown obsessive compulsive

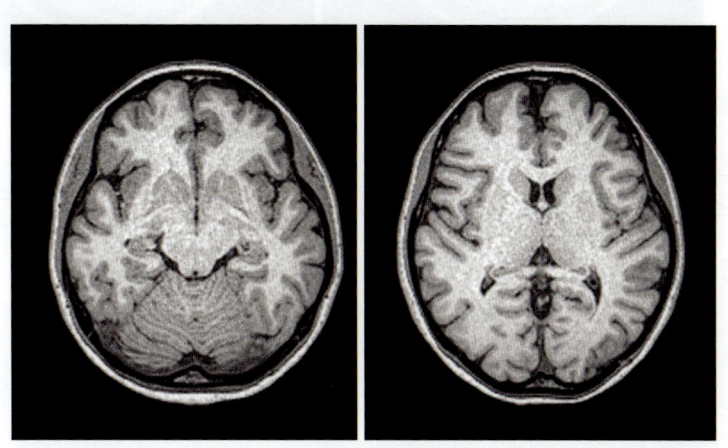

図 1　MRI（T1 強調画像，水平断，前頭葉底部と側脳室の前角と後角を通る断面）

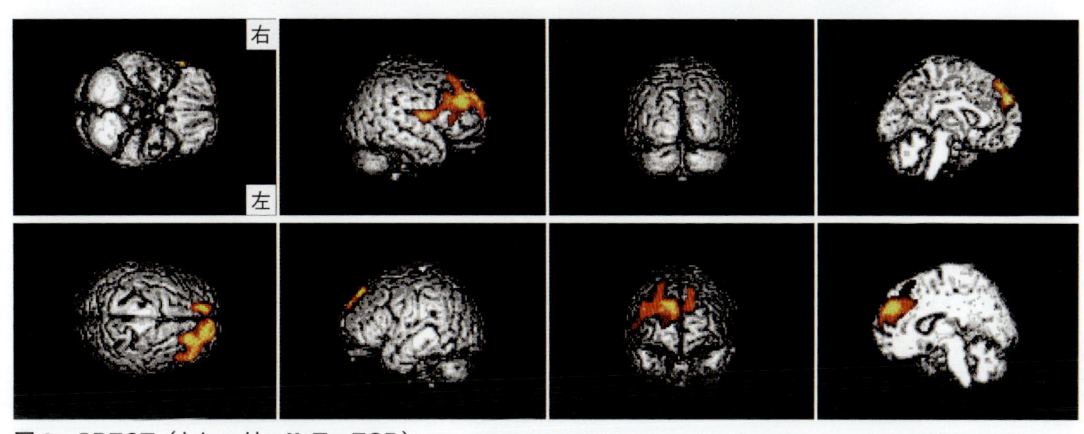

図 2　SPECT（トレーサ：^{99m}Tc-ECD）

scale（Y-BOCS）は20/40と中等度の強迫症状であったが，BDI（Beck Depression Inventory）-IIは40/63点と抑うつ気分が重度だった．選択的セロトニン再取り込み阻害薬（selective serotonin reuptake inhibitor：SSRI）であるフルボキサミン200 mg/日が処方されて，BDI-IIは18点まで改善した．

症例3の解説

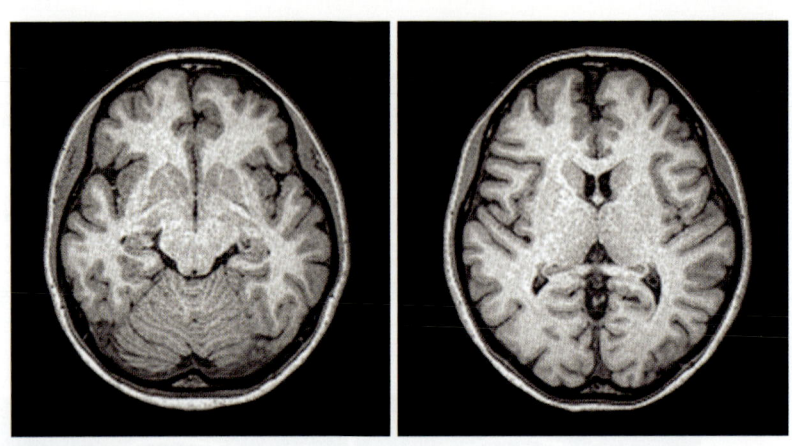

図3　図1の所見

■ MRIで認める所見とその意義

所見1　異常所見を認めない

A大学病院精神科を受診時の頃に撮影されたMRI画像では，特に萎縮などの異常所見はなく，年齢相応である．症例1の項でも言及したように，若年者の強迫性障害の症例を視覚的に評価した場合には，顕著な異常を認めることはまれである．

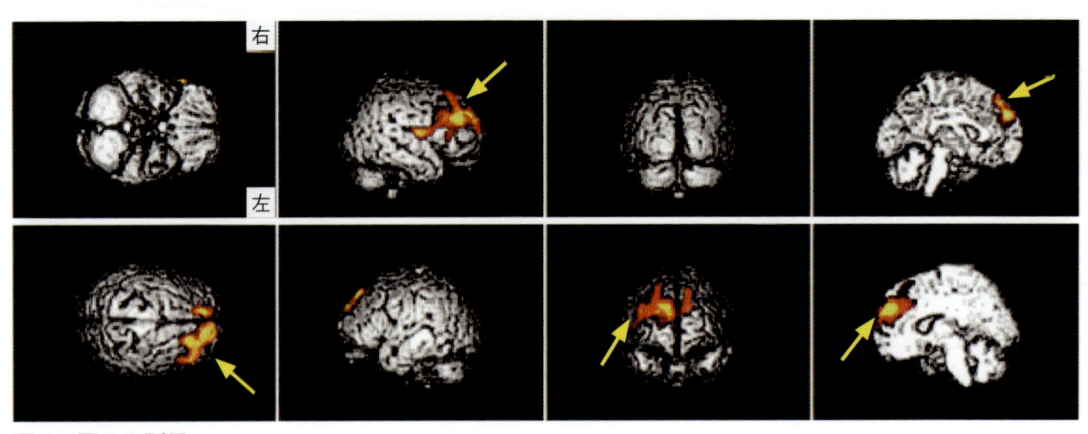

図4　図2の所見

■SPECT で認める所見とその意義

所見2 両側の前頭葉内側面と右の前頭葉背外側面の血流異常（血流低下）（矢印）

　A大学病院精神科を受診時の頃に撮影された．脳血流 SPECT は ^{99m}Tc-ECD をトレーサとして用いて，フルボキサミンを投与開始前に撮影した．この画像の客観的な評価のために，eZIS（easy Z-score Imaging System）[1] を用いて解析した．図4に示したように，同年代の健常者と比較して，有意に血流が低下している領域が血流異常として示されている．判定閾値は，height threshold =0.01 extent threshold =0.01 uncorrected for multiple comparison の条件により解析され，同年代の健常者と比較して，脳血流の低下した領域が黄色〜赤の色で示されている．表示されたのは 3D render による画像である．

　強迫性障害では前頭葉（眼窩部位が主体）と皮質下の神経ネットワーク障害の仮説として提唱されており，この領域の代謝あるいは脳血流の増加が指摘されている．しかし，症例1とは異なり，本症例は画像の撮影時には抑うつ状態が強迫性症状よりも顕著であった．強迫性障害にはうつ状態が併発する場合が多い．機能画像の研究は，うつ病が併発した強迫性障害と併発していない強迫性障害では，画像所見が異なると報告されている[2]．本症例の所見は，両側の前頭葉内側面は，うつ病でしばしば指摘される帯状回前方に近接した領域である．強迫性障害にうつ病が併発した症例では，本症例のように，典型的な強迫性障害の脳血流画像所見とは異なる場合も多い．強迫性障害の脳血流画像の所見を判断する場合，うつ病の併発に注意して判断すべきであろう．

〈仲秋秀太郎，川口彰子，橋本伸彦〉

文献

1) 松田博史．新しい脳血流 SPECT の画像統計解析法（easy Z-score Imaging System：eZIS）の有用性．月刊インナービジョン 2002；11：97-103．
2) Saxena S, Brody AL, Schwartz JM, et al. Neuroimaging andfrontal-subcortical circuitry in obsessive-compulsive disorder. Br J Psychiatry Suppl 1998；35：26-37.

第14章

不安障害

症例 1

年齢◉30歳代／性別◉男性
病名◉パニック障害（DSM-IV）

◉現病歴　20歳代のとき，転職を考えて資格試験を受けるも不合格となる．同時期に，地下鉄内で真っ青になり心臓が強く打つ感じを自覚し，初めてパニック発作を体験した．その後，毎日パニック様症状が出現したため，近医を受診，パニック障害と診断され，向精神薬による治療が開始された．画像検査施行時点では，パニック発作は消失しているものの予期不安が継続している状態である．

◉既往歴等　一卵性双生児（兄）．身体疾患や他の精神疾患の併存は認められない．

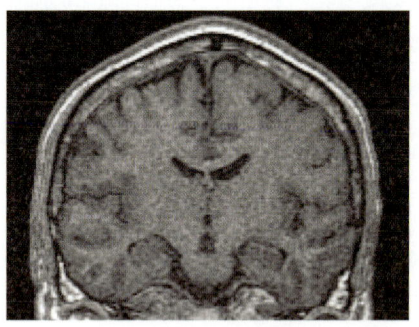

図1　1.5T-MRI（T1強調画像，冠状断）

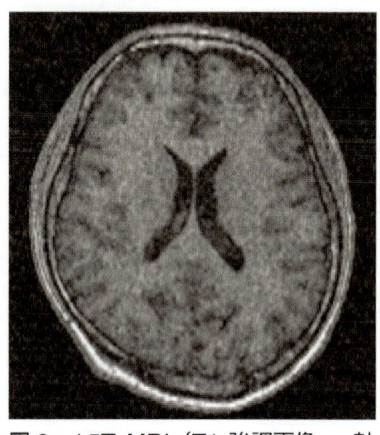

図2　1.5T-MRI（T1強調画像，軸位断）

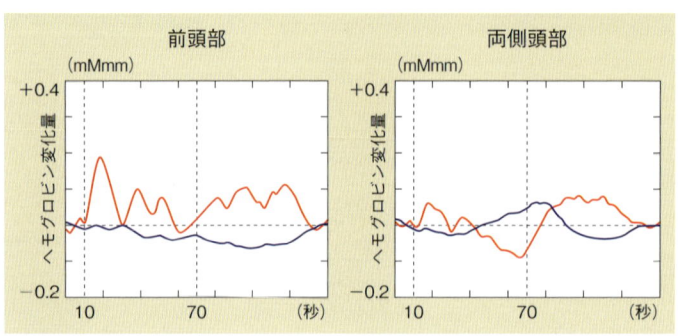

図3　NIRS（言語流暢性課題遂行中の前頭部と側頭部の平均波形）

14
不安障害

症例1の解説

　本症例は，兄がパニック障害に罹患しているが，弟は健常の一卵性双生児不一致例である．双生児法を用いた遺伝子・画像研究に協力同意が得られたため，DNA検査で一卵性であることを確認し，兄弟ともに1.5T-MRI形態画像の撮像，およびNIRS検査（言語流暢性課題）を用いて前頭葉機能の評価を行った．なお，パニック障害の兄は右利きであるが，健常の弟は左利きである．

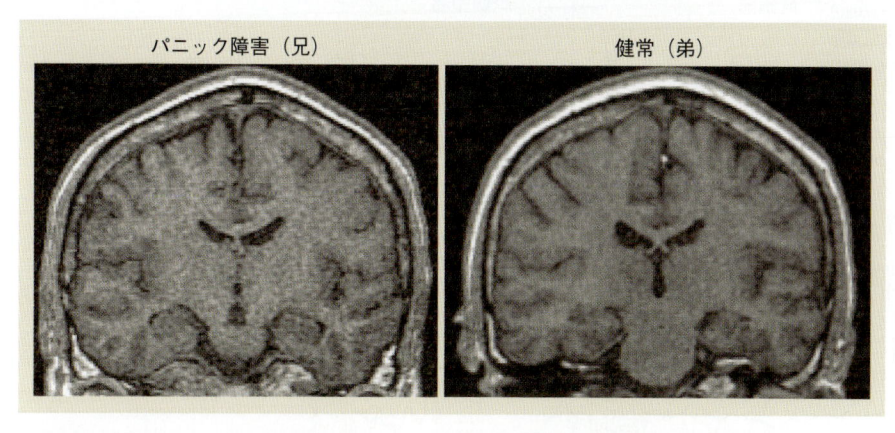

図4　1.5T-MRI（T1強調画像，冠状断）

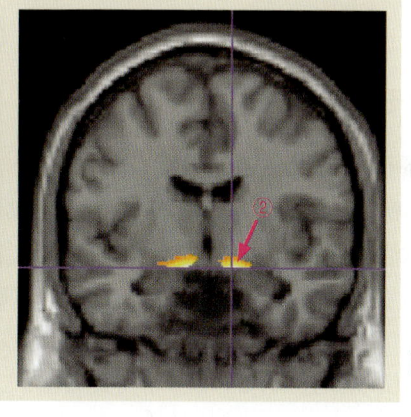

図5　VBM法を用いたMRI形態解析の結果

■MRIで認める所見とその意義

　兄弟ともに器質性変化は認められない（図4）．

所見1 **左上前頭回灰白質の萎縮（矢印①）**

　VBM法を用いて年齢・性別をマッチさせた健常男性20人と比較すると，パニック障害罹患者（兄）では，左上前頭回灰白質の萎縮が認められたが（図5左），健常者（弟）では，逆に左上前頭回白質が健常群より大きかった．

247

所見2 右海馬傍回を中心とした領域の萎縮（矢印②）

　双生児ペア2人（兄弟）と健常群20人を比較したところ，右海馬傍回を中心とした領域で萎縮が認められた（図5右）．

　これらの結果より，パニック障害患者における海馬傍回を含む辺縁系の変化は疾患に対する脆弱性を示し，パニック障害の発症には前頭葉が関与する可能性を示唆している[1]．

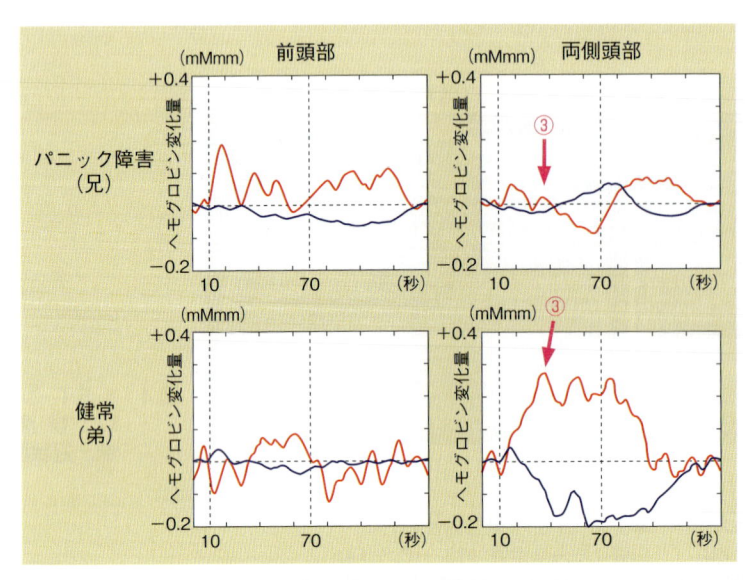

図6　NIRS（言語流暢性課題）

■ NIRSで認める所見とその意義

所見3 両側頭部平均波形の課題中の賦活が小さい（矢印③）

　言語流暢性課題遂行中のNIRS波形は，前頭部平均波形については兄弟ともに課題中の賦活が小さい傾向を示した（図6左上下）．両側頭部平均波形については，健常の弟では課題に伴う賦活を示したが（図6右下），パニック障害の兄では賦活が小さく（図6右上），双生児間で違いが認められた．これらの結果は，前頭部波形には遺伝の関与，あるいは，中間表現型として機能する可能性を示唆し，側頭部波形については，状態の変化像を示す可能性を示している．ただし，パニック障害の兄については，向精神薬による治療の影響を考慮する必要がある[2]．

〈西村幸香，井上　顕，谷井久志〉

文献

1) 谷井久志，西村幸香，音羽健司ほか．精神疾患の分子病態　パニック障害研究の現状と展望．実験医学 2007；25：167-72．
2) Tanii H, Nishimura Y, Inoue K, et al. Frontal lobe dysfunction in panic disorder：a comparison of multichannnel near-infrared spectroscopy in monozygotic twins discordant for panic disorder. J Neuropsychiatry Clin Neurosci 2010；22：E3-4．

第15章 認知症

症例1
年齢◉60歳代前半（初診時）／性別◉女性
病名◉アルツハイマー病による老年期認知症

◉**主訴** 仕事を続けたことを後悔している．

◉**家族歴** 特記すべきことなし．

◉**生活歴** 女学校卒業後に就職した職場で，窓口業務を担当して苦情を一手に引き受けてきた．

◉**現病歴** X-1年に職場が合併により忙しくなり，業務（パソコン操作，外国人への対応）をこなし切れなくなったが，気兼ねして助けを求めることができず，次第に元気がなくなってきた．不眠，易疲労感，食欲低下，体重減少（半年で5 kg），物忘れ，意欲低下，不安感があり，近医にて抗不安薬の処方を受けるも改善しないため，X年に精神科を受診した．

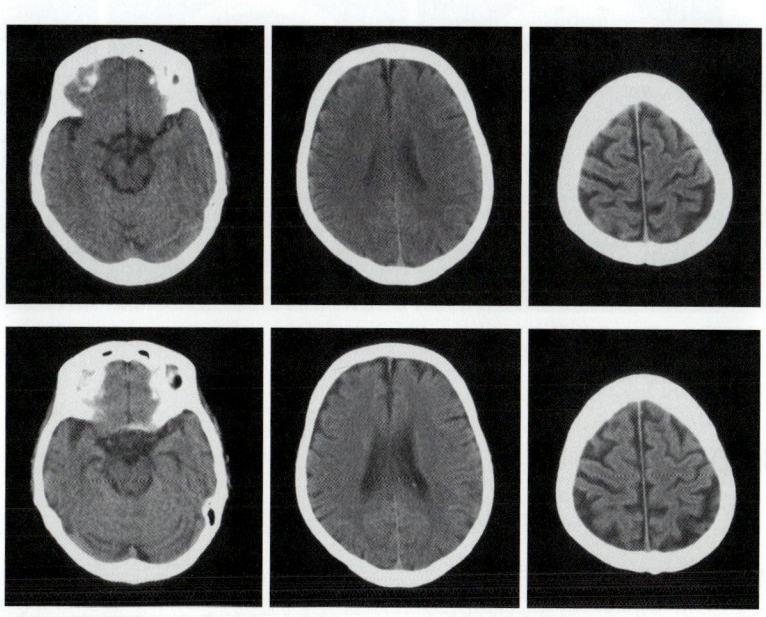

図1　CT所見
上段：X年，下段：X＋4年．

症例1の解説

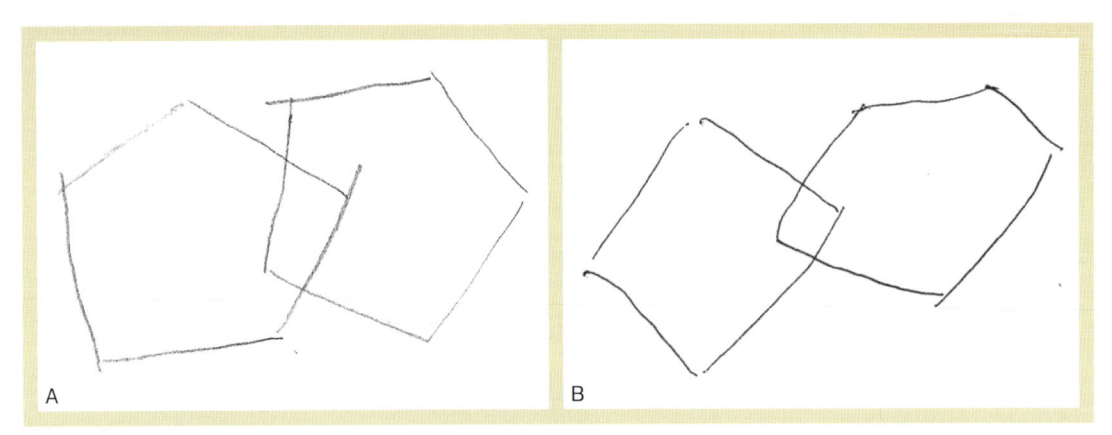

図2　図形の模写

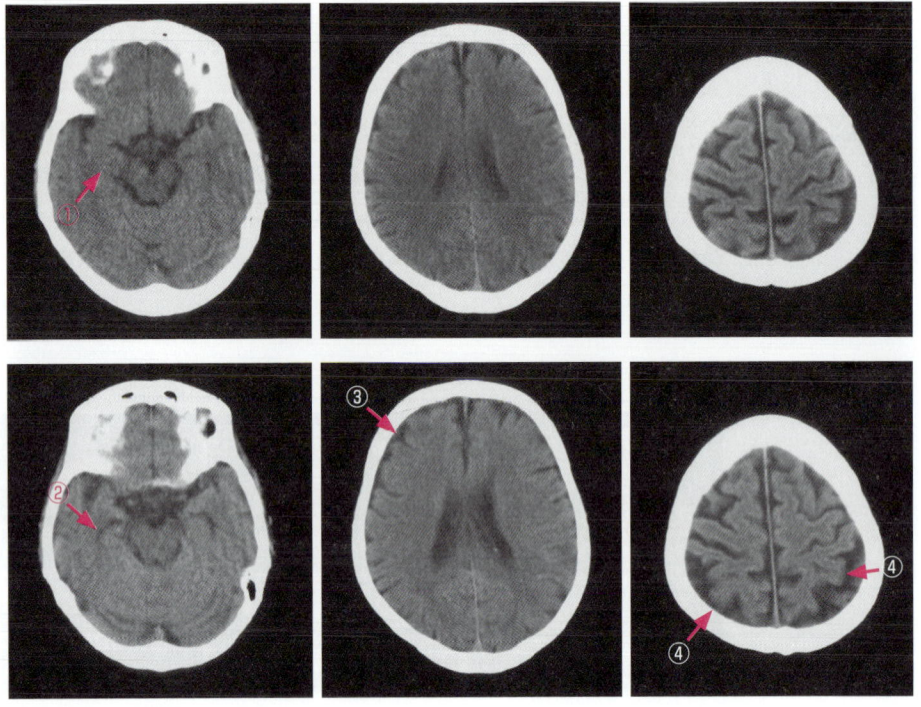

図3　図1の所見

■ 初診時の検査・診断

　　　　　Beckうつ病調査表では28点で，中等度から重度の抑うつ状態が認められた．検査時に「気が滅入るとはどういうことですか」と戸惑ったようすや，回答に時間がかかり，言葉の意味がとらえられていないようすであったとの観察がある．抑うつ感よりも活力低下，能力低下，易疲労感を気にするプロフィールであった．

改訂長谷川式簡易知能評価では27点で，認知症は否定的だが，逆唱では指を使いながらやっと行っており，短期記憶の低下のみがみられた．

Mini-Mental State Examinationでは27点で正常範囲であるが，手先の動作が稚拙で図形の模写に乱れがみられ（図2A），書字の稚拙さも目立った．

頭部CT検査では，明らかな血管病変や空間占拠性病変はみられず，側脳室下角の拡大も認められないが（矢印①），頭頂領域の脳溝開大が目立ち，前大脳縦裂の開大が若干認められた（図3上段）．

以上の所見から，明らかな認知機能低下はなく仮性認知症の症状がみられ，意欲・活動性の低下を主体とした中等症うつ病エピソードとして抗うつ薬投与が開始された．その後X年に職場を定年退職し，労務を離れて負担から解放されたため抑うつ状態は次第に軽減し，1か月後に治療を終結した．

■ 4年後の検査・診断

X+3年の秋ごろから物忘れが目立ち始め，友人との約束を忘れる，町会でつじつまの合わないことを言う，買ったものをどこにしまったか忘れる，などがみられるようになり，心配した家族とともに半年後に精神科を受診した．

改訂長谷川式簡易知能評価では16点で時間見当識が不良，即時記憶は可能だが遅延再生不能，計算は繰り下がりができない，言語流暢性は良好という結果であった．

Mini-Mental State Examinationでは17点で認知症の可能性が強く疑われ，図形の模写も不正確であった（図2B）．

頭部CT検査では，明らかな血管病変や空間占拠性病変はみられず，前回に比して側脳室下角の拡大（矢印②）が認められるようになり，頭頂領域の脳溝開大（矢印④）が目立ち，前頭領域の脳溝開大（矢印③）も顕著となってきていた（図3下段）．

前回のような抑うつ症状は認められず，認知機能低下や頭頂，側頭領域および前頭領域の脳萎縮が進行しており，アルツハイマー病による老年期認知症と診断された．

本症例は初診時には，業務の負担が増えるなか，年齢からくる業務不適応が生じて抑うつ状態をきたしたと診断された．その4年後に明らかな物忘れが生じたため，アルツハイマー病として治療が開始された．初診時に認知症を疑わせる所見はあるが，認知機能低下の確定的な所見はみられていない．しかし4年後の診断確定時には，以前の検査結果がきわめて参考になったことはいうまでもない．

〔川﨑康弘，谷野亮一郎，島崎正夫，藤田宗久〕

症例 2	年齢● 70歳代中盤／性別●女性
	病名●アルツハイマー病

- ●既往歴　特記事項なし．
- ●家族歴　特記事項なし．
- ●現病歴　70歳代前半から物忘れがあることを家人にこぼすようになっていた．翌年には，台所が前ほどきれいではなくなり，何回か同じ物を買ってきてしまうようになった．また，外出せず，家でテレビを見ることが増えるようになった．その1年後になると，食事はごはんとみそ汁ぐらいの簡単なものになり，家で何もしない時間が増えるようになった．
- ●神経心理学的検査　MMSE：21点（時間見当識－1，言語段階命令－1，復唱－1，遅延再生－2，計算－3，図形模写－1）．

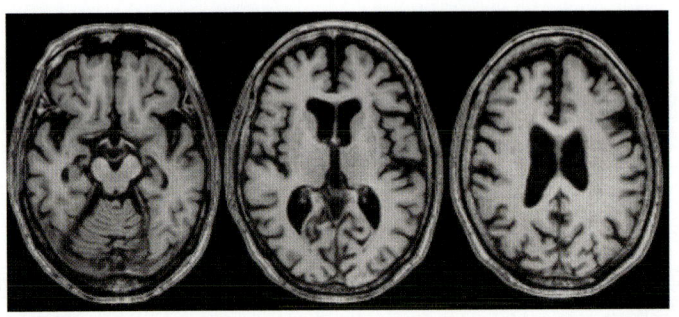

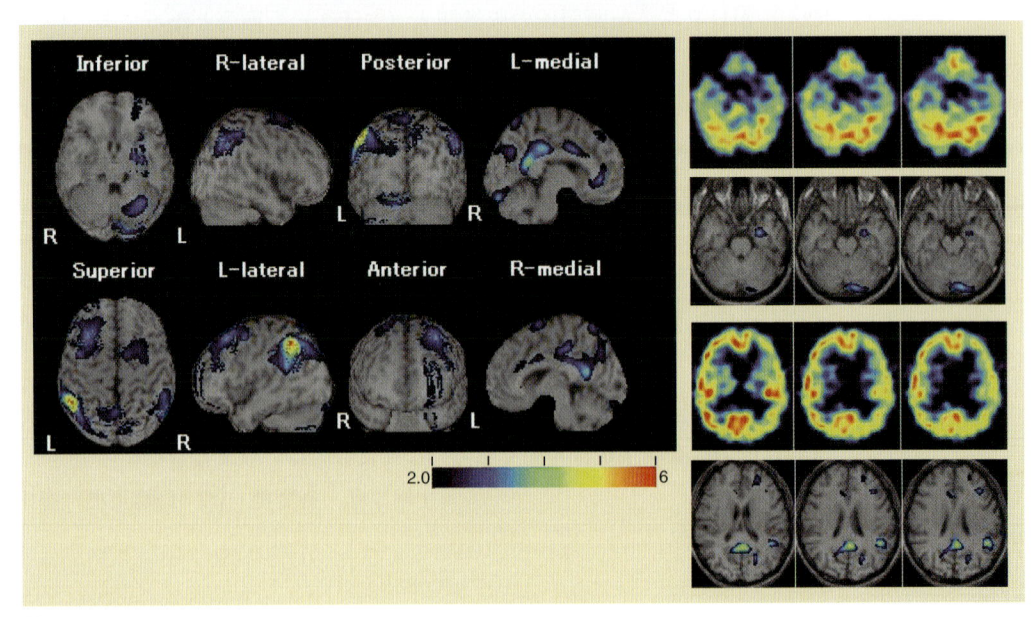

図1　MRI

図2　SPECT

症例2の解説

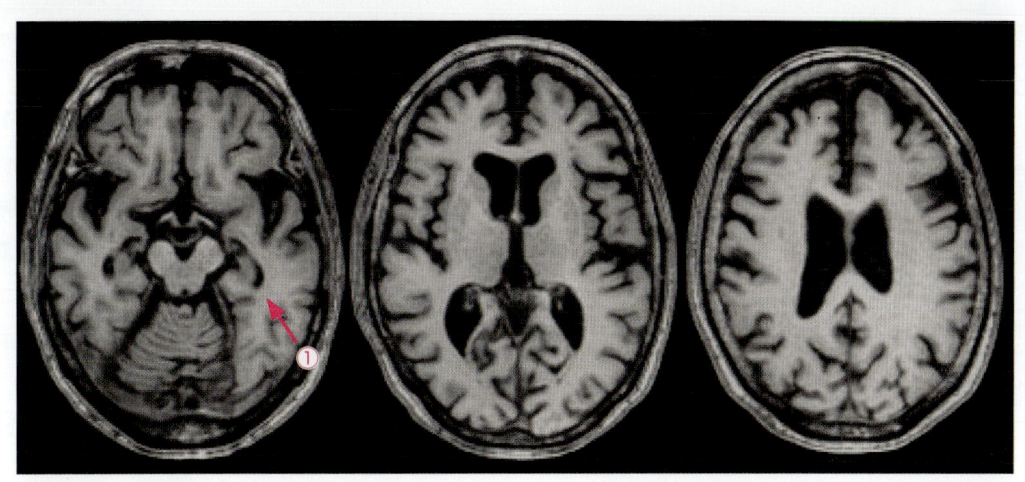

図3　図1の所見

■MRIで認める所見とその意義

所見1　びまん性に認める全脳の萎縮と海馬の萎縮およびそれを反映する側脳室下角の開大（矢印①）

　　アルツハイマー病では，早期から海馬傍回の萎縮が認められ，次第に萎縮が強まり，全脳もびまん性に萎縮する．

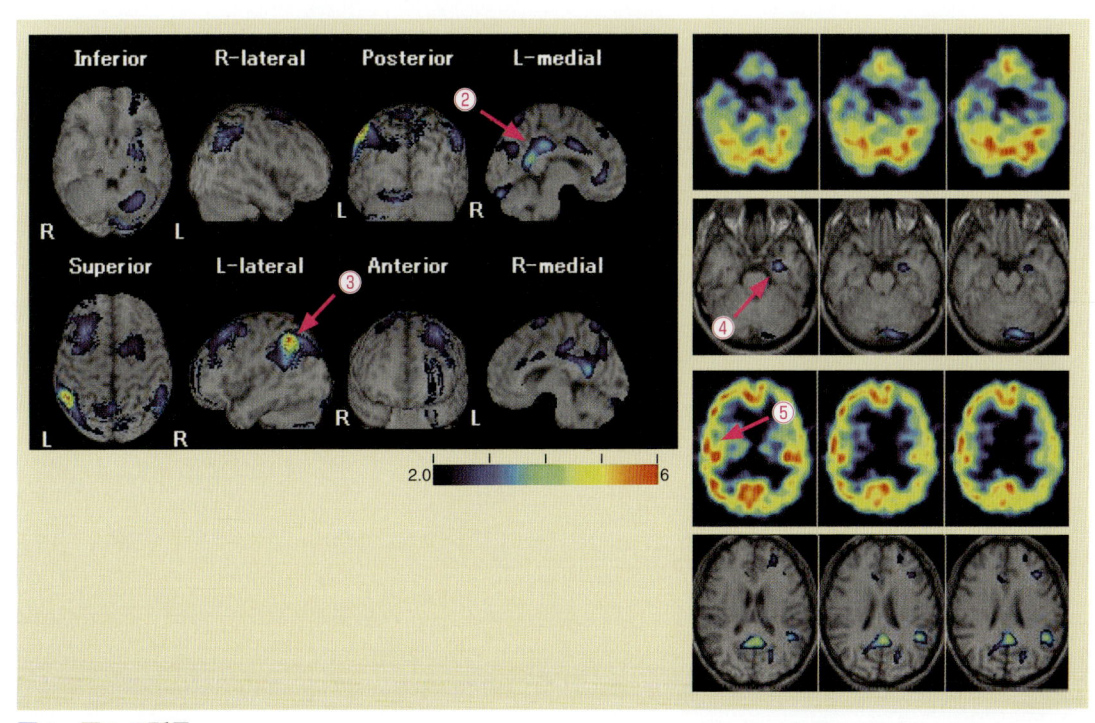

図4　図2の所見

■ SPECTで認める所見とその意義

所見2 帯状回後部・楔前部（矢印②），頭頂連合野（矢印③），側頭葉内側部（矢印④）の血流低下を認めると同時に，一次感覚運動野は保たれている（矢印⑤）

　脳血流SPECTでは，帯状回後部・楔前部，頭頂葉，海馬での血流低下が特徴であり，帯状回後部・楔前部の低下ではエピソード記憶の再生が，頭頂葉では，空間見当識などが，海馬では記銘力が障害される．一方，一次感覚運動野は末期まで保たれていることが多く，頭頂葉が障害されているにもかかわらず一次感覚運動野が保たれていることが徘徊の原因となる．臨床において，血流低下部位を確認することは，臨床症状を予測することにもつながる可能性があり，家族への疾患教育にも有用と考えられる．

（根本清貴）

症例 3	年齢◉ 70 歳代前半／性別◉男性
	病名◉ minor neurocognitive disorders（DSM-V）
	特定不能の認知症（従来診断）

◉**現病歴**　X-1年3月，尿路感染症にて他院に入院した頃から食事・入浴が不規則となり，衣類の仕分けができなくなるなどの変化がみられていた．X年6月頃から「数万円の出資で数千万円の配当がある」という，誰からみても明らかにおかしいと感じる種々の投資話に興味をもつようになった．今お金を振り込まないと配当がないからと信じ，家族に無断で数回に分けて合計数百万円をネットで配信された口座に振り込んだという．家族が詰問するも必ず返金があると信じて疑わず，その後失った金額を補填すべく新たな投資話に出資することが続くようになった．家族の強い勧めでX年8月に近医受診するが，MMSEは29/30（遅延再生で−1），MRI上も問題はみられず終診となった．しかしその後もこうした行動は持続し，X年9月当院受診．当院受診時にはすでに，1,000万円を超える支払いをしていた．お金を振り込んだことに関しては「振り込め詐欺かもしれない」と内省を示唆する発言がみられるものの，依然として高額の配当があると信じており切迫感には著しく欠けていた．異常行動か否かの解釈には当人および周囲の間に著しい乖離がみられたものの，脳を中心とした内科的精査には本人が同意し，神経心理学的精査を主な目的にX年9月に入院となった．

◉**既往歴・生活歴**　大学を卒業後，会社員として事務職に従事．10年前に退職後は嘱託で週3日程度のアルバイトをしていた．パチンコも含めギャンブル歴はなく，主に読書が趣味であった．喫煙・アルコール歴もなし．X-1年の尿路感染症まで特記すべき既往はなし．

◉**入院後検査**　入院中は特に問題行動もみられず穏やかに経過した．時間割的行動もみられず言動はいたって正常．食事の嗜好に偏りはみられず，病棟での生活場面における問題

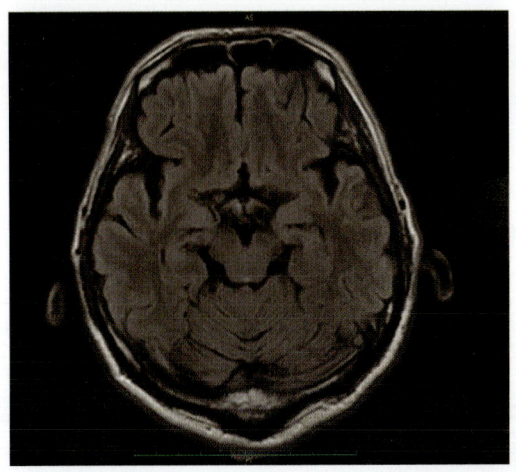

図1　MRI（水平断，海馬レベル）

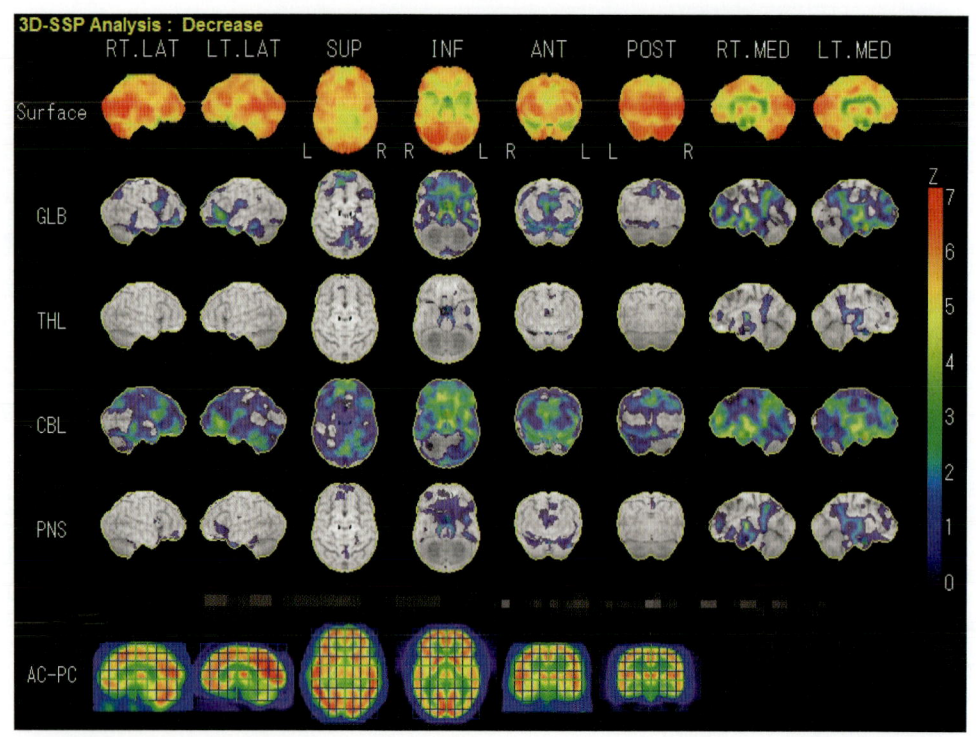

図2 脳血流SPECT（IMPによる3D-SSP）

は皆無であった．高額の「振り込み」について何度も会話で取り上げたが，「先生はそう言うけれどね，あれは取り返せるんですよ」と取り合わないことが多い．その根拠については不明のままであるが，詐欺である可能性を一部認めるなど柔軟さは認められ，精神障害に伴う妄想とはいいがたい．

入院後に施行した神経心理学的検査は以下のとおりである．
WAIS-III：言語性IQ = 130，動作性IQ = 119，全検査IQ = 128（言語理解126，知覚統合114，作動記憶126，処理速度118）
WMS-R：言語性記憶111，視覚性記憶100，一般的記憶108，注意/集中力107，遅延再生107
WCST：カテゴリー達成数6（Nelson型保続1，セットの維持困難0）
Stroop：15-18-25秒（Error 0-0-2）
WF：文字流暢性15，カテゴリー流暢性30
BADS：年齢補正標準化得点124，DEX = 20/80
ギャンブリング課題：終了時所持金25,000円（-175,000円）（Bad Deck選択数前半= 33/50，後半= 36/50）

「山によって取られるお金が違う」「稼ぐんだったらこの二つの山（Good Deck）からだね」とある程度検査の構造がわかっていても，後半はほとんどBad Deckからの選択であった．「カード選択直後の報酬〜遅延した罰」という順序を逆にしたギャンブリング課題変法も行ったが，終了時所持金は43,000円（-157,000円）（Bad

Deck 選択数 前半＝30/50，後半＝36/50）であり，成績低下は明らかであった．またギャンブリング課題施行中の皮膚電気反応（SCR）の賦活パターンは，カード選択前後で大きな変動を認めず前頭葉眼窩部損傷例に類似していた．

胸部腹部 X 線，脳波，心電図，採血データなどすべて基準範囲内であり，MIBG 心筋シンチ　H/M 比＝2.16 と正常であった．

症例 3 の解説

■ MRI で認める所見とその意義

所見 1　なし

海馬レベルでの水平断を呈示したが（図 1），海馬周囲の萎縮は目立たず，若干の皮質の萎縮が左右均等にみられるのみである．前頭葉眼窩面〜腹内側部にかけても左右差を伴う皮質の萎縮はない．

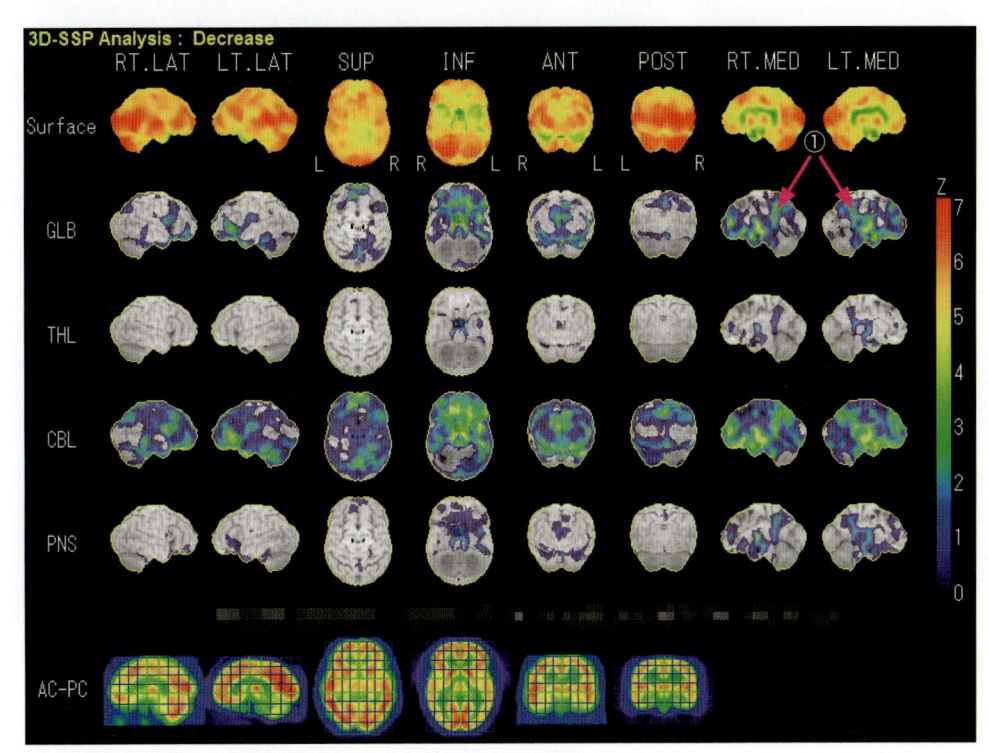

図 3　図 2 の所見：後部帯状回領域の左右均等な血流低下

■ 脳血流 SPECT で認める所見とその意義

所見 2　後部帯状回領域の左右均等な血流低下（矢印①）

前頭葉下面・腹内側部に左右均等な脳血流低下，および下前頭葉外側部にやや左

に強い血流低下を認める．しかしこれら血流低下領域は限定的であり，全体的に左右対称であることが特徴的である．神経心理学的検査において認められたギャンブリング課題での成績低下は，これら前頭葉腹内側部の血流低下と関連する可能性もあるが，全体的にみると前頭葉領域の所見は，左右対称であること，血流低下部位が限定的であることから，病的意義に乏しいと考えられる．

本症例の臨床経過をまとめると，記憶障害がさほど目立たないのにもかかわらず，社会的文脈で初めて明らかになる種々の問題行動（この場合は「ありえない投資話に高額のお金を振り込み続ける」）が前景にあり，前頭側頭型認知症を疑う状態像である．一般的にこうした前頭側頭型認知症の場合，頭部 MRI・脳血流 SPECT 上は左右非対称な皮質の萎縮および血流の低下をみることが多いが，本症例ではそうした左右差を伴う異常は認められない．反面，唯一の所見としての後部帯状回領域の左右均等な血流低下が脳血流 SPECT 上明らかであり，一般的な前頭側頭型認知症に伴う前頭葉機能低下とは異なった，別の病態を鑑別しなければならない可能性がある．こうした左右差のない後部帯状回領域～楔前部の血流低下はむしろアルツハイマー型認知症でしばしばみられる所見であり，アルツハイマー型認知症への移行も否定できない．さらに，もともと発達障害の傾向をもち，加齢とともに行動異常が顕在化してきた可能性もある．本症例では判断能力全般の低下はみられず，むしろ自身のパソコン操作を過信している状態に，巧妙なネット詐欺がつけこんだともいえる．いずれにしても慎重に経過をみていく必要があると考えられた．

〔加藤　隆，森山　泰，三村　將〕

症例 4

年齢◉ 80歳代前半／**性別**◉ 男性
病名◉ Lewy 小体型認知症（DLB）

◉**生活歴**　同胞7人中末子．高校卒業後，公務員をしながら短大卒．税理士となり，現在まで個人事務所経営．

◉**現病歴**　近医に「最近物忘れがひどく，他界した兄弟の夢ばかり繰り返しみる．娘から脳の検査を勧められた」と相談し，施行した HDS-R が23点であり，当院へ紹介受診となった．聴取した主訴および症状は下記のとおりである．

- 「しょっちゅう探し物ばかり，それに忘れちゃう．」
- 夢が多い（兄弟の夢，勤めをやめたときの夢，退職金をもらえない夢，友人と旅行の夢，墓参りの夢，日常生活の夢）

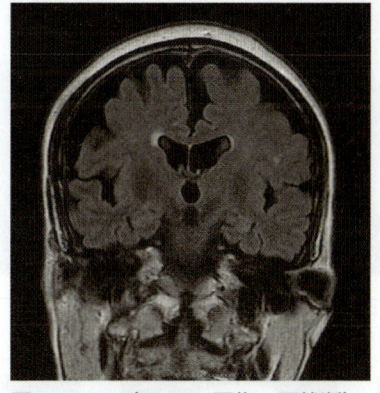

図1　MRI（FLAIR画像，冠状断）

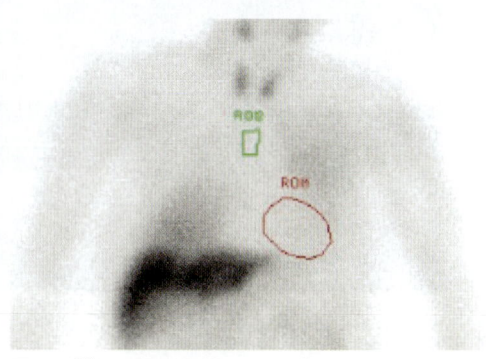

図2　^{123}I-MIBG心筋シンチグラフィ

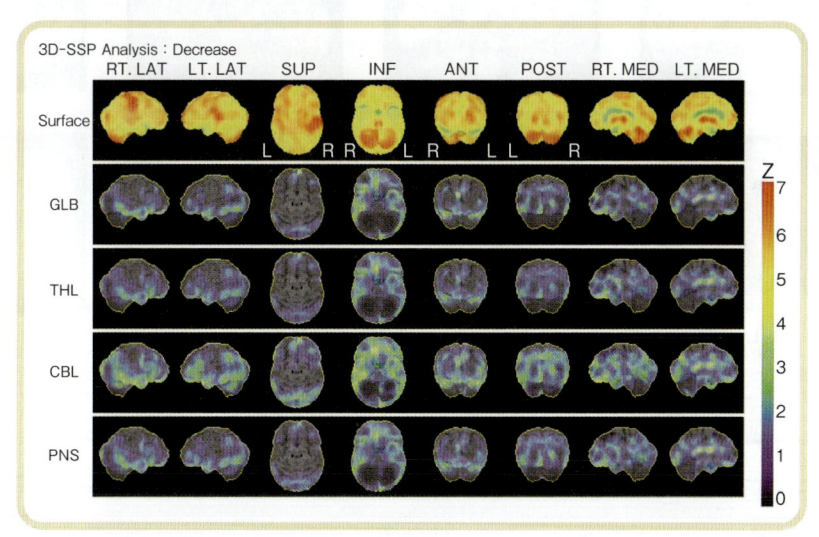

図3　脳血流SPECT（^{123}I-IMP，3D-SSP）

第2部

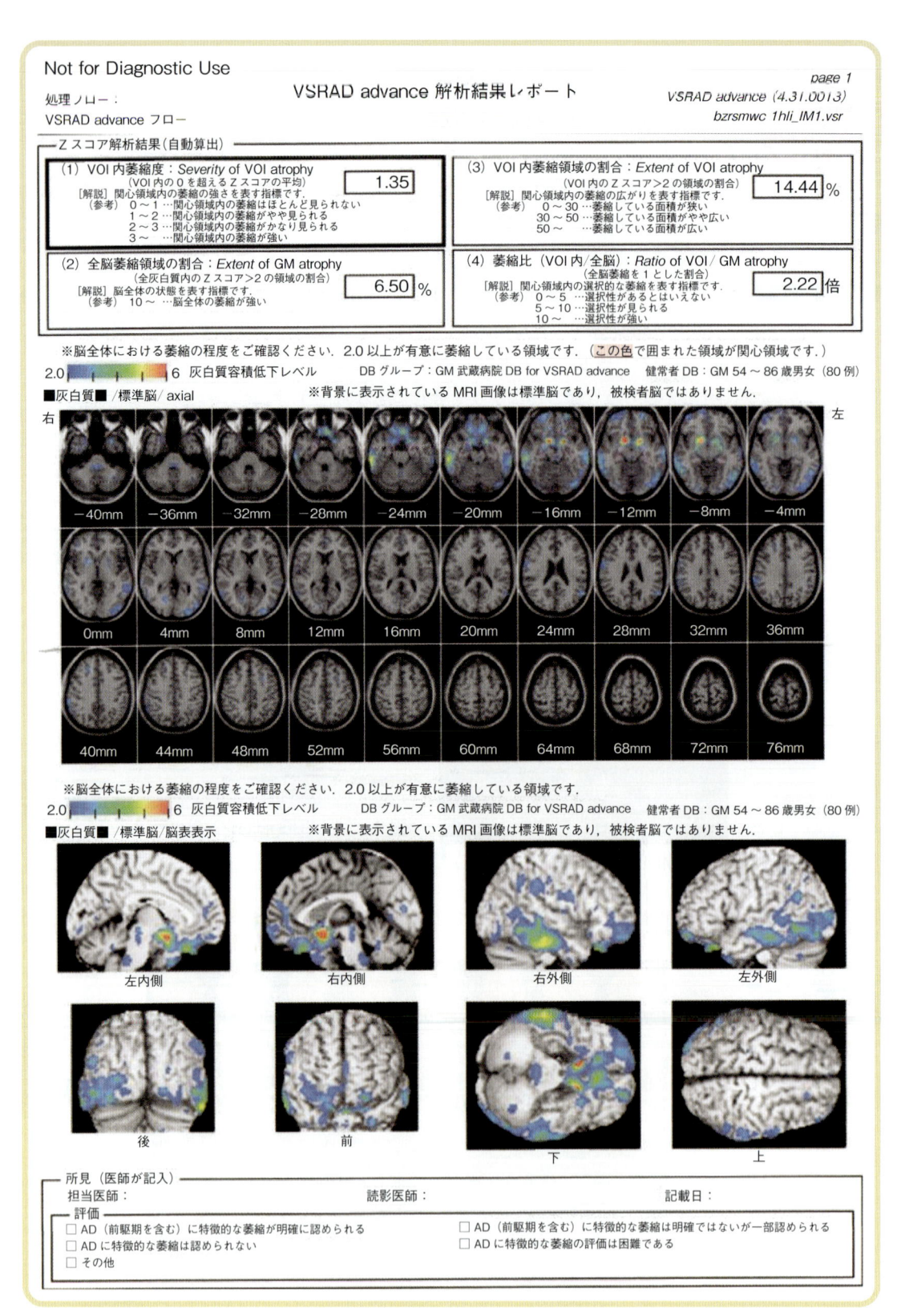

Not for Diagnostic Use

処理フロー：
VSRAD advance フロー

VSRAD advance 解析結果レポート

page 1
VSRAD advance (4.31.0013)
bzrsmwc 1hli_IM1.vsr

Zスコア解析結果（自動算出）

(1) VOI 内萎縮度： *Severity* of VOI atrophy
（VOI 内の 0 を超える Z スコアの平均）
[解説] 関心領域内の萎縮の強さを表す指標です。
（参考） 0～1 …関心領域内の萎縮はほとんど見られない
1～2 …関心領域内の萎縮がやや見られる
2～3 …関心領域内の萎縮がかなり見られる
3～ …関心領域内の萎縮が強い

1.35

(2) 全脳萎縮領域の割合： *Extent* of GM atrophy
（全灰白質内の Z スコア>2 の領域の割合）
[解説] 脳全体の状態を表す指標です。
（参考） 10～ …脳全体の萎縮が強い

6.50 %

(3) VOI 内萎縮領域の割合： *Extent* of VOI atrophy
（VOI 内の Z スコア>2 の領域の割合）
[解説] 関心領域内の萎縮の広がりを表す指標です。
（参考） 0～30 …萎縮している面積が狭い
30～50 …萎縮している面積がやや広い
50～ …萎縮している面積が広い

14.44 %

(4) 萎縮比（VOI 内/全脳）： *Ratio* of VOI/ GM atrophy
（全脳萎縮を 1 とした割合）
[解説] 関心領域内の選択的な萎縮を表す指標です。
（参考） 0～5 …選択性があるとはいえない
5～10 …選択性が見られる
10～ …選択性が強い

2.22 倍

※脳全体における萎縮の程度をご確認ください．2.0 以上が有意に萎縮している領域です．（この色で囲まれた領域が関心領域です．）

2.0 ─── 6 灰白質容積低下レベル　　DB グループ：GM 武蔵病院 DB for VSRAD advance　　健常者 DB：GM 54～86 歳男女（80 例）

■灰白質■ /標準脳/ axial　　※背景に表示されている MRI 画像は標準脳であり，被検者脳ではありません．

右　−40mm　−36mm　−32mm　−28mm　−24mm　−20mm　−16mm　−12mm　−8mm　−4mm　左

0mm　4mm　8mm　12mm　16mm　20mm　24mm　28mm　32mm　36mm

40mm　44mm　48mm　52mm　56mm　60mm　64mm　68mm　72mm　76mm

※脳全体における萎縮の程度をご確認ください．2.0 以上が有意に萎縮している領域です．

2.0 ─── 6 灰白質容積低下レベル　　DB グループ：GM 武蔵病院 DB for VSRAD advance　　健常者 DB：GM 54～86 歳男女（80 例）

■灰白質■ /標準脳/脳表表示　　※背景に表示されている MRI 画像は標準脳であり，被検者脳ではありません．

左内側　　右内側　　右外側　　左外側

後　　前　　下　　上

所見（医師が記入）

担当医師：　　　　　読影医師：　　　　　記載日：

評価
☐ AD（前駆期を含む）に特徴的な萎縮が明確に認められる　　☐ AD（前駆期を含む）に特徴的な萎縮は明確ではないが一部認められる
☐ AD に特徴的な萎縮は認められない　　☐ AD に特徴的な萎縮の評価は困難である
☐ その他

図 4 参考所見

- 日中の眠気
- （家族より）夜叫ぶ，身体を激しく動かす：レム睡眠行動異常（RBD）
- （見てはいないが）亡くなったはずの姉が来ている：実体的意識性
- 「毛虫がいる．ほらいるでしょ？ぐじゅぐじゅしているでしょ？」「3, 4色のきれいなものが這っている」「きれいな色紙が増えていく」などと言う：幻視・幻覚
- 足がつる
- 疲れやすい・食欲低下・耳鳴り・トイレが近い・頑固な便秘（自律神経症状）
- 歩きにくい，字を書くと震える，舌の震えなし：Hoehn-Yahrの重症度分類Ⅰ度
- 白内障の手術をした際，幻視が一時消えたが，再燃してきた．
- （家族より）元来，真面目で几帳面，神経質だったが，より細部にこだわり頑固になった．

◉家族歴 親戚に筋萎縮性側索硬化症（ALS）．妻がアルツハイマー型認知症．
◉既往歴 結核で胸郭形成術（肋骨切除），気胸，胃癌手術．白内障手術，帯状疱疹，腰椎椎間板ヘルニア．

症例4の解説

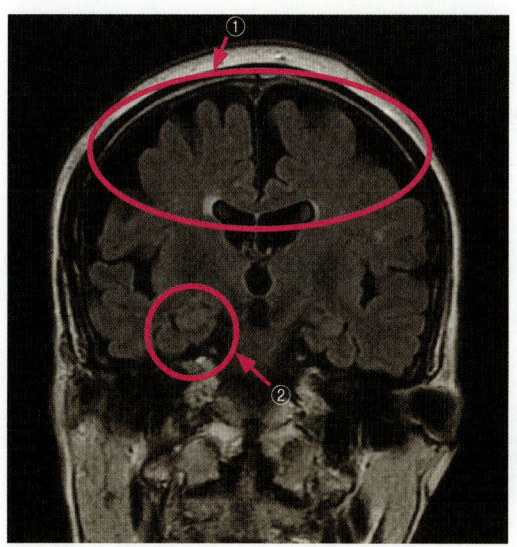

図5　図1の所見

■ MRIで認める所見

所見1 前頭葉，頭頂葉優位に萎縮を認める（囲み①）
所見2 海馬付近は保たれている（囲み②）

VSRAD®（早期アルツハイマー型認知症診断支援システム；Voxel-based Spesific Regional analysis system for Alzheimer's Disease）のZ-scoreは1.35（図4）．

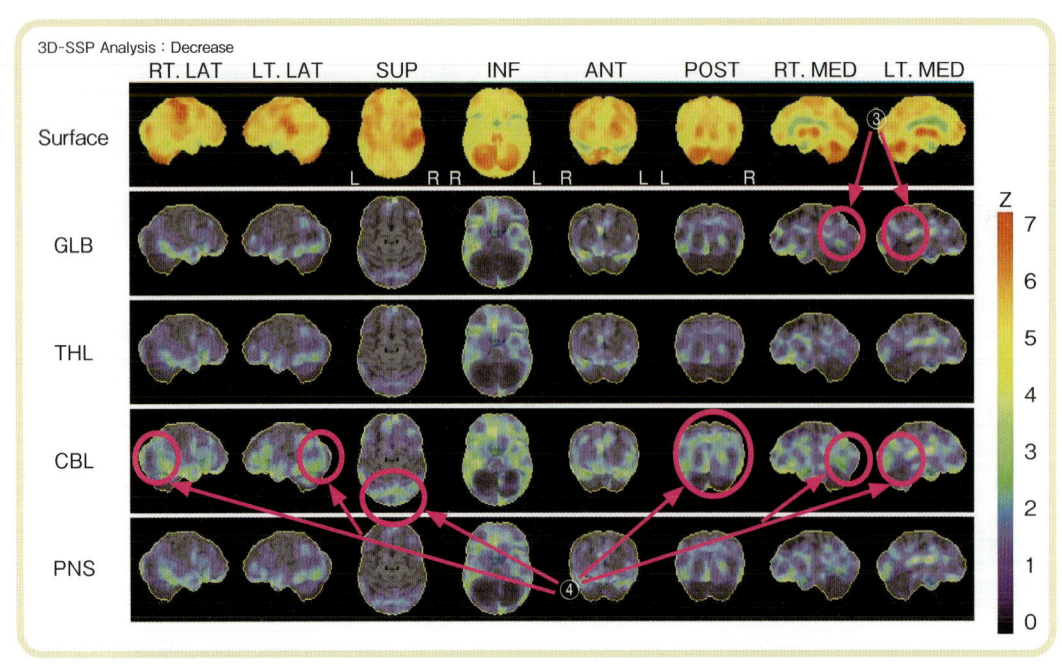

図6　図3の所見

■SPECTで認める所見

|所見3| 脳血流シンチグラフィ：3D-SSPにおいて，両側楔前部の血流低下あり（矢印③）
|所見4| 後頭葉の血流も小脳に比べるとやや低下している（矢印④）

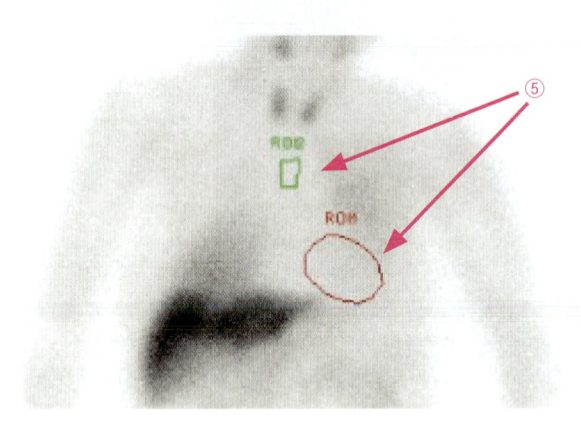

図7　図2の所見（後期像）

■MIBG心筋シンチグラフィで認める所見

|所見5| MIBG心筋シンチグラフィ：心筋のMIBG集積は著明に低下（矢印⑤）
　　　early H/M比（早期像）＝1.66，delayed H/M比（後期像）＝1.31，washout rate＝66.4％．

MIBG心筋シンチグラフィ

　MIBGはノルエピネフリンの生理的アナログである．交感神経終末でノルエピネフリンと同様に摂取，貯留，放出が行われるため，交感神経イメージングとして用いられる．節後性交感神経の機能を評価できるため，各種心疾患の局所的交感神経障害，神経変性疾患の自律神経障害の評価に用いられる．

　評価はH/M比とwashout rate（WR）によって行われる．心臓（H）と上縦隔（M）のROIの平均カウントの比率を計算する．H/M比の低下は，パーキンソン病やLewy小体病などで認められる．Lewy小体病では，後期相のほうが低く，WRの亢進を伴っている（WR正常値　35%以下）．通常は後期相H/M比を結果とし正常が2～3であり，1.9で異常を分離することが可能と考えられている．

■MRI・SPECT・MIBG心筋シンチグラフィで認める所見の意義

　MRIでは，内側側頭葉（海馬など）の萎縮が比較的少ないことからADよりもDLBを示唆．脳血流SPECTでは，ADの特徴である楔前部の血流低下とDLBの特徴である後頭葉の血流低下を認める．いずれも病初期の所見と思われる．

　MRIとSPECTでは，ADかDLBということで確定的ではない．臨床においてはこのようなどっちつかずの判断になる場合が多い．本症例では幻視をはじめとする諸症状を考え合わせると，DLBをより疑って経過観察し，パーキンソン症状の出現進行悪化などがあれば診断は確定的になると考える．

　今回の症例のように，MIBG心筋シンチグラフィをすることで，より確定診断に近づく．すなわち，パーキンソン病群ではMIBGの心筋への取り込みが減少すると同時に洗い出しが亢進していると考えられ，パーキンソン病における病態を反映するものと思われる．なお，検査においては，三環系抗うつ薬，レセルピンが結果を修飾するため休薬を要する．

　しかし精神症状やパーキンソン症状の強いDLB患者の場合は，30分近く安静を保つ検査を複数行うことは困難なことも多い．その点の状況判断や検査の優先順位を検討することは認知症患者を診察するうえで非常に重要なことである．

● 備考　　この症例は，神経内科併診を仰ぎ，パーキンソン症状の出現進行による転倒などにも留意しながら，フォローアップをしている．

〈岡　瑞紀〉

症例 5

年齢：60歳代中盤／**性別**：女性
診断：軽度認知障害（Lewy小体型認知症〈DLB〉の前駆状態）

- **既往歴**　緑内障．
- **現病歴**　50歳代前半に閉経した頃に抑うつ的となるが，半年ほどで自然に軽快．60歳代前半，母親が死去したのち，抑うつ状態となり，精神科を受診．少量の抗うつ薬で速やかに症状改善．60歳代中盤，「胸がドキドキする」「何をやっても楽しくない」「やる気が何も起きない」などと訴えるようになる．抗うつ薬が奏効せず，入院依頼で紹介され受診．右上肢に軽度の歯車様固縮を認め，手指振戦も認める．
- **神経心理学的検査**
  MMSE：24点（計算－4，遅延再生－2）．
  HDS-R：25点（計算－1，逆唱－2，遅延再生－2）．

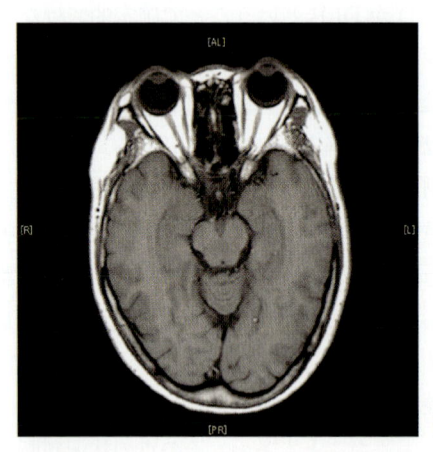

図1　MRI（T1強調画像）

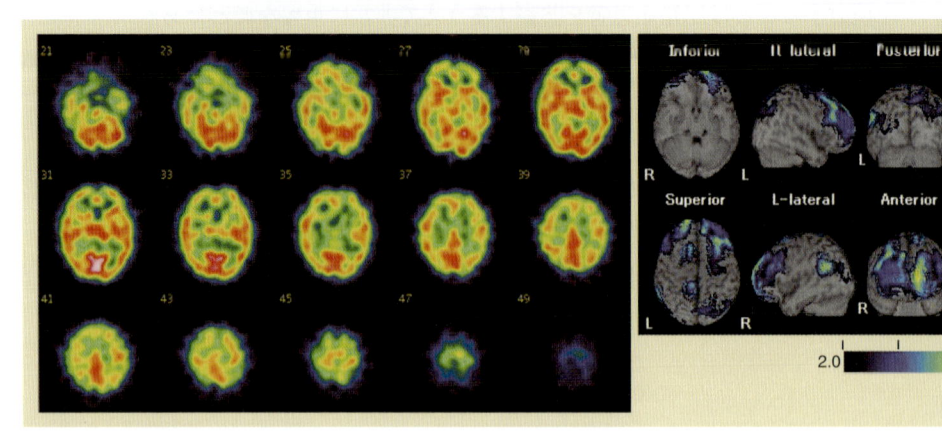

図2　^{123}I-IMP SPECT

症例5の解説

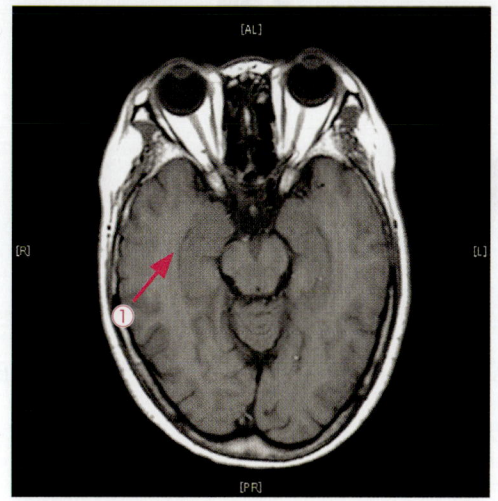

図3　図1の所見

■MRIで認める所見とその意義

所見1　海馬の萎縮は明らかではない（矢印①）

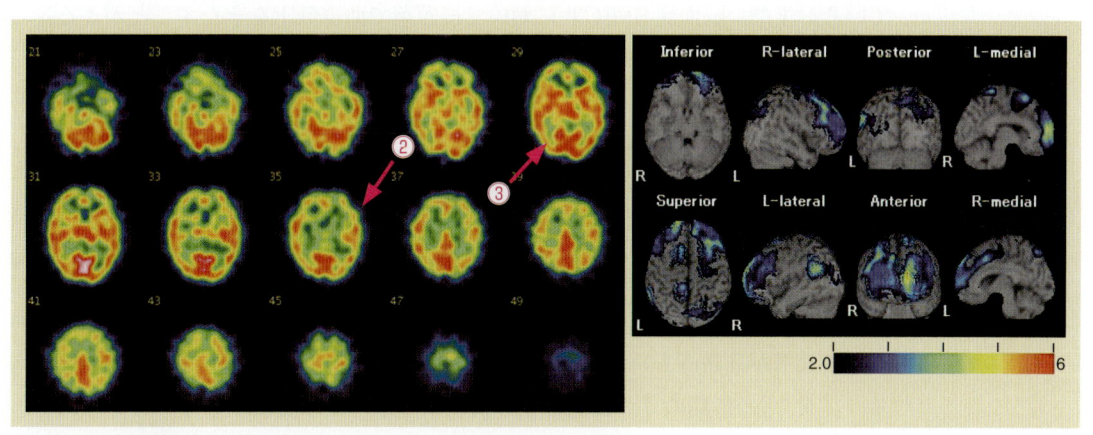

図4　図2の所見

■脳血流SPECTで認める所見とその意義

所見2　前頭葉の著明な血流低下（矢印②）と明らかではない後頭葉の血流低下（矢印③）

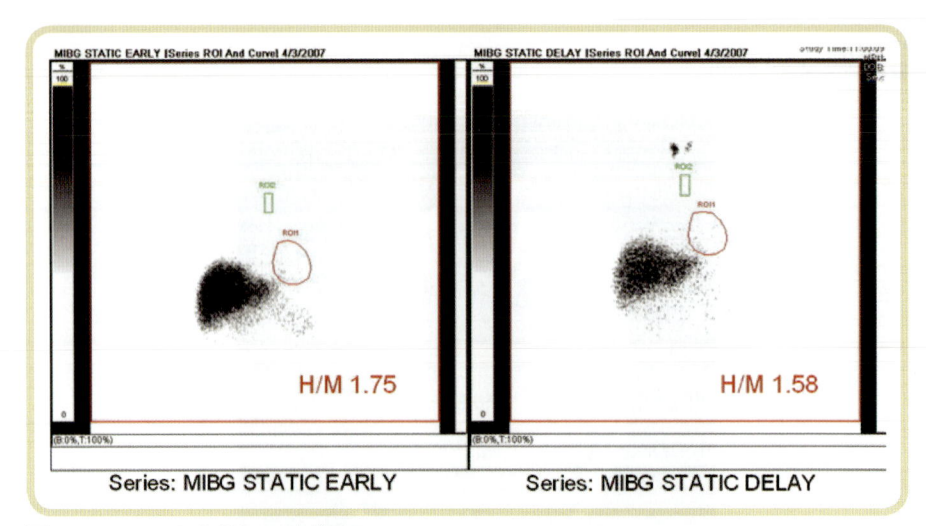

図5 ¹²³I-MIBG 心筋シンチグラフィ
撮影時の内服薬：セルトラリンのみ．

■心筋シンチグラフィで認める所見とその意義

所見3 H/M 比が早期像で 1.75，晩期像で 1.58 とともに低下

　DLB では海馬などはアルツハイマー病に比べて萎縮が軽度であることが知られている．また，脳血流 SPECT において後頭葉で血流低下をきたすことがよく知られているが，この後頭葉の血流低下は 6 割程度にとどまることが報告されており，特異的所見とまではいえない．一方，MIBG 心筋シンチグラフィは感度が高いことが知られており，本症例でも低下をきたしている．このように，DLB の診断は，MRI，脳血流 SPECT，¹²³I-MIBG 心筋シンチグラフィの結果を個々にではなく，総合的に考慮する必要がある．
　なお，DLB ではうつ症状などの精神症状が高頻度にみられることが知られている．本症例でも，脳血流 SPECT において，前頭葉の血流低下，特に前頭葉内側面の血流低下が目立っている．これらの所見は抑うつ状態と関連している可能性がある．従来，「老年期のうつは認知症の前駆状態を考える必要がある」といわれてきたが，このように画像所見を組み合わせることにより，認知症を前駆状態の時期からとらえることができる可能性がある．

（根本清貴）

症例 6

年齢 ● 80歳代／**性別** ● 女性
病名 ● probable Lewy小体型認知症（国際ワークショップ診断基準改訂版による[1]）

● 現病歴

　X年初頭より「足がむずむずする」と訴え，入眠困難，中途覚醒を認めるようになった．次第に日中の様子にも変化が表れ，じっとしていられず部屋を歩き回るなどの落ち着きのない状態となっていった．気分は落ち込み，食欲も徐々に低下していた．Aクリニック精神科外来を受診し，うつ病の診断を受けた．三環系抗うつ薬およびスルピリドなどの処方が開始された．しかし，内服開始後より，自宅にいるのにもかかわらず「家に帰る」と言って帰り支度を始めたり，植木鉢を冷蔵庫の中に入れようとしたりするなど辻褄の合わない行動を認めた．また，「白塗りの侍が見える」「自転車に乗った見知らぬ人が見える」などと，幻視の訴えも出現した．精査のため頭部MRI・脳SPECT・MIBG心筋シンチグラフィ検査が行われた．

　神経学的には，安静時振戦・筋強剛は認めないものの，小刻み歩行・小字症を認めた（図1）．認知機能に関しては，MMSEは25点（失点内訳：曜日で1点，serial 7で3点，模写で1点）であったが，時計描画および立方体模写は顕著に障害されていた（図2）．

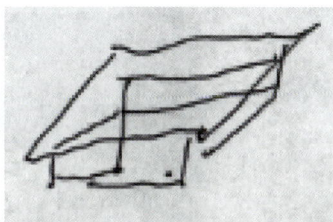

図2　透視立方体模写

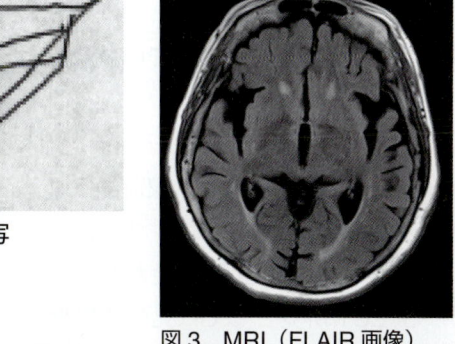

図3　MRI（FLAIR画像）

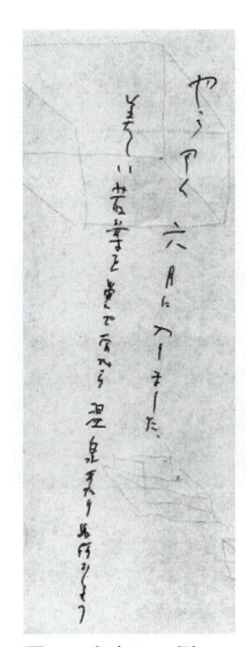

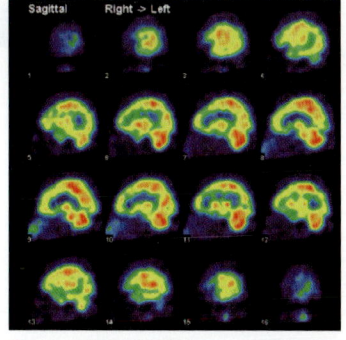

図1　書字の一例

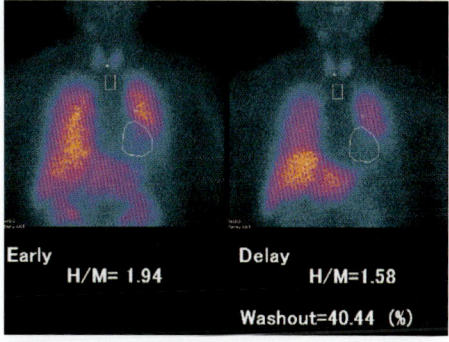

図4　SPECT（トレーサ：N-isopropyl-p-[^{123}I] iodoamphetamine）

図5　MIBG心筋シンチグラフィ（トレーサ：^{123}I metaiodobenzylguanidine）左：早期像，右：後期像．

●既往歴　　特記事項なし．

症例6の解説

■MRIで認める所見とその意義

所見1 慢性虚血性変化（矢印①）

脳室周囲にT2延長域が認められ，加齢や動脈硬化に伴う慢性虚血性変化（leukoaraiosis）であると考えられる．慢性的なものであり，今回の臨床症状に関与していないと考えられる．

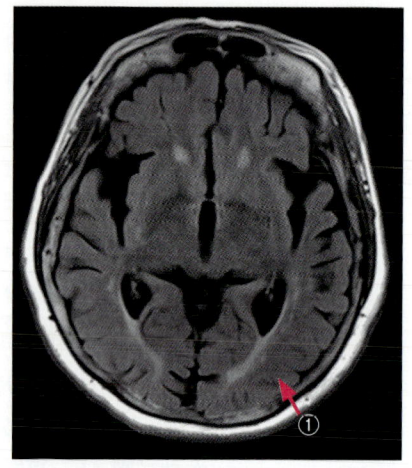

図6　図3の所見

■SPECTで認める所見とその意義

所見2 頭頂葉外側部・楔前部での血流低下（矢印②）

所見3 後頭葉での血流低下（矢印③）

両側頭頂葉外側部，楔前部で血流の低下が認められる．また，後頭葉にも血流低下が疑われる．SPECT所見としては比較的軽度のLewy小体型認知症として矛盾しないが，アルツハイマー型認知症でもありうる像と考えられる．

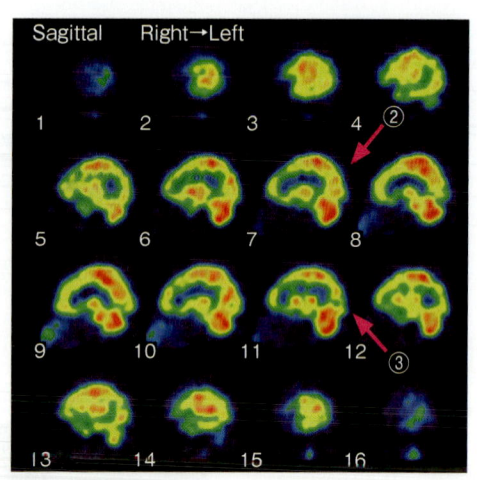

図7　図4の所見

■MIBGで認める所見とその意義

所見4 心臓のMIBG集積低下（矢印④）

この患者のMIBG集積の心/縦隔（H/M）比は早期像において1.94，後期像においては1.58である．Hanyuらの報告によると健常老人（平均年齢76.5 ± 5.8歳）においてH/M比は早期像で2.56 ± 0.37，後期像で2.53 ± 0.38とされ[2]，この患

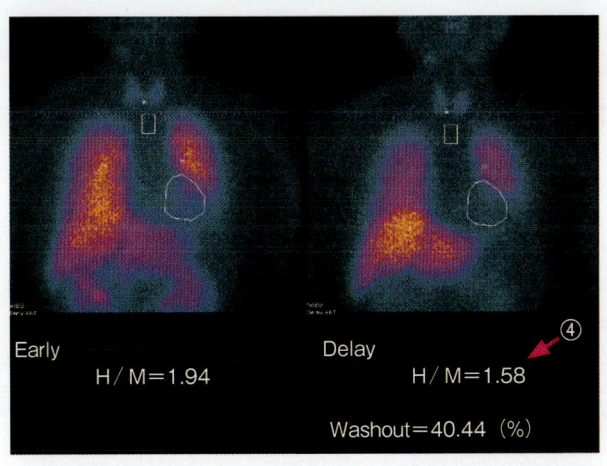

図8 図5の所見

者は対象患者よりも高齢であるが集積が低下していると推測される．

　心臓交感神経障害を反映して Lewy 小体型認知症において心臓の MIBG の集積が低下するといわれるが，同報告によると，後期像での H/M 比において 1.77（健常高齢者平均の 2 SD 以下）をカットオフ値とすると，計 58 例の Lewy 小体型認知症とアルツハイマー型認知症は感度 100 %，特異度 92 %で鑑別可能であったとされる．また，脳 SPECT 検査を利用した内側後頭葉血流解析より優れた鑑別方法であると示唆されている[2]．

　MIBG 集積低下の所見と鮮明な幻視の存在，パーキンソニズムなどの臨床症状と合わせて，Lewy 小体型認知症の可能性が高いと考えられる．
　なお治療として，塩酸ドネペジルの内服（現時点では保険適応外）を開始したところ，幻視や辻褄の合わない言動の改善を認め，日常生活を問題なく営めるようになった．このような塩酸ドネペジルへの良好な治療反応性からも Lewy 小体型認知症に矛盾しないと考えられる[1]．

（中神由香子，上田敬太，村井俊哉）

文献

1) McKeith IG, Dickson DW, Lowe J, et al. Diagnosis and management of dementia with Lewy bodies：third report of the DLB Consortium. Neurology 2005；65：1863-72.
2) Hanyu H, Shimizu S, Hirao K, et al. Comparative value of brain perfusion SPECT and ［(123)I］MIBG myocardial scintigraphy in distinguishing between dementia with Lewy bodies and Alzheimer's disease. Eur J Nucl Med Mol Imaging 2006；33：248-53.

症例 7

年齢 ● 60歳代中盤／性別 ● 女性
病名 ● **前頭側頭型認知症（Pick病）**

● 生活歴
　　同胞8人中末子．高校卒業後，看護師として勤務．挙子2人．子育て終了後は，映画のエキストラをするなど活発な生活を送っていた．

● 現病歴
　　X−8年から5年間庭木の問題で隣人を執拗に責め続けた．
　　X−6年から，精神病院に通院．更年期障害→うつ状態→持続性妄想性障害と診断名が推移した．
　　X−3年にうつ状態が強まり，精神病院にて3か月入院治療をした．その後も，常に酩酊したような状態が続いているとの主訴でX年8月当院初診．
　　X年初診時，希死念慮，自殺企図，行動異常（突然ひそひそ話をしたり，突然過量飲酒をしたり），行為心迫などを認めた．
　　X+2年以降は，診察室内でも，常同語・滞続言語（診察のたびに「○○さん，もうごはんいこう」と繰り返す），強迫笑い，立ち去り現象などが進行．さらに，自発語低下，歯ぎしりをして音を出し続ける，診察内で鼻をほじりその指を舐めるなどの行動が目立った．
　　X+7年には，軽度の意識消失後，右手左足筋力低下，左手屈曲拘縮，振戦を起こし，車いす生活となる．現在，嚥下不良も出現し，褥瘡が治りにくい．

● 家族歴
　　特記事項なし．

● 既往歴
　　特記事項なし．

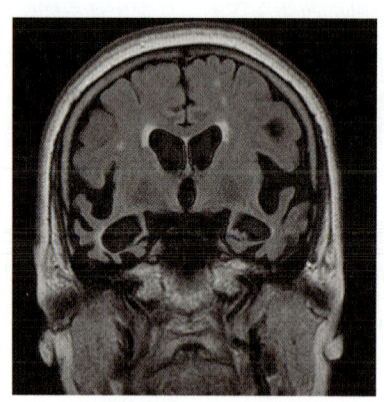

図1　X年のMRI（FLAIR画像，冠状断）

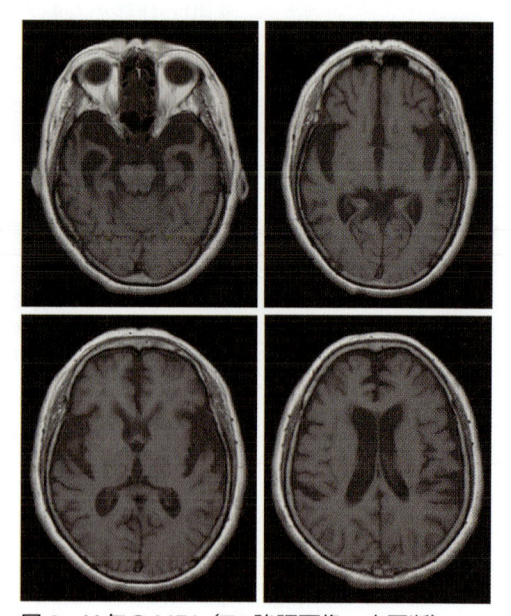

図2　X年のMRI（T1強調画像，水平断）

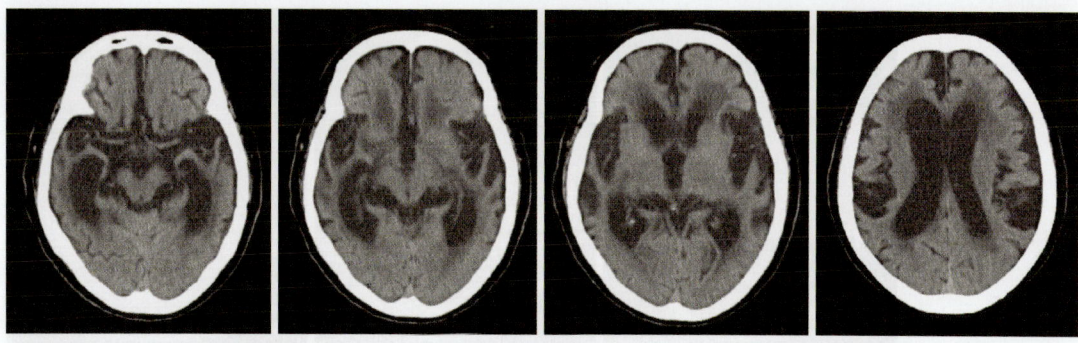

図3　X＋7年のCT（水平断）

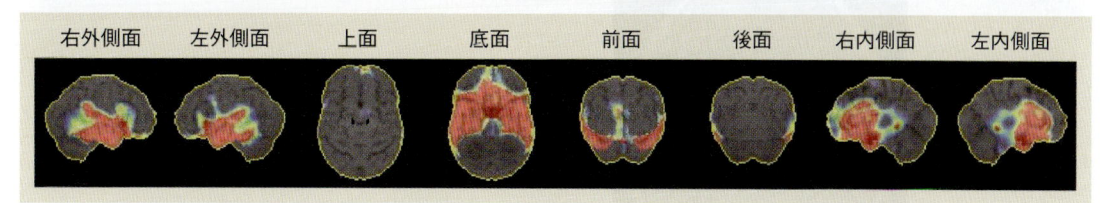

図4　X＋5年の脳血流SPECT（^{123}I-IMP，3D-SSP）

症例7の解説

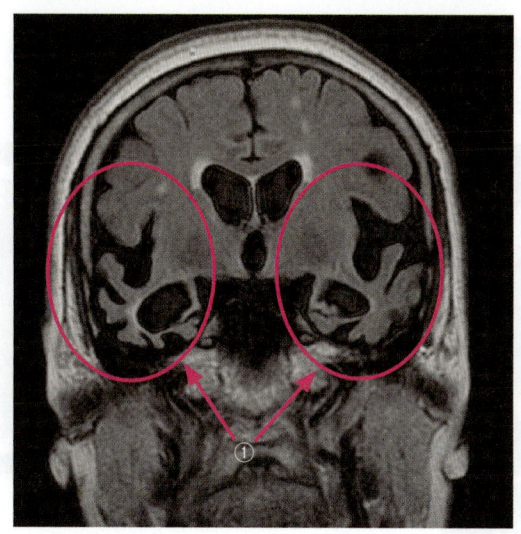

図5　図1の所見

図6　図2の所見

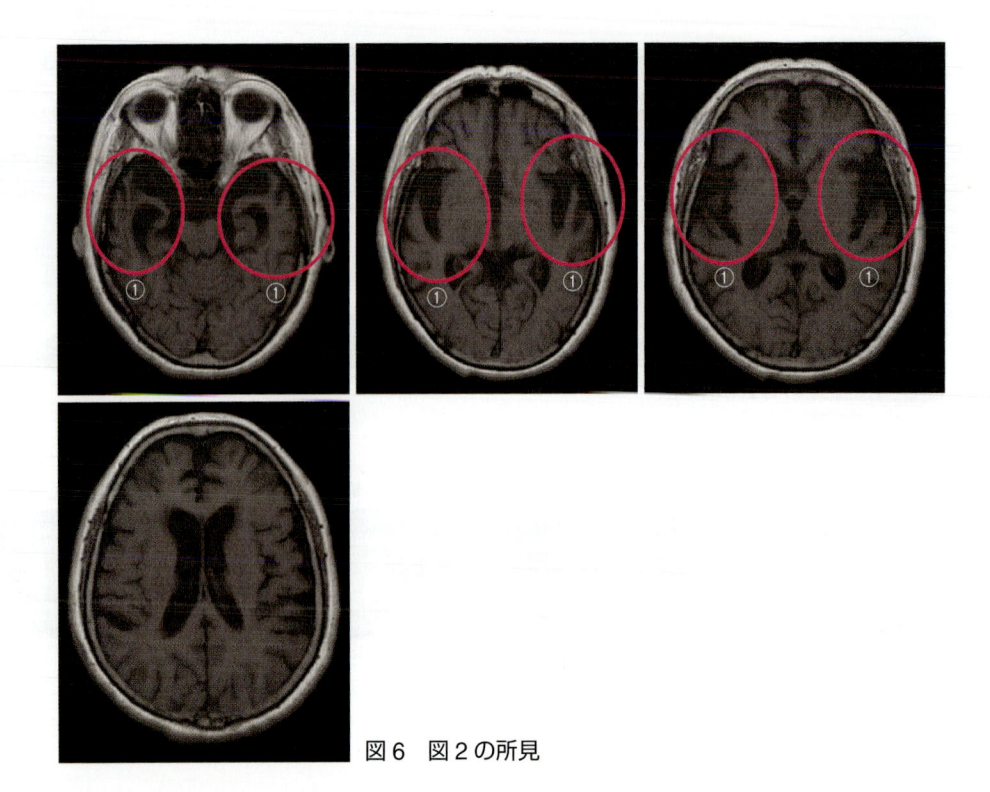

■ MRIで認める所見とその意義

所見1 X年：側頭葉の著明な萎縮あり，前頭葉も萎縮している（囲み①）

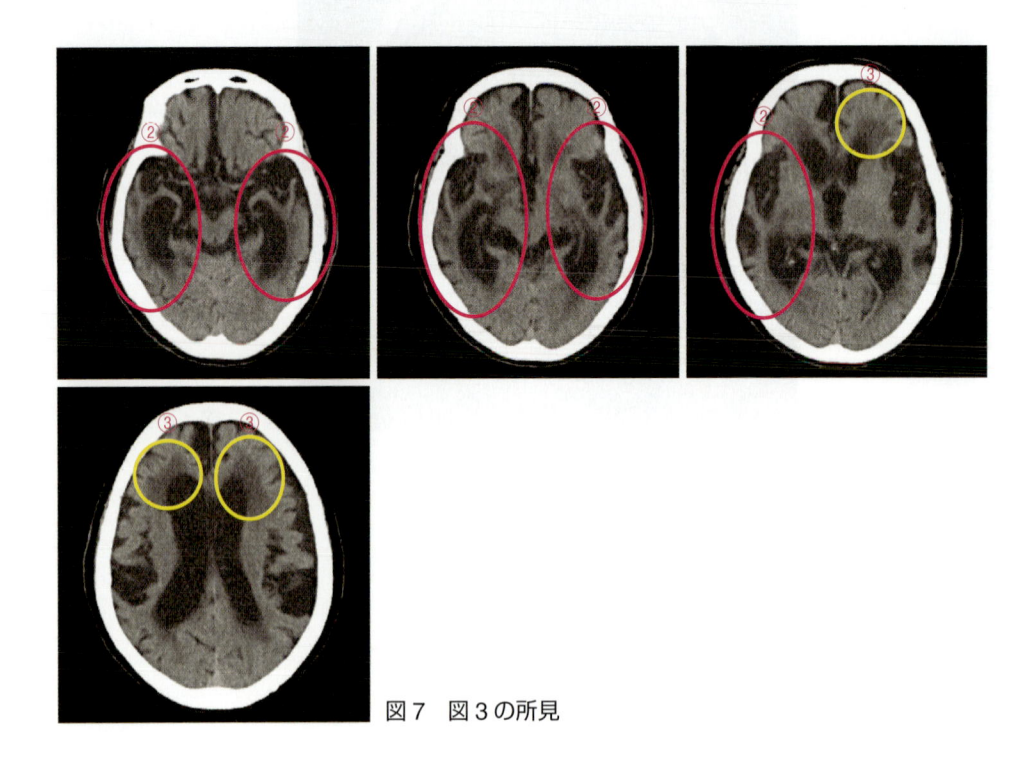

図7　図3の所見

■ CT で認める所見とその意義

所見2　X+7年のCT：両側側頭葉に著しい萎縮，前頭葉にも強い萎縮の進行を認める（囲み②）

所見3　脳室周囲に低吸収域（黄色の円③）を著明に認める

　　　前頭側頭型認知症（FTD）の進行例．

　　　備考：症状進行に伴い静止困難となり，図8のX+5年の脳血流SPECTと同時期に撮影したMRIはアーチファクトが多く詳細な判読が不可であった．したがってそれ以降はモダリティをCTに換えて撮影している．

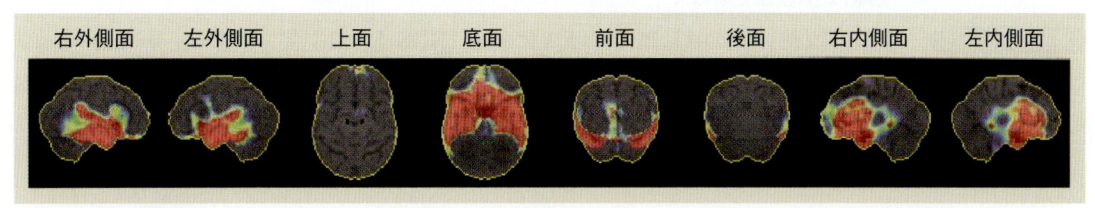

図8　図4の所見

■ SPECT で認める所見とその意義

所見4　著明なRI集積低下

　　　前頭葉内側，前頭葉底面および側頭葉全体に著明なRI集積低下を認める．血流低下および脳萎縮の双方が影響している．分布はFTDの典型例．

　これだけ脳萎縮が進むと，意識消失や痙攣発作，運動麻痺などが生じる場合があることも，臨床医として把握しておくとよい．

（岡　瑞紀）

症例 8	年齢◉60歳代前半／性別◉女性
	病名◉**意味性認知症（SD）**

◉**既往歴**　特記事項なし．

◉**家族歴**　特記事項なし．

◉**現病歴**　60歳代前半より，趣味のカラオケに行かなくなるようになった．また，この頃から，知人の名前が出てこなくなると同時に，ナスをキュウリと言い間違えたりするようにもなった．しかし，その一方で，仕事はできており，日常生活にも大きな支障はきたしていない．

◉**神経心理学的検査**　改訂版長谷川式簡易知能評価スケール（HDS-R）：13点（年齢－1，見当識－1〈場所〉，計算－2，遅延再生－6，物品記銘－3，語想起－5；復唱は減点なし）→復唱は可能，呼称・語想起で大幅に減点．

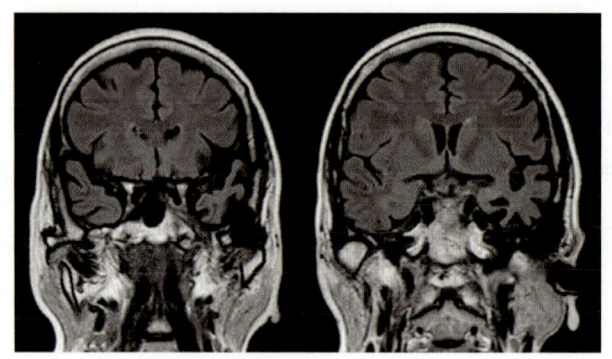

図1　MRI（FLAIR画像）

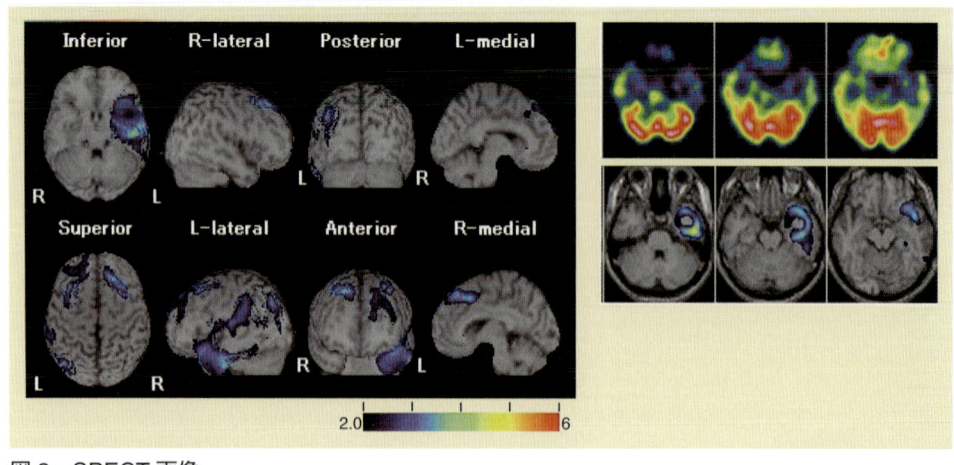

図2　SPECT画像

症例 8 の解説

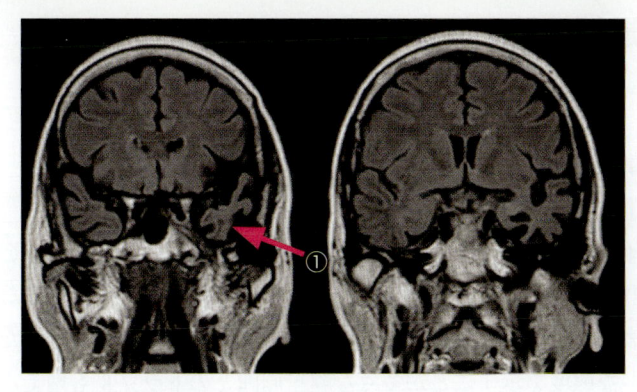

図3　図1の所見

■MRI で認める所見とその意義

所見1　側頭極における著明な萎縮（矢印①）

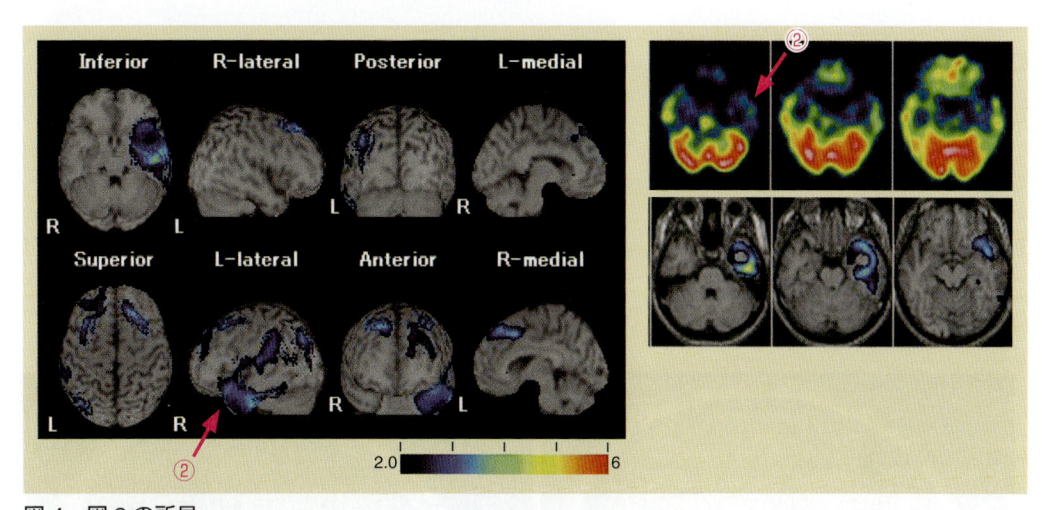

図4　図2の所見

■SPECT で認める所見とその意義

所見2　側頭極における血流の低下（矢印②）

　　　　　前頭側頭葉変性症は，初老期発症の変性性認知症のなかではアルツハイマー病に次いで頻度が高い疾患である．そのうちの一つに語義失語をきたす意味性認知症（semantic dementia：SD）がある．SD では，側頭葉前方部（側頭極を含む）が障害される．このため，SD の脳血流 SPECT はこれらの障害部位に相当する部位での血流低下を認める．前頭側頭葉変性症において側頭葉が萎縮する場合，側頭葉下面が強く萎縮するため，血流低下も同様に下部で著明となる．

（根本清貴）

症例 9

年齢◉60歳代中盤／性別◉女性
病名◉**進行性核上性麻痺（PSP）**

- ◉既往歴　特記事項なし．
- ◉家族歴　特記事項なし．
- ◉現病歴　60歳代前半より，自宅で転倒しているのを何度も発見され，そのたびに病院に搬送されるようになった．1年後には物忘れが目立つようになった．また，動きが鈍く，表情が乏しくなり，両手指の振戦も認められるようになった．その一方で，ぞんざいな態度を示すことが多くなり，周囲とのトラブルも増えるようになった．このため，かかりつけ医から物忘れ外来の受診を勧められて受診となった．
- ◉神経学的所見　上下肢の腱反射亢進，両側のTrömner反射陽性．両上肢の固縮（手首，肘関節），頸部固縮，安静時・動作時の振戦，眼球運動での上下方視制限が認められた．

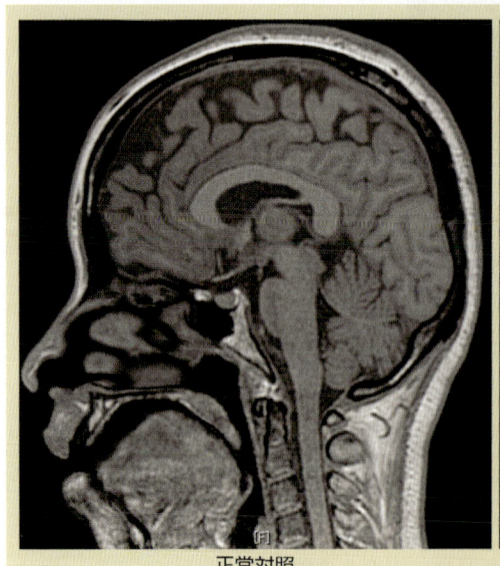

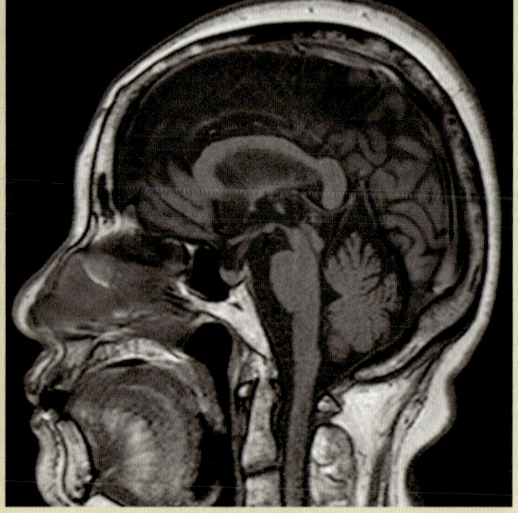

正常対照　　　　　　本症例

図1　MRI（T1強調画像，正中での矢状断）

症例9の解説

正常対照　　　　　　　　進行性核上性麻痺

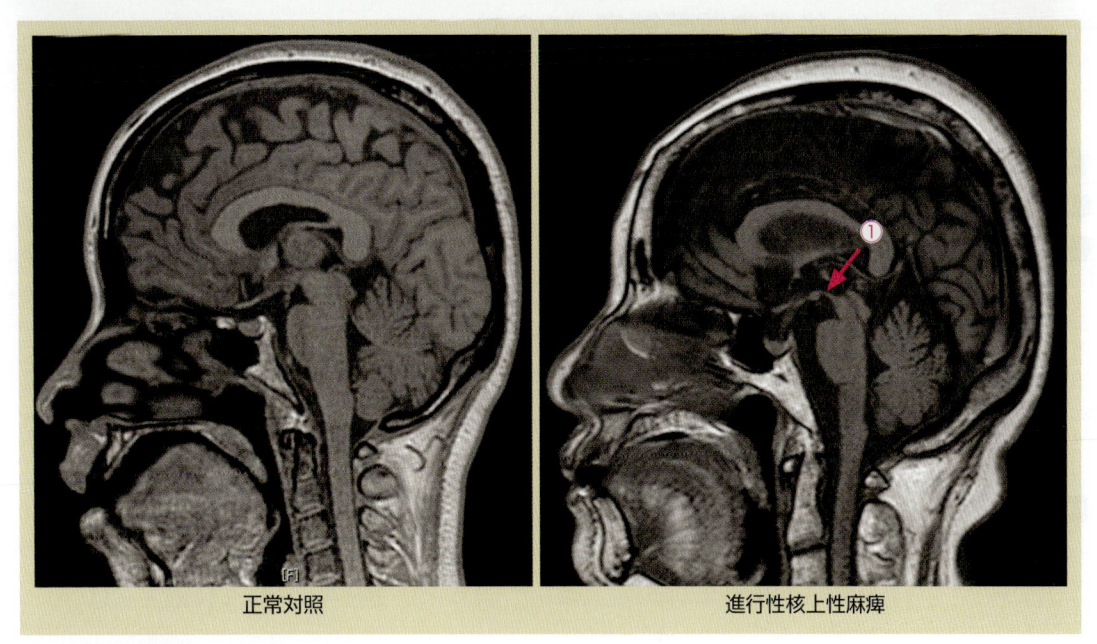

図2　図1の所見

■ MRIで認める所見とその意義

所見1　ハミングバードサイン（矢印①）

　　　進行性核上性麻痺（progressive supranuclear palsy：PSP）の画像所見として，ハミングバードサインや第三脳室の拡大などが挙げられている．ハミングバードサインは橋・中脳被蓋部が萎縮するのに対して，橋底部が保たれるためにMRIの矢状断像で萎縮した中脳被蓋部の吻側があたかもハチドリの嘴のようにみえる所見である（矢印①）．ただし，この所見は病初期には明瞭でないことが多いので，所見がないからといってPSPを否定する根拠にはならないことは注意が必要である．

〔根本清貴〕

症例 10

年齢◉60歳代前半／性別◉女性
病名◉後部皮質萎縮症（PCA）

◉既往歴　特記事項なし．
◉家族歴　母がアルツハイマー病．
◉現病歴　50歳代後半から「頭がぼーっとする」「頭痛がして何もする気が起きない」と訴えるようになり，「字がバランスよく書けなくなった」と年賀状を1枚も書かなくなった．翌年には，電車やバスの利用をしなくなり，レシピをみないと料理ができなくなった．その1年後に「右眼の奥が重い感じ」と訴え，眼科を受診するも異常を指摘されず，神経内科を受診．明らかな神経学的所見はなく，受診時流涙し，気持ちの落ち込みを訴えることから，精神科を紹介された．

◉神経心理学的検査　改訂版長谷川式簡易知能評価スケール（HDS-R）：24点（時間の見当識−1，計算−2，遅延再生−1，数字の逆唱−1，物品再生−1）．
MMSE：21点（時間の見当識−2，計算−5，遅延再生−1，図形模写−1）．

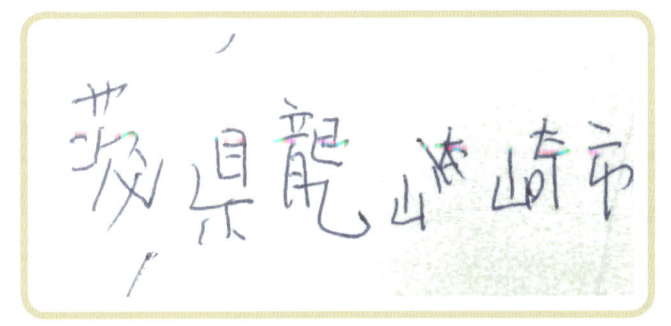

図1　失書

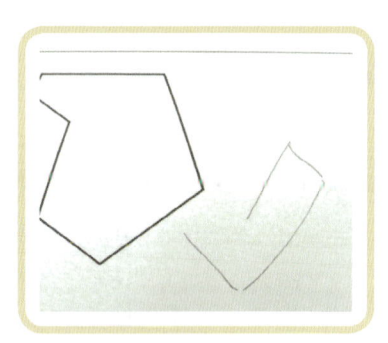

図2　図形模写障害

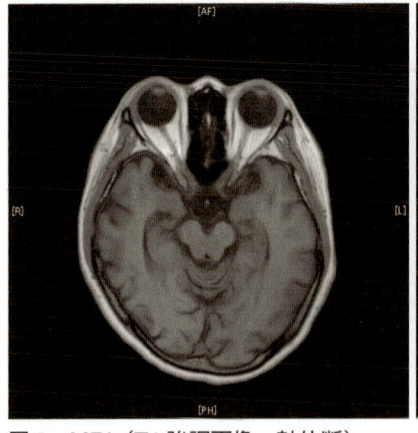

図3　MRI（T1強調画像，軸位断）

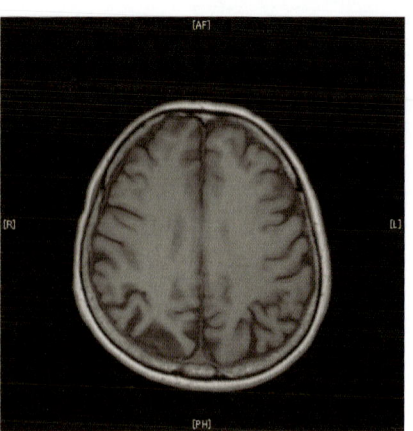

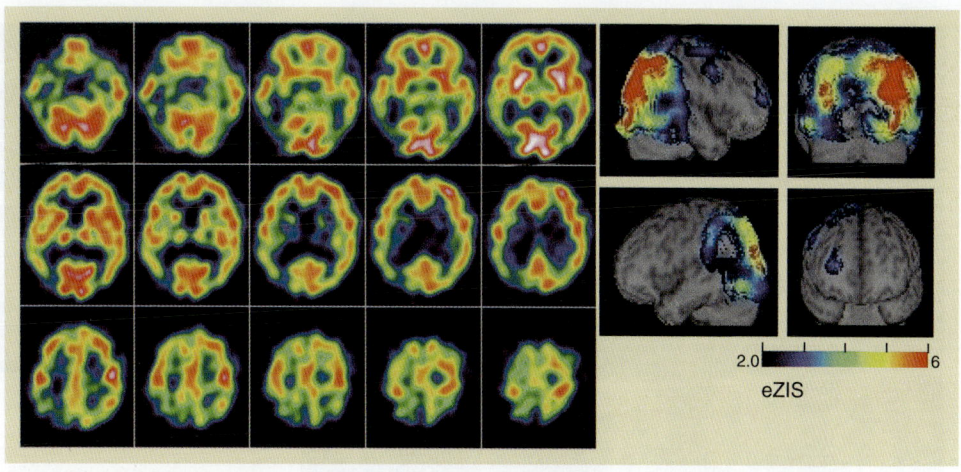

図4 ⁹⁹ᵐTc-ECD SPECT

症例10の解説

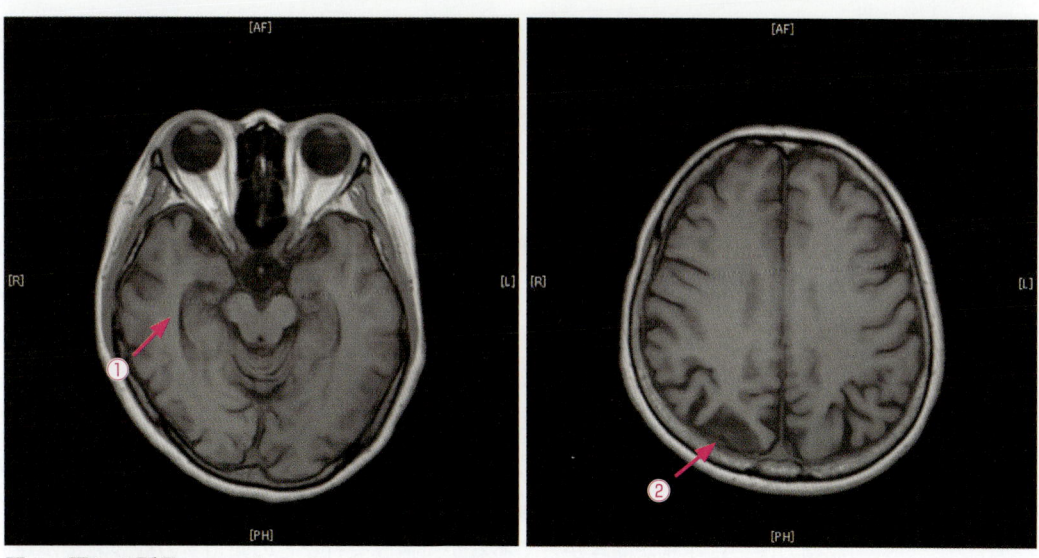

図5 図3の所見

■ MRIで認める所見とその意義

所見1 海馬の軽度萎縮（矢印①）と頭頂葉の萎縮（矢印②）

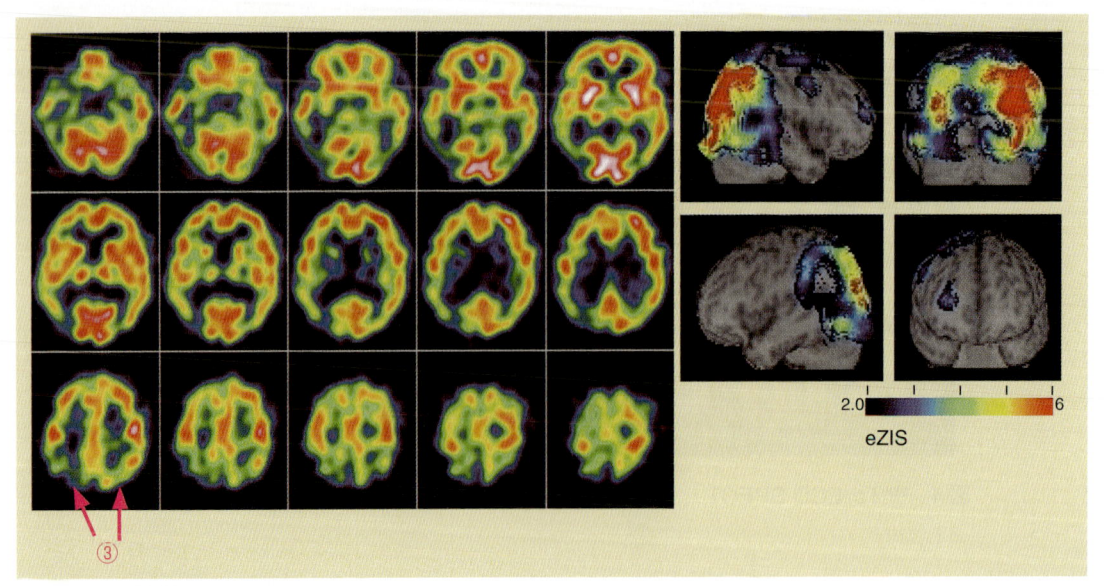

図6　図4の所見

■ SPECTで認める所見とその意義

所見2 頭頂葉における著明な血流低下（矢印③）

　後部皮質萎縮症（posterior cortical atrophy：PCA）は，臨床症状として，両側頭頂葉の機能低下による認知機能低下，進行性の失書，視覚性認知機能障害があることが知られている．その一方，病識や記銘力，判断力は比較的保たれるのが特徴である．病理学的には一定せず，アルツハイマー病の亜型，Creutzfeldt-Jakob病，Lewy小体型認知症，皮質基底核変性症などの報告がある．

　本症例では画像所見において頭頂葉の萎縮・血流低下が著明である．それらの症状に比して，海馬の萎縮や血流低下は目立たない．PCAは経過が緩徐であるが頭頂葉症状が目立つことから，構成失行は比較的初期から目立つ．臨床ではついつい記銘力障害に注意が向きがちであるが，構成失行などの頭頂葉の機能障害がないかどうかに目を向けることも重要である．

（根本清貴）

症例 11

年齢● 60 歳代／性別●男性
病名● Creutzfeldt-Jakob 病

● 現病歴

　生来健康であった．「字を書くとき手が震える」ことを主訴に受診した．初診時一般身体所見では明らかな異常なし．神経学的に，MMSE は 28 点で，想起の障害を認めた．明らかな失語，失行，失書は認めなかった．右手を伸展させると，ぴくつくような不随意運動を認めた．歩行はやや不安定で継ぎ足歩行は困難．入院時頭部 MRI（図 1）と入院後脳波（図 2）を示す．入院時一般採血所見では特記すべき所見なし．当初は会話も保たれ，病棟内歩行も可能であったが，入院後約 1 か月で，意思疎通は困難となり，ADL は低下した．

図 1　MRI（拡散強調画像）

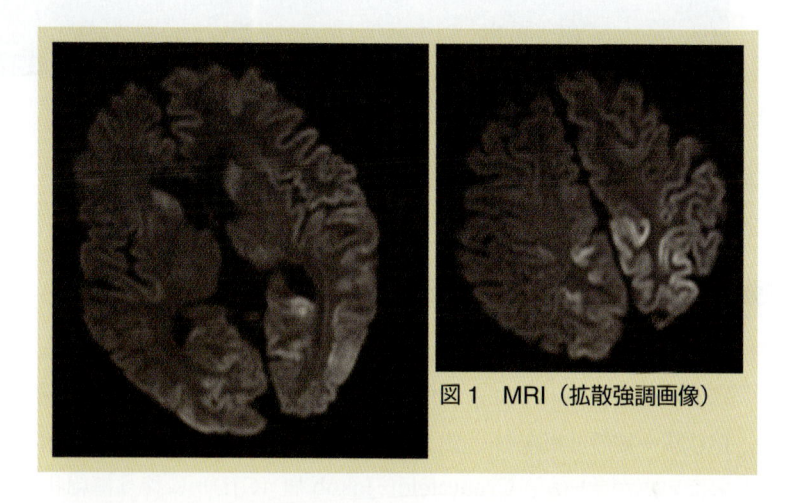

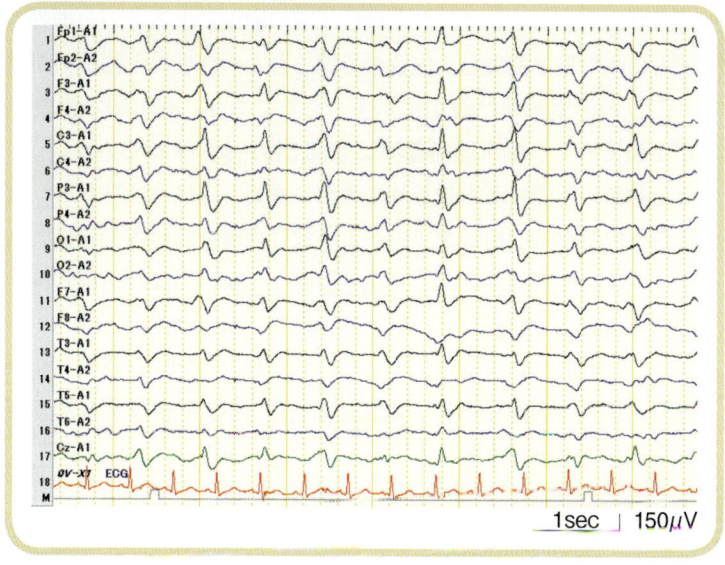

図 2　脳波

- ●家族歴　なし．
- ●その他　EU諸国への旅行歴や輸血歴はない．

症例11の解説

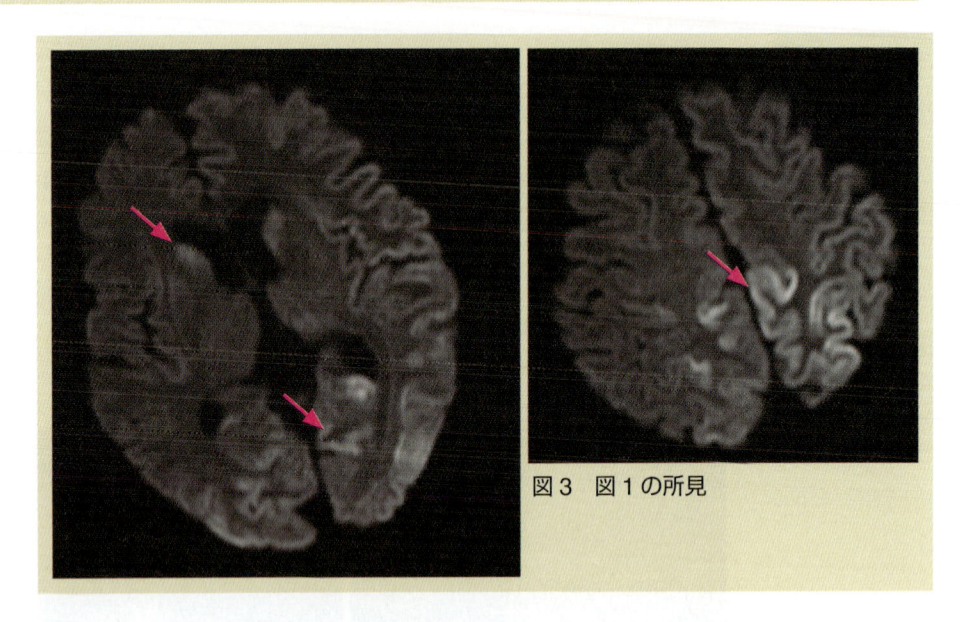

図3　図1の所見

■MRI（拡散強調画像）で認める所見とその意義

所見1　大脳皮質のリボン状の高信号と基底核の高信号（矢印）

　　大脳皮質に沿ってリボン状に強い高信号域を認めることが特徴である（図3）．尾状核や被殻と視床の一部にも高信号域を認める．高信号の成因は明らかになっていない点が多いが，Creutzfeldt-Jakob病（CJD）に伴う海綿状変性や空胞内の水分移動制限，あるいはアストロサイトの増加によるものと推察されている．経過とともに高信号は消失し，皮質の萎縮を含んだ高度の大脳萎縮が進行する．
　　CJDの診断基準は表1に示すとおりであり，確実例は組織学的診断によることが必須である．臨床診断基準に頭部MRIは含まれていないが，近年頭部MRIによる診断の重要性が周知されてきた．重要な点は，皮質のリボン状の高信号であり，皮質下白質や深部白質まで広がる高信号病変を認めるときは，治療可能な疾患も含め，他疾患の可能性を常に考慮せねばならない．また，尾状核や被殻の高信号も重要である．この所見は，ルーチン検査で施行されることの多いT2強調画像やFLAIR画像では，明瞭にとらえることができない場合もあり，見落としの原因となる．よって急速に進行する認知障害でMRIを施行するときは，必ず拡散強調画像を加えることが重要である．

表1　Creutzfeldt-Jakob病（CJD）の診断基準

以下の診断基準が，国の難病対策でも採用されており，医療費の公費負担のための基準に使用されている．重要な点は，確実に診断するためには，脳組織を用いなければならないという点である．

確実例（definite）
脳組織においてCJDに特徴的な病理所見を証明するか，またはウェスタンブロット法か免疫組織学的検査にて異常プリオン蛋白が検出されたもの．

ほぼ確実例（probable）
病理所見・異常プリオン蛋白の証明は得られていないが，進行性認知症を示し，さらに脳波上の周期性同期性放電を認める．さらに，ミオクローヌス，錐体路または錐体外路徴候，小脳症状（ふらつき歩行を含む）または視覚異常，無動無言状態のうち2項目以上を呈するもの．あるいは「疑い例」に該当する例で，髄液14-3-3蛋白陽性で全臨床経過が2年未満であるもの．

疑い例（possible）
ほぼ確実例と同様の臨床症状を呈するが，脳波上の周期性同期性放電を認めないもの．

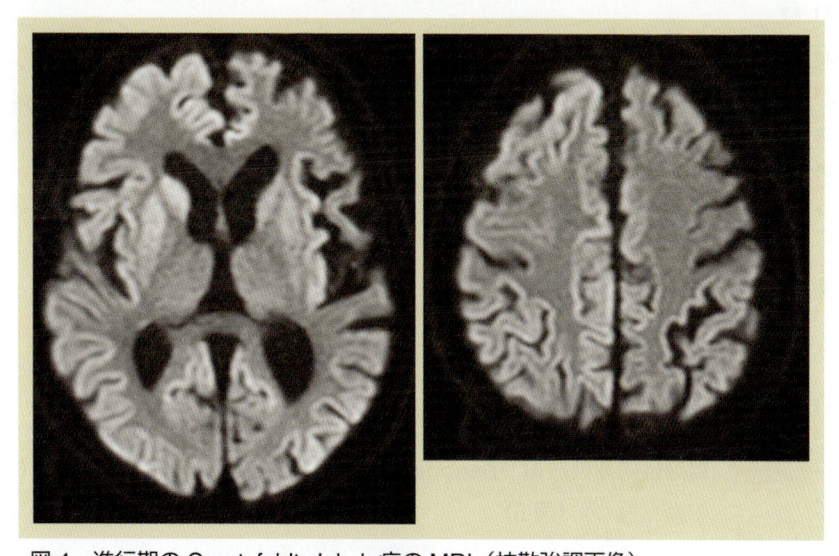

図4　進行期のCreutzfeldt-Jakob病のMRI（拡散強調画像）

　本症例のような発症初期の画像では，病変が限局し判断に迷うことも多い．参考までに進行した別のCJD症例を呈示した．症状が進行すると，広範な大脳皮質と基底核の高信号病変に加え，脳萎縮の進行を認める（図4）．こういった時期の症例は，すでに寝たきりで意思疎通困難であることが多い．

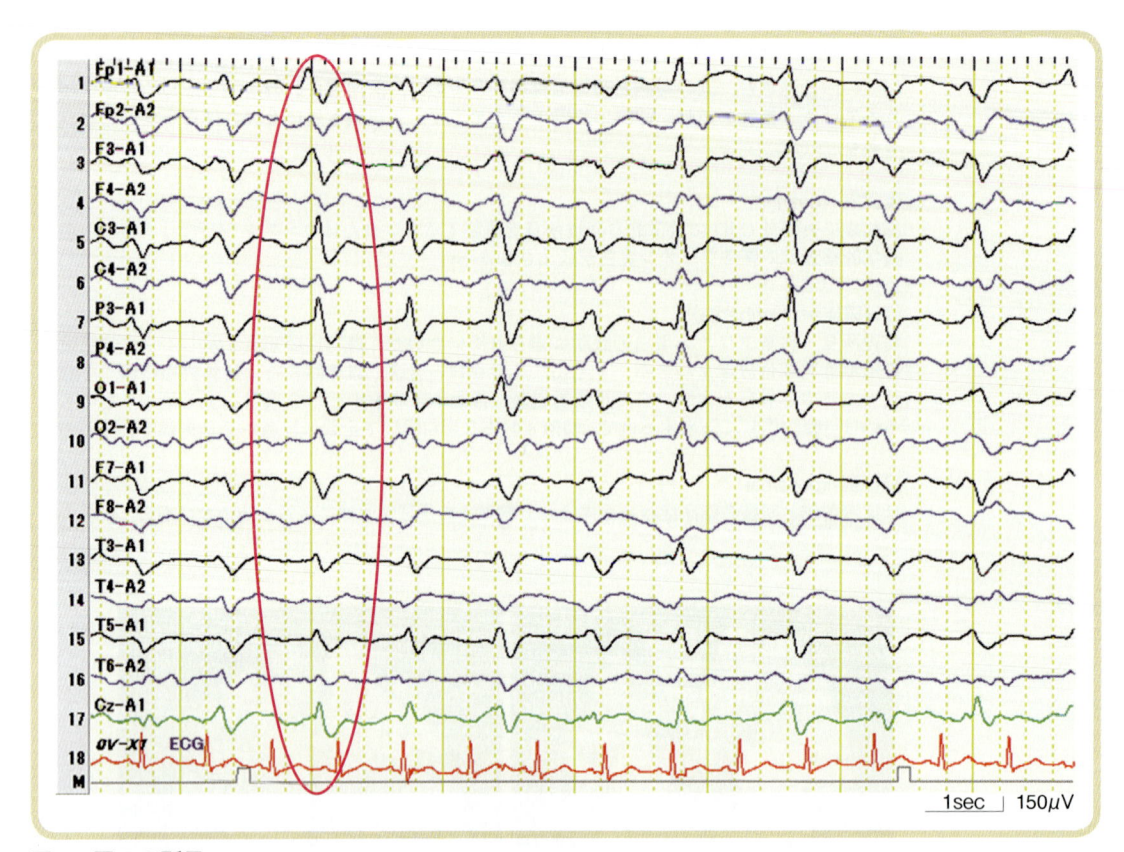

図5 図2の所見

■脳波で認める所見とその意義

所見2 周期性同期性放電（periodic synchronous discharge：PSD）（○で囲まれた部分の繰り返し）（図5）

　　PSDの特徴は，一定の周期で（約1秒に1回），150μVを超える徐波（陰性－陽性－陰性）が，ほぼ左右対称に広範に出現することである．PSDの波形は鋭波，棘波などの複合波であることもある．背景脳波は平坦化する．この時期には，臨床的にはミオクローヌスなどの不随意運動がみられることが多く，PSDと同期することもある．PSDは必ずしもCJDだけにみられるものではないが，ミオクローヌスを伴う急速に進行する認知症と，上記MRI所見，脳波所見が得られた場合，CJDの可能性が高い（表1）．PSDは大脳皮質の広範な病変に関連すると考えられ，経過とともにPSDは徐々に目立たなくなり，広範な徐波が主体となる．PSDが改善しα波などが出現するようなことがあれば，CJD以外の，治療可能な認知症（痙攣後脳症など）を考慮すべきである．

（髙尾昌樹，木村浩晃，三村　將）

症例 12

年齢●50歳代前半／性別●女性
病名●那須-Hakola病
　　　膜性リポジストロフィー（PLOSL）

●現病歴
　40歳頃より，同じことを繰り返し言うようになった．その後，家事ができない，衣服に気を遣わない，部屋が汚れていても気にしないなどの症状が出現した．また，家計のやり繰りも困難となり，購入した物をそのまま放置するようになった．神経学的には，改訂長谷川式認知症スケール24点，その他の一般身体所見，神経学的所見に異常なし．臨床的に，前頭側頭型認知症が疑われた．40歳代後半で全身痙攣を発症．その後ADLは低下し，全介助状態，胃瘻造設となった．強い外力を加えないようなベッドサイドリハビリや，明らかな誘因なく下腿の骨折を繰り返すことがあった．40歳代後半の頭部MRI（T2強調画像）（図1）と下肢X線（図2）を示す．

●家族歴
　両親がいとこ同士，姉が40歳代で認知症を発症し50歳代前半で死亡した．

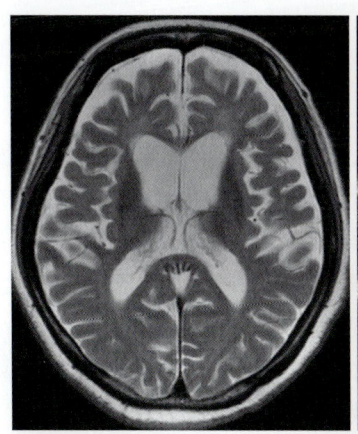

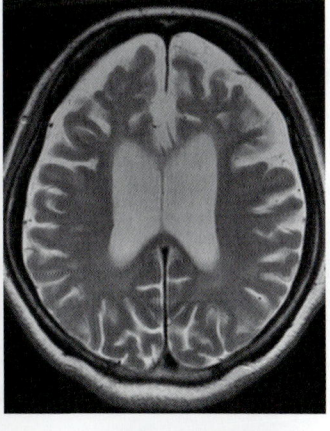

図1　頭部MRI（T2強調画像）

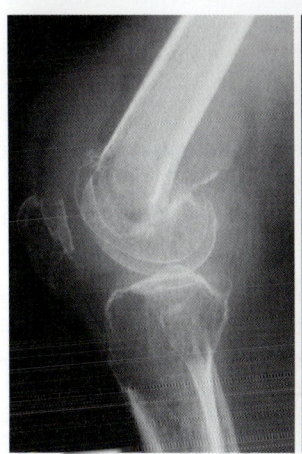

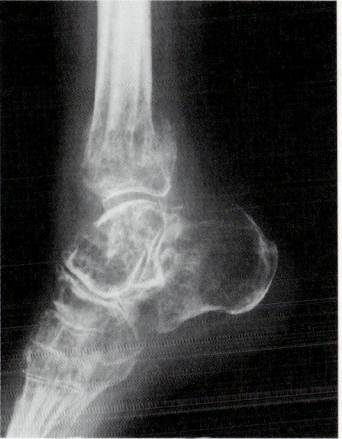

図2　下肢X線

●既往歴　　30 歳頃に骨嚢腫で骨移植．

症例 12 の解説

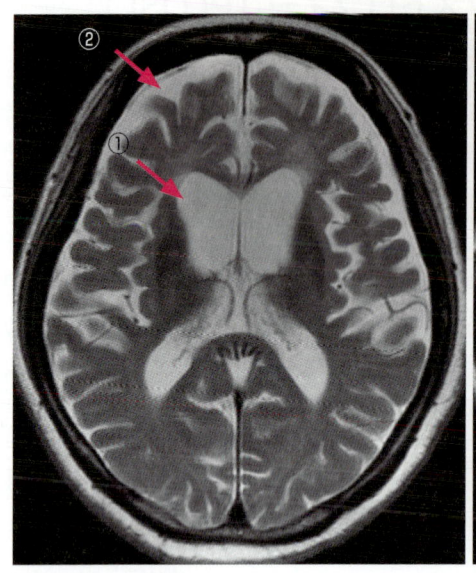

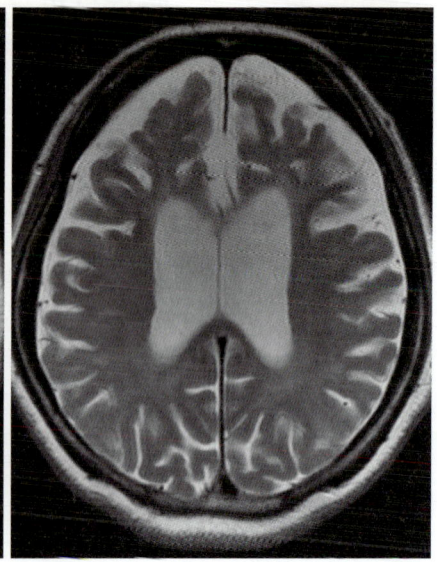

図3　図1の所見

■ MRI で認める所見とその意義

所見 1 前頭葉萎縮と脳室開大（矢印①），皮質下白質の T2 高信号病変（矢印②）

　　前頭葉の萎縮と脳室開大を認め（図3），臨床症候と合わせて前頭側頭型認知症の範疇に入る疾患であることが推察される．また，尾状核を中心とする基底核の萎縮も認める．ただし，この画像だけでは，他の前頭側頭型変性症（Pick 病，FTDP-17，FTLD-TDP など）との鑑別も必要になる．

　　皮質下白質にみられる T2 高信号所見は，那須-Hakola 病に認められる白質の有髄線維減少，グリオーシスを反映した所見と考えられる．

那須-Hakola 病とは

　那須-Hakola 病（Nasu-Hakola disease）は常染色体劣性遺伝性疾患で，tyro protein tyrosine kinase-binding protein（*TYROBP*）遺伝子，あるいは，triggering receptor expressed on myeloid cells 2（*TREM2*）遺伝子の変異により，骨代謝に関連した破骨細胞の機能異常が生じることが関連すると考えられている．膜性リポジストロフィー（polycystic lipomembranous osteodysplasia with sclerosing leukoencephalopathy：PLOSL）とも呼ばれる．臨床的三徴候として，易骨折，前頭葉症状，若年性認知症がある．臨床経過も比較的類似しており，20 歳代は骨期として，骨折や手首や足の痛み，30 歳代になると，人格変化，集中力低下，判断力低下などの神経症候，その後，痙攣発作を頻回に認めるとされ，本症例も似た経過をとっている．

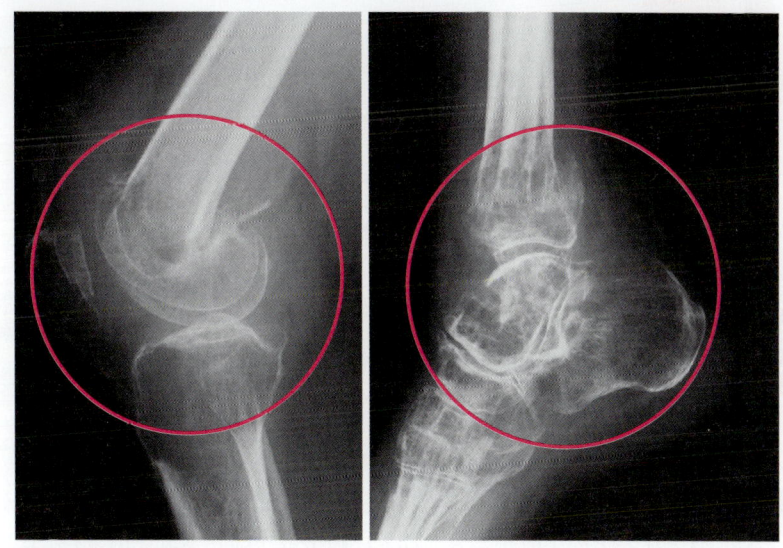

図4　図2の所見

■下肢X線で認める所見とその意義

所見2　高度の骨量低下による地図状透亮像，融合性の囊胞状・泡沫状陰影，多発性囊胞状の骨透瞭像と骨折（○で囲まれた部位）（図4）

　この症例は病変がかなり強いが，囊胞状所見は足根骨などで見やすい．那須-Hakola病は，骨髄をはじめとする，全身の脂肪組織に膜性で囊胞性の病変を生じ，特に骨には膜様構造で囲まれた囊胞（空洞）の集まり（唐草模様といわれる）が形成される．このような骨病変は，上肢，下肢の長幹骨の遠位端を中心に形成されやすく，本症例でみられるような繰り返す骨折の原因となる．

〈髙尾昌樹，三村　將〉

第16章 脳器質疾患

症例 1
年齢◉ 40歳代後半／性別◉男性
病名◉**神経梅毒**

◉**現病歴**　17歳から動物関係の仕事に従事していた．40歳代後半の5月から仕事で荷物を落とすなどの失敗が続き，徐々に疲労感が強くなっていった．9月には車の接触事故を2回ほど起こし，餌の管理ミスが目立つようになった．10月末には上司から「半年前より怒りっぽくなり，物忘れが多い」と指摘され，A精神科クリニックの受診を指示された．Aクリニックで認知症の診断を受け，塩酸ドネペジルとスルピリドが処方された．11月初旬，尿便失禁が続くなど生活が著しく乱れ，痙攣も出現したためB総合病院内科に救急搬送された．入院中は医師にかみつこうとしたり，他患の食事を盗み食いしたりするなどの脱抑制が目立った．頭部CTにて前頭葉に萎縮を認めたため，前頭側頭型認知症疑いで12月にC総合病院精神神経科に転院となった．体温は36.2℃，血液検査では白血球 7,500/μL，CRP 0.25 mg/dLであった．

◉**既往歴**　数年前に動物に蹴られ肋骨骨折と血気胸．

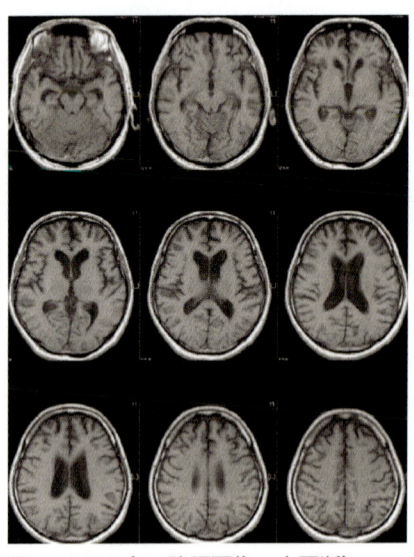

図1　MRI（T1強調画像，水平断）

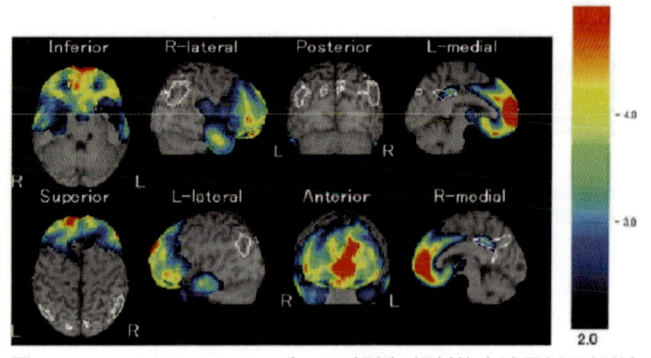

図2　^{99m}Tc-ECD SPECT（eZIS解析，相対的血流量低下部位）

症例1の解説

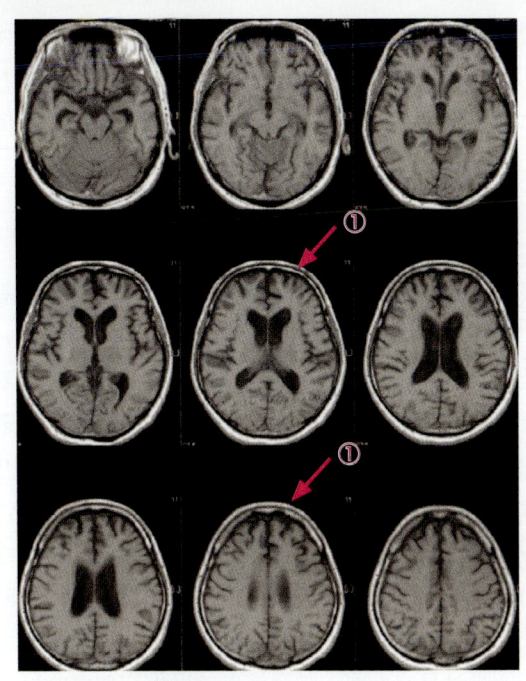

図3　図1の所見

■ MRIで認める所見とその意義

所見1　両側前頭葉の脳萎縮（矢印①）

　　前頭側頭葉変性症（frontotemporal lobar degeneration：FTLD）のなかの特に前頭側頭型認知症（frontotemporal dementia：FTD）の可能性があるが，画像所見だけで診断しないことがきわめて重要である．

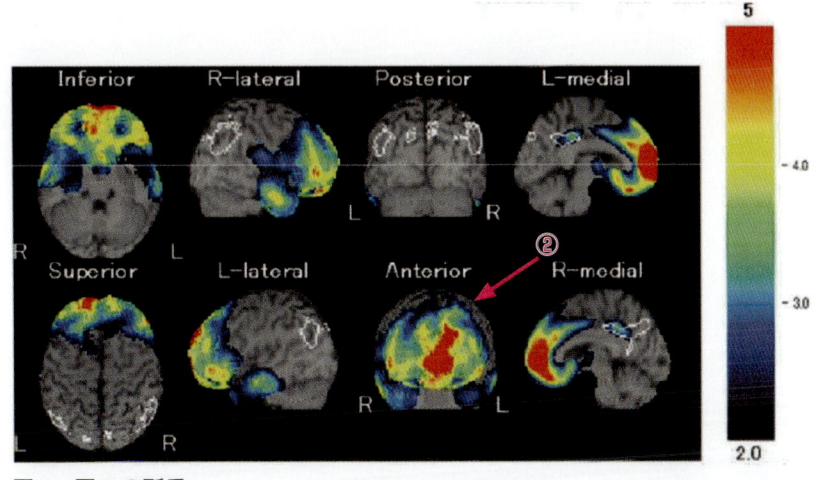

図4　図2の所見

■ **SPECT で認める所見とその意義**

所見2 両側前頭葉および一部の側頭葉に認める相対的血流量の低下（矢印②）

　MRI 同様に，FTLD のなかの特に FTD の可能性や進行性核上性麻痺（progressive supranuclear palsy：PSP）の可能性があるが，画像だけで診断しないことがきわめて重要である．

■ **神経梅毒**

　神経梅毒は，脳画像にてしばしば前頭葉や側頭葉に萎縮を認めるため，変性疾患と間違えられやすい．若年で比較的早く認知症様症状が進行している点が，変性疾患以外の病気を疑う所見である．神経梅毒は現代でも時に遭遇する疾患であり，精神科医は常に念頭に置く必要がある．治療が遅れると，重篤な後遺症を残す．

　本症例は血清および髄液検査の STS 法（ガラス板）定性，TPHA 定性，FTA-abs（IgG）定性はいずれも陽性であった．血清の STS 法（ガラス板）定量は 4 倍，TPHA 定量は 20,480 倍，FTA-abs 定量 1,280 倍といずれも高値であった．髄液検査では細胞数が 10/3 個（単核細胞 80％）であった．髄液の STS 法（ガラス板）定量は 2 倍，TPHA 定量は 5,120 倍，FTA-abs 定量は 80 倍といずれも高値であった．一方で，神経所見は目立たず，神経梅毒で出現しやすい視神経萎縮，Argyll Robertson pupil，Romberg 徴候，腱反射低下，感覚障害，排尿障害，脊髄癆などをいずれも認めなかった．

　ペニシリン G 2,400 万単位/日の点滴静注を行ったところ認知症様症状は回復し，後遺症はなく退院した．半年後には仕事に復帰した．

〔船山道隆，三村　將〕

症例 2

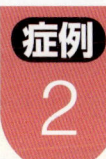

年齢 ● 30歳代前半／性別 ● 女性
病名 ● 抗NMDA受容体脳炎

● 現病歴

　大学卒業後に就職した職場で，2年前からはマネージャーとして活躍していた．30歳代前半の4月末から業務内容を忘れるようになり，仕事の能率が落ちたことを自覚した．勤務先の店長より家族に「最近仕事上の忘れものや，繰り返し同じ質問をすることが多い」という連絡があった．5月になると徐々に取り乱し始め，機嫌がよいかと思うと突如「死にたい」と号泣するなど情動不安定となった．また時には家族を認識せずに敬語で話すようになった．A総合病院神経内科に健忘を主訴に受診したが，病院に行く道や待合室で初対面の人に対して，「あの人も知ってる，その人も知っている」などと言っていた．診察時は神経学的所見や頭部CTで異常なく，心因性健忘の疑いとの診断を受けた．翌日，B精神病院に受診となり，統合失調症の疑いで医療保護入院となった．興奮が著しかったため保護室に隔離処遇となった．しかし，リスペリドンやオランザピンの薬物療法を行うも一向に改善しないため，5月中旬に総合病院精神神経科に転院となった．

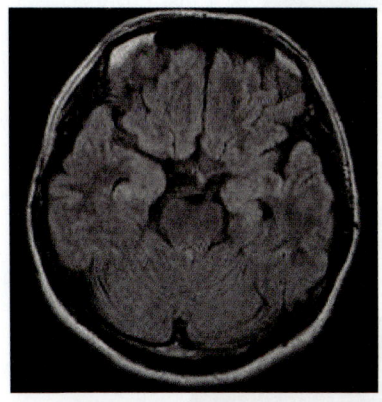

図1　頭部MRI（FLAIR画像，水平断，側頭葉内側部の高さ）

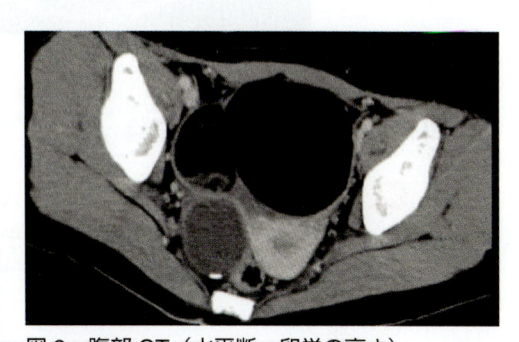

図2　腹部CT（水平断，卵巣の高さ）

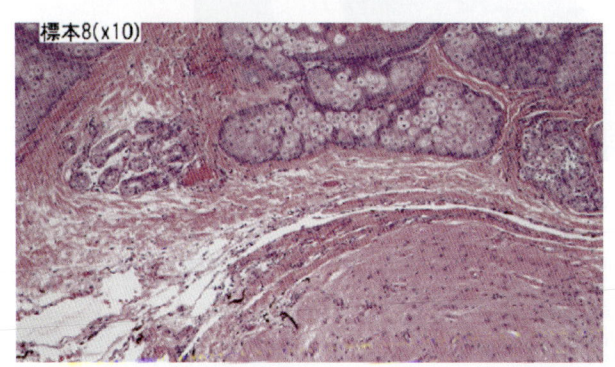

図3　病理所見

体温は37.8℃, JCSはI-3, 髄膜刺激症状（stiff neck, jolt accentuation, Kernig徴候）はいずれも認めなかった．血液検査ではWBC 8,500/μL, CRP 0.92 mg/dLであった．開眼しているものの, 呼びかけにはまったく注意は払わず, 突然「注射，注射，注射！」「爆発するー」などと叫んでいた．

◉既往歴　　特記すべきことなし．

症例2の解説

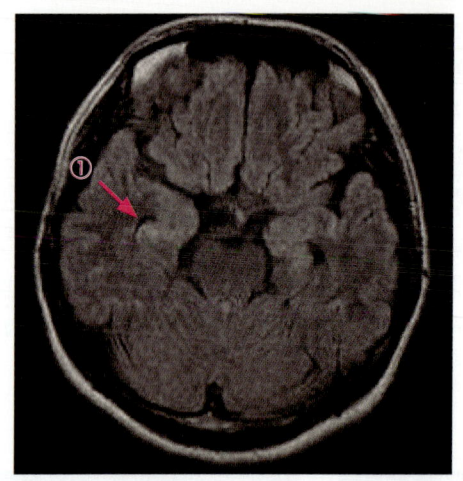

図4　図1の所見

■ MRIで認める所見とその意義

所見1 右側頭葉内側部に高信号域（矢印①）

　　脳炎，脳梗塞などさまざまな可能性がある．

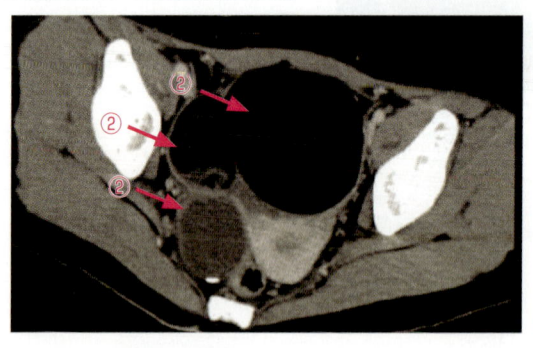

図5　図2の所見

■ 腹部CTで認める所見とその意義

所見2 子宮の腹側に2つ，子宮右側に1つの嚢胞性腫瘤（矢印②）

　　卵巣の奇形腫の可能性が示唆される．

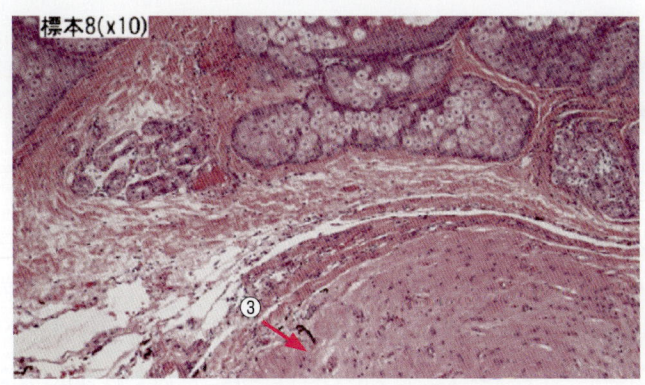

図6　図3の所見

■病理所見の診断

所見3　成熟嚢胞性奇形腫（矢印③）

メラニンとともに神経細胞（矢印③）が認められる．

■抗NMDA受容体脳炎

　抗NMDA受容体脳炎は，しばしば卵巣の奇形腫を背景に，若い女性を中心として急性の精神病症状で発症する自己免疫性の脳炎である．診断に至り適切な治療を行うと予後は良好である．一方で，診断を誤ると死に至る可能性が高い疾患であり，統合失調症など精神疾患と誤診しないよう細心の注意が必要である．古くからいわれてきた致死性緊張病の一部は，抗NMDA受容体脳炎であった可能性が高い．

　本症例の髄液検査は，細胞数が32/3個（単核球細胞72％）であり，髄液中の抗NMDA受容体抗体が陽性であった．奇形腫摘出，ステロイドパルス療法と内服，免疫グロブリン大量療法，血漿交換を行った．経過のなかで中枢性低換気により人工呼吸器を使用したが，徐々に改善し，後遺症はなく3か月後には退院した．発症から9か月後には仕事に復帰した．

〈船山道隆，三村　將〉

症例 3

年齢 ● 40歳代前半／**性別** ● 男性
病名 ● 非ヘルペス性辺縁系脳炎

● **現病歴**
　高校卒業後に就職し，40歳代で管理職となった．40歳代前半の12月から感冒症状を認めていた．翌年の2月下旬から嘔吐が出現し，総合病院内科で頭部CTや血液検査などするも異常所見を認めなかったため，精神科の受診を勧められた．3月中旬に精神科クリニックを受診し，うつ病と診断されSSRIが処方された．3月下旬には仕事の能率が悪くなり，次第に投げやりになっていった．また，妻とテレビを見ていたとき，何でこの番組を早く教えてくれなかったのかと言いながら急に拍手をするなど，異常行動を認めた．4月に入ると「生きていてもしょうがない」といい，「殺してくれ」「包丁出してくれ」などと叫んでいたため，精神科病院に医療保護入院となった．しかし，次第にもうろう状態を認めたため，総合病院精神神経科に転院となった．
　体温は37.0℃，意識はJCS I-1，髄膜刺激症状は認めなかった．血液検査ではWBC 10,300/μL，CRP 2.45 mg/dL，脳波では8 Hzのslow α波が認められた．当院転院後には痙攣が出現した．

● **既往歴**
　特記すべきことなし．

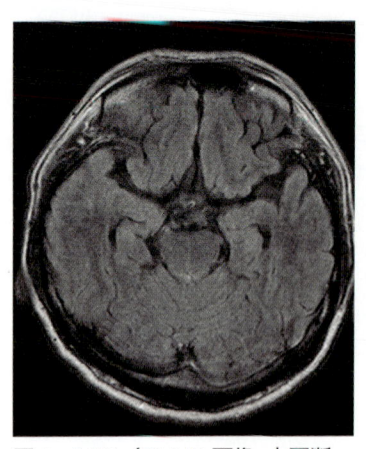

図1　MRI（FLAIR画像，水平断，側頭葉内側部の高さ）

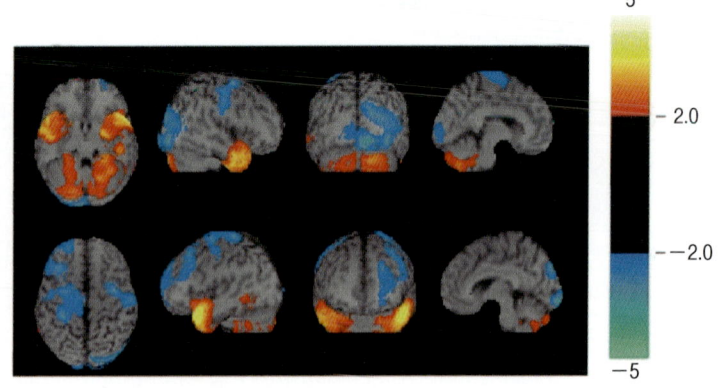

図2　99mTc-ECD SPECT（eZIS解析，two-tail view）
暖色系が相対的血流量増加部位，寒色系が相対的血流量低下部位．

症例 3 の解説

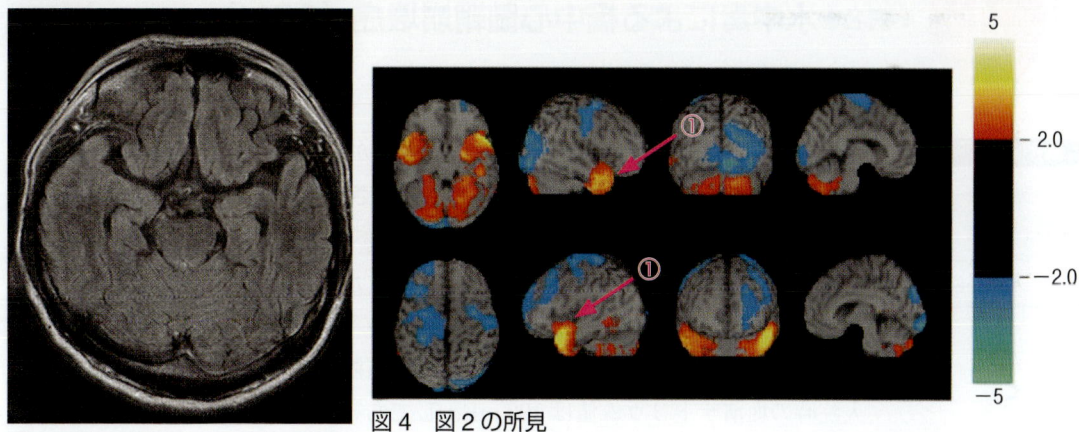

図 3　図 1 の所見

図 4　図 2 の所見

■ MRI で認める所見とその意義

所見 1　特記すべきことなし

　　辺縁系脳炎は，MRI で所見を認めないことが少なくない．したがって，MRI で所見が認められないからといって否定することはできない．

■ SPECT で認める所見とその意義

所見 2　両側側頭葉前方に相対的血流量の増加（矢印①）

　　辺縁系脳炎の急性期には病変部位に SPECT にて相対的血流量の増加を示すことがある．痙攣発作との関連が指摘されている．

■ 非ヘルペス性辺縁系脳炎

　　非ヘルペス性辺縁系脳炎の病因は多彩であり，一つの症候群である．病因が判明すると，その病因をつけた名称に切り替わるようになる．ウイルス関連，傍腫瘍性，自己免疫疾患性の辺縁系脳炎などが挙げられる．症例 2 の抗 NMDA 受容体脳炎はその一つである．非ヘルペス性辺縁系脳炎は精神症状を伴うことが多く，精神科を最初に受診することが少なくない．精神科医は常に注意を払うべきである．

　　本症例では，髄液検査の細胞数は 33/3（単核球 97 %）であった．ヘルペスを含む各種ウイルス抗体値および単純ヘルペス PCR はいずれも陰性であった．調べた範囲の自己抗体検査で明らかな異常は検出できず，非ヘルペス辺縁系脳炎と暫定的に診断した．アシクロビルとステロイド投与にて徐々に改善し，後遺症なく退院した．数か月後には復職した．

〔船山道隆，三村　將〕

| 症例 4 | 年齢◉60歳代前半／性別◉男性
病名◉水中毒による橋中心髄鞘崩壊症（CPM） |

◉現病歴

大学卒業後，会社で働いていた．20歳代中盤から不眠や不安感が強まり，抗不安薬が処方されていた．30歳代前半からは命令される幻聴が出現したため統合失調症と診断され，抗精神病薬の投与が始まった．徐々に無為となり，50歳代からは仕事も手に着かなくなった．50歳代後半からは水中毒を繰り返すようになった．60歳代前半の11月には食事をほとんど取らずに1日10L以上の水を飲み，意識障害（JCS I-1〜2）を呈したため精神神経科に入院治療となった．

入院時の血清ナトリウム値は100 mEq/Lであった．緩徐に補正し，6日間かけて130 mEq/Lまで上昇した．補正の幅は1日に7 mEq/Lを超えなかった．しかし，血清ナトリウム値補正後も，注意障害，記憶障害，強迫泣が残存し，改訂版長谷川式簡易知能評価スケール（HDS-R）は14/30であった．

◉既往歴

高血圧．

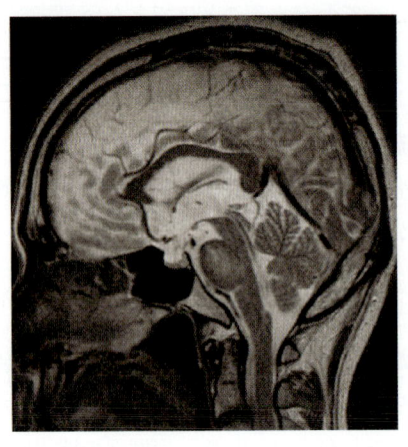

図1　MRI（T2強調画像，矢状断）

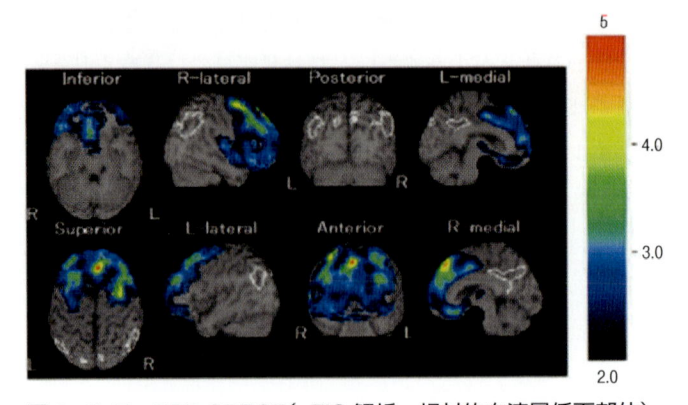

図2　^{99m}Tc-ECD SPECT（eZIS解析，相対的血流量低下部位）

症例 4 の解説

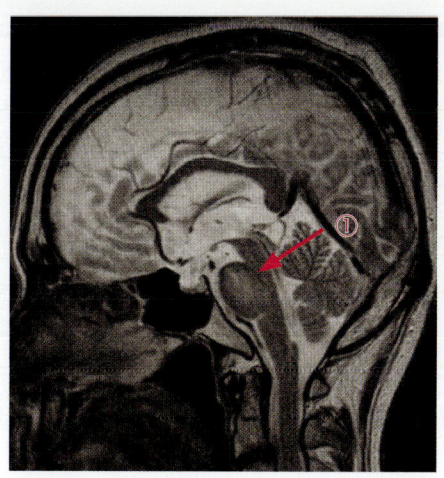

図3　図1の所見

■ MRI で認める所見とその意義

所見1　橋中心部に境界不明瞭な淡い高信号域を認める（矢印①）

　　浸透圧性脳症の可能性がある．

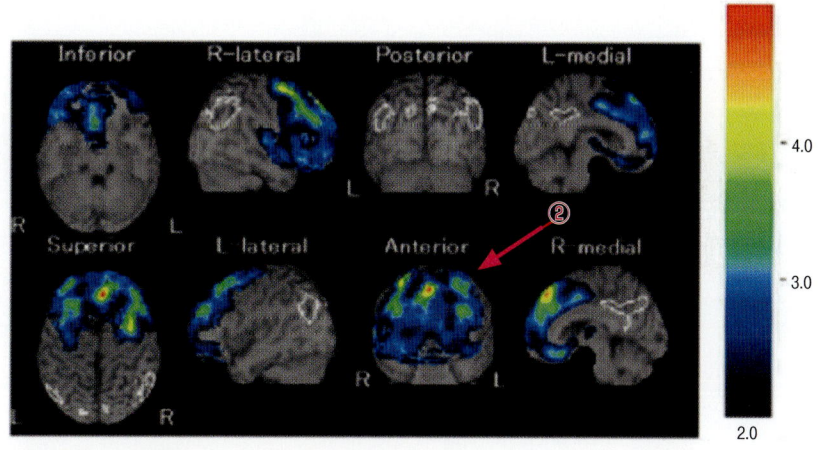

図4　図2の所見

■ SPECT で認める所見とその意義

所見2　両側前頭葉に相対的血流量の低下（矢印②）

　　脳幹部の損傷からの遠隔機能障害（diaschisis）の可能性がある．

■橋中心髄鞘崩壊症（central pontine myelinolysis：CPM）

　　CPMは，橋以外で同様の障害を指す extrapontine myelinolysis とともに，浸透圧性髄鞘崩壊症（osmotic demyelination syndrome）の名で総称される．機序としては，アルコール依存症，低栄養，肝疾患などの基礎疾患を背景に有する患者に，低ナトリウム血症の急激な補正や高浸透圧が加わり，橋中心部などの髄鞘の崩壊が出現すると想定されている．

　本症例で，統合失調症の水中毒の低ナトリウム血症を急激に補正しなかったにもかかわらず，CPMが出現したのは，背景にあった低栄養が大きく影響した可能性が高い．統合失調症の水中毒や低栄養は珍しくなく，さらに摂食障害やアルコール依存症などを扱う精神科医は，常にCPMが発症する可能性に気をつけなくてはならない．慢性の低ナトリウム血症では，1日に8 mEq/L 以上補正しないことが勧められている．

〈船山道隆，三村　將〉

文献

1) Funayama M, Hisamatsu T, Koreki A. Central pontine demyelinolysis following water intoxication in schizophrenia. Schizophr Res 2010；125：300-1.

症例 5

年齢 ● 40歳代後半／性別 ● 男性
病名 ● アルコール依存症のWernicke-Korsakoff症候群

● 現病歴

　高校卒業後に会社に長く勤めていた．数年前からアルコール依存症に罹患し，しばしば肝機能障害を指摘されていた．しかし，徐々に医療機関にかからなくなっていった．入院となる数週間前からは食事をせず酒だけを飲む生活が続いていた．40歳代後半に意識障害をきたし入院となった．ビタミンB_1投与後に意識障害は改善したが，運動失調，水平性眼振，見当識障害が残存した．入院中は病識に乏しかったが，徐々に自力歩行が可能となり，約1か月で自宅に退院した．その後も前向健忘と1〜2年間の逆向健忘が残存した．発症半年後の改訂版長谷川式簡易知能評価スケール（HDS-R）は29/30であったが，Rivermead行動記憶検査は標準プロフィール点8/24，スクリーニング点3/12といずれも大きく低下していた．記憶障害のため復職は困難であったが，障害者雇用枠で就職した．

● 既往歴

　アルコール性肝障害．

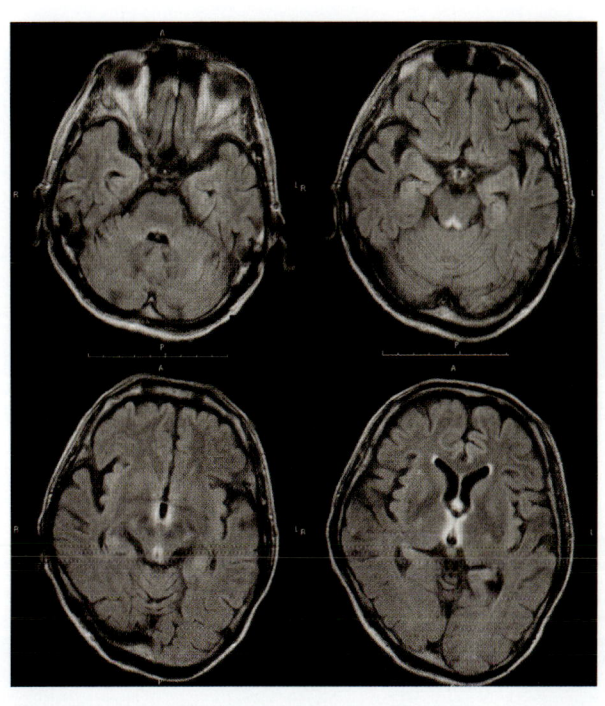

図1　MRI（FLAIR画像，水平断，脳幹部から視床の高さ）

症例5の解説

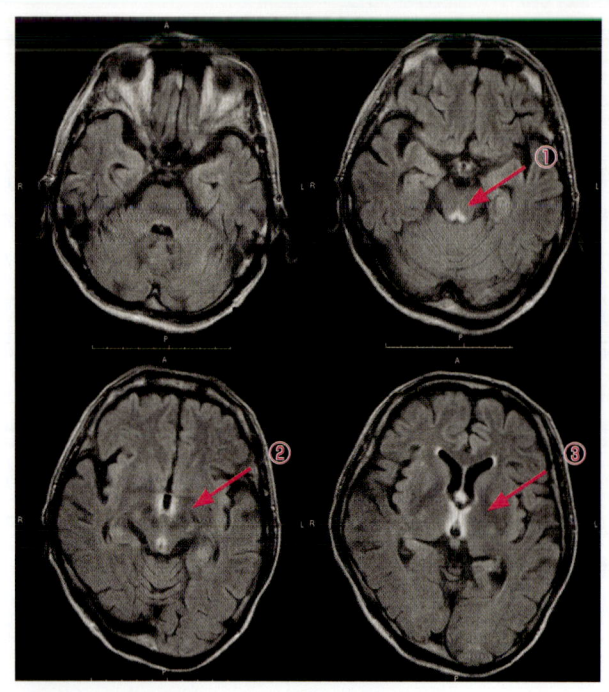

図2　図1の所見

■ MRIで認める所見とその意義

所見1 中脳水道周囲（矢印①），第三脳室周囲（矢印②），視床内側（矢印③）に認める高信号域

　　　Wernicke-Korsakoff症候群が示唆される．

■ Wernicke-Korsakoff症候群

　Wernicke-Korsakoff症候群はビタミンB_1欠乏を原因とし，急性期には意識障害，眼球運動障害，運動失調といったWernicke脳症の症状が前景に立ち，約半数の例で前向健忘，逆向健忘，見当識障害，作話，病識の欠如といったKorsakoff症候群が残存する．アルコール依存症に多いが，拒食症でもみられ，なかにはビタミンB_1を欠いた点滴時といった医原性の場合もみられるため，細心の注意が必要である．

　急性期であればMRIのT2強調画像，FLAIR画像，拡散強調画像でしばしば病巣が確認される．病巣の範囲は，第三脳室，中脳水道，第四脳室底の周辺であり，この部位の損傷によって意識障害，眼球運動障害，運動失調，記憶障害が生じる．記憶障害に関しては，視床（背内側核，乳頭体視床路，前核など）や乳頭体の障害による．

（船山道隆，三村　將）

文献

1) 船山道隆，三村　將．カラー／目で見るシリーズ　高次脳機能障害の画像診断"画像⇔症状 自由自在"―CT・MRIを中心に　12.症状から画像を推測する　記憶障害．J Clin Rehab 2012；21：1140-5．

症例 6

年齢● 20歳代後半／**性別**●男性
病名●器質性精神障害（器質性感情障害）（ICD-10）
　　　器質性精神障害（器質性健忘症候群）（ICD-10）
　　　頭部外傷による認知症（DSM-IV）
　　　高次脳機能障害（行政用語）

●現病歴

　20歳代前半，交通外傷にてびまん性軸索損傷を受傷．受傷時，意識消失を認め，自発呼吸の低下も認めたため，一時人工呼吸器管理となった．約1か月で呼吸状態が安定し，抜管．その後さらに1か月程度で，呼びかけに反応するようになり，さらに2週間ほどで自発発語が認められるようになった．最初の病院を7か月程度で退院し，左半身不全麻痺，失調性運動障害のリハビリ目的にてリハビリ病院に転院となった．リハビリ病院で約半年間リハビリを継続し，自力歩行可能となって退院となったが，退院後家族に対する暴言・暴力や，放歌などの異常行動を認めるため，当院に精査加療目的にて紹介受診となった．来院する道のりでも，乗っていた列車でうるさくしゃべっていた他の乗客に対して大声で怒鳴り，また，道の向こうからやってきた自転車に対して笑いながら通せんぼをするなど，社会行動の障害を呈していた．

　事故前の記憶は約1年間失われており（逆向健忘），事故後の記憶についても約半年間はまったく覚えていなかった（前向健忘）．また，記銘力の障害を認めたため，

表1　症例6の神経心理学的検査

WAIS-Ⅲ	言語性 IQ：77，動作性 IQ：60，全 IQ：66．
WMS-R	言語性記憶：82，視覚性記憶：65，一般的記憶：74，注意集中：94，遅延再生：50未満．
BADS	標準化得点：100．
TMT	A：130秒，B：190秒．

WAIS-Ⅲ：Wechsler Inteligence Scale Ⅲ, WMS-R：Wechsler Memory Scale Revised, BADS：Behavioral Assessment of Dysexecutive Syndrome, TMT：Trail Making Test.

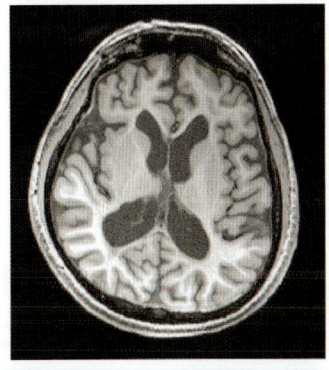

図1　MRI（T1強調画像，軸位断）

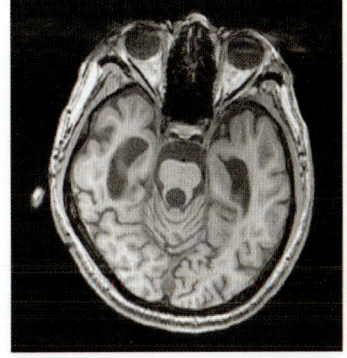

図2　MRI（T1強調画像，軸位断）

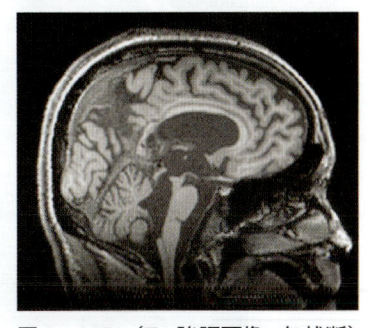

図3　MRI（T1強調画像，矢状断）

その後の記憶についても，大きな変化や印象的な出来事などについては何とか思い出すことができるが，細かいことについては思い出すことができなかった．

診察室では，場にそぐわない笑みを浮かべながら，大声で，大きな身振り手振りを交え話をし，時に診察室でも冗談を言うなど，気分の高揚が目立った．一方で，ちょっとした話で急に泣き出すなど，些細な刺激で涙を流す場面が認められた．

- **既往歴** 　特記すべきことなし．
- **家族歴** 　特記すべきことなし．
- **神経学的所見** 　左動眼神経麻痺，失調性運動障害，左半身不全麻痺．
- **神経心理学的検査** 　表1に記す．

症例6の解説

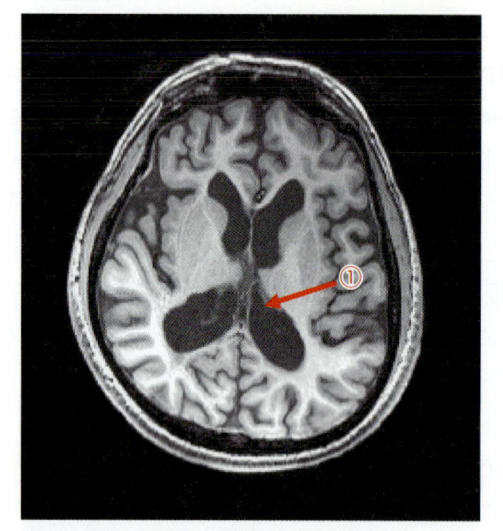

図4　図1の所見：側脳室の著明な拡大

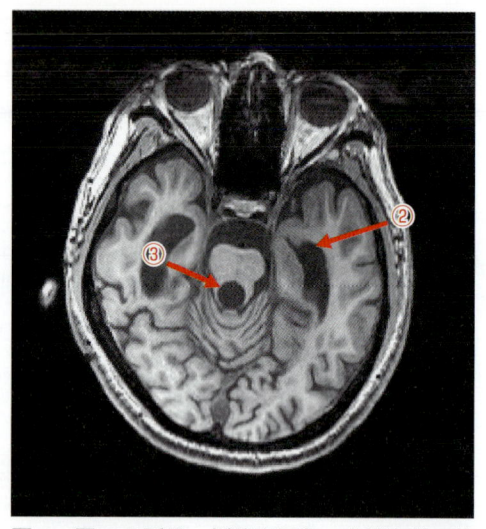

図5　図2の所見：側脳室下角，中脳水道の著明な拡張

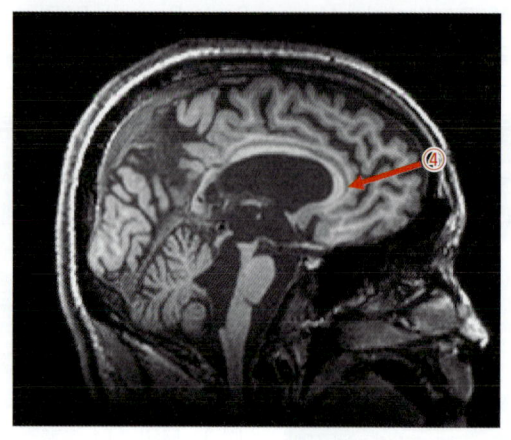

図6　図3の所見：脳梁の際だった菲薄化

■ MRIで認める所見とその意義

所見1 側脳室の著明な拡大（矢印①）

所見2 側脳室下角，中脳水道の著明な拡張（矢印②，③）

　　　図1，4にて側脳室の著明な拡大を認め，図2，5では側脳室下角，中脳水道の著明な拡張を認めている．一方で，局所脳損傷を示唆する所見は認められない．

所見3 脳梁の際だった菲薄化（矢印④）

　　　図3，6の矢状断では，脳梁の際だった菲薄化を認める．

■ 症例の解説

　交通外傷によるびまん性軸索損傷の症例である．交通外傷などによる閉鎖性頭部外傷においては，主に2種類の脳損傷が生じうることが知られている．一つは直達外力，あるいは受傷部位の反対側における局所脳損傷であり，もう一つのタイプが，主に脳の深部・中心構造における神経軸索がびまん性に損傷されるびまん性軸索損傷である．

　後者のタイプは，受傷後の急性期に点状出血を認めることもあるが，症例によっては出血の所見は明らかではないこともある．慢性期の画像所見としては，脳萎縮が認められ，また，脳幹や脳梁の損傷が生じやすいことから，脳幹周囲の脳脊髄液腔（中脳水道や第四脳室など）の拡張を認めるとともに，脳梁の菲薄化を認める[1]．

　片麻痺の原因は，おそらくは錐体路の損傷であり，この症例では急性期では完全麻痺であったが，その後約3年間のリハビリ期間を経て，一見してはわからない程度までに回復していた．

　小脳そのものの損傷は認めないが，びまん性軸索損傷では小脳脚にも損傷をきたしやすく，失調性運動障害はおそらくそのためだと考えられる．

　脳神経損傷の症状も，外傷性脳損傷で珍しいものではない．局所脳損傷では前頭葉眼窩面が損傷を受けやすいことから，嗅神経損傷をきたしやすく，動眼神経，外転神経，顔面神経なども損傷を受けやすいことが知られている[2]．

　脳損傷後の精神症状として，躁状態を呈する事例は，報告によってまちまちではあるもののVaishnaviらのまとめによれば1～10％とされている[3]．

　　　　　　　　　　　　　　　　　　　　　　　　　　　　（上田敬太，村井俊哉）

文献

1) Le TH, Gean AD. Neuroimaging of traumatic brain injury. Mt Sinai J Med 2009；76：145-62.
2) Coello AF, Canals AG, Gonzalez JM, et al. Cranial nerve injury after minor head trauma. J Neurosurg 2010；113：547-55.
3) Vaishnavi S, Rao V, Fann JR. Neuropsychiatric problems after traumatic brain injury：unraveling the silent epidemic. Psychosomatics 2009；50：198-205.

症例 7

年齢◉70歳代／性別◉男性
病名◉**てんかん発作による皮質機能脱落症状，失語発作**

◉**現病歴**

　以前よりてんかんを指摘されていた患者．就寝前に突如，意味の通らない言葉をしゃべり始め，数分後，言葉を発さず外界に反応しない状態となり救急搬送された．病院到着後，バイタル測定，採血検査・心電図検査・頭部CT検査を行うも異常は認められなかった．てんかん発作を疑い，ジアゼパム5 mgを静脈投与した．投与後，開眼し指示に従って手を動かすなどの改善を認めた．しかし，翌日も言語障害を呈していた．脳波検査では左後頭部の不規則な徐波が続くも棘徐波複合などの明らかなてんかん波を認めず，精査のために頭部MRI，FDG PETを撮影した．

　神経学的には，麻痺や構音障害を認めず，言語理解は良好で口頭指示に従って行動することができた．しかし，発話においては音韻性錯語と接近行動（conduit d'approche）を認めていた．具体的には何か言いたげな表情で「あばるる，いばるる，えばるる…」と繰り返していた．復唱においても上記のような接近行動が目立ち，短文においても復唱障害が顕著に認められた．書字についても字性錯書が認められた．

◉**既往歴**　　高血圧．

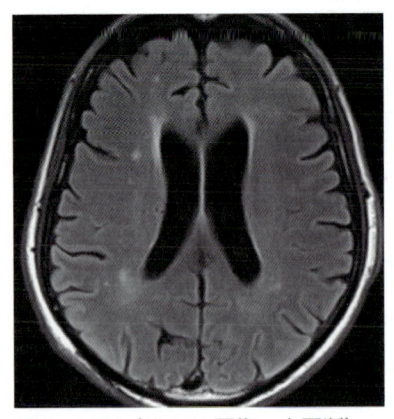

図1　MRI（FLAIR画像，水平断）

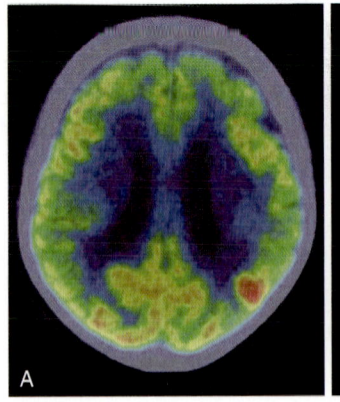

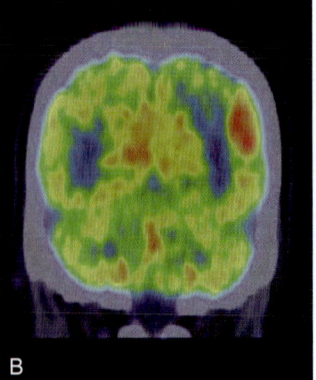

図2　PET（トレーサ：^{18}F-fluorodeoxy glucose）
A：水平断，B：冠状断．

症例7の解説

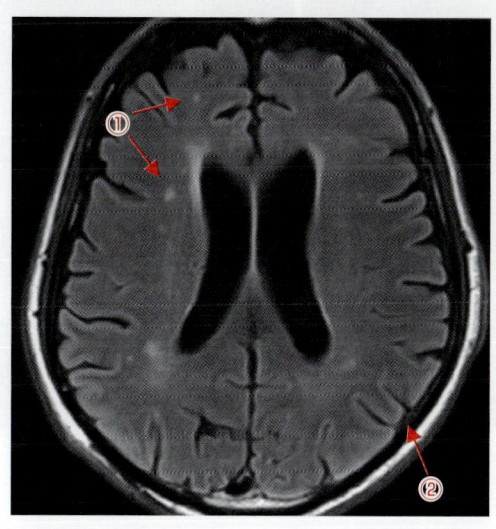

図3　図1の所見：慢性虚血性変化と正常皮質構造

■ MRIで認める所見とその意義

所見1　**慢性虚血性変化（矢印①）**

　側脳室周囲にFLAIR画像で高信号域の病変が点在しており，慢性虚血性変化と考えられる．慢性的なものであり，今回の臨床症状に関与していないと考えられる．

所見2　**正常皮質構造（矢印②）**

　PET所見で集積亢進を認める部位にMRI（FLAIR画像）では異常を認めない．皮質形成異常などの解剖学的異常がてんかん原性となることもあるが，この症例のように頭部MRI上は異常を認めない部位がてんかん原性を有することもある．そのため，てんかんの疑いがある場合は，頭部MRIだけでなくFDG PETやSPECTなどの機能画像が重要となる[1]．

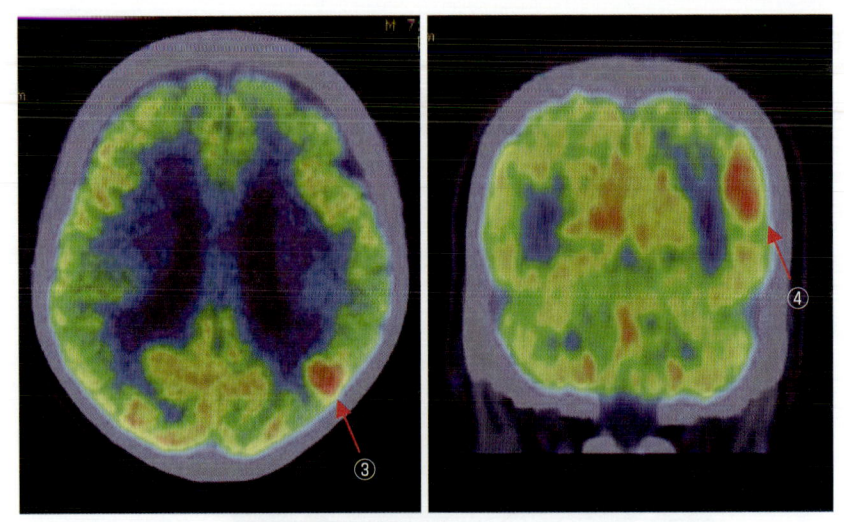

図4　図2の所見：左頭頂後頭部集積亢進像

■ FDG PET で認める所見とその意義

所見3　**左頭頂後頭部集積亢進像（矢印③）**

　　　てんかん発作後であれば一般的に FDG PET で集積低下像を呈するが，今回の所見では左頭頂後頭部に異常集積亢進像を認める．脳波上はてんかん波の存在は明らかではないものの，てんかん発作の持続が示唆される．今回のように脳波では診断に至らなかった失語発作において，FDG PET が有用であった報告はいくつかある[2]．

所見4　**左頭頂後頭部集積亢進像（矢印④）**

　　　冠状断においても左頭頂後頭部に広がる異常集積亢進像が確認できる．てんかん発作の持続により同部位の皮質機能が障害され失語症状を呈していたと解釈される．本症例における臨床症状は復唱障害や錯語が主体であり，症候学的に伝導失語と呼ばれる症候群と類似している．伝導失語においては縁上回などが責任病変といわれ[3]，このことも画像所見とおおむね矛盾しない．

（中神由香子，上田敬太，村井俊哉）

文献

1) Lee DS, Lee SK, Lee MC. Functional neuroimaging in epilepsy：FDG PET and ictal SPECT. J Korean Med Sci 2001；16：689-96.
2) Dong C, Sriram S, Delbeke D, et al. Aphasic or amnesic status epilepticus detected on PET but not EEG. Epilepsia 2009；50：251-5.
3) 石合純夫．高次脳機能障害学　第2版．東京：医歯薬出版；2012. pp37-50.

症例 8

年齢◉30歳代／性別◉女性
病名◉視床下部過誤腫・笑い発作・発作間欠期精神病

◉現病歴

幼少期より，突然理由なく笑顔になり，後に意識がなくなる発作が生じるようになった．その発作の出現頻度は増し，小学校に入学する頃にはほぼ毎日のように生じるようになった．11歳時に初経を迎え，同時期に全身性強直間代発作が出現した．てんかんの診断でカルバマゼピンが処方されるようになり，全身性強直間代発作は認められなくなった．しかし笑い発作は持続していた．15歳時，頭部MRI検査にて視床下部過誤腫を指摘された．また，同時期より軽い関係念慮を指摘されるようになった．18歳頃より近所の人が自分を馬鹿にしている，死神に狙われているといった妄想や自分を非難する声が聞こえるといった幻聴が出現するようになり，抗精神病薬の投与も開始された．以後，抗てんかん薬と抗精神病薬の投与が継続され

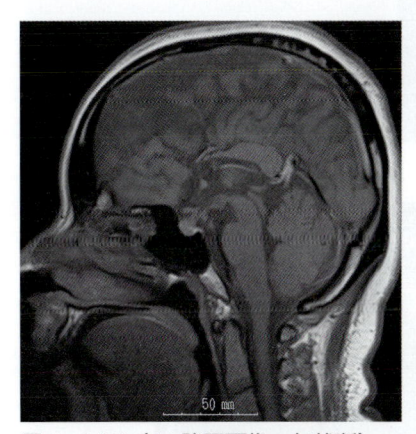

図1　MRI（T1強調画像，矢状断）

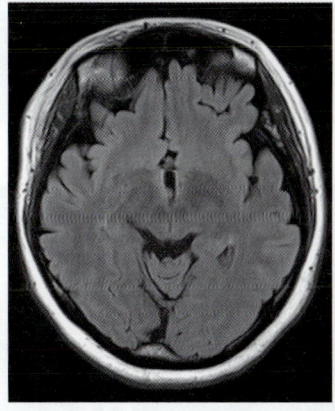

図2　MRI（FLAIR画像，水平断）

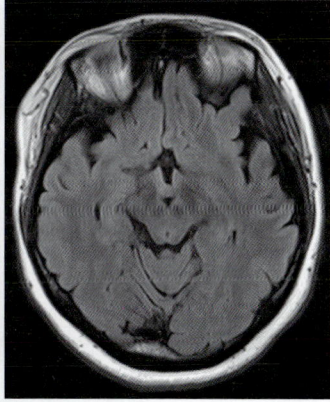

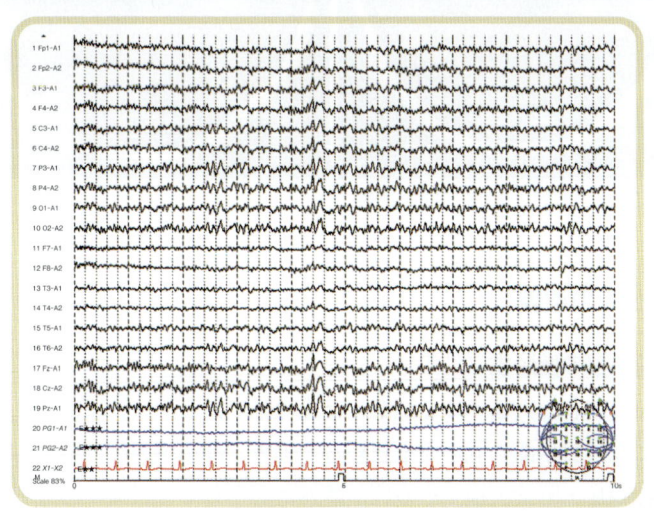

図3　脳波

た．しかし，笑い発作の頻度が減少すると妄想症状は悪化することが多く，精査のため頭部 MRI・脳波が撮影された．

◯既往歴　　特記事項なし．

症例 8 の解説

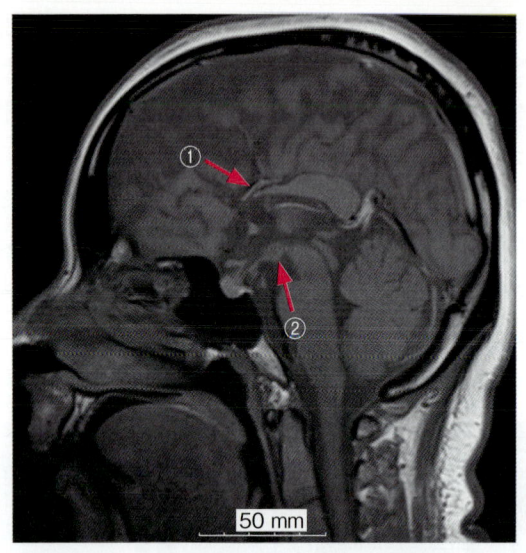

図4　図1の所見：脳梁前半部の低形成と視床下部過誤腫

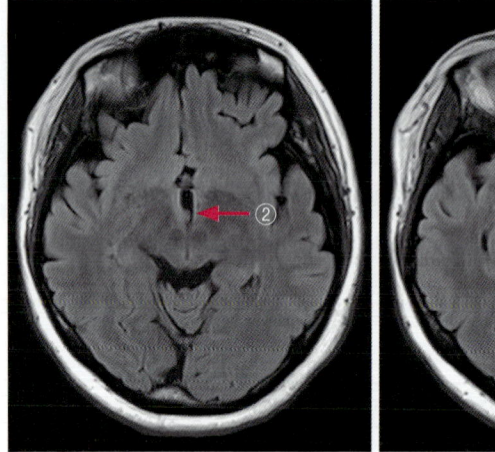

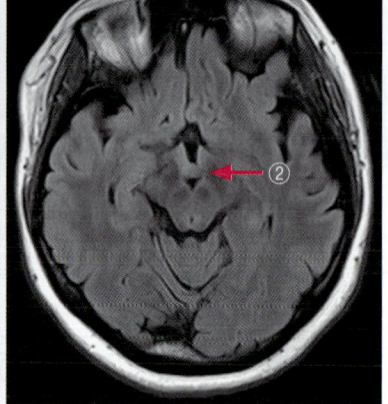

図5　図2の所見：視床下部過誤腫

■ MRI で認める所見とその意義

所見1　脳梁前半部の低形成（矢印①）

　　　　脳梁は左右の大脳半球をつなぐ交連線維であるが，この症例においては矢印①で示すように前半部の低形成を認める．視床下部過誤腫には頭蓋内合併症として水頭症・孔脳症・脳梁欠損，その他頭蓋外奇形として合指症・口蓋裂などを認めること

があるとされる．この患者においては，頭蓋内合併奇形として脳梁低形成が認められる．先天的な脳梁欠損症において知能指数の低下が指摘されているが[1]，このケースで脳梁低形成のみによる症状の有無は判断しがたい．

所見2 視床下部過誤腫（矢印②）

　　視床下部右側から第三脳室に突出する径約7 mm 大の，T1強調画像で視床下部よりやや低信号，T2強調画像でやや高信号の病変を認め，視床下部過誤腫と考えられる．視床下部過誤腫は5万〜10万人に1人の有病率で認められ，この症例では認めなかったが思春期早発症や精神遅滞を合併することがある．また，視床下部過誤腫にはてんかん原性があり，幼児期より笑い発作を生じることがある．難治性のてんかんとなることが多く，二次てんかん原性が生じることも多い[2]．この症例においても，当初は笑い発作だけ生じていたが，全身性強直間代発作が10年以内に生じている．

　　今回の症例において，抗てんかん薬の調整によって笑い発作の出現頻度が減少すると精神症状は増悪しており，発作間欠期精神病の可能性が考えられる．しかし，頭部MRI検査ではそれを診断することはできない．

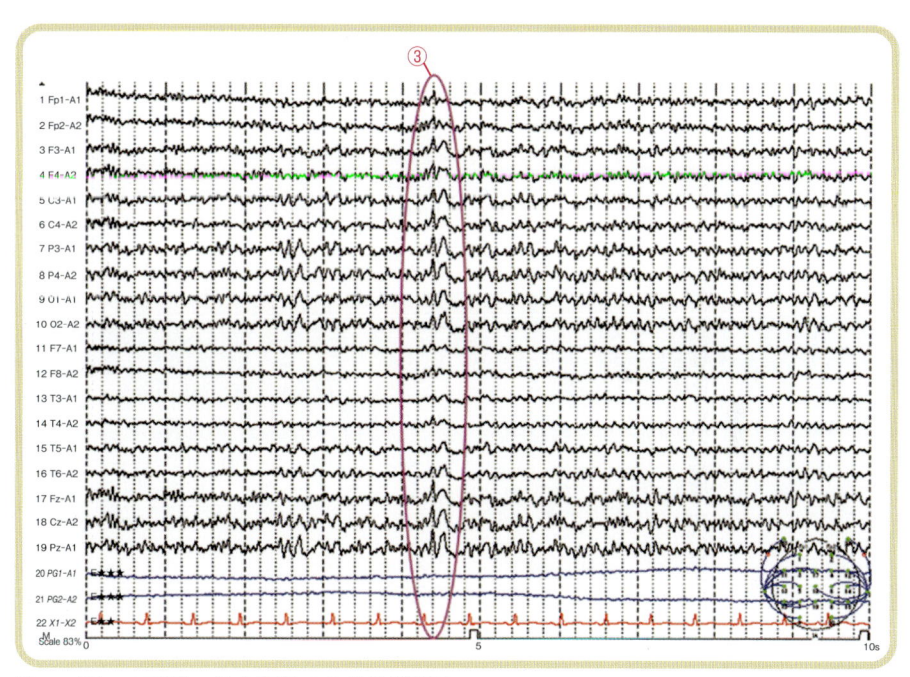

図6　図3の所見：後方優位の全般性鋭徐波

■脳波で認める所見とその意義

所見3 後方優位の全般性鋭徐波を認める（囲み③）

　　背景活動に不規則な徐波の出現が多く，広汎性の器質性病変が疑われる．突発波

については，後方優位の鋭徐波を認めるが，てんかん原性焦点を断定するのは難しい．

(中神由香子，上田敬太，村井俊哉)

文献

1) Siffredi V, Anderson V, Leventer RJ, et al. Neuropsychological profile of agenesis of the corpus callosum：a systematic review. Dev Neuropsychol 2013；38：36-57.
2) Striano S, Santulli L, Ianniciello M, et al. The gelastic seizures-hypothalamic hamartoma syndrome：Facts, hypotheses, and perspectives. Epilepsy Behav 2012；24：7-13.

症例 9

年齢●50歳代後半／性別●女性
病名●**脳膿瘍**

◉現病歴

　夫と会社を経営していた．5年前から高血圧と糖尿病があり，内服治療中であった．50歳代後半のX月に入ってから食欲の低下と気力の低下が出現した．その月の下旬には夜間の咳が出現した．この頃から日中もぼーっとするようになり，行動に時間がかかるようになり，話し方も断片的になり，外出することも少なくなった．翌月に入ると，運転中にブレーキをかけそこねて電柱にぶつける事故を起こした．翌日にはガードレールに車をぶつけたが，車を置いてそのまま自宅に帰り，犬の散歩をしていたという．事故現場は大渋滞となったが気にせずに，警察に対してもいいかげんな答えをしていた．家族が心配して近医に受診させたところ，総合病院精神神経科に紹介となった．

　体温37.6℃，神経学的所見は異常なく，改訂版長谷川式簡易知能評価スケール（HDS-R）は21/30であった．血液検査ではWBC 12,900/μL，CRP 16.26 mg/dL，グルコース264 mg/dL，HbA1c 9.5%であった．

◉既往歴

　高血圧と糖尿病．

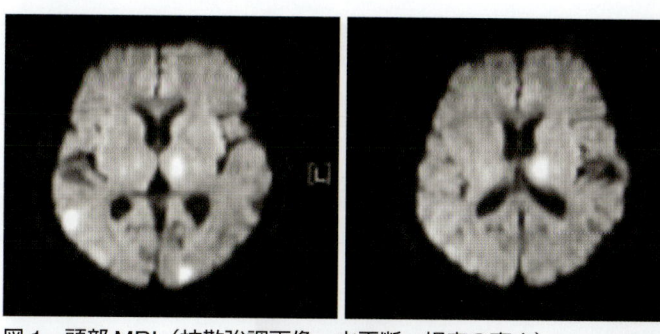

図1　頭部MRI（拡散強調画像，水平断，視床の高さ）

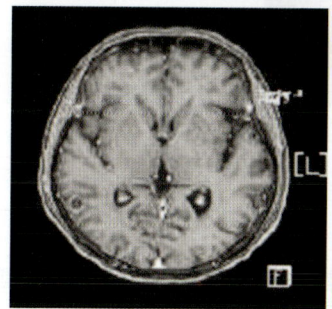

図2　頭部MRI（造影T1強調画像）

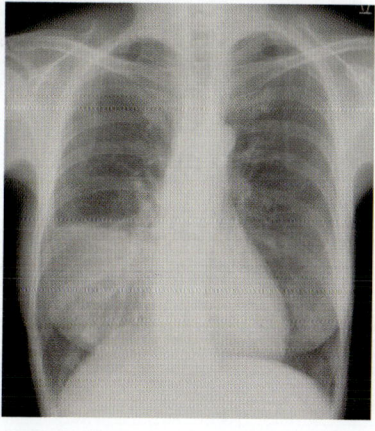

図3　胸部X線

症例9の解説

図4 図1の所見

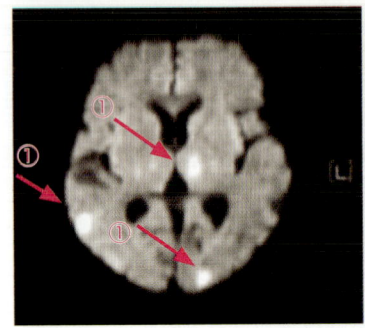

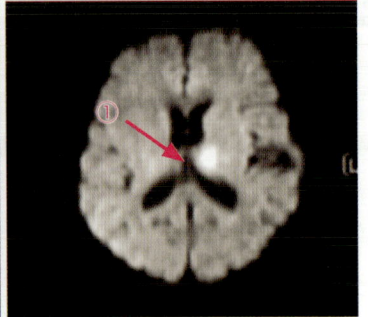

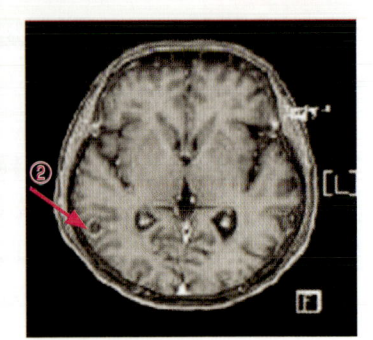

図5 図2の所見

■ MRIで認める所見とその意義

所見1 多発性の高信号域（矢印①）

　　　　造影剤投与後はリング状の増強効果を認めた（矢印②）．内部には増強効果なく，リングの幅は比較的薄く均一であった．以上から，多発性脳膿瘍か多発性脳転移の可能性が示された．

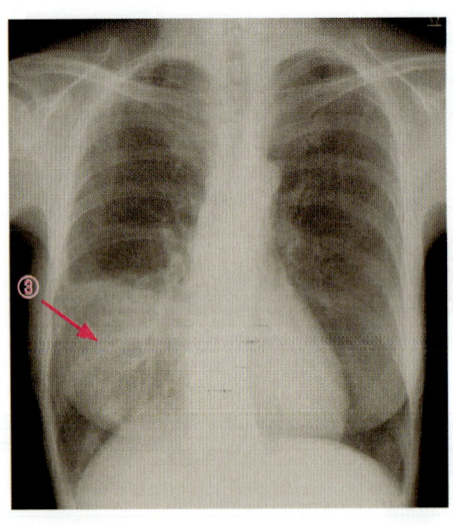

図6 図3の所見

■ 胸部X線で認める所見とその意義

所見2 右肺中葉の浸潤影（矢印③）

　　　　発熱や血液検査上の炎症所見と総合すると，肺炎および肺膿瘍が最も考えられる．

■ 脳膿瘍

　もともと口腔内由来の感染であったが，徐々に臓器移植や免疫不全者の病気になりつつある．死亡することも少なくなく，後遺症も残りやすい．初期症状は頭痛が多く，発熱を認める例は50％以下であり，巣症状は1/3から1/2しか出現しない．起因菌は，α溶連菌と嫌気性菌，黄色ブドウ球菌，腸内のグラム陰性桿菌などである．

　本症例では，血液培養にてα溶連菌が検出された．腹部CTにて腎膿瘍の所見も認めた．感染症（肺炎・肺膿瘍，脳膿瘍，腎膿瘍）と診断し，CTRX 4 g/日とCLDM 1,200 mg/日を投与し，sliding scaleにてインスリンの投与を行った．HDS-Rは29/30まで改善し，後遺症なく退院した．最終診断は，α溶連菌による脳膿瘍であり，感染経路は肺炎から血行感染が考えられた．危険因子として背景にある糖尿病が考えられた．

〈船山道隆，三村　將〉

症例10

年齢● 30歳代／性別●女性
病名●器質性精神障害（ICD-10）
　　　蘇生後（低酸素）脳症（従来診断）

●現病歴

　発症約1か月前に，出産のためにA病院に入院．帝王切開にて無事出産し，出産直後は母子ともに異常なし．出産後，安静のため数日ベッド上で過ごし，5日目にベッドから歩くために足をおろした直後に，呼吸苦を訴え始めた．精査中に心肺停止状態．精査にて両側肺門動脈に塞栓が発見され，同時に心肺蘇生を行った．30分以上の時間を要したが，心肺蘇生に成功し，転院後CCUに入室し，以後循環器科で循環動態の管理を行った．循環動態が安定した後，出産した児との顔合わせなどを行い，母子関係の形成を目指したが，「出産した実感がない」という訴えとともに，児への関心の低さがみられたため，何らかの精神的な問題ではないかということで，精神科を紹介受診となった．また，この間に転倒し，精査のために行った頭部CTでは，皮下血腫の存在が指摘されたが，それ以外の異常は認められなかっ

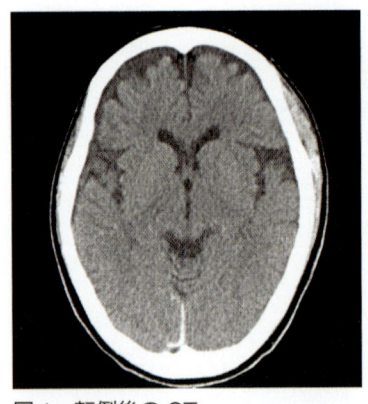

図1　転倒後のCT　　　図2　DWI（水平断）

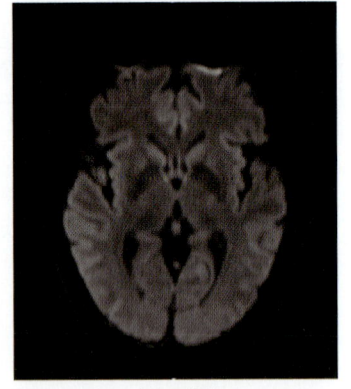

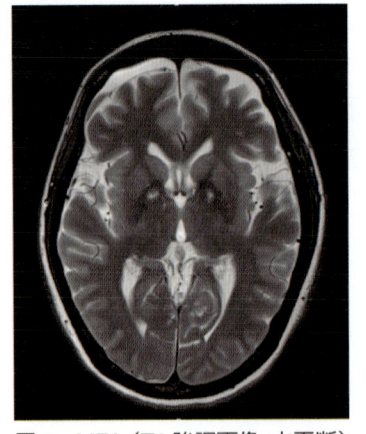

図3　MRI（T2強調画像，水平断）　　図4　MRI（T1強調画像，水平断）

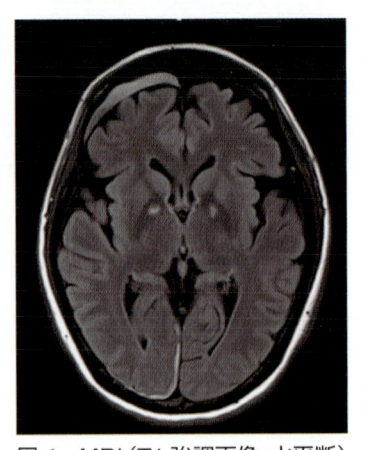

た．家族の話では，蘇生後意識が戻った直後の数日は，本来の患者からは想像できないほど陽気にはしゃいでいたが，それはだんだんと落ち着き，CCUから一般病室に移る頃（蘇生後4日目）には消失していたとのこと．初診時の診察では，こちらの問いかけに対する返答の遅滞を認め，一見自分の病状や身の回りの状況に関心がないかのように思われたが，ゆっくり会話をすることで，しっかりと考えられた返答を聞き出すことができた．また，心肺停止の前数日間（約10日程度）にわたる逆向健忘を認め，蘇生後約5日間の前向健忘も認めた．

- **既往歴**　特記すべきことなし．
- **家族歴**　特記すべきことなし．
- **神経心理学的検査**　Wechsler Memory Scale Revised（WMS-R）では，言語性記憶85，視覚性記憶108，一般的記憶90，注意集中95，遅延再生83．

症例10の解説

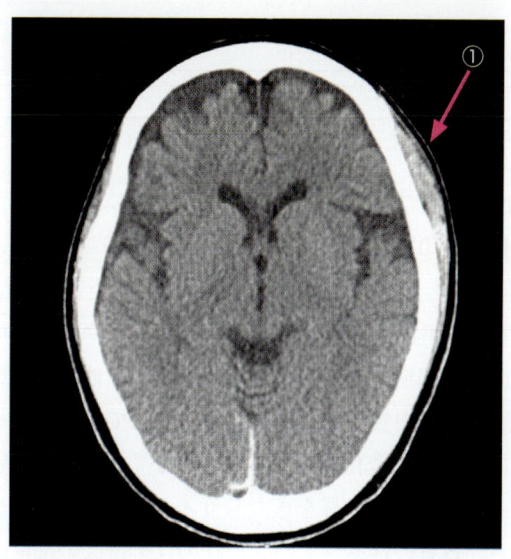

図5　図1の所見：皮下血腫

■CTで認める所見とその意義

所見1　**左前額部の皮下血腫（矢印①）**

　転倒後のCTで，打撲部に皮下血腫を認める（図5）．このCTでは，同部位あるいは対側の頭蓋内血腫の所見は認めない．また，MRI（水平断）と同じ高さのスライスであるが，MRIで認める淡蒼球の病変は，このCTで読み取ることは非常に困難である．

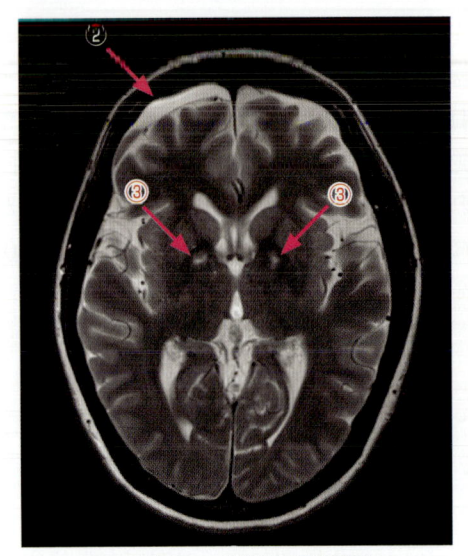

図6　図3の所見：淡蒼球の脳壊死 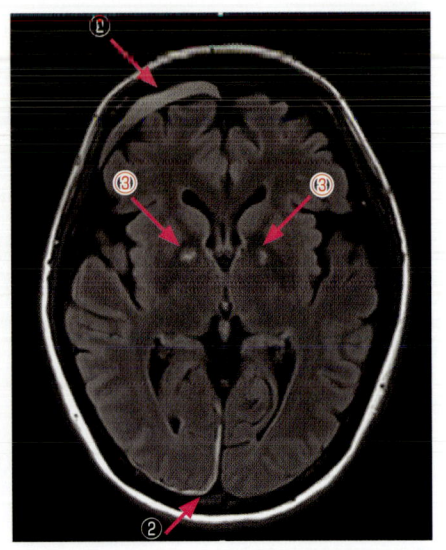　　　　図7　図4の所見：淡蒼球の脳壊死

■MRIで認める所見とその意義

所見2　**硬膜下血腫（矢印②）**

打撲側と外側前頭葉および後頭葉（図7のみ）に硬膜下血腫を認める．

所見3　**淡蒼球の脳壊死所見（矢印③）**

DWIでは同定困難であるが，T1，T2画像において淡蒼球，特に内節の脳壊死所見を認める．淡蒼球は低酸素に脆弱な脳領域であり，蘇生後脳症だけでなく，一酸化炭素中毒など低酸素脳症全般で損傷を受けやすい．他の脳領域として，後頭葉，側頭葉内側面，前頭葉深部白質などの損傷が報告されている[1]．

淡蒼球の損傷では，情動の変化としてアパシーが[2]，運動面の症状として初動の遅さなどを含むパーキンソン症候群をきたしうることが知られている[3]．この症例における初動の遅さ，返答の遅さ，アパシー様の反応はこの部位の損傷から説明することが可能である．ただし，出産についての実感がないことは，逆向健忘があることから当然といえば当然の事態であり，自らが出産した記憶が欠如しているため，今後時間をかけて母子関係を構築していくことが必要であろう．

神経心理学的検査で認められた言語性記憶・遅延再生の低下は，MRIではとらえきれていない側頭葉内側面の機能低下に由来する可能性がある．この症例においては後頭葉病変を示唆するような，明らかな視知覚機能の低下は認められなかった．

CCU入室中にみられた一過性の爽快気分は，後に強い健忘を残していることから，一過性のせん妄状態であった可能性が高いだろう．少なくとも，損傷部位からこの状態を直接説明することは困難であると考えられる．

（上田敬太，村井俊哉）

文献

1) White ML, Zhang Y, Helvey JT, et al. Anatomical patterns and correlated MRI findings of non-perinatal hypoxic-ischaemic encephalopathy. Br J Radiol 2013；86：20120464.
2) Levy R, Dubois B. Apathy and the functional anatomy of the prefrontal cortex-basal ganglia circuits. Cereb Cortex 2006；16：916-28.
3) Pirker W, Baumgartner C, Brugger S, et al. Severe akinetic syndrome resulting from a bilateral basal ganglia lesion following bone marrow transplantation. Mov Disord 1999；14：525-8.

第17章

脳波からみる疾患

症例 1
年齢●40歳代／性別●女性
病名●**側頭葉てんかん**

◉現病歴
　6歳頃より以下のようなてんかん発作が出現するようになった．まず，胸のあたりが気持ち悪くなり（自律神経発作），続いて原因のわからない恐怖感が襲ってくる（情動発作），または過去に体験した場面が勝手に鮮明に思い浮かんでくる（記憶発作）．その後，次第に意識が薄れていく（意識減損発作）．家族の話によると，初めは顔が赤くなり，やがて一点を凝視し，話しかけても応答がなくなり，口をクチャクチャと動かしたり，歩き続けたりするが（自動症），1〜2分以内に意識は回復する．発作後は数日間抑うつ気分が生じることがある．

◉既往歴
　2歳頃，高熱を伴う感染症により意識障害が数日間続いたことがある．

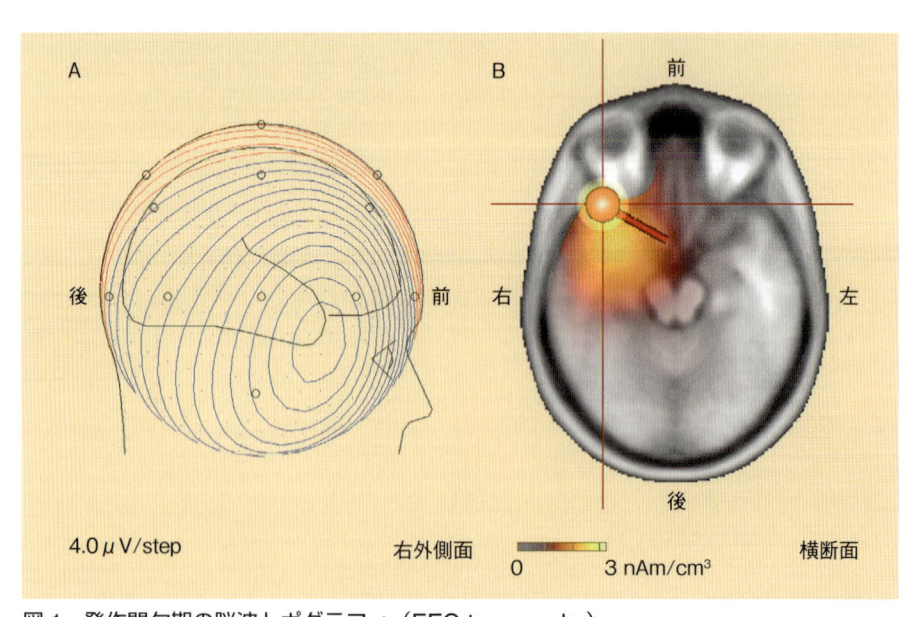

図1　発作間欠期の脳波トポグラフィ（EEG topography）

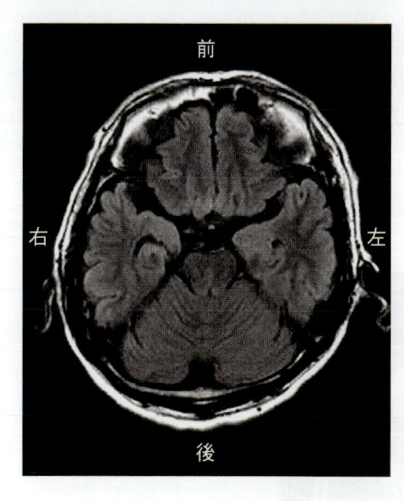

図2　発作間欠期の頭部MRI（FLAIR画像）

症例1の解説

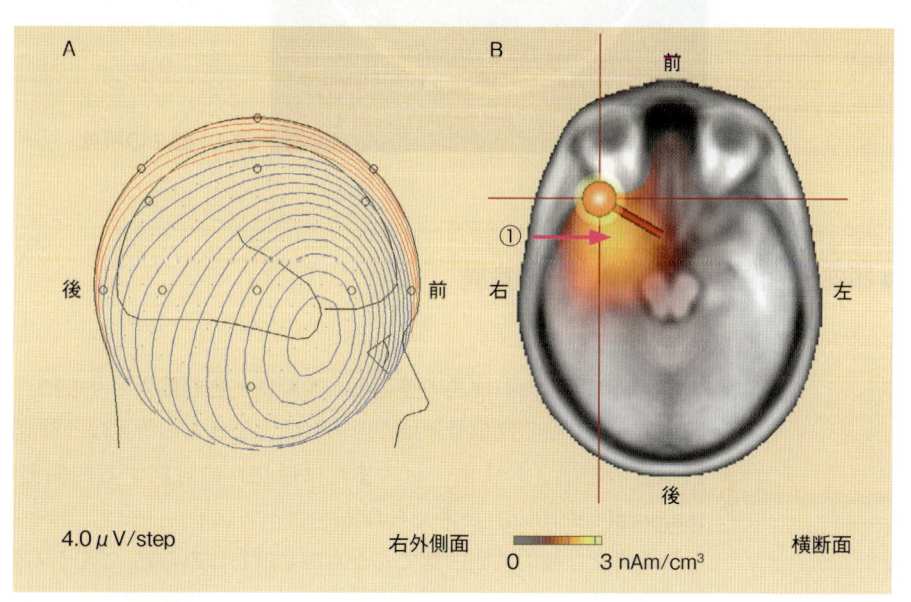

図3　図1の所見

■脳波トポグラフィで認める所見とその意義

所見1 右側葉極近傍の鋭波

　　図3Aは脳波上の突発波（p.106の図3）を等電位マッピングとして画像化したものである．右側葉極付近に鋭波の焦点（陰性極大点）が存在する．

所見2 右側葉極から扁桃核・海馬周辺に分布する突発波の電流源

　　図3Bのように，解析プログラムBESAによれば鋭波の電流源（ダイポール）は右側葉極近傍に推定される（p.110参照）．その位置を橙色の丸，向きを太い赤

線で表す．矢印①で示した黄色から赤の領域は，LORETAにより計算した鋭波の神経活動分布である．右側葉極から扁桃核・海馬周辺に鋭波の発生源が分布すると推測される．本症例のてんかん発作症状から扁桃核・海馬を含む大脳辺縁系に放電の焦点が予想され，図3Bはそれを支持している．

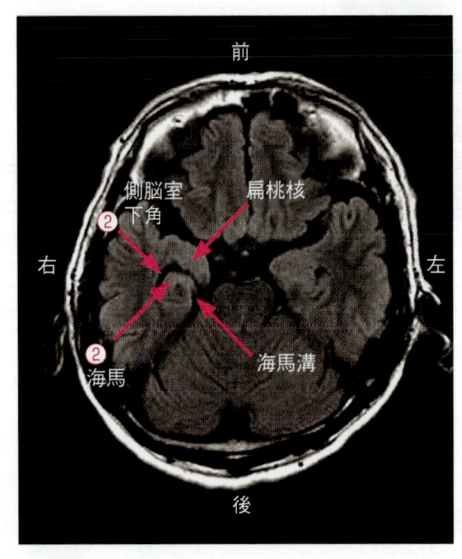

図4　図2の所見

■頭部MRIで認める所見とその意義

所見3　内側側頭葉硬化

　　矢印②で示した右海馬の萎縮と右側脳室下角の拡大とともに，海馬から扁桃核周囲により白く映る高信号領域がみられる．これらの所見は，神経細胞の脱落と神経膠細胞の増生（グリオーシスまたは硬化）に対応する内側側頭葉硬化（mesial temporal sclerosis）と考えられる．

　　この異常は難治性側頭葉てんかんでしばしばみられ，てんかん発作の原因となる．内側側頭葉硬化は出産時の脳内出血や脳虚血，感染などによるといわれ，本症例の場合，2歳頃の感染症に起因しているかもしれない．

　　以上から本症例は右内側側頭葉硬化による側頭葉てんかんと診断される．

（大和田藍，武井茂樹，三村　將）

症例 2

年齢◉ 70歳代後半／**性別**◉女性
病名◉ **Lewy 小体型認知症（DLB）**

◉現病歴　　X－3年，睡眠中にけんかをしている夢をみて，大声をあげたり，物を投げたりすることが多くなったため受診した．レム睡眠行動障害と診断され，クロナゼパムの内服を開始し，症状は改善した．

　X－1年，上肢の振戦，筋固縮，運動緩慢が現れ，パーキンソン病と診断され，抗パーキンソン病薬を服用し始めた．

　X年，夕暮れ時や夜になると，死んだ祖母や知らない人物，虫などの幻視が出現し始めた．また，記憶障害や見当識障害が悪化する時期と目立たない時期がみられ，症状の変動がみられた．頭部 MRI では脳室の軽度拡大がみられ，脳波トポグラフィと SPECT は図1, 2のようであった．MIBG 心筋シンチグラフィは H/M 比＝1.20と低値を示した．以上から，Lewy 小体型認知症（dementia with Lewy bodies：DLB）ないし認知症を伴うパーキンソン病（Parkinson disease with dementia：PDD）と考え，ドネペジルの内服を開始したところ，幻視は減少した．しかし，日常生活動作能力は次第に低下してきている．

◉既往歴　　特になし．

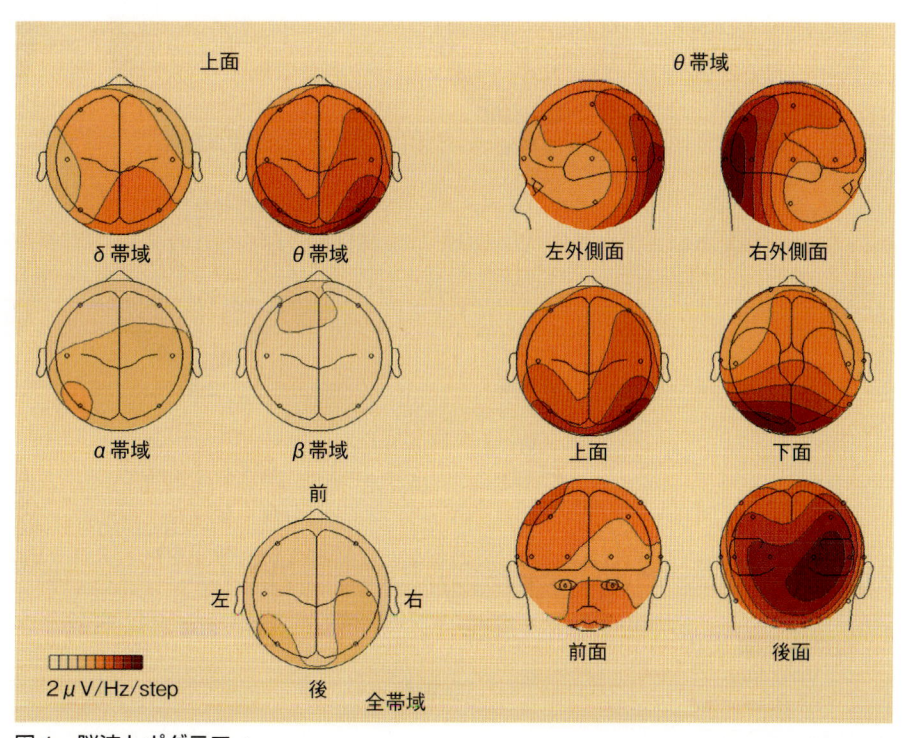

図1　脳波トポグラフィ

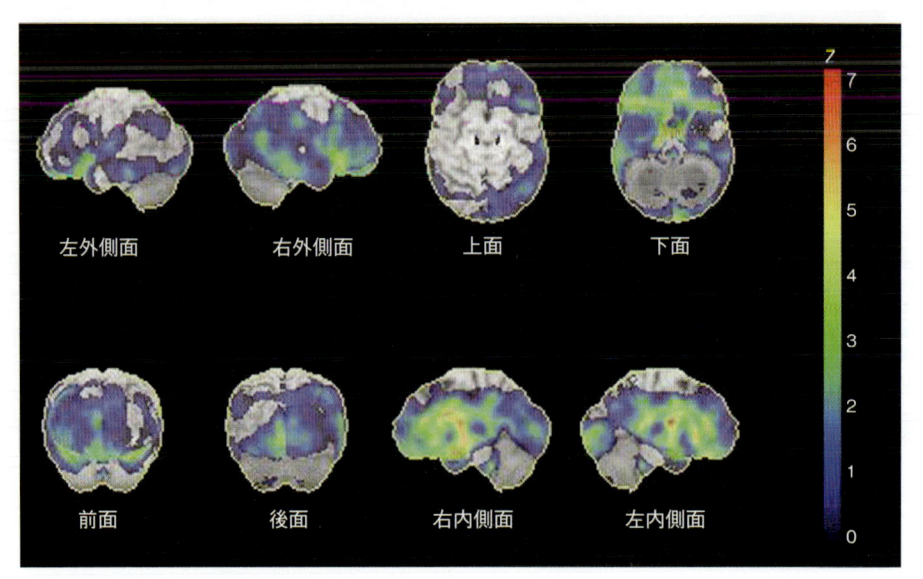

図2　SPECT（¹²³I-IMP 脳血流シンチグラフィ）

症例2の解説

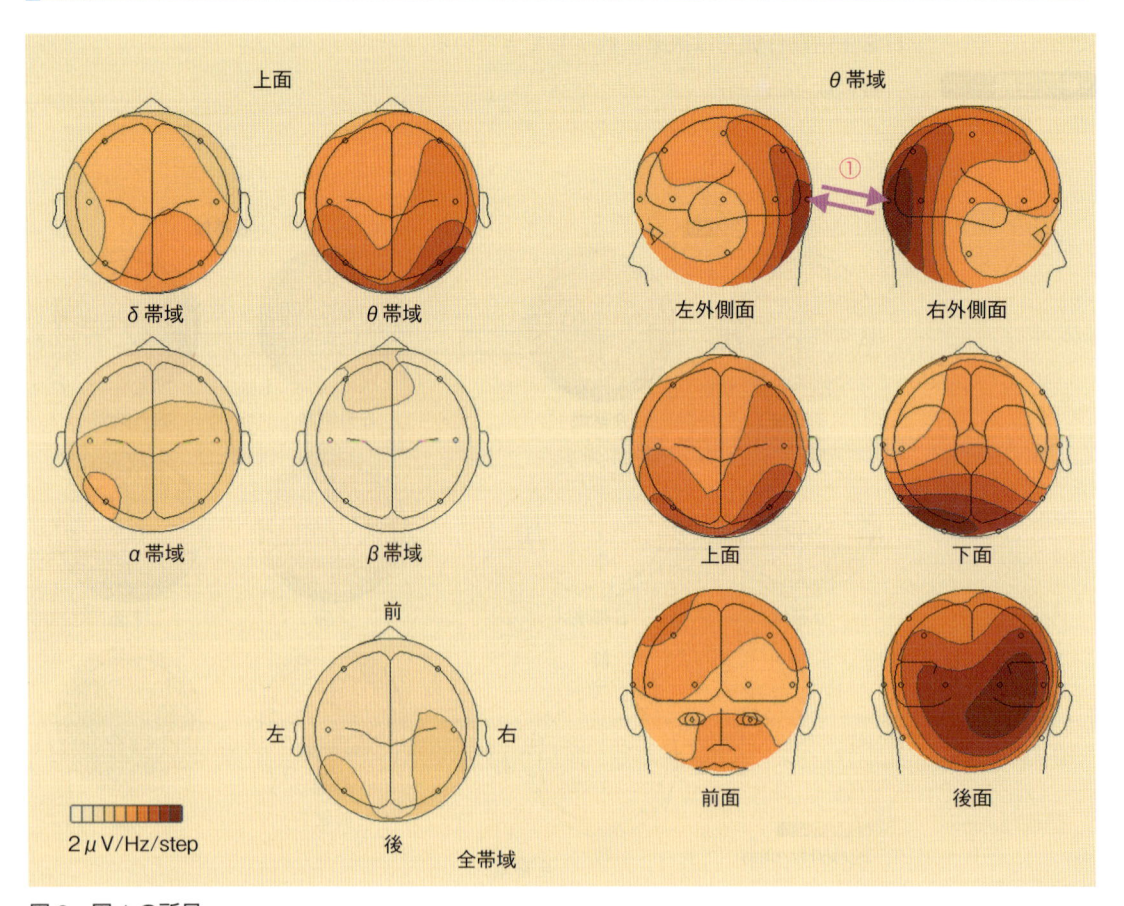

図3　図1の所見

■脳波トポグラフィで認める所見とその意義

開眼直後の覚醒閉眼時脳波記録（10秒間）について各周波数帯域の平均電位を電位マップとして表示する（解析法に関しては，第6章「2. データ解析法と解釈」〈p.108〉を参照）．

所見1 基礎活動の軽度徐波化

左2列は周波数帯域ごとの電位分布を頭部上面からみた画像である．正常なα活動は少なく，代わりにθ帯域の徐波活動が優勢である．

所見2 両側後頭部のθ活動（矢印①）

右2列にθ帯域の等電位図の詳細を示す．矢印の両側後頭部から頭頂部優位にθ波が出現している．

この徐波は脳機能低下を示唆する．脳波上の徐波はDLBの比較的初期から認められることがあるが，アルツハイマー型認知症では中期〜末期に，前頭側頭型認知症では末期に一般に出現する．したがって，経過・重症度を加味すると脳波上の徐波出現は鑑別診断に有用である．

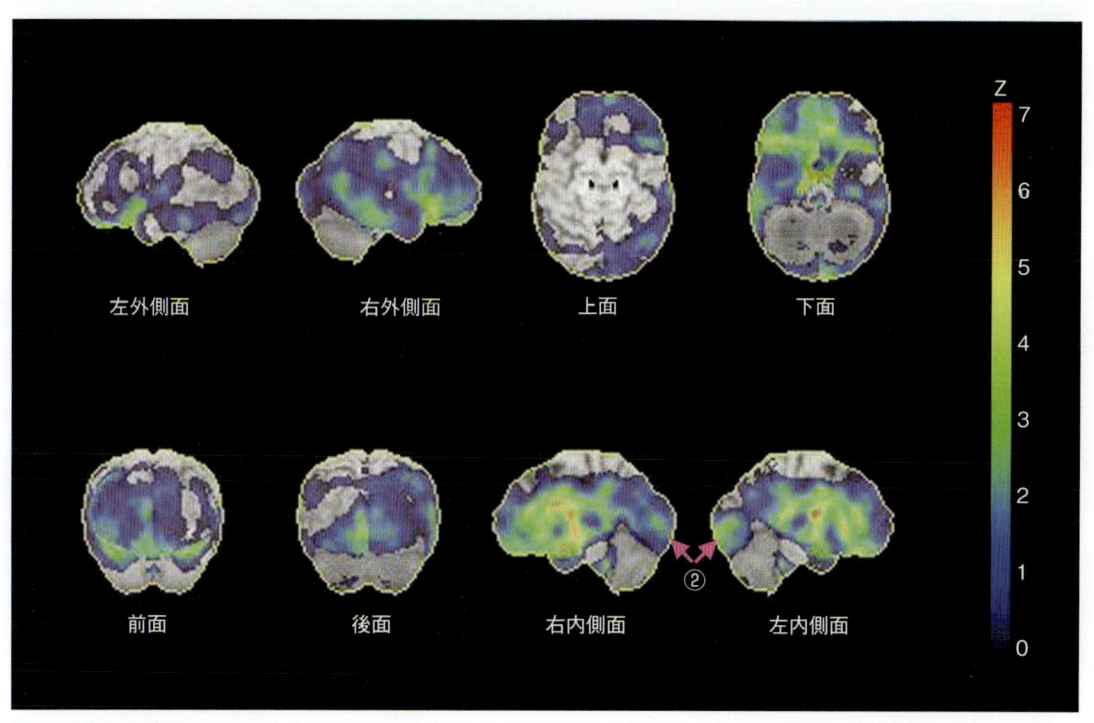

図4　図2の所見

■SPECTで認める所見とその意義

所見3 両側後頭葉の血流低下（矢印②）

これは，脳表の血流が健常者に対して統計的にどの程度低下しているかを橋の血流を基準に表した z-score 図（3D-SSP）である．大脳皮質血流は全体的に低下しているが，矢印で示した一次視覚野を含む両側後頭葉の血流低下が特徴的である．これは DLB の診断を支持する重要な所見である．

　以上のように本症例の脳波トポグラフィと SPECT から推測される後頭葉を含む大脳の機能低下は，DLB に特有な幻視と関連するかもしれない．

〔工藤由佳，武井茂樹，三村　將〕

第18章 事象関連電位からみる疾患

症例1

年齢● 30歳代／性別●女性
病名●**特定不能の精神病性障害**

●発達歴　特記事項なし．

●現病歴　中学生時，一時的に霊的な体験について語っていたが，短期間で治まった．大学生時，窓から外に出て雨の中を徘徊して警察に保護されA病院に医療保護入院となった．入院時，幻聴，被害関係妄想を認めた．退院後は自宅にひきこもりがちに生活していた．20歳代の間は事務職などに就くも短期で退職することを繰り返し，以後は自宅で生活していた．

X-1年，被害的な言動がみられ始め，X-1年12月，高度の幻覚妄想状態および昏迷状態となり，再入院となった．ハロペリドール，スルピリド，ビペリデンが投与されていたが，オランザピン20 mg単剤への切り替えを行ったところ，症状は改善し，X年4月退院となった．

以後は比較的良好な状態を保っていたが，不安感の訴えは続き，ロラゼパム0.5 mg錠の頓服の併用を行っていた．X+1年4月，同胞一家と同居することになり，家庭環境が大きく変化した頃より（**図1**，ライフイベント）不安感が強くなり，これまで月に数回であった頓服の回数が40回以上となった．このため，不安感のコントロールを目的にX+2年4月よりタンドスピロンの併用を開始した．その後，頓服の数は著明に減少した（**図1**）．本人からは「本が集中して読めるようになりました」との陳述があり，家族からは「頭の回転が早くなった．体のキレが良くなった」との評価があった．診察場面でも，緊張感・硬さが和らいでいるのが明らかであった．

●家族歴　特記事項なし．
●既往歴　特記事項なし．

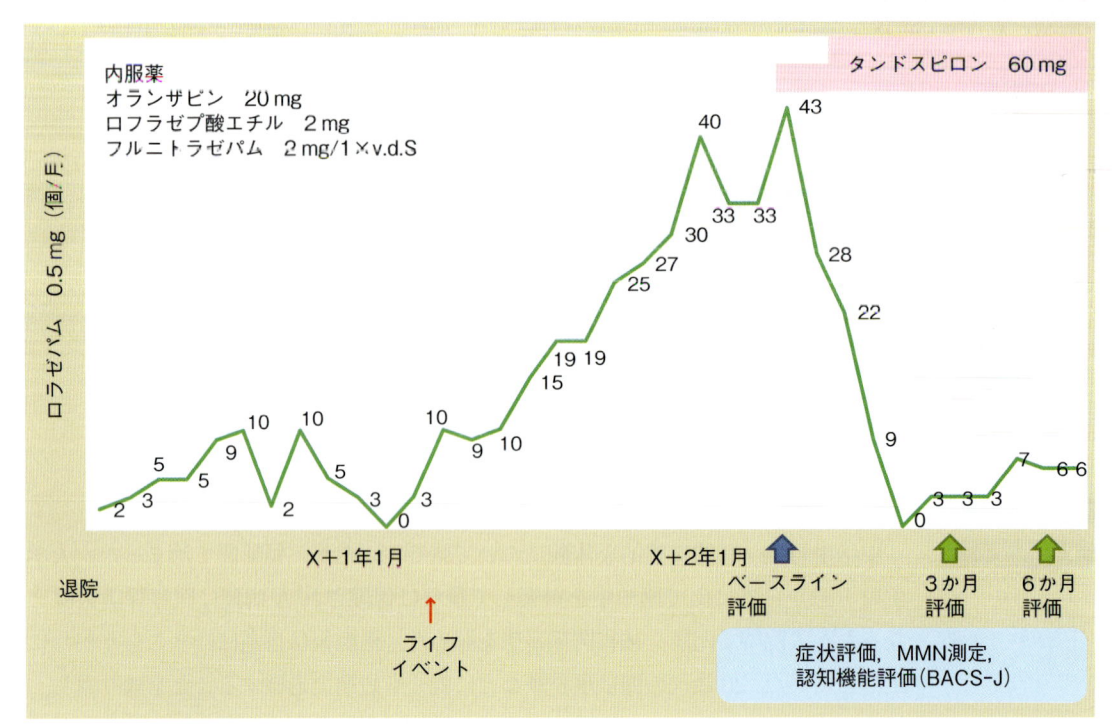

図1 症例1の経過

症例1の解説

■神経認知機能検査

評価はタンドスピロン投与前，60 mg 投与後3か月，6か月で行った．症状評価，事象関連電位（周波数ミスマッチ陰性電位；frequency mismatch negativity：fMMN）測定のほか，認知機能評価尺度（BACS-J）を行った．

fMMN の Fz でのピーク振幅がベースラインで 2.5 μV であったのが，タンドスピロン3か月投与時評価では 5.4 μV まで増大した．それは6か月評価時でも保たれていた（図2）．BACS-J による認知機能についても得点の改善がみられ，総合得点は Z-score で −0.9 から −0.3 まで改善した．

■考察

今回，特定不能の精神病性障害の患者においてタンドスピロンの追加投与により不安感の軽減が得られ，ロラゼパムの頓服回数を減らすことができた．また fMMN 振幅，認知機能が改善した．これまでの報告で MMN はベンゾジアゼピン系抗不安薬の影響を受けにくいことが示されており[1,2]，fMMN の改善はロラゼパムの減量によるものではなく，タンドスピロン投与によるものと考えられた．そのメカニズムとしてセロトニン 1A 受容体への刺激が関与したことが推察される．

このようにタンドスピロン投与により脳内の電気生理学的変化が起こり，それが

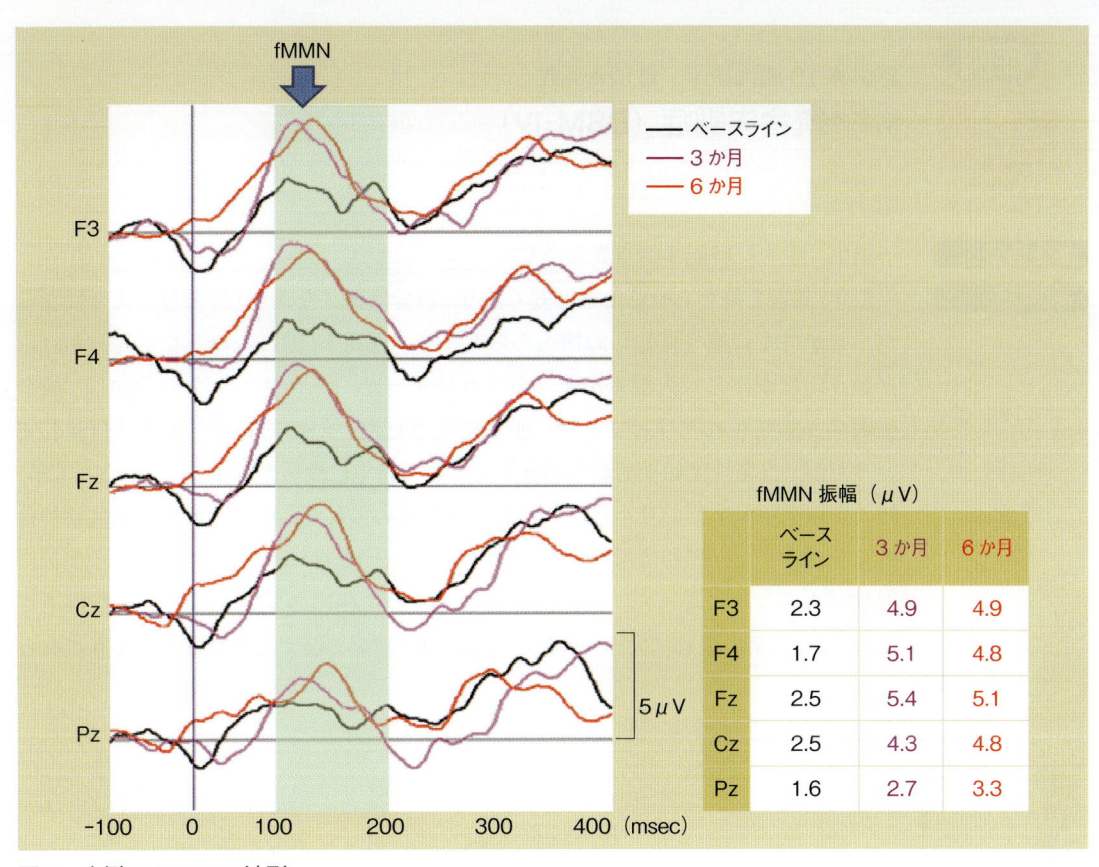

図2 症例1のfMMN波形

	ベースライン	3か月	6か月
F3	2.3	4.9	4.9
F4	1.7	5.1	4.8
Fz	2.5	5.4	5.1
Cz	2.5	4.3	4.8
Pz	1.6	2.7	3.3

fMMN 振幅（μV）

fMMNを用いて評価できる可能性が示された．さらに，今回の結果では認知機能の改善に先んじてfMMN所見が改善しており，fMMNを測定することで今後の認知機能改善を予測できる可能性が示唆された．今後の臨床応用が期待できると思われる．

（樋口悠子，住吉太幹，鈴木道雄）

文献

1) Kasai K, Yamada H, Kamio S, et al. Do high or low doses of anxiolytics and hypnotics affect mismatch negativity in schizophrenic subjects? An EEG and MEG study. Clin Neurophysiol 2002 ; 113 : 141-50.
2) Murakami T, Nakagome K, Kamio S, et al. The effects of benzodiazepines on event-related potential indices of automatic and controlled processing in schizophrenia : a preliminary report. Prog Neuropsychopharmacol Biol Psychiatry 2002 ; 26 : 651-61.

症例 2

年齢 ● 10 歳代後半／性別 ● 男性
病名 ● **統合失調症（DSM-IV）**

● 生活歴
● 現病歴

出生，生育に特記すべき異常なし．
X 年，課題を終わらせることが遅くなり「自分はダメな人間だ」と思うようになった．やがてすれ違う見知らぬ他人からも「ダメ人間」「隠れるな」などと言われるという幻聴が生じ，人混みを避けるようになった．A クリニックを受診し，統合失調症と診断されアリピプラゾールが開始された．幻聴に対する独語は軽減していったが，自発性欠如や活動性の低下などから自宅に閉居がちとなった．X+1 年，知人からデイケアでのリハビリテーションを勧められたとのことで，B 病院精神科外来を初診した．当初は通院以外の外出には不安が強かったが，やがてデイケアに参加できるようになった．集団内で過ごすことに相当の緊張を感じていた様子であったが，次第に慣れていき，デイケア内での役割をこなすこともできるようになってきた．

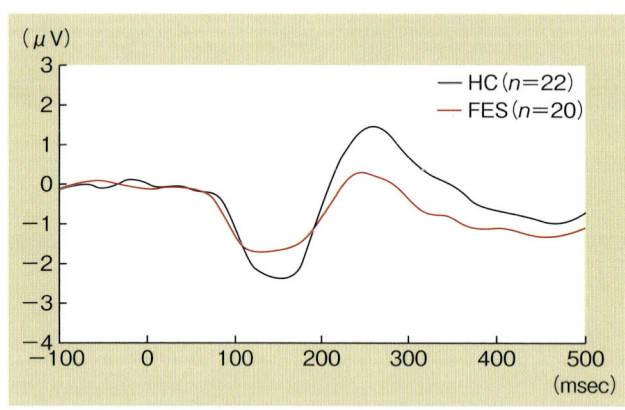

図 1　FCz（前頭頭頂部）における全被検者の fMMN 総加算平均波形
HC：健常群，FES：初発統合失調症群

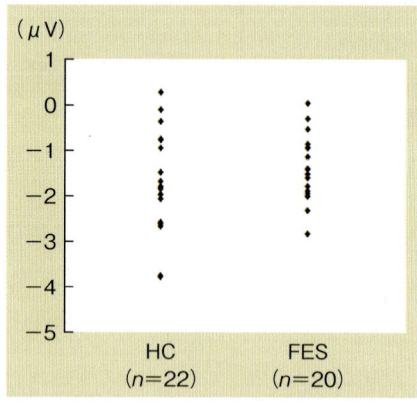

図 2　FCz における fMMN 振幅の散布図
HC：健常群，FES：初発統合失調症群．

症例 2 の解説

■ 事象関連電位で認める所見とその意義

fMMN（frequency mismatch negativity；周波数ミスマッチ陰性電位）は連続した標準刺激のなかに周波数の異なる逸脱刺激が聞こえると生じる．症例 4 で呈示する dMMN 同様，前注意的な聴覚記憶が関連し，発生に NMDA 受容体が関与していると考えられている．fMMN 振幅低下は慢性期統合失調症で報告されている

図3　図1の解説

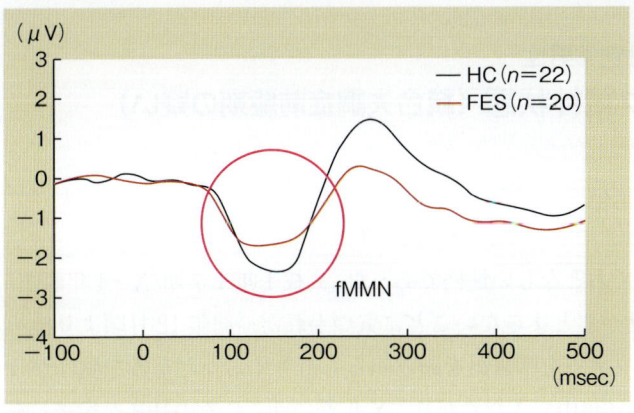

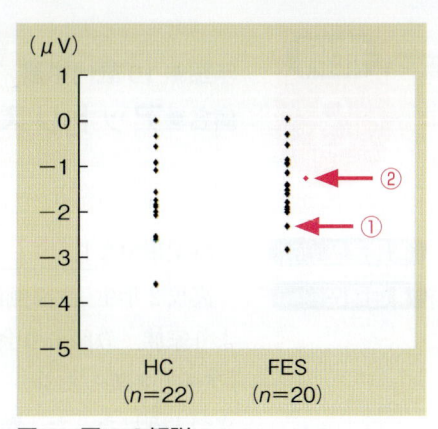

図4　図2の解説
矢印①：本症例の12か月後のfMMN振幅．
矢印②：本症例の26か月後のfMMN振幅．

　が，dMMNとは異なり初発統合失調症（first episode schizophrenia：FES）やアットリスク精神状態（at-risk mental state：ARMS）の段階ではfMMN振幅低下は認められないとの報告が多い[1]．縦断研究により，fMMN振幅は統合失調症を発病後に進行性に低下することが示されている[2]．このためfMMNは進行性脳病態を反映すると考えられている．

　図1と図3はB病院における健常群（healthy controls：HC）22人とFES群20人の平均fMMN総加算平均波形であり，FES群のfMMN振幅はHC群よりも小さいが，有意な差ではなかった（図3の○で囲まれた部分）．図4はFES群の散布図に発病26か月後と考えられる時期に測定された本症例のfMMN振幅を赤で示したものである（矢印②）．1回目の測定時（発病からおよそ12か月，矢印①）と比べて，2回目の測定時（発病からおよそ26か月）にはfMMN振幅低下を認めた．このことは，fMMNに関連する神経回路が本症例で進行性に障害されたことを示唆する．一方，臨床的には，デイケアの導入などにより，社会機能の低下などの陰性症状は改善されており，fMMN振幅低下は必ずしも病状を反映していなかった．

　fMMN振幅の変化と臨床症状や治療効果との関連については，さらなる研究が必要と考えられた．

（多田真理子，切原賢治，荒木　剛，笠井清登）

文献

1) Todd J, Michie PT, Schall U, et al. Deviant matters：duration, frequency, and intensity deviants reveal different patterns of mismatch negativity reduction in early and late schizophrenia. Biol Psychiatry 2008；63：58-64.
2) Salisbury DF, Kuroki N, Kasai K, et al. Progressive and interrelated functional and structural evidence of post-onset brain reduction in schizophrenia. Arch Gen Psychiatry 2007；64：521-9.

症例 3

年齢 ● 10歳代中盤／性別 ● 男性
病名 ● **アットリスク精神状態（統合失調症前駆期の疑い）**

● **発達歴**　特記事項なし．

● **現病歴**　高校2年生．生来無口でおとなしい性格であった．高校1年1学期（X−1年春頃）より家族，教師より会話がまとまらないことに気づかれた．同年12月頃より突然「アー」と笑ったり，ソファーを叩き足を踏み鳴らしたりするなど奇妙な動作が目立つようになった．勉強に集中できなくなり，X年春に「こころのリスク相談」を訪れ，紹介によりA病院神経精神科外来を受診した．

● **治療経過**　初診時，思考障害，独語，空笑がみられ，疎通が取りにくい状態であった．幻聴，被害関係妄想は否定したが，自我障害（思考察知，考想化声）については「過去に経験がある，まれにある」などと答えた．「頭がまとまらない」ため勉強ができず，意欲がわかないなど，本人自ら苦痛を訴えた．これらの所見より，いわゆるアットリスク精神状態（閾値下の精神病状態）が強く疑われ，ペロスピロン8 mgの投与が開始された．投与開始時の陽性症状評価尺度（SAPS）は21点，陰性症状評価尺度（SANS）は62点であった（**図1**）．

同年夏頃より，週2〜3回の幻聴や「同じ学校の人を不快に感じる」などの被害妄想が出現し，自我障害の体験も週1〜3回に増加した．ペロスピロン投与開始3か月後のSAPSは58点，SANSは78点であった．この時点で統合失調症と診断され，ペロスピロンは24 mgに増量された．その後，陽性症状が徐々に軽快し，物事に集中できるようになった．経過中眠気の訴えのため，20 mg，14 mgと漸減されたが精神症状の悪化は認められず，その他の副作用は認めなかった．学校には休まず通学し，ペロスピロン投与開始9か月後（X+1年）には，SAPS 34点，SANS 41点と精神病症状が改善した（**図1**）．入試前には「勉強に集中できる，成績が大幅に上がりました」と報告するほど良好な状態であり，X+2年3月に国立大学に現役合格した．

ペロスピロン投与開始3年後のX+3年8月には，SAPS 1点，SANS 47点であり，症状の再燃はなく，休日には友人との交流や映画鑑賞を楽しむなど充実した大学生活を送っていた．

● **家族歴**　特記事項なし．
● **既往歴**　特記事項なし．

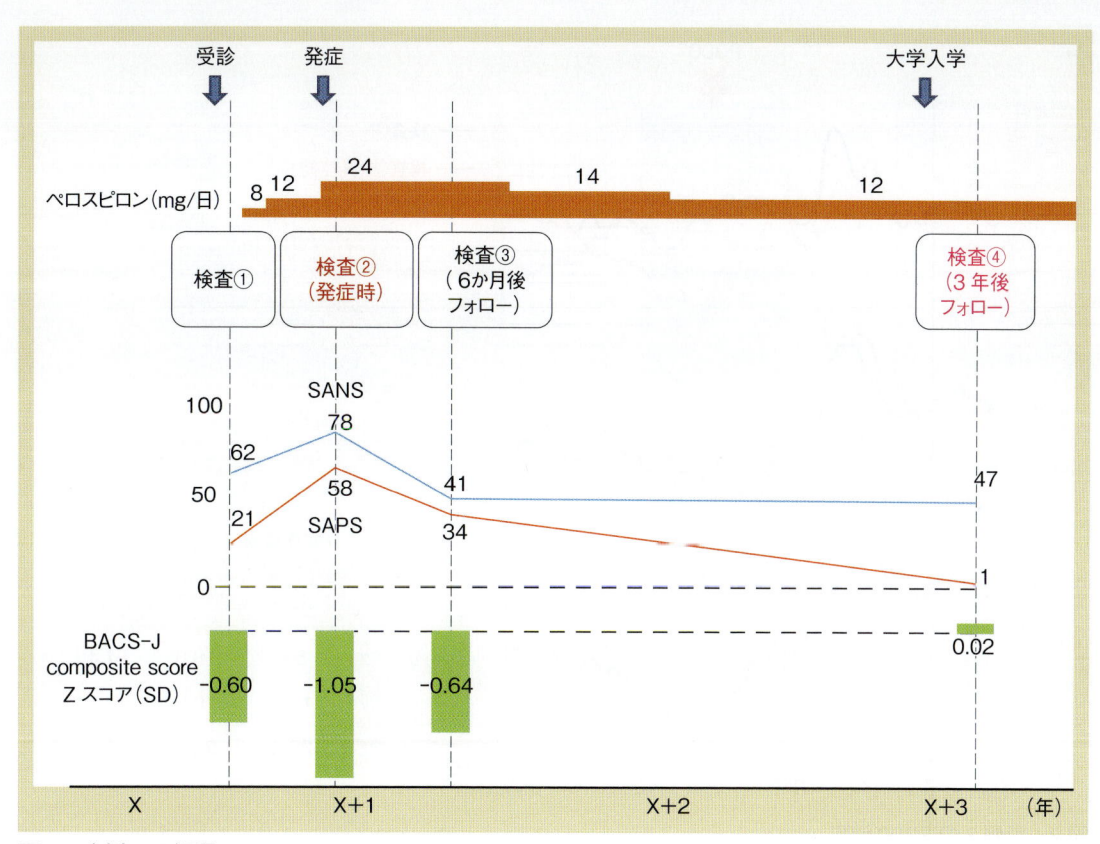

図1 症例3の経過

症例3の解説

■神経認知機能検査

　　　本症例では症状評価，認知機能評価尺度（BACS-J）を用いた認知機能，および事象関連電位（ERP）P300が測定された（図1，2）．
　　　BACS-JのZスコアは，初診時（X年春）は－0.60（標準偏差）と低下していた．3か月後には精神病症状が顕在化し－1.05とさらに低下したが，9か月後には－0.64と，発症前のレベルに回復した．さらに3年後には，0.02と健常レベルにまで達した（図1）．
　　　初診時のP300振幅は各誘導で減弱していたが，ペロスピロン投与3か月後にはFz，Cz誘導（前頭部）の振幅はすでに改善しており，その状態は3年後においても保たれていた（図2）．

■考察

　　　初診時に明らかな幻覚妄想は認めず，思考の解体と機能低下，注意集中困難などの症状が主体であった．統合失調症前駆期にあり，かつ発症が逼迫している状態と

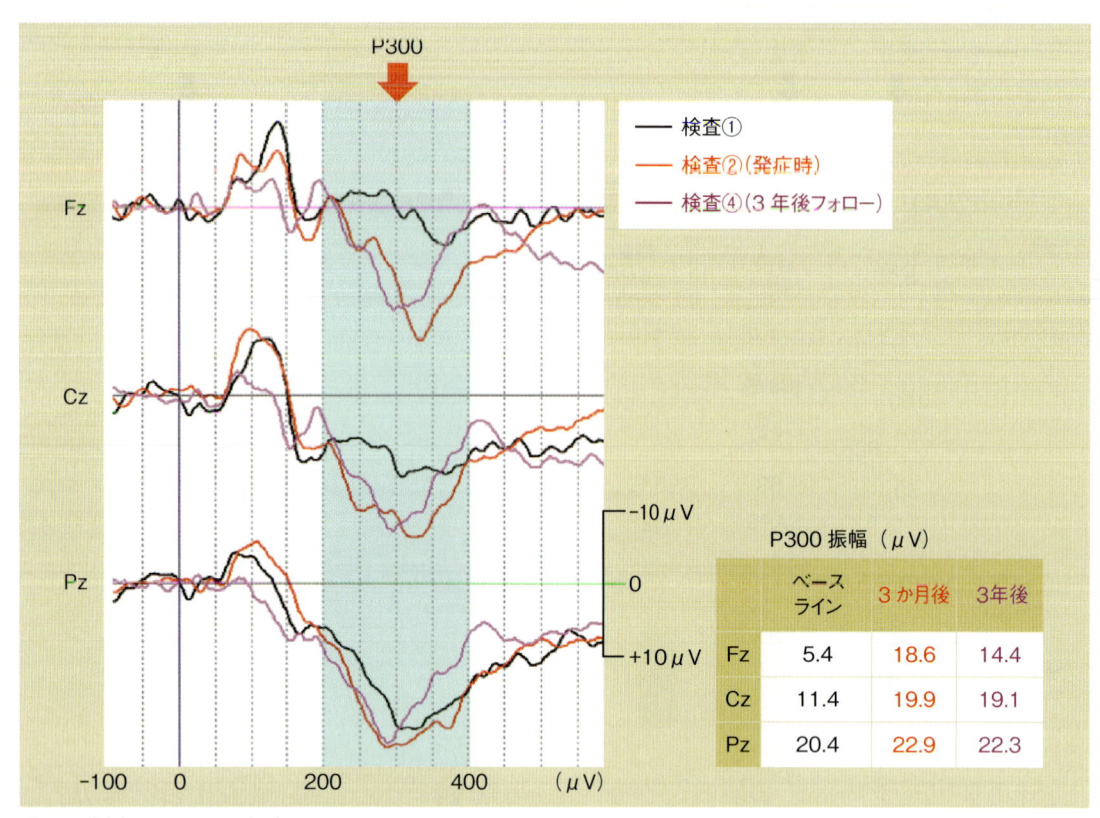

図2 症例3のP300波形

P300振幅（μV）	ベースライン	3か月後	3年後
Fz	5.4	18.6	14.4
Cz	11.4	19.9	19.1
Pz	20.4	22.9	22.3

判断され，速やかに少量のペロスピロン投与による治療が開始された．3か月後には幻聴，自我障害を伴う明らかな幻覚妄想状態を呈し（発症），認知機能障害も精神症状と並行して一時的に増悪したが，ペロスピロン増量による精神症状の軽快に伴い改善し，3年後には健常レベルにまで改善した．この時点では陽性症状は消失しており，QOL・機能レベルも良好であった．

症例1と同様，本症例においても事象関連電位所見が認知機能改善に先んじて改善している．2症例から，ERP所見は他の検査所見より状態変化に対する反応が鋭敏であり，さらに，今後の臨床状態を予測できる可能性が示された．

(樋口悠子，住吉太幹，鈴木道雄)

参考文献

1) Higuchi Y, Sumiyoshi T, Ito T, et al. Perospirone normalized P300 and cognitive function in a case of early psychosis. J Clin Psychopharmacol 2013；33：263-6.

症例 4

年齢 ● 20歳代前半／**性別** ● 女性
病名 ● アットリスク精神状態（SIPS/SOPS）
→統合失調症（DSM-IV）

● 現病歴

それまで心身ともに問題なかったが，10歳代中頃から不安や抑うつ気分があり，うつ病の診断でSSRIが開始され軽快した．その後，抑うつ状態が年に1～2回程度あったが，そのつどSSRIの調整で軽快した．

10歳代後半，「見知らぬ人につけられる，悪口を言われる」という内容の被害的な発言が聞かれた．これらの訴えは2週間程度で自然消失したが，翌月には疲労感にてひきこもりがちになった．1か月ほどして，近医を受診し，抗精神病薬が開始され，同月にA病院を受診した．受診前の精神症状をSIPS/SOPS（Structured Interview for Prodromal Symptoms/Scale of Prodromal Symptoms）を用いて評価すると，アットリスク精神状態（at-risk mental state：ARMS）の，短期間の間欠的な精神病状態（brief intermittent psychotic syndromes：BIPS）に相当した．

その後はアルバイトができるなど好調な時期が比較的長く続いたが，A病院受診から1年4か月後に明らかな精神病状態を呈し，統合失調症の診断に変更となった．

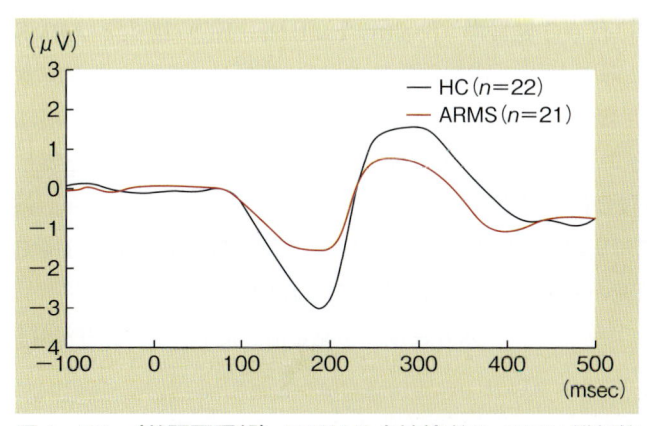

図1 FCz（前頭頭頂部）における全被検者のdMMN総加算平均波形
HC：健常群，ARMS：アットリスク精神状態群．

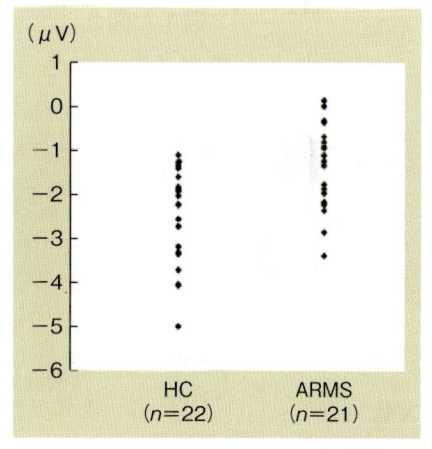

図2 FCzにおけるdMMN振幅の散布図
HC：健常群，ARMS：アットリスク精神状態群．

症例4の解説

■ 事象関連電位で認める所見とその意義

dMMN（duration mismatch negativity；持続時間ミスマッチ陰性電位）は，

図3　図1の解説

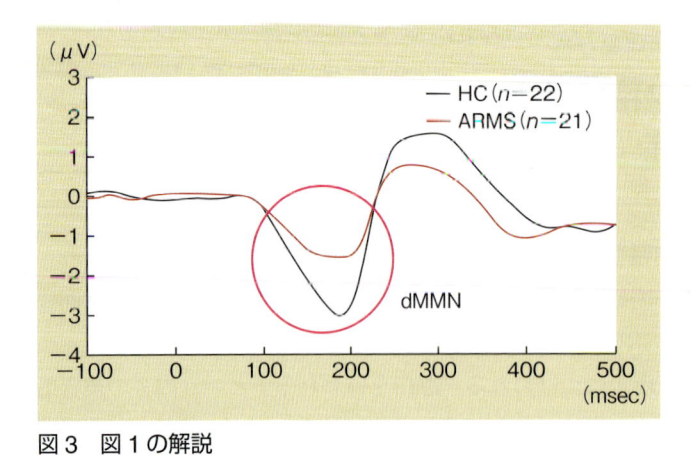

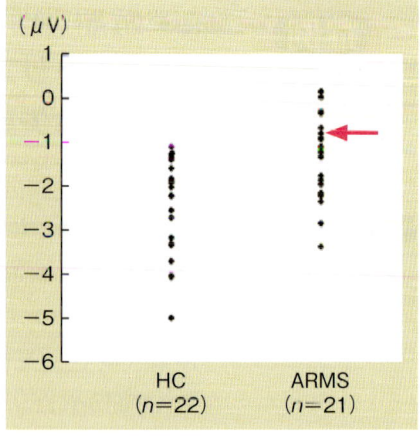

図4　図2の解説
赤矢印が本症例.

連続した標準刺激のなかに持続時間の異なる逸脱刺激が聞こえると生じる．音に注意を向けていなくても生じるため，前注意的な聴覚記憶の指標であり，その発生にはNMDA受容体が中心的役割を果たしている．

dMMN振幅の低下は統合失調症では明らかな所見であり[1]，初発統合失調症やARMSの段階においても振幅減衰が認められる[2]．さらに，ARMS群のなかで精神病状態に移行した群のdMMN振幅は，精神病状態に移行しなかった群や健常群のdMMN振幅よりも有意に小さいことが報告されている[3-5]．

図1と図3はA病院における健常群（healthy controls：HC）22人とARMS群21人の平均dMMN波形であり，ARMS群のdMMN振幅はHC群よりも有意に小さい（図3の○で囲まれた部分）．図4をみると，本症例のdMMN振幅はARMS群のなかでも小さい位置にあり，精神病状態を呈するリスクに注意を要した．実際に，1年4か月後に精神病状態を呈した．

なお，MMN振幅と精神病状態を呈するリスクに関しては，縦断研究を遂行中である．本項では，先行研究の結果と矛盾しないであろう症例を提示した．

（永井達哉，切原賢治，荒木　剛，笠井清登）

文献

1) Umbricht D, Krljes S. Mismatch negativity in schizophrenia：a meta-analysis. Schizophr Res 2005；76：1-23.
2) Nagai T, Tada M, Kirihara K,et al. Auditory mismatch negativity and P3a in response to duration and frequency changes in the early stages of psychosis. Schizophr Res 2013；150：547-54.
3) Bodatsch M, Ruhrmann S, Wagner M, et al. Prediction of psychosis by mismatch negativity. Biol Psychiatry 2011；69：959-66.
4) Shaikh M, Valmaggia L, Broome MR, et al. Reduced mismatch negativity predates the onset of psychosis. Schizophr Res 2012；134：42-8.
5) Higuchi Y, Sumiyoshi T, Seo T, et al. Mismatch negativity and cognitive performance for the prediction of psychosis in subjects with at-risk mental state. PLoS One 2013；8：e54080.

第19章 脳磁図からみる疾患

症例1
年齢● 40歳代後半／性別●男性
病名●**大うつ病性障害 反復性（DSM-IV）**

◉現病歴　20歳代前半，就職をきっかけに抑うつ気分，意欲低下が出現．近医クリニックを受診し，大うつ病性障害の診断で抗うつ薬の処方，カウンセリングを半年間受け寛解した．以降，抑うつ状態の再燃はなかった．40歳代前半に昇進したのをきっかけに，抑うつ状態再燃．精神科外来を受診し，薬物療法を開始したが，抑うつ状

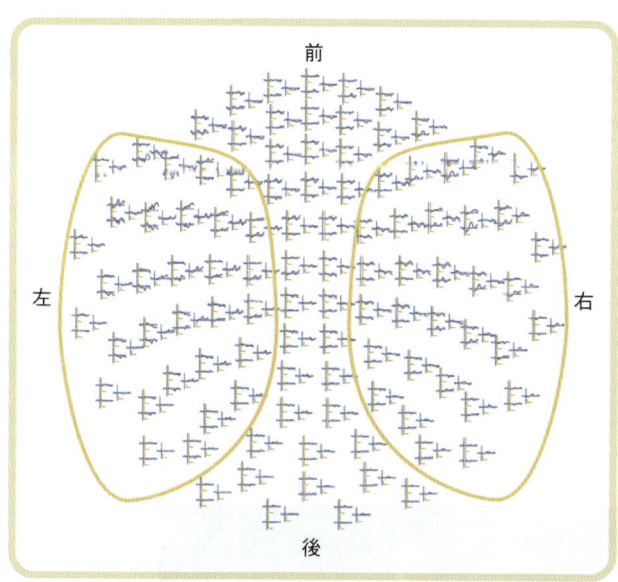

図1　MMNの全チャンネル表示
逸脱刺激と標準刺激の差分波形を表示．

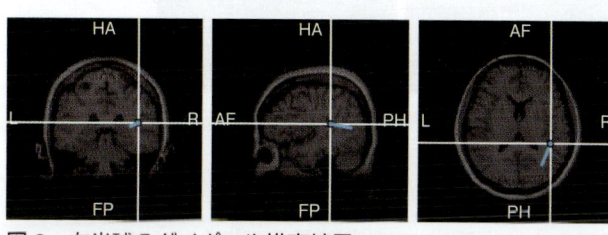

図2　右半球のダイポール推定結果

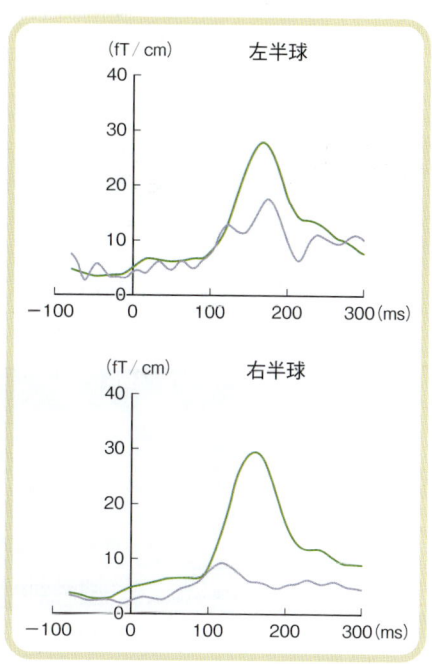

図3　RMS波形
図1の黄線枠内のチャンネルから計算．
青：本症例の波形．
緑：健常者20人の加算平均波形．

態に改善はみられない状態であった．外来通院開始後2か月の時点で，純音刺激時間逸脱により誘発されるmismatch negativity（MMN）を用いた事象関連誘発磁場を測定．測定時ハミルトンうつ病評価尺度（24項目）で25点であった．

臨床的には，意欲低下よりも不安焦燥が目立つタイプの大うつ病性障害であり，薬物療法抵抗性で，認知行動療法が奏効した症例であった．

●既往歴　特記事項なし．
●家族歴　母が抑うつ状態で入院歴あり．

症例1の解説

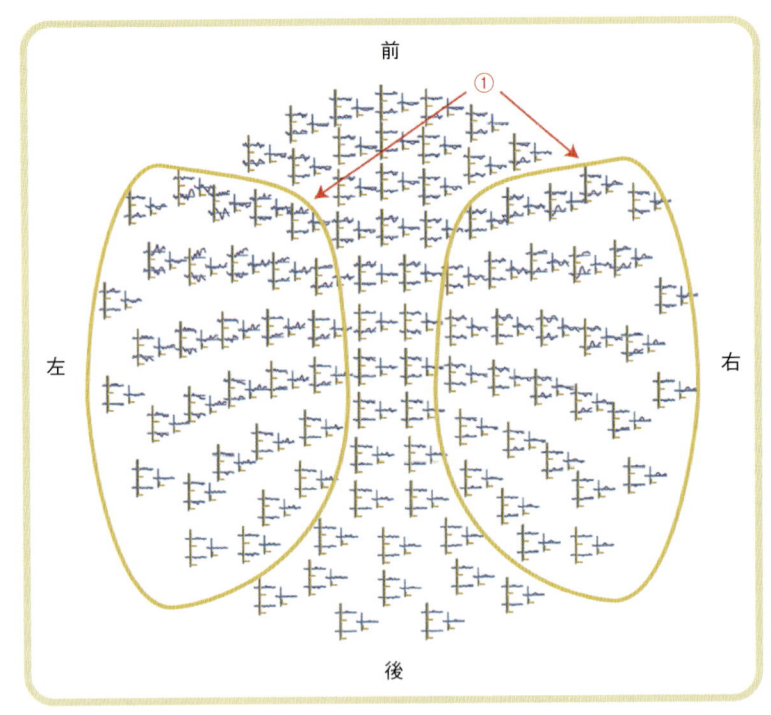

図4　図1の所見

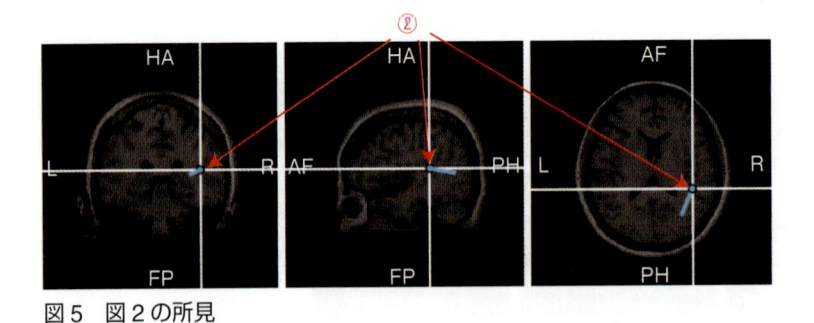

図5　図2の所見

■脳磁図で認める所見とその意義

所見1　チャンネル表示（両側側頭部のチャンネルに事象関連誘発磁場を認める　矢印①）

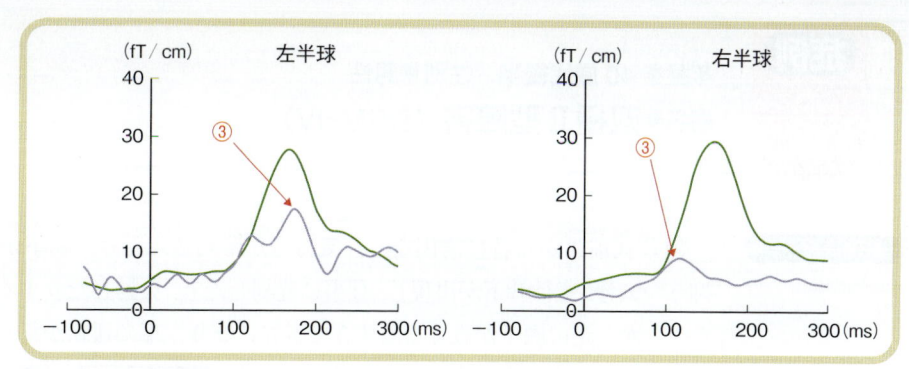

図6　図3の所見

両側側頭部のチャンネルに MMN の反応が誘発されるのは，計測が正しく行われていることを示している．

所見2 **右半球のダイポール推定結果（右 Heschl 回付近にダイポールが推定されている　矢印②）**

ダイポールが推定されるということは，加算平均波形で認められた MMN が右 Heschl 回における反応であることを示している．

所見3 **RMS の頂点潜時と振幅（健常者の平均と比較して振幅は低下，潜時は左半球では健常者と同程度であるが右半球は健常者の平均より短い　矢印③）**

MMN の振幅の低下は，大うつ病性障害の特徴の一つと考えられる．潜時の延長が認められないことは，双極性障害よりも大うつ病性障害を考えさせる所見かもしれない．

（武井雄一，管　心）

症例 2

年齢● 40歳代後半 ／ **性別**● 男性
病名● 双極Ⅱ型障害（DSM-Ⅳ）

●現病歴　40歳代前半から特に誘因なく，気持ちが落ち込んだり，物事が億劫になるなど抑うつ気分，意欲低下が出現し，仕事に遅刻したり，欠勤したりすることが多くなった．しかし逆に調子が良くなりすぎて多弁になり，車の運転が荒くなるという時期も出現するようになった．2年ほどして職場の異動をきっかけに，不眠，食欲低下も出現したため，近医精神科クリニックを初診．以降も抑うつ状態と軽躁状態を繰り返した．40歳代後半には過活動，性的逸脱行動が出現し，軽躁状態と判断され，入院となった．入院中に純音刺激時間逸脱により誘発される mismatch negativity（MMN）を用いた事象関連誘発磁場を測定．

●既往歴　特記事項なし．

●家族歴　父方に大うつ病性障害が複数名．

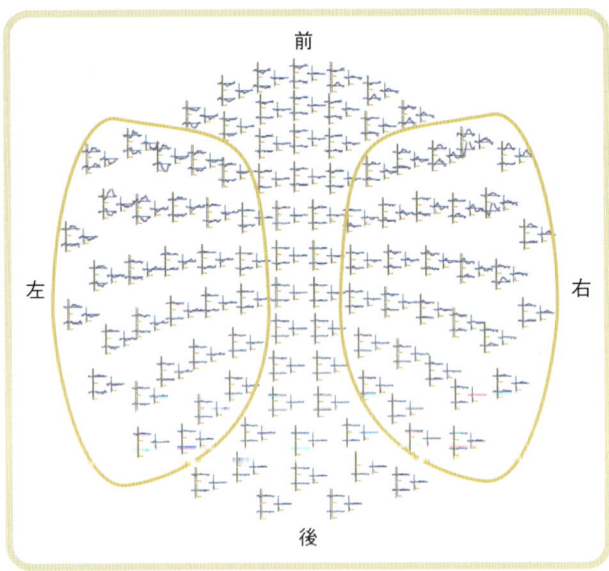

図1　MMNの全チャンネル表示（グラジオメータのみ）
逸脱刺激と標準刺激の差分波形を表示．

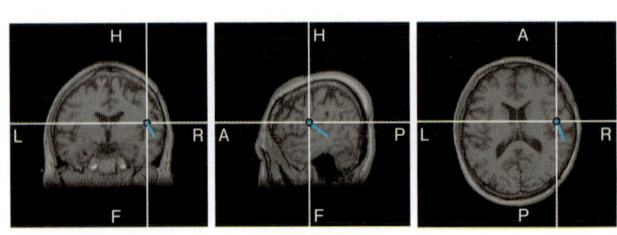

図2　右半球のダイポール推定結果

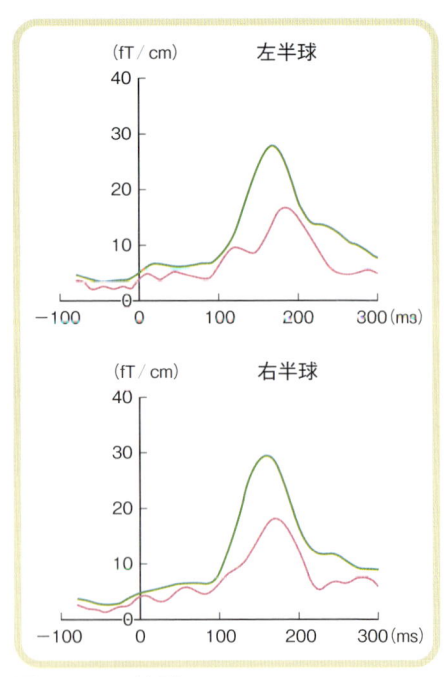

図3　RMS波形
図1の黄線枠内のチャンネルから計算．
赤：本症例の波形．
緑：健常者20人の加算平均波形．

症例2の解説

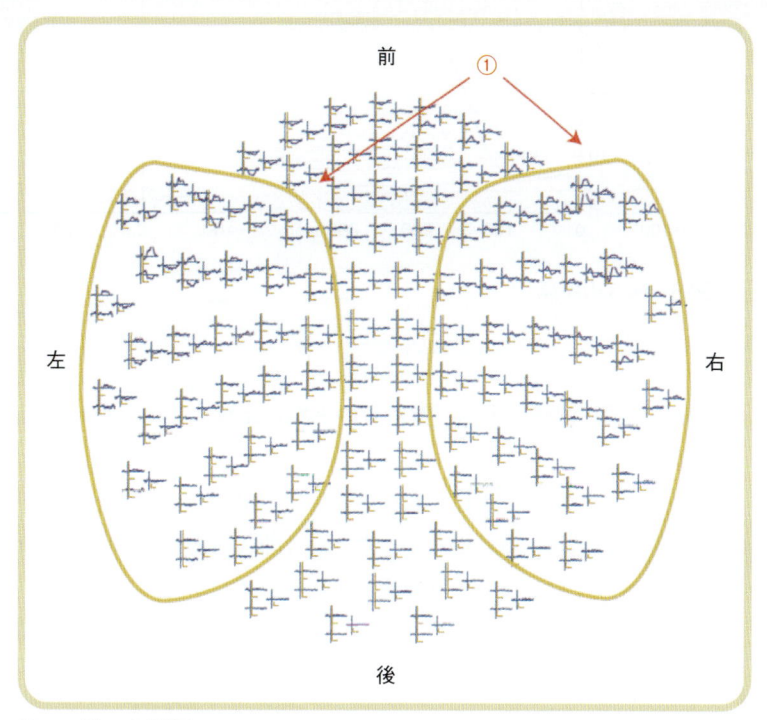

図4 図1の所見

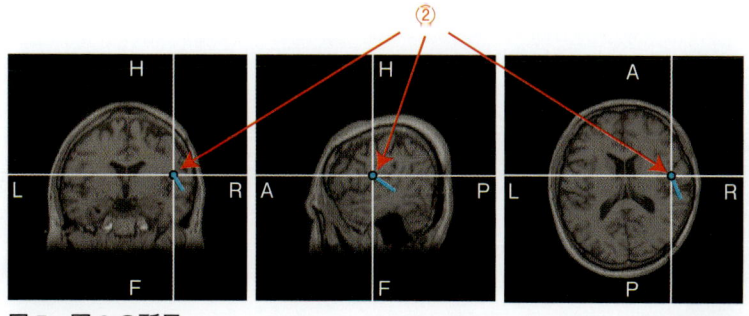

図5 図2の所見

■脳磁図で認める所見とその意義

所見1 チャンネル表示（両側側頭部のチャンネルに事象関連誘発磁場を認める　矢印①）
　　両側側頭部のチャンネルにMMNの反応が誘発されるのは，計測が正しく行われていることを示している．

所見2 右半球のダイポール推定結果（右Heschl回付近にダイポールが推定されている　矢印②）
　　ダイポールが推定されるということは，加算平均波形で認められたMMNが右Heschl回における反応であることを示している．

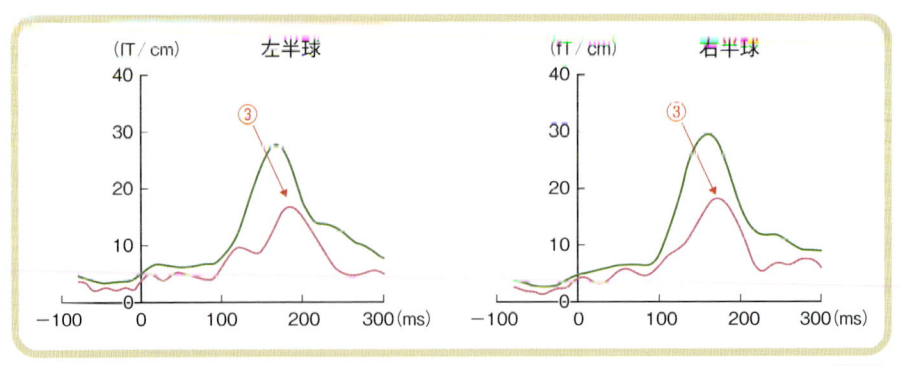

図6　図3の所見

所見3 RMSの頂点潜時と振幅（健常者の平均と比較して頂点潜時が延長，振幅が低下している　矢印③）

　MMNの潜時の延長は，双極性障害の特徴の一つと考えられる．ただし過去の文献からは，潜時に変化がなかったという報告もあり，また潜時の延長は他の疾患でも報告されているので，双極性障害に特異的な所見ではない．

（武井雄一，管　心）

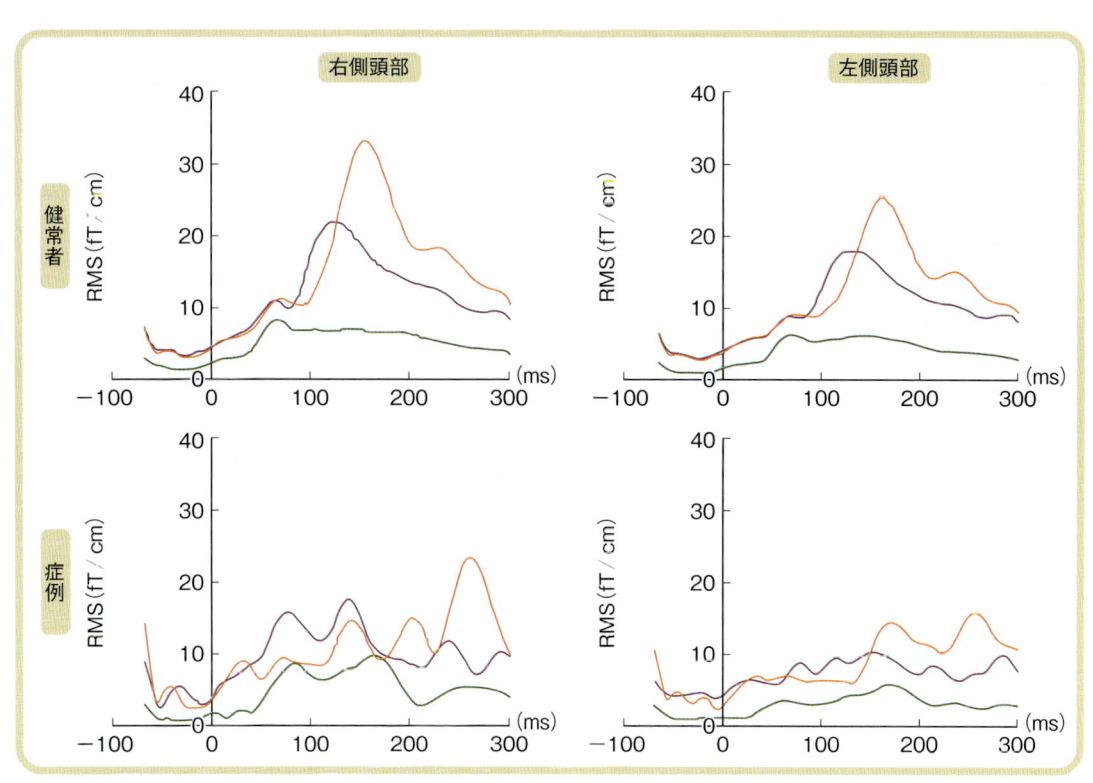

症例 3

年齢◉ 40歳代後半 ／ **性別**◉女性
病名◉**妄想型統合失調症（DSM-IV）**

◉ **現病歴**　大学卒業後，就職をきっかけに被害関係妄想や幻聴が出現し，近医精神科病院を受診し，統合失調症の診断を受けた．抗精神病薬中心の処方を受け，症状は寛解したが，幻聴や被害関係妄想は残存していた．脳機能検査を希望されたため，純音刺激時間/周波数逸脱により誘発される mismatch negativity（MMN）を測定した．

◉ **既往歴**　特記事項なし．

◉ **家族歴**　特記事項なし．

図1　RMS波形
上段：健常者90人の事象関連誘発磁場の平均値．
下段：本症例の事象関連誘発磁場．
　―：純音刺激時間逸脱による MMN．
　―：周波数逸脱による MMN．
　―：基準刺激による反応．

症例3の解説

■脳磁図で認める所見とその意義

　純音刺激時間/周波数逸脱により誘発されるMMNを測定した.

　上段は健常者90人の事象関連誘発磁場の平均値であり，下段は本症例の事象関連誘発磁場である．いずれにおいても潜時の延長および振幅の低下が認められ，統合失調症として矛盾のないことが確認できた.

　注意すべき点として以下のことがあげられる．MMNを用いた脳磁図による病態研究は，あくまで健常者と統合失調症患者群の間のわずかな群間差を検出して報告する段階にとどまっており，個別の症例の診断や判別についてはまだ実用段階にあるとは言い難い．今回の症例の結果についても「(健常者でも呈しうる所見ではあるが) より統合失調症患者と仮定するともっともらしい」といえるのであり，精神症状を中心とした病歴に則って行われる診断の補助の域をいまだ出ない.

（管　心，武井雄一）

索引

太字のページは詳述箇所を示す.

和文索引

あ

アーチファクト	84,117,145
亜急性硬化性全脳炎	112
アットリスク精神状態	330,333
アナログ/デジタル変換	122
アパシー	316
アミロイドβ	64
アミロイドβ蛋白の沈着	59
アミロイドPET	59,71
アミロイドPET診断薬	65
アミロイドアンギオパチー	
18F-FDG PET	71
アミロイドPET	71
アミロイドイメージング	64,68
アミロイドイメージング臨床利用に関するAA-SNMMIガイドライン	70
アミロイド沈着	71
アミロイド陽性健常者	74
アルコール依存症	148,299
アルツハイマー病	7,14,30,55,59,93,252
18F-FDG PET	67,71
3D-SSP	67
SPM	67
アミロイドPET	71
アルツハイマー病初期	60
アルツハイマー病による老年期認知症	249
鞍上槽	4,12

い

易骨折	286
意識減損発作	318
意識障害	300
脳波検査	112,113
位相エンコード	17
一次変性性認知症	7
移動平均	84
意味性認知症	56,274
陰性鋭波	106
インピーダンス	143

う

迂回槽	4
うつ病	34,57,73,151,**166**
中高年初発	188
運転中の脳活動	93
運動失調	300
運動性失語	115
運動ニューロン疾患	7

え

エコー信号	19

お

遠隔機能障害	297
音韻性錯語	304

か

外傷性脳内出血による気分障害	207
海馬	4
萎縮	7,210,253
軽度萎縮	233,279
血流低下	254
体積の減少	34
海馬萎縮の評価用画像	8
海馬から扁桃核周囲の高信号領域	320
灰白質減少	32
海綿状変性	282
加害強迫	239
拡散強調画像	21
覚せい剤精神病	148
確認強迫	235
確認行為	239
加算平均	145
加算平均波形	128
加算平均法	124
課題終了後の緩徐な減少	203
課題終了後の速やかな減少	174
課題賦活初期の緩やかな上昇	203
カテゴリー流暢性課題	90
眼窩前頭回の脳溝-脳回パターンの偏倚	32
眼窩前頭葉	4
眼球運動障害	300
関係念慮	307
感情障害	14
関心領域法	27
肝性脳症	113
ガンマカメラ	43

き

記憶障害	299
記憶発作	318
帰還電流	121
器質性感情障害	301
器質性健忘症候群	301
器質性精神障害	301,314
基線	145
基礎活動の軽度徐波化	323
基底核	
萎縮	286
高信号	282
気分障害	33,93,151
MMN	155
外傷性脳内出血による	207
記銘力の障害	301
逆向健忘	299,301
嗅溝の深さの異常	32
急性期出血	11
嗅内皮質	
萎縮	55
血流低下	55
神経細胞脱落	55
橋	4
橋中心髄鞘崩壊症	296
橋中心部の境界不明瞭な淡い高信号域	297
強迫性障害	34,**235**
うつ病を併発した	243
典型的な	235
慢性化した	239
拒食症	300
近時記憶障害	72
緊張型統合失調症	221
緊張病状態	223

く

くも膜下出血	12
くも膜嚢胞	227
グラジオメータ	122
グラディエントエコー法	20
グリオーシス	286,320

け

軽躁状態	338
軽度認知障害	31,264
P300潜時	153
痙攣	294
血管性うつ病	34
血行動態反応関数	88
血腫	13

343

血腫膜	13
楔前部の血流低下	214,262,268
血流上昇	
課題後半	168
血流変化	91
言語流暢性課題	90
幻聴	341
見当識障害	300
腱反射亢進	276

こ

抗NMDA受容体脳炎	291
高血圧性脳内出血	11
高コルチゾール血症	34
高次脳機能障害	301
高浸透圧	298
構成失行	280
高速グラディエントエコー法	21
高速スピンエコー法	20
梗塞巣	8
交通外傷	301
後頭葉	5
血流低下	55,262,268
勾配磁場	16
後部帯状回領域の左右均等な血流低下	257
後部皮質萎縮症	278
後方優位の全般性鋭徐波	309
硬膜下血腫	316
高齢者うつ病	42
語義失語	275
こころの検査プログラム	101
固縮	276
コヒーレント型	20

さ

細胞内電流	121
作話	300
撮像プロトコル	22
酸素化ヘモグロビン	76

し

シールドルーム	122
視覚性認知機能障害	280
嗜銀顆粒性認知症	60
^{18}F-FDG PET	71
アミロイドPET	71
視床	5
代謝低下	223
視床下部過誤腫	307
視床間橋の短縮・欠損	31
事象関連電位	142,148,325

事象関連脳磁場	124
視床内側の高信号域	300
字性錯書	304
持続時間ミスマッチ陰性電位	333
失語発作	304
失調性運動障害	302
自発脳磁場	122
自閉症スペクトラム	149
若年性認知症	286
周期性同期性放電	284
周期性同期発射	112
周期性脳波異常	112
重心値	98
課題終盤	203
課題前半	174
前頭部の大きい	206
小さい	217
修正型電気けいれん療法	221
周波数エンコード	17
周波数ミスマッチ陰性電位	326,328
自由誘導減衰	19
樹状突起	147
出血性梗塞	12
松果体	5
小血管病変性認知症	8
上矢状静脈洞	5
上前頭回	5
上側頭回灰白質体積の減少	220
上側頭部の体積減少	219
焦点性徐波	112
焦点性速波	114
情動発作	318
小脳虫部	4,5
小脳テント	4,5
小脳半球	4
静脈洞	13
静脈洞血栓症	12
初回エピソード統合失調症	32,91,217
徐波	112,323
自律神経発作	318
心筋のMIBG集積の著明な低下	262
神経原線維変化型老年認知症	60
神経原線維変化優位型認知症	
^{18}F-FDG PET	71
アミロイドPET	71
神経膠細胞の増生	320
神経細胞の脱落	320
神経症性うつ病	
P300	152
神経性食思不振症	149,209
神経性大食症	149
神経脱落症状	9
神経梅毒	288
進行性核上性麻痺	276,290
進行性の失書	280

進行性非流暢性失語	56
振戦	276
心的外傷後ストレス障害	34
浸透圧性髄鞘崩壊症	298
浸透圧性脳症	297
振幅	146
深部白質の高信号	34

す

髄液腔の拡大	6
錐体細胞	146,147
スピンエコー法	19
スペクトル解析	108
スポイリング型	20

せ

静磁場	16
成熟嚢胞性奇形腫	293
正常圧水頭症	7,14
精神遅滞	149
精神病発症危険状態	32
積分値	98
大きい	217
全体的に中等度	203
前頭部の小さい	174
接近行動	304
前向健忘	299,301
潜在性脳梗塞	182
潜時	146
線条体の体積増大	34
先進医療	160
先進医療技術の保険収載	162
先進医療制度	161
全身性強直間代発作	307
前大脳縦裂	5
開大	228,230,251
前頭前皮質	
体積減少	200
前頭前野	
集積低下	189
体積減少	194
前頭前野背外側部での血流低下	189
前頭側頭型認知症	7,30,56,270,289
^{18}F-FDG PET	67,71
3D-SSP	67
SPM	67
アミロイドPET	71
前頭・側頭葉における脳溝開大	200
前頭側頭葉変性症	275,289
疑い	232
前頭部	
萎縮性変化	188
陰転化パターン	168

索引

課題後半にかけての賦活漸増 206
課題初期の緩やかな賦活 206
非常に大きい賦活 201
前頭部～側頭部の賦活反応性の低下 206
前頭葉 5
 萎縮 228,233,261,272,286
 萎縮傾向 230
 血流低下 228,231,234
 集積低下 171
 前方の軽度萎縮 240
 著明な血流低下 265
 強い萎縮の進行 273
 底面の著明なRI集積低下 273
 内側の著明なRI集積低下 273
 内側面の血流低下 241,245
 脳血流の低下 57
 脳溝の開大 228,230
 背外側面の血流低下 241,245
前頭葉症状 286
前頭葉変性症 7
前頭領域の脳萎縮 251
前頭領域の脳溝開大 251
全脳の萎縮 253
前部側頭葉の血流低下 234
前部帯状回
 灰白質減少 34
 集積低下 189
 体積減少 194
 脳溝の分枝の減少 32
 領域の代謝低下 225

そ

躁うつ病 205
早期アルツハイマー病 214
双極Ⅰ型障害 198
双極Ⅱ型障害 195,338
双極子 120
双極子感情障害 202
双極性障害 33,152,**190**,193
総ヘモグロビン 76
側性 135
側頭極
 血流低下 275
 著明な萎縮 275
側頭部
 萎縮性変化 188
 課題後半の二峰性のピーク 177
側頭葉 4,5
 萎縮 233
 全体の著明なRI集積低下 273
 相対的血流量低下 290
 著明な萎縮 272

内側の萎縮 213
側頭葉てんかん 318
 脳波 106
側頭領域の脳萎縮 251
側脳室
 拡大 6,32,33,200,219
 周囲の高信号 188
 体積の増大 200
 著明な拡大 302
側脳室下角 4,5
 開大 7,253
 拡大 251
 著明な拡張 302
 幅 7
側脳室前角 5
側脳室体部 5
側脳室脈絡叢 5
蘇生後（低酸素）脳症 314

た

大うつ病性障害 42,169,173,176,179,187
大うつ病性障害反復性 166,335
第三脳室 5
 拡大 277
 周囲の高信号域 300
第三脳室幅 6
帯状回 5
帯状回後部・楔前部の血流低下 254
大脳鎌 4,5
大脳正中構造の異常 32
大脳脳回形成の変化 32
大脳脳溝幅 6
大脳半球間の左右差の偏倚 31
大脳皮質のリボン状の高信号 282
ダイポール 110,120,121
ダイポール解析 127
ダイポール推定 129
第四脳室 4
多施設共同研究 97
タスクデザイン 82
脱酸素化ヘモグロビン 76
脱髄 9
多発梗塞性認知症 8
多発性脳梗塞 182
多発性の高信号域 312
多発ラクナ梗塞性認知症 8
探索法 27
単純CT画像 4,5
単純型統合失調症 229
淡蒼球 5
 脳壊死 316

ち

地図状透亮像 287
遅発緊張病 221
チャンネル間における波形のばらつき 206
注意欠陥多動性障害 149
中高年初発のうつ病 188
中心溝周囲皮質の代謝低下 223
中前頭回 5
中脳水道
 周囲の高信号域 300
 著明な拡張 302
聴覚事象関連誘発磁場 134
聴覚（性）オドボール課題 147,151
聴性定常反応 135
治療反応性 136
陳旧性梗塞 185

て

低ナトリウム血症 298
データの標準化 22
デジタル脳波計 144
デジタルフィルター 145
電位マップ 108
てんかん 58
 脳波検査 112
てんかん発作 318
てんかん発作による皮質機能脱落症状 304
電気的大脳無活動 112
電極 143
伝導失語 306
電流源 110

と

島
 中程度萎縮 240
島回 5
 体積減少 219
等価電流双極子 110
同期性鋭波 114
統合失調症 31,90,134,**209**,216,218,232,328,333
 MMN 154
 MRI T1強調画像 31
 P300 149
統合失調症疑い 226
統合失調症前駆期 330
統合失調症リスク群 91
等磁場図 128
動静脈奇形 12
頭頂後頭溝 5

頭頂の脳萎縮	251	狭小化	10	パルスシークエンス	19
頭頂葉	5	脳梗塞	10,182	半球間裂	6
萎縮	261,279	脳梗塞後の脳波	115		
外側部の血流低下	268	脳死	112	**ひ**	
血流低下	214,254	脳磁図	**119,335**		
著明な血流低下	280	脳室	6	被害関係妄想	341
頭頂領域の脳溝開大	251	開大	286	被殻	5
等電位マッピング	108	拡大	14,210,213	皮下血腫	315
頭部外傷による認知症	301	軽度拡大	321	非器質性うつ病の脳波	117
透明中隔腔の拡大	31	周囲の低吸収域	273	非コヒーレント型	20
ドーパミントランスポーター	50	周囲の白質の虚血性変化	213	皮質下性脳血管性認知症	8,9
特定不能の精神病性障害	325	脳腫瘍	14,112	皮質下白質のT2高信号	286
特定不能の認知症	255	嚢状動脈瘤	12	皮質性脳血管性認知症	8,9
特発性正常圧水頭症	56	脳槽	6	尾状核	5
突発波	110,112	脳卒中（発作）	8,182	皮髄境界の不明瞭化	10
トポグラフィ	146	脳動脈瘤破裂	12	ビタミンB_1欠乏	300
		脳内出血	11	左Sylvius裂開大	219,230
な		脳膿瘍	311,313	左上前頭回灰白質の萎縮	247
		脳波	**105,318**	左前額部の皮下血腫	315
内因性うつ病		Creutzfeldt-Jakob病	114	左側頭葉のくも膜嚢胞	227
P300	152	Lewy小体型認知症	116	左動眼神経痺	302
内頚動脈	4	意識障害	113	左頭頂後頭部の集積亢進像	306
内側側頭部の選択的萎縮	40	健常者	109	左半球優位性の喪失	32
内側側頭葉萎縮	7	測定の原理	105	左半身不全麻痺	302
内側側頭葉硬化	320	側頭葉てんかん	106	非ヘルペス性辺縁系脳炎	294
内側部での血流低下	189	脳梗塞後	115	びまん性軸索損傷	301
内側領域の集積低下	189	発生メカニズム	147	病識の欠如	300
内包後脚	5	非器質性うつ病	117	標準脳	52
内包前脚	5	脳波計	144		
那須-Hakola病	285	脳波検査		**ふ**	
難治性側頭葉てんかん	320	意識障害	112		
		てんかん	112	不安障害	**246**
に		脳波トポグラフィ	108	不穏	14
		脳ブドウ糖代謝	67	復唱障害	304
認知機能低下	280	脳ブドウ糖代謝測定	62	不随意運動	281,284
認知症	30,55,**249**	脳ヘルニア	13	部分容積効果	3,5
dMMN	156	嚢胞状所見	287	プローブキャップ	79
fMMN	156	嚢胞性腫瘍	292	プロトン密度強調画像	24
P300潜時	152	嚢胞部位の血流欠損	228	吻側部前部帯状回	138
		脳梁膝部	5	萎縮	42
の		脳梁前半部の低形成	308		
		脳梁の際だった菲薄化	302	**へ**	
脳萎縮	6,30,273,283,303				
脳下垂体の体積増大	34	**は**		ヘルニア	13
脳幹梗塞	184			ヘルペス脳炎	112
脳幹部の損傷	297	パーキンソン症候群	316	P300	148
脳器質疾患	**288**	パーキンソン症状	263	変性型認知症	71
脳血管障害	112	パーキンソン病	321	ペンタゴン	4,12
脳血管障害後うつ病	184	背内側前頭前野〜前部帯状回の灰		扁桃体	4
脳血管性うつ病	181,187	白質減少	34		
脳血管性認知症	8,72	白質の高信号	34	**ほ**	
脳血流SPECT像の特徴	48	白質の有髄線維減少	286		
脳溝	6	白質病変	182	保険外併用療養費制度	160
開大	32	パニック障害	184,246	保険診療	159
拡大	14	ハミングバードサイン	277	発作間欠期精神病	307

ま

膜性リポジストロフィー	285
マグネトメータ	122
マルチダイポール法	129
慢性期統合失調症	91
慢性虚血性変化	188,268,305
慢性硬膜下血腫	13

み

ミオクローヌス	284
右 Heschl 回付近のダイポール推定	337,339
右海馬の萎縮	320
右海馬傍回を中心とした領域の萎縮	248
右前頭葉眼窩面の血流増加	237
右前頭葉背外側面の血流増加	237
右前頭領域の脳血流の低下	196
右側頭葉内側部の高信号域	292
右側脳室下角の拡大	320
右側葉極から扁桃核・海馬周辺に分布する突発波の電流源	319
右側葉極近傍の鋭波	319
右肺中葉の浸潤影	312
右扁桃体	138
水中毒	296
ミスマッチ陰性電位	146,153

も

妄想型統合失調症	209,211,341
文字流暢性課題	90
もやもや病	12

や　よ

薬物療法での副作用	188
葉性萎縮	7
ヨード性 X 線非透過性造影剤	3
抑うつ状態	338

ら

ラクナ梗塞	171
卵巣の奇形腫	292

り

両側海馬萎縮	210
両側海馬の顕著な萎縮	212
両側後頭部の θ 活動	323
両側後頭葉の血流低下	323
両側後頭葉の集積低下	171
両側前頭葉深部白質の高信号	188
両側前頭葉の相対的血流量の低下	290,297
両側前頭葉の脳萎縮	289
両側前頭葉背外側部の血流低下	186
両側側頭部の賦活低下	168
両側側頭葉前方の相対的血流量の増加	295
両側側頭葉の著しい萎縮	273
両側側脳室下角の拡大	212
両側側脳室拡大	210
両側大脳白質の小さな高信号	171
両側頭頂葉の機能低下	280
両側頭部平均波形の課題中の賦活が小さい	248
量的異常	6
リング状の増強効果	312

れ　ろ　わ

レム睡眠行動障害	321
老人斑	69
笑い発作	307

欧文索引

数字・ギリシャ

10-20 の電極法	105
¹¹C-PiB（画像）	64,69
¹²³I-FP-CIT	50
¹²³I-IMP	45,46
¹²³I-iomazenil	50
¹⁸F-FDG	62,67
¹⁸F-FDG PET	67,71
3D-SSP	52,67
3 次元 T1 強調画像	21,22,27
⁹⁹mTc-ECD	45,47
⁹⁹mTc-HMPAO	45,47
α 波	112
δ 活動	115
δ 波	112,113
θ 活動	114,116

A

A/D conversion	122
adaptive beamformer 法	133
ADHD	93
ADNI	22,28
ARMS	32,137
ERP	150
ASSR	135

B

BESA Research 6.0	111
Binswanger 病	7,8
Bonferroni 法	87
BPSD	57

C

central pontine myelinolysis（CPM）	298
clinically-defined VDep	182
Creutzfeldt-Jakob 病	112,281
診断基準	283
脳波	114
CT	2

D

deoxy-Hb	76
dMMN	154,333
振幅の低下	334
認知症	156

E

early CT sign	11
ECI	112
EEG	105
EPI 法	21
ERP	142,146,148
ARMS	150
extrapontine myelinolysis	298
eZIS	53
アルツハイマー病診断	56

F

FDR 補正法	87
FID 信号	19
fieldtrip	132
FLAIR（画像）	20,25
fMMN	154,326,328
振幅低下	329
認知症	156
fMRI	21
Freesurfer	28
Frisoni らの定量的評価法	7
frontal variant Alzheimer's Disease	60
frontotemporal dementia（FTD）	289
frontotemporal lobar degeneration（FTLD）	289
FSL	28

G

GCMs	139
Go/NoGo 課題	93

H

H/M 比	263
低下	266,268
低値	321
hyperdense MCA sign	11
hypofrontality	231

I

Integral 解析	85
iSSP	53

K

Korsakoff 症候群	300

L

lateralization	135
leukoaraiosis	9,268
Lewy 小体型認知症	55,61,114,259,321
^{18}F-FDG PET	67,71
3D-SSP	67
SPM	67
アミロイド PET	71
前駆状態	264
脳波	116
LORETA 法	111,148

M

MCI	31
P300 潜時	153
mECT	221
MEG	**119**
表情認知課題	137
mGFP	129
MIBG 心筋シンチグラフィ	263
minor neurocognitive disorders	255
MMN	134,147,153
気分障害	155
振幅の低下	337,342
潜時の延長	340,342
統合失調症	154
MNE	131
MNI の標準脳	52
MRI	**15**
MRI T1 強調画像	31
MRI defined VDep	182
MR 血管撮像	20

N

n-back 課題	92
N100	147
N1m	135
NINDS-AIREN 診断基準	8
NIRS	**76**
NIRS-SPM	88
NIRS 信号の定量化	99
NMDA 受容体	328,334

O

OS-EM	44
osmotic demyelination syndrome	298
oxy-Hb	76
速やかな上昇	174
速やかな上昇と減少	177

P

P300	146,147,**148**
神経症性うつ病	152
統合失調症	149
内因性うつ病	152
発生源マッピング	150
ヘルペス脳炎	148
P300 振幅減弱	331
P300 振幅減衰	151
P300 振幅低下	151
P300 潜時	
MCI	153
加齢	152
軽度認知障害	153
認知症	152
P300 潜時延長	151
P3a	148
P3b	148
partial volume effect	3
periodic synchronous discharge (PSD)	112,284
Pick 病	7,241,270
PLEDs	112
post-stroke depression (PSD)	182
posterior cortical atrophy (PCA)	280
POTATo	87
probable Lewy 小体型認知症	267
progressive supranuclear palsy (PSP)	277,290
PS product	46
PTSD	34
PVH (periventricular hyperintensity)	9
PVL (periventricular lucency)	9

R

RMS 解析	129,130
ROI 法	27

S

semantic dementia	275
SISCOM	58
SPECT	**43**
SPECT/CT 装置	45
SPM	28,**51**,67,133
SQUID センサー	121
STIR 法	20
strategic infarct dementia	9
Sylvius 裂	4,5
S 状静脈洞	4

T

T1 強調画像	19
T2 強調画像	20,24
T2*強調画像	20,25
Talairach の標準脳	52
TFR	132
total-Hb	76
Trömner 反射陽性	276

V

vascular depression (VDep)	182
VBM	**28**
VBR (ventricular-brain ratio)	6
VSRAD®	29,31,**37**,213
VSRAD® advance	**37**,260
アルツハイマー型認知症	38
アルツハイマー病初期患者	40,41

W

washout rate	263
Wernicke-Korsakoff 症候群	299
Wernicke 脳症	300

Y Z

Yakovlev 回路	57
Z スコア	53

中山書店の出版物に関する情報は，小社サポートページを御覧ください．
http://www.nakayamashoten.co.jp/
bookss/define/support/support.html

精神疾患の脳画像
ケースカンファレンス
診断と治療へのアプローチ

2014年8月15日　初版第1刷発行© 〔検印省略〕

監　修	福田正人
編　集	笠井清登／鈴木道雄／三村　將／村井俊哉
発行者	平田　直
発行所	株式会社 中山書店

〒113-8666　東京都文京区白山 1-25-14
TEL 03-3813-1100（代表）　振替 00130-5-196565
http://www.nakayamashoten.co.jp/

本文デザイン……臼井弘志（公和図書デザイン室）
装丁……花本浩一（麒麟三隻館）
印刷・製本……三松堂株式会社

ISBN978-4-521-73969-4
Published by Nakayama Shoten Co., Ltd.　　　Printed in Japan
落丁・乱丁の場合はお取り替え致します

- 本書の複製権・上映権・譲渡権・公衆送信権（送信可能化権を含む）は株式会社中山書店が保有します．

- **JCOPY** ＜(社)出版者著作権管理機構 委託出版物＞
本書の無断複写は著作権法上での例外を除き禁じられています．複写される場合は，そのつど事前に，(社)出版者著作権管理機構（電話 03-3513-6969，FAX 03-3513-6979，e-mail: info@jcopy.or.jp）の許諾を得てください．

- 本書をスキャン・デジタルデータ化するなどの複製を無許諾で行う行為は，著作権法上での限られた例外（「私的使用のための複製」など）を除き著作権法違反となります．なお，大学・病院・企業などにおいて，内部的に業務上使用する目的で上記の行為を行うことは，私的使用には該当せず違法です．また私的使用のためであっても，代行業者等の第三者に依頼して使用する本人以外の者が上記の行為を行うことは違法です．

精神医学の知と技
Knowledge and Arts of Psychiatry

四六判／上製

精神症状の把握と理解
原田憲一　　　　　　　　　　定価(本体3,200円+税)　ISBN978-4-521-73076-9

大脳疾患の精神医学　神経精神医学からみえるもの
三好功峰　　　　　　　　　　定価(本体3,500円+税)　ISBN978-4-521-73119-3

精神科医療が目指すもの　変転と不易の50年
吉松和哉　　　　　　　　　　定価(本体3,200円+税)　ISBN978-4-521-73179-7

記述的精神病理学の黎明　エスキロールとその時代
濱中淑彦　　　　　　　　　　定価(本体3,200円+税)　ISBN978-4-521-73222-0

社会精神医学のいま　疫学的精神医学へのアプローチ
中根允文　　　　　　　　　　定価(本体3,200円+税)　ISBN978-4-521-73319-7

技を育む
神田橋條治　　　　　　　　　定価(本体2,800円+税)　ISBN978-4-521-73373-9

吹き来る風に　精神科の臨床・社会・歴史
岡田靖雄　　　　　　　　　　定価(本体3,500円+税)　ISBN978-4-521-73386-9

精神療法を学ぶ
成田善弘　　　　　　　　　　定価(本体3,200円+税)　ISBN978-4-521-73448-4

精神科と私　二十世紀から二十一世紀の六十年を医師として生きて
笠原　嘉　　　　　　　　　　定価(本体3,500円+税)　ISBN978-4-521-73491-0

脳波と精神神経症状
細川　清　　　　　　　　　　定価(本体3,500円+税)　ISBN978-4-521-73535-1

視床と臨床精神医学　大脳の中心部からみた精神疾患
山口成良　　　　　　　　　　定価(本体3,800円+税)　ISBN978-4-521-73690-7

精神科医遍歴五十年　臨床精神医学の経験に学ぶ
風祭　元　　　　　　　　　　定価(本体3,500円+税)　ISBN978-4-521-73769-0

精神分析を考える
西園昌久　　　　　　　　　　定価(本体3,800円+税)　ISBN978-4-521-73966-3

中山書店　〒113-8666　東京都文京区白山1-25-14　TEL 03-3813-1100　FAX 03-3816-1015
http://www.nakayamashoten.co.jp/